主　编　宋国萍

副主编　朱　松　刘煜凡

心理诊所

PSYCH OLOGY CLINIC

重庆出版集团 ✪ 重庆出版社

图书在版编目(CIP)数据

心理诊所 / 宋国萍主编. – 重庆:重庆出版社,2007.12

ISBN 978–7–5366–9286–2

Ⅰ.心… Ⅱ.宋… Ⅲ.心理卫生 – 基本知识

Ⅳ. R395.6

中国版本图书馆 CIP 数据核字(2007)第 185886 号

心理诊所

XINLI ZHENSUO

宋国萍　主编

朱　松　刘煜凡　副主编

出 版 人：罗小卫
策　　划：华章同人
责任编辑：陈建军　刘玉浦
特约编辑：陈　丽　张乃刚
封面设计：私设坊

重庆出版集团
重庆出版社　出版

(重庆长江二路 205 号)

三河宏达印刷有限公司　印刷
重庆出版集团图书发行公司　发行
邮购电话：010–85869375/76/77 转 810
E–MAIL：sales@alphabooks.com
全国新华书店经销

开本：787mm×1092mm　1/16　印张：37.5　字数：770千
2008年1月第3版　2008年1月第1次印刷
定价：70.00元

如有印装质量问题，请致电023–68809955转8005

❖ 变迁中的对策 ❖

——做自己的"心理医生"

变迁是这个时代的主题。近三十年来的中国社会在政治、经济和文化等诸多领域都发生了巨大而深刻的变化，这种社会变迁是全面和结构性的，而且还将继续下去。变迁不仅带来了中国经济的高速增长，也改变了中国人的心理；变迁为我们提供了契机，同样也提出了前所未有的挑战。

我们所生活的这个时代正在经历着产业化、现代化的进程，经济与技术发展在不断提高和改善着中国人民的生活水平，但新的问题和困扰也相伴而生。比如，中国大规模的城市化使得大量农业人口进入城市，但现存制度却使大批农民工及其子女处在"真空地带"；生活水平的提高使得人们能够免于饥饿和营养不良，但由此而来的营养过剩则带来了令人烦恼的肥胖问题；信息化带来了海量资讯和前所未有的便捷，但传媒和网络也给我们带来了诸多负面影响。

社会变迁这柄"双刃剑"的表现如此种种，不胜繁举。生活在这样的社会环境中，我们的心理有何感受，又要做何应对呢？

每个人所追求的目标各有不同，但都向往着幸福。而幸福的基础是健康，健康是什么呢？现代的观念包括强健的身体、乐观积极的精神状态和良好的社会适应能力三个方面，这无一不与心理健康有关。

现代人所承受的来自社会外部与内心的压力都比较大，这双重的压力就进一步带来了更多的矛盾与冲突。长期处于这样的应激状态，而且得不到及时的缓解，就难免会产生各种各样的心理、行为困扰与问题。综合看来，我们日常生活所面临的问题主要有两类：

第一类：适应性问题。

社会变迁意味着我们的生产方式、生活方式、价值观念、心理结构等各方面都经历着全面而深刻的变革，这种变革对人们原已形成的社会心理系统形成巨大冲击，并考验着人们心理的适应性，这个过程中遇到的心理行为问题就称为"适应性问题"。

生活中，我们每时每刻都在经受着来自四面八方的信息刺激，这一切也在考验着我们原有的心理定式和行为模式，心理适应性弱的人势必会因心理失衡而演变成严重的心理问题。社会竞争加剧所导致的压力感加重，不论是升学、就业，还是职称、职务晋升等方面的竞争，都使人们的学习、工作任务加大，标准提高，长期处于高度竞争状态之下，自然会对人们的身心承受力造成重压。

第二类：发展性问题。

生活是一部成长的乐章，每一个人的每一天都不能拒绝成长，但成长的历程时常会遇到痛苦与磨难，每个人在实现自己梦想的过程中都会遇到各种各样的问题，这就是"成长性问题"。

现代社会知识更新速度加快、工作节奏加快、生活习惯替换频率加快，这些都是构成紧张与焦虑的重要原因。而且，个人在发展过程中还要不断解决文化价值观念的变迁造成的心理上的困惑。

我们为了事业的发展，不断扩大着社会流动的范围，加快着社会流动的频率。当生活环境的变化程度加大，使人们经常或随时面对巨大的反差时，由于丧失了基本的熟悉，而增加了更多的陌生，这种情形会使人们一时难以形成应有的归属感、依赖感，在极端的情况下则会导致孤独感、无助感等。我们需要良好的对策，以保证在发展的路途上不断前进。

心理状态是一种连续而变化的状态，情绪与行为在适当的范围表现，不仅自我情况良好，而且与社会关系和谐，能够发挥出自己的能力与特长。任何影响这种状态的因素都会伤害到个体的心理健康水平，影响因素主要包括以下三个方面：

①多重的压力。从一上学开始，一个人就会背负着毕业的压力、就业的压力、事业的压力等等众多"大山"，总而言之，就是实现自我价值的压力。多重压力的交互作用，势必会影响人们的心理健康状况。

②复杂的关系。无论是在社会的哪个地方，复杂的人际关系都会摆在我们面前。很多人认为最难处理的是人际关系，甚至对进入社会有恐惧感。

③特殊的经历。重大生活事件，尤其是负性生活事件，往往与身心疾病相关。不良的成长经历会对人格形成带来扭曲，比如对他人怀有敌意，这种敌意有时直接指向外界，对别人的言行特别敏感，而有时还会指向自身。例如失败的婚恋经历就是重大负性事件之一，失恋常常给某些人造成难以平复的心理创伤，从而引发心理疾病。

有一种观点认为心理医生的职责就是防止心理疾病的发生，这种理解是不完全的。心理工作的作用不仅在于及时发现问题个体，提供有针对性的干预措施，更重要的是提高我们的综合能力，促进个体的全面成长与发展，帮助人们把自己的精力与能力在学习和工作中以更好的方式发挥出来。

可见，关注我们自身心理健康的最终目标是：

①维护心理健康，保证生活的顺利进行；

②促进成长与发展，适应社会的要求，能够应对环境的复杂多变，在现实中真正实现个人与团队的价值。

生活在一个瞬息万变的大发展时代，难免会有些压力或困扰。我们不能通过抵御变迁来防止个人问题的发生，但我们可以更好地理解变迁的含义，对不同价值观和生活方式采取宽容态度和审视的能力，从而具有更强的应对能力。

《心理诊所》是一部专门面向社会公众的书籍，作者结合心理学专业工作中积累的丰富案例，深入浅出地介绍了心理健康促进与问题解决的基本知识，内容涉及了心理诊断与常见问题的咨询两大主题，提供了一些简便易行的自我评估工具与自我指导方法。

《心理诊所》是一本理论与实践相结合的读物，使用好它会让您在不知不觉中成为自己的"心理医生"。希望这本书能够受到广大读者的欢迎，成为您在这个变迁时代的好帮手。

高文斌

中国科学院心理研究所心理咨询中心主任

上篇 心理诊断

第一章 心理诊断

随着社会经济的飞速发展，在吃饱穿暖之后，人们对于自身的健康越来越关注了。科技水平和医疗技术的迅猛提高，使得一些身体上的病症不再是不治之症，可以做到药到病除。人们逐渐将关注点由外转内，从而对健康赋予了新的含义。不同的人对于健康的定义也不同，上世纪 80 年代中期，世界卫生组织对健康重新定义："健康是身体上、精神上和社会适应上的完好状态，而不仅仅是没有疾病或者不虚弱。"这一定义一直沿用到现在。从以上定义可以看出，健康包括了强健的身体、乐观积极的精神状态和良好的社会适应能力三个方面。三项中的两项都与心理状况有关，可见现代社会人们对于心理健康非常重视。

如何去衡量健康呢？身体健康可以理解为没有疾病、不虚弱，那么什么是精神和社会适应上的完好状态呢？世界卫生组织提出衡量健康的十项标准是：精力充沛，能从容不迫地应付日常生活和工作；处事乐观，态度积极，乐于承担任务，不挑剔；善于休息，睡眠良好；适应环境，应变能力强；对一般感冒和传染病有一定抵抗力；体重适当，体态匀称；眼睛明亮，不发炎，反应敏捷；牙齿清洁，无缺损，无疼痛；头发有光泽，无头屑；骨骼健康，肌肉、皮肤有弹性，走路轻松。根据这些标准，我们可以对自身的健康状态迅速地做出一些简单的判断，其中前四项标准就可以作为衡量心理健康状况的一个初步的判据。

心理问题庞杂繁复，显然不能用简单几条区分归类，图示也许可以更好地说明问题。心理健康状态首先有正常和异常之分。异常的心理状态多指患有较为严重的神经症和重症精神病，这种情况需要到专科医院就诊，接受系统的治疗。正常的心理状态中又分为健康心理和不健康心理。这两者的区分就可以世界卫生组织提出的十项标准作为判断。处于不健康心理状态下，就需要求助于心理咨询师了。

正常心理	异常心理
健康心理　不健康心理	人格障碍、神经症，其他重症精神障碍等

处于健康的心理状态，不代表不会遇到心理冲突和问题，本书介绍的常见心理问题的咨询与治疗可以帮助我们调节心理状态，快速有效地解决心理冲突。如果处于非健康的心理状态，多了解自身情绪变化特点和问题发生根源，可以进行自我调适，积极配合咨询师的指导，显然会取得事半功倍的效果。本节的内容主要是帮助大家鉴别诊断自己的心理状况。

1 正常心理与异常心理

1.1 异常心理的判断标准

首先解释正常心理，正常心理指人的心理发展与社会生活发展相一致。那么偏离了正常人或者说大多数人心理活动的心理和行为，就可以理解为异常心理，或者称为"变态心理"。实际上，异常是个相对的概念。异常，首先要与常态相异。但是常态的概念，在特定的地域条件、社会环境、文化背景和道德标准之下，会有一定的差异，那么对于异常的理解肯定也会有所出入，甚至截然相反。青藏高原紫外线强烈，大多数人面部皮肤都有"高原红"，但是不能认为没有发生这种微血管爆裂就是不正常的。另一方面，异常心理中的"异常"是含有否定概念的。非常态一般有两个极端表现，优秀的一面或者说肯定的一面，被心理学家称为"超常"，所以异常心理特指偏离正常心理的负面的心理活动和行为。

那么应该如何判断正常心理和异常心理呢？通常有以下几种判断标准：

1.1.1 主观体验标准

这里的主观体验指两方面，从个体及观察者的两个不同角度。

其一是指自己的主观体验，即内省体验上有焦虑、抑郁或没有明显原因的不舒适感，或自己不能适当地控制自己的行为，给自己的正常生活带来了不可调试的负面影响，所以就要寻求他人的支持和帮助。而在同样情况下，不同的人可能表现完全不同，表示了人的主观体验的个别性。还有一点很重要，每个人的主观体验不同，所以我们要尊重每个人的不同的主观体验，不能用自己的主观体验代替他人的。需要注意的是，并非所有的负面情绪都是不正常的，相反，在某些情况下没有这种负面情绪，反而可能表示有心理异常，如生活中重大变故、亲人亡故或遭遇失恋离异时，如果没有一点悲伤或忧郁的情绪反应，也需考虑其有心理异常。

其二是从观察者而言的，即观察者根据自己的生活阅历和人生经验，如果是咨询师或精神科医生的话，还要根据自己的专业知识和从业经验，做出心理正常还是异常的判断。这种判断显然具有极强的主观性，其标准因人而异。非专业人员根据自己的文化背景、生活阅历和心理状况都会有不同的看法，经过专业训练的观察者同样带有很强的主观性，形成自己的判断标准和常模（总体测量结果的统计平均值）。但由于他们接受过专业教育以及通过临床实践的经验积累，这些专业的观察者们也可以形成大致相近的评判标准，反映心理异常与否及其严重程度的实际情况，所以对大多数心理异常仍可取得一致的看法，但对少数病人则可能有分歧，甚至有截然相反的观点。所以，在全国或者全世界进行某种心理问题研究时，往往会对这些专业人士进行训练，以保证他们的评判标准尽可能一致。

1.1.2 统计学标准

这一标准源于对人群的各种心理特征进行的心理测量。在普通人群中，对人们的心理特征进行测量的结果常常显示常态分布，处于平均数正负两个标准差之内的人群占全部人群的95%，我们定义这些居中的大多数人属于心理正常，而远离中间的两端被视为异常。因此决定一个人的心理正常或异常，就以其心理特征偏离平均值的程度来决定。虽然心理异常是相对的，但偏离平均值的程度越大，则越不正常。所谓正常与异常的界限是人为划定的，以统计数据为基础。这与许多心理测验方法的判定是相同的。

统计学标准提供了心理特征的量化资料，比较客观，也便于比较，操作也简便易行，因此，应用比较广泛。但这种标准也存在一些明显的缺陷，比如前面提到的"超常"在统计学标准内就有可能被划给异常。另外，心理测量只能反映当时当地的心理特性，不具有时间上的延展推广性。特别是有些心理特性会随着时间、环境的变化发生变化，下次的测量结果可能与这次的结果有很大不同。例如，有人儿童期 IQ 超过 140 可以被视为非常聪明的"神童"，但是长大后其智力水平可能会回复到正常人的标准。再者，有些心理特征和行为也不一定呈常态分布，而且心理测量的内容同样受社会文化制约。在某些国家合适和普遍接受的行为，可能在另外的国家就是异常的行为。所以，统计学标准也不是普遍适用的。

1.1.3 医学标准

这种标准又称症状和病因学标准，是将心理异常当做躯体疾病一样看待。指根据一个人身上表现的某种心理现象或行为，进行各种医学指标的检验，找到病理解剖或病理生理变化的依据，以此判断心理的正常和异常。这种标准的原理是将心理异常看做躯体疾病，心理表现视为疾病的症状，其产生原因则归结为脑功能失调。医学标准使心理障碍纳入了医学范畴，对变态心理学研究作出了重大贡献。这种标准寻找的依据比较客观，十分重视物理、化学检查和心理生理测定，但是，医学标准也并不完全令人满意。因为使用医学标准对具有器质性病变的精神疾病的诊断，比如麻痹性痴呆、癫痫性精神障碍和脑血管意外等引起的心理障碍非常有效，但对于类似神经症和人格障碍的心理问题则无能为力。心理障碍的原因通常不是单一的，它是多种原因共同作用的结果。除了生物学的原因，还有心理和社会文化的原因。因此，划分心理正常与异常还需要其他的标准。

1.1.4 社会适应标准

这是大家不自觉地最常应用的标准。在正常情况下，人能依照社会生活的需要适应环境和改造环境。因此，可以社会的准则为标准，来衡量人的心理活动是否与社会的生存环境相适应。能根据社会要求和道德规范行事，亦即其行为符合社会常模，是适应性行为。如果由于器质性病变或功能性缺陷，导致其个体行为后果对他人、社会和自我态度表现出不适应的时候，则认为此人有心理异常。许多心理学家主要从社会适应的角度提出了判断心理是否正常的标准，例如马斯洛等提出了以下十项标准：

①有充分的适应能力；

②充分了解自己，并能对自己的能力作恰当的估计；

③生活目标能切合实际；

④与现实环境保持接触；

⑤能保持人格的完整和谐；

⑥有从经验中学习的能力；

⑦能保持良好的人际关系；

⑧适度的情绪发泄与控制；

⑨在不违背集体意志的前提下，有限度地发挥个性；

⑩在不违背社会规范的情况下，个人基本需要能适当满足。

上述十项说明了心理正常的情形，但是正常人群中这些方面也并不完全一样，其变化幅度是很大的。因此，判断一个人心理是否异常，只能通过比较的方法，首先是与社会认可的行为常模比较，看其行为能否为常人所理解，有无明显离奇的行为。其次，还要与一个人以往一贯的心理状态和行为模式相比较，看其心理过程或心理特征是否发生了显著的改变，即与其常态有无明显不同。如一个一贯精明能干、积极工作的人，近来变得生活懒散、孤独少语，使人觉得前后判若两人，则要认真考虑此人有无精神疾病的问题。经过认真比较，发现行为改变极其明显，那么，做出心理变态的判断是不难的。但如果心理变态程度较轻，发现行为改变极不明显，则判断比较困难。而且，判断时还必须考虑到社会适应标准受不同地区、时代、社会习俗及文化的影响，因此，心理正常与异常是相对而言的。

可见，上述每一种标准都有其根据，对于判断心理正常或异常都有一定的使用价值，但又各有利弊及其局限性。故应互相补充，综合使用，来判断是否心理异常。

1.2 身心疾病和心身疾病

这里有两个例子。

【案例1】

来访者，男，三十岁，国家公务员。年初单位体检查出自己是乙肝病毒携带者。刚确诊时紧张不安，经常失眠焦虑，跑了很多医院多方求证检验结果。稍有疲劳不适就认为是病态；听不进去医生的解释劝说；入睡困难。后来导致精力不集中，记忆力下降，情绪波动很大。整日忧心如焚，谨小慎微；心理应激强度很大，担心同事嫌弃，一旦有几个人聚在一起小声谈论，就认为是在避开自己讨论自己的疾病。后来产生幻听幻视，不能正常工作。

【案例2】

来访者，女，十九岁，学生。自小性格温顺，内向少语。突发失眠、自语、拒食并且低烧一个月。诊断为"散发性脑炎"，住院治疗后痊愈出院。停药一个月后，突然性格变化，意识不清，有时自言自语，貌似与他人对话，说自己有神经病；不会料理自己的生活，动辄哭闹。出现幻听现象，有情感倒错现象，后被送到精神病院被诊断为精神分裂症。

身心疾病是因为人的机体发生了生理变化而引发了个体心理、行为上的变化，这些生理变化而导致的心理、行为的变化与当事人的社会认识无关，也与当事人对自我的认识无关，其心理、行为的变化不受自我意识的控制。心身疾病的发展过程正好与身心疾病相反，它是由于种种原因（包括恶性事件的不良刺激），当事人对于发生在自己生活、学习和工作环境中的各类事件的价值观念发生了变化，从而使自我认识发生了改变，导致心理状态失衡。心理状态的不平衡最终影响身体的生理变化，出现了心身变化的转换，导致癔病、心因性阳痿、强迫行为等症。根据前面介绍的身心疾病和心身疾病的概念，我想读者可以很容易地区分出，第一个案例描述的是一名典型的身心疾病患者，而第二个例子则是由于心理出现障碍后才出现生理症状的，所以属于心身疾病。在日常生活中，甚至一些临床医生，常将身心疾病和心理疾病混为一谈。造成这种混乱的原因有以下几点：一是身心疾病也会出现精神问题；二是患身心疾病的人无法摆脱自身生理上的痛苦，对自身的人格产生否定的认识，此时，病人的精神表现同心身疾病患者的精神表现似乎相同；三是心身疾病患者因社会刺激和自我意识问题而导致心理状态不平衡的时候，也会有与身心疾病患者相似的生理痛苦，患者在这时候感到自己是真的"病"了。

2 异常心理的类别和成因

2.1 类别

异常心理有很多类别。根据文化与传统，各国也有自己特定的评价体系和判别标准。就我国来讲，中华医学会在《中国精神障碍分类与诊断标准》（第三版修订本，2001 年）中，将异常心理分为十类：

①器质性精神障碍；

②精神活性物质与非依赖性精神物质所致的精神障碍；

③神经分裂症及其他精神病性障碍；

④心境障碍（情感性精神障碍）；

⑤癔症、应激相关障碍、神经症；

⑥心理因素相关生理障碍；

⑦人格障碍、习惯与冲动控制障碍、性心理障碍；

⑧精神发育迟滞与童年和少年期心理发育障碍；

⑨童年与少年期的多动障碍、品行障碍、情绪障碍；

⑩其他精神障碍及与心理卫生密切相关的几种情况。

现简单介绍较为常见的类型。

2.1.1 神经症

又称神经官能症，是一组主要表现焦虑、抑郁、恐惧、强迫、疑病、癔症或神经衰弱症状的精神障碍，多有一定人格基础。起病受社会心理因素影响，症状与现实处境不相称，它们的共同特点是大脑皮层功能发生暂时的、可逆性的紊乱，神经系统检查及辅助检查无异常，即无可证实的器质性病变作基础。然而它们又有各自的特征，如焦虑症的烦躁不安、紧张焦虑；抑郁性神经症的多愁善感、抑郁不安；恐怖症的杞人忧天、无可名状的恐惧；强迫症的无法自控的思维或行为；疑病症的多疑善虑，老是猜疑自己被人欺骗，或要遭遇到不测；癔症的发作性情感爆发或某系统、器官的功能突然障碍；神经衰弱容易兴奋也容易疲劳的精神变化。患者一般社会适应能力保持正常或影响不大；有良好的自知力，对自己的不适有充分的感受，感到痛苦却又无能为力，一般能主动求治。

常见类型包括神经衰弱、焦虑型神经症、恐惧性神经症、强迫性神经症、躯体形式障碍等。

2.1.2 重症精神病

也叫精神失常，指严重的心理障碍，患者的认识、情感、意志、动作行为等心理活动均可出现持久的明显的异常，是大脑功能不正常的结果，但目前未发现大脑结构的破坏性的变化，没有明确的病因解释。根据现有的资料表明，精神病是由于患者脑内的生物化学过程发生了紊乱，有些患者的中枢神经介质多了，有些则是缺少某些中枢神经介质，或是某些体内的新陈代谢产物在脑内聚集过多所致。最新研究表明，精神分裂症可能与表观遗传学（与遗传学相对应的概念，是指基于非基因序列改变所致基因表达水平变化）有关，其脑内基因甲基化修饰出现异常。由于精神病患者大脑功能不正常，所以这些患者出现了精神活动的明显不正常，多存在以下症状：幻觉、妄想、显著的兴奋和活动过多、并非由于抑郁或焦虑引起的严重而持久的社会性退缩、显著的精神运动性迟滞和紧张症性行为等。患者不能正常地学习、工作、生活；动作行为难以被一般人理解，显得古怪；在病态心理的支配下，有自杀或攻击、伤害他人的动作行为；有程度不等的自知力缺陷，患者往往对自己的精神症状丧失判断力，认为自己的心理与行为是正常的，拒绝治疗。

2.1.3 人格障碍

人格障碍又称为人格异常、病态人格或变态人格。指人格特征在发展和结构上明显偏离正常，形成一贯的反映个人生活风格和人际关系的异常行为模式。人格异常的人与周围的人格格不入，对环境适应不良，社交和职业功能明显受到影响，并且自己感到痛苦。

人格障碍多指从儿童期发展起来的人格缺陷或人格发展的内在不协调，到青少年期加剧，表现出对社会正常生活的不适应。他们既不是精神病人，也没有智能上的缺陷，但他们的行为举止却往往偏离正常人，常表现出有点怪异。但是人格障碍与一般的心理疾病有所不同，它不属于真正的心理疾病，处于正常人和精神病人之间的边缘状态。人格障碍缺乏起病的病因、病理过程和转归等作为一种疾病所必须具有的特征，所以它不是真正的精神病。尽管有人格障碍的人虽不像精神病患者那样，丧失同现实客观世界的接触，有一定的自知力，但它同样妨碍人的正常生活，甚至破坏和毁灭生活，常会贻害社会及自身，他们的自杀率估计为正常人群的三倍。

人格障碍的行为问题有多种，发生的程度不同。程度轻微者可能不被常人所察觉，只有与他最亲近的人才能领教他的怪癖与异常。他们常常大惊小怪、无事生非，常令亲属或同事无所适从，难以相处。最严重的人格障碍者，比如患有攻击型人格障碍等等，他们事事都违抗社会习俗，并明显地表现为外部行为，置他人利益于不顾，不讲社会公德，没有正常人的社会责任感与道德感，常常不加掩饰地说谎、欺骗、偷窃和凶杀。他们很难适应正常的社会生活。由于涉及长期的思想、情感和与他人关系问题，人格障碍治疗困难。治疗主要依靠个人，但也可包括群体治疗、劝告、认知治疗，以及在治疗性团体中生活。

2.2 异常心理的成因

异常心理的成因错综复杂，从微观研究的基因变异、神经递质功能异常和激素分泌异常，到宏观研究的人际关系障碍和民族、政治、经济、文化的差异，均可以找到相关的答案。但目前的研究成果多停留在病症的现象学描述，个别貌似找到生物遗传基础的结论，也不能很好地扩展得出的研究推论，只在特定条件下成立，在干扰因素纷乱的现实世界中并没有体现出很好的效度和信度。但总的来说，异常心理主要是由生物因素、社会因素和心理因素三方共同作用的结果。

临床实践中，个体心理特征和应对方式是引起心理异常的重要原因。从这个角度可以理解三种因素的作用方式。生物因素是物质基础，社会因素是应激源，心理因素是主观能动的调试。生物因素指的是遗传因素，这个决定了个体对于各种应激事件的易感性。就是说个体染色体基因组遗传信息的差异决定了在先天上每个个体体质上就存在差异，这包括各种器质性的脑功能、激素水平和神经递质丰度的差异等等。也就是说，同一件应激事件，在每个人体内引起的生理变化是不同的。比如说，俗称"快乐因子"的多巴胺，个体脑内含量就存在差异，所以有的人就容易开朗愉快，有的人就容易烦闷抑郁。

3 神经症和精神病的鉴别诊断

按照问题严重程度和问题成因性质，心理问题可以分为重症精神病、神经症和人格障碍。实际上，三者的症状表现并非泾渭分明、非此即彼的，而是犬牙交错的。比如某些强迫性神经症的病人完全不能工作，而某些偏执性精神障碍病人却保持着相当良好的工作能力，甚至可以在某些领域有所建树。正如前面所说，确诊为神经症以上的精神障碍，就需要到精神科就诊，心理咨询只能起到辅助性的工作。所以需要对一些问题进行鉴别诊断。

精神分裂症是重症精神病的主要类型，包括青春型、偏执型、紧张型和单纯型几个类型。青春型以联想障碍、精神活动全面紊乱、思维松散破裂、行为愚蠢、恶作剧以及性轻浮为主要表现。偏执型以妄想、幻觉为主。紧张型以精神运动性抑制障碍紧张性木僵和紧张性兴奋交替出现为主。单纯型以起病缓慢，持续发展意向逐渐减退、退缩、懒散为特征。

现将容易混淆的一些病症分别进行说明。

3.1 神经衰弱

主要与精神分裂症单纯型鉴别，鉴别要点为单纯型病人无自知力，无治疗要求。

3.2 强迫性神经症

精神分裂症病人的强迫症状内容较荒谬离奇、多变，病人对强迫性体验的情感不鲜明，自知力不完整，求治不主动。

3.3 躁狂症

急起发病并表现为兴奋话多的精神分裂症青春型，应与躁狂症鉴别。前者多为不协调性言语运动性兴奋；后者为协调性精神运动兴奋。

3.4 抑郁症

精神分裂症的紧张性木僵应与抑郁性木僵鉴别。前者接触困难、表情呆板、情感淡漠；后者是严重抑郁之情感活动。

3.5 反应性精神病

精神分裂症偏执型应与反应性妄想状态相鉴别。后者有精神刺激因素，病人病情围绕起病的精神刺激，情感反应鲜明，愿谈创伤后之情感体验，令人同情。

3.6 偏执性精神病

本症偏执型病人的妄想内容可变化不定或往往是荒谬、离奇或自相矛盾，既可不固定，也欠系统性，多伴有幻听。而偏执性精神病人以系统妄想为主要症状，内容比较固定，很少伴有幻觉，如有短暂幻觉，也与妄想联系较密切，在不涉及妄想的情况下，不表现明显的精神异常。

3.7 症状性精神病（指躯体感染、中毒所致的精神障碍）

症状性精神病人常见意识障碍，症状有昼轻夜重的波动性，可有恐怖性的幻视，均有助于鉴别诊断。

3.8 脑器质性精神病

脑器质性精神病具有智能障碍与相应的神经系统阳性体征。尤应警惕近年来较多见的散发性脑炎。主要表现为亚木僵状态，部分病人神经系统体征出现比精神症状晚，脑电图呈弥散性异常，仔细观察与分析，可有不同程度的意识障碍，另有小便失禁等现象。

3.9 分裂情感性精神病

只有在疾病的同一次发作中，明显而确实的分裂性症状和情感性症状同时出现或相距时间很近，因而该发作既不符合精神分裂症，也不符合抑郁或躁狂发作的标准，此时方可作出分裂情感性障碍的诊断。

3.10 人格障碍

分裂型、分裂样、边缘型及偏执型人格障碍应与精神分裂症加以鉴别诊断。人格障碍一般没有精神症状，即使有一些也是短暂的，主要应从病人的人格发展过程去分析。

4 常见人格障碍的诊断标准

ICD-10(《国际疾病分类》)指出人格障碍有三个要素：早年开始，于童年或少年起病；人格的一些方面过于突出或显著增强，导致牢固和持久的适应不良；给病人带来痛苦或贻害周围。

按 CCMD-Ⅲ（《中国精神障碍分类与诊断标准》第三版，2001 年），人格障碍的诊断标准：

【诊断标准】个人的内心体验与行为特征（不限于精神障碍发作期）在整体上与其文化所期望和所接受的范围明显偏离，这种偏离是广泛、稳定和长期的，并至少有下列一项：

①认知的异常偏离；

②情感的异常偏离；

③控制冲动及对满足个人需要的异常偏离；

④人际关系的异常偏离。

【严重标准】特殊行为模式的异常偏离，使病人或其他人（如家属）感到痛苦或社会适应不良。

【病程标准】开始于童年、青少年期，现年十八岁以上，至少已持续两年。

【排除标准】人格特征的异常偏离并非躯体疾病或精神障碍的表现或后果。

对症状标准略加解释。抓住两点主要的含义，一是人格障碍这种与常所异的"常"，是要求放在特定的文化背景中来考虑和考察的。这个"常"指的是个人所处的特定文化。某人的异常与否要与同一文化背景下的其他人相比，比如一些少数民族可能有其本民族文化传统特有的一些行为模式或者内心体验，那么他的那些与"我"之异的宗教信仰、情绪体验等等并非与"常"之异，所以并不能归为人格障碍。二是这种偏离是广泛、稳定和长期的。一次偶尔的出格之举并不能作为评判的一槌之音。这种偏离是表现在多个方面、多种行为模式和认知情感过程中，具有稳定的表现形式，并且这种现象是长期存在的。

那么根据以上的标准和解释，请大家判断一下以下的几个例子哪些属于人格障碍而哪些不属于：

【案例 1】

一个生物专业的大三女生，在动物解剖学课程实验过程中，被一只小白鼠咬破手指，在老师的指导下立即挤压伤口，流出部分血液后立即用流水处理，敷以消毒、消炎的药物，随后也进行了破伤风和狂犬疫苗的注射，但是恐惧心理仍然长时间无法消除，一切带有白色皮毛的动物都会使其恐惧紧张，浑身出汗。

【案例 2】

云南少数民族独龙族的妇女为了装饰自己，会在脸庞上刻出伤疤组成图案，用蘸有黑色染料的针刺伤面容，留下永久的黑色伤痕印记，这些印记组成特定的图案或者花纹，代表着美丽等特殊的含义。

【案例 3】

中年男性刘某，喜欢在公开场合大声发表自己的意见，常常语出惊人，人称"自来熟"，跟不相熟的人大谈隐私，并且人越多谈兴越浓，经常手舞足蹈，表情丰富，肢体动作夸张。

下面分别介绍一下各种常见人格障碍的诊断标准。

4.1 F60.0 偏执型人格障碍

以猜疑和偏执为特点，始于成年早期，男性多于女性。

【诊断标准】

①符合人格障碍的诊断标准；

②以猜疑和偏执为特点，并至少有下列三项：

　　a. 对挫折和遭遇过度敏感；

　　b. 对侮辱和伤害不能宽容，长期耿耿于怀；

　　c. 多疑，容易将别人的中性或友好行为误解为敌意或轻视；

　　d. 明显超过实际情况所需的好斗，对个人权利执意追求；

　　e. 易有病理性嫉妒，过分怀疑恋人有新欢或伴侣不忠，但不是妄想；

　　f. 过分自负和自我中心的倾向，总感觉受压制、被迫害，甚至上告、上访，不达目的不肯罢休；

　　g. 具有将其周围或外界事件解释为"阴谋"等的非现实性优势观念，因此过分警惕和抱有敌意。

【案例】

小艳（化名），女，十九岁，大二学生，学习成绩优良。由母亲带来进行心理咨询。据同学反映，她平素十分敏感，自视清高，好胜心强。近来发现她变得精神恍惚，脾气变得很坏，很难接近。在家跟父母顶嘴，在学校经常和老师顶撞，甚至跟平时看重她的老师在课堂上争吵顶撞，也几乎不参加学校及班级活动，并存逆反心理。朋友同学的关心和帮助，被认为是看不起她、小看她，或者联合起来整她。老师劝说她不要这么自以为是、固执己见，她却认为老师是故意在整她。与父母、同学、老师的关系日渐恶化。其本人也自述："我对任何人，包括老师、同学、亲戚，甚至是父母都持怀疑态度"，"我常对别人存有戒备心理，总是觉得他们对我都不怀好意，要是看不习惯，就跟他们急。"辅查心理量表测定，发现该女生的"偏执"、"敌对"、人际关系分值明显增高。

在此案例中可以看出明显符合诊断标准第二类的 a、c、g 等项，可以诊断为偏执型人格障碍。

4.2 F60.1 分裂型人格障碍

以观念、行为和外貌装饰的奇特，情感冷漠及人际关系明显缺陷为特点。男性略多于女性。此类型分为分裂型人格障碍和分裂样人格障碍两种类型。

【诊断标准】

①符合人格障碍的诊断标准；

②以观念、行为和外貌装饰的奇特，情感冷淡及人际关系缺陷为特点，并至少有下列三项：

a. 性格明显内向（孤独、被动、退缩），与家庭和社会疏远，除生活或工作中必须接触的人外，基本不与他人主动交往，缺少知心朋友，过分沉湎于幻想和内省；

b. 表情呆板，情感冷淡，甚至不通人情，不能表达对他人的关心、体贴及愤怒等；

c. 对赞扬和批评反应差或无动于衷；

d. 缺乏愉快感；

e. 缺乏亲密、信任的人际关系；

f. 在遵循社会规范方面存在困难，导致行为怪异；

g. 对与他人之间的性活动不感兴趣（考虑年龄）。

【案例】

阿成（化名），男，四十五岁，科研人员。在自己的科研领域有突出的表现，曾为本单位相关专业的学科带头人，在国内外多种专业期刊中发表论文数十篇。然而他性格孤僻内向，整天把自己关在办公室里阅读文献，设计实验，攻克难题，几乎不与社会和人际交往。为人木讷寡言，兴趣索然，生活上非常随便邋遢，显得非常古怪。后来因为与课题组其他科研人员不能良好合作，被撤销了行政职务。直到三十八岁才在家人和同事的催促下结婚。婚后夫妻双方情感淡漠，性欲冷淡，几乎没有夫妻生活。由于过分内向离群，对外界反应不敏捷，社会适应性差，多次发生车祸。

在本案例中，患者明显符合诊断标准第二类的 a、e、f、g 等几项，可以确诊为分裂型人格障碍。分裂样人格障碍是以社会隔绝和情感疏远为特征，其表现症状为隐匿，性格退缩、孤独，不爱与人交往，情绪冷漠，不仅自己不能体验欢乐，对他人也缺乏温暖，爱好不多，但认识现实的能力并未丧失，部分人还可能一生沉醉于某专业之中，做出较高的成就。分裂样人格与精神分裂症存在一定的联系。一般认为分裂样人格较易诱发精神分裂症，但一直缺乏令人信服的解释。而事实表明，有相当的分裂样人格者并不发展为精神分裂症。所以两者关系尚待证实。

4.3 F60.2 反社会型人格障碍

以行为不符合社会规范、经常违法乱纪、对人冷酷无情为特点，男性多于女性。本组病人往往在童年或少年期（十八岁前）就出现品行问题，成年后（指十八岁后）习性不改，主要表现为行为不符合社会规范，甚至违法乱纪。

【诊断标准】

①符合人格障碍的诊断标准，并至少有下列三项：

　　a. 严重和长期不负责任，无视社会常规、准则、义务等，如不能维持长久的工作（或学习），经常旷工（或旷课），多次无计划地变换工作；有违反社会规范的行为，且这些行为已构成拘捕的理由（不管拘捕与否）；

　　b. 行动无计划或有冲动性，如进行事先未计划的旅行；

　　c. 不尊重事实，如经常撒谎、欺骗他人，以获得个人利益；

　　d. 对他人漠不关心，如经常不承担经济义务，拖欠债务，不赡养子女或父母；

　　e. 不能维持与他人的长久关系，如不能维持长久的（一年以上）夫妻关系；

　　f. 很容易责怪他人，或对其与社会相冲突的行为进行无理辩解；

　　g. 对挫折的耐受性低，微小刺激便可引起冲动，甚至暴力行为；

　　h. 易激惹，并有暴力行为，如反复斗殴或攻击别人，包括无故殴打配偶或子女；

　　i. 危害别人时缺少内疚感，不能从经验，特别是在受到惩罚的经验中获益；

②在十八岁前有品行障碍的证据，并至少有下列三项：

　　a. 反复违反家规或校规；

　　b. 反复说谎（不是为了躲避体罚）；

　　c. 惯性吸烟，喝酒；

　　d. 虐待动物或弱小同伴；

　　e. 反复偷窃；

　　f. 经常逃学；

　　g. 至少有两次未向家人说明外出过夜；

　　h. 过早发生性行为；

　　i. 多次参与破坏公共财物活动；

　　j. 反复挑起或参与斗殴；

　　k. 被学校开除过，或因行为不轨而至少停学一次；

　　l. 被拘留或被公安机关管教过。

【案例】

　　赵某，男，二十五岁。出生后父母离异，十岁前由祖母带大，家庭经济优越，从小被溺爱，性格固执而顽劣，喜欢恶作剧。入小学后成绩不错，但有打架、欺负同学、辱骂老师的行为，甚至在课桌上剖杀麻雀，当众在墨水瓶里小便。以后学习成绩逐渐下降，常搅乱课堂秩序，同学稍有异议就拳打脚踢。小学毕业补考，初一留级，被勒令退学。不听继父管教，有时对打。常随身携带匕首，打架滋事，多次与人盗窃财物，曾被收审。释放后想洗心革面，参加工作后又不守纪律，多次旷工，引朋友在家吃喝、赌博，并结交一些不三不四的女朋友。后因为偷盗抢劫被判刑，在押期间曾逃脱并伤害他人，在逃期间又犯下重案，被捕后被判死刑。

　　本案中当事人明显符合第一类的 a、g、h 等项，十八岁前有品行障碍，符合第二类的 a、d、e、j、k、i 等项目，所以可以认定为反社会型人格障碍。

4.4 F60.3 冲动型人格障碍（攻击型人格障碍）

以情感爆发、伴随明显的冲动行为为特征，男性明显多于女性。

【诊断标准】

①符合人格障碍的诊断标准；

②以情感爆发和明显的冲动行为作为主要表现，并至少有下列三项：

　　a. 易与他人发生争吵和冲突，特别在冲动行为受阻或受到批评时；

　　b. 有突发的愤怒和暴力倾向，对导致的冲动行为不能自控；

　　c. 对事物的计划和预见能力明显受损；

　　d. 不能坚持任何没有即刻奖励的行为；

　　e. 不稳定的和反复无常的心境；

　　f. 自我形象、目的，及内在偏好（包括性欲望）的紊乱和不确定；

　　g. 容易产生人际关系的紧张或不稳定，时常导致情感危机；

　　h. 经常出现自杀、自伤行为。

【案例】

　　刘某，男，十五岁，高一学生。据老师反映，他个头大，爱惹事，对同学特别凶；情绪极端不稳定，极易兴奋和冲动；做事鲁莽，自控力差，常为一点鸡毛蒜皮的小事，对人大打出手。容易被人教唆、怂恿，与别人玩命，而打得头破血流。

本例中，刘某符合以上诊断标准第二类的 a、b、g 几点，可以推断为冲动性人格障碍。

4.5 F60.4 表演型（癔症型）人格障碍

以过分的感情用事或夸张言行吸引他人的注意为特点。

【诊断标准】

①符合人格障碍的诊断标准；

②以过分的感情用事或夸张言行吸引他人的注意为特点，并至少有下列三项：

　　　a. 富于自我表演性、戏剧性、夸张性地表达情感；

　　　b. 肤浅和易变的情感；

　　　c. 自我中心，自我放纵和不为他人着想；

　　　d. 追求刺激和以自己为注意中心的活动；

　　　e. 不断渴望受到赞赏，情感易受伤害；

　　　f. 过分关心躯体的性感，以满足自己的需要；

　　　g. 暗示性高，易受他人影响。

【案例】

周某，男，二十七岁，在读硕士。从小被骄纵溺爱，动不动就发脾气，哭闹无常。自幼就是典型的"人来疯"，非常喜欢在各种热闹场合抛头露面、耍小聪明，来博得客人的夸奖。人越多越夸，他越来劲。在读期间，表现较好，但好吹捧自己的毛病仍旧未改，总是有意无意地标榜自己。恋爱期间，吹嘘很多女同学是怎样欣赏他、追求他。常大放厥词，为了引人注意、哗众取宠而不顾尊严。常常在公共场合，特别是会议期间，向业内的著名学者发难，用各种古怪的问题刁难，一旦看到有人被问住，在座学生哗然讨论，就满脸自得。行事自我中心，高调，总是有意无意发出较大响声。好为人师，喜欢高谈阔论，教育别人，以反驳他人为乐。性格喜怒无常，高兴时劲头十足，稍有不顺，即大声吵闹，和朋友及同学关系很紧张。同事不爱与之交往，敷衍他，但他仍我行我素。

本例中，周某符合诊断标准第二类的 a、b、c、d 等项，可以确认为表演型人格障碍。

4.6 F60.5 强迫型人格障碍

以过分的谨小慎微、严格要求、完美主义及内心的不安全感为特征。患此症的男性比女性多两倍，约 70% 强迫症病人有强迫型人格障碍。

【诊断标准】

①符合人格障碍的诊断标准；

②以过分的谨小慎微、严格要求、完美主义，及内心的不安全感为特征，并至少有下列三项：

　　a.因个人内心深处的不安全感导致优柔寡断、怀疑及过分谨慎；

　　b.需在很早以前就对所有的活动作出计划并不厌其烦；

　　c.凡事需反复核对，因对细节的过分注意，以致忽视全局；

　　d.经常被讨厌的思想或冲动所困扰，但尚未达到强迫症的程度；

　　e.过分谨慎多虑，过分专注于工作成效而不顾个人消遣及人际关系；

　　f.刻板和固执，要求别人按其规矩办事；

　　g.因循守旧，缺乏表达温情的能力。

【案例】

李某，男，二十八岁。自幼学习认真，一丝不苟，从不迟到、早退，成绩好，经常受到老师表扬。在家主动做家务，爱清洁，物品摆放井然，不允许别人乱放，否则心里不"畅"，并立即纠正。放学后不与同学一起玩耍，一直被邻居视为乖孩子。做作业不允许自己写一个错别字，若写错了，即重新抄写，通常作业深夜才得以完成。大学毕业后工作认真，严格要求自己，过分克制，不允许自己犯错误。不久被提拔为部门负责人，做事精益求精，有固定方式和先后顺序，且对下属也要求按他的方式去工作，甚至求全责备，不接纳他人的工作方式，处理问题时墨守成规，优柔寡断，所以同事关系很紧张。在生活中办事常犹豫不决，买一双皮鞋跑好几个商场仍拿不定主意。

本例中，李某符合诊断标准第二类的 a、e、f 等项，属于强迫型人格障碍。

4.7 F60.6 焦虑型人格障碍

以一贯感到紧张、提心吊胆、不安全及自卑为特征，总是需要被人喜欢和接纳，对拒绝和批评过分敏感，因习惯性地夸大日常处境中的潜在危险，而有回避某些活动的倾向。

【诊断标准】

①符合人格障碍的诊断标准；

②以持久和广泛的内心紧张及忧虑体验为特征，并至少有下列三项：

　　a.一贯的自我敏感、不安全感及自卑感；

　　b.对遭排斥和批评过分敏感；

　　c.不断追求被人接受和受到欢迎；

　　d.除非得到保证被他人所接受和不会受到批评，否则拒绝与他人建立人际关系；

　　e.惯于夸大生活中潜在的危险因素，达到回避某种活动的程度，但无恐惧性回避；

　　f.因"稳定"和"安全"的需要，生活方式受到限制。

【案例】

　　王某，女，二十六岁，在读硕士。小时候由于误服激素类药物，突然发胖并且一直没有恢复，所以对自己的身材一直很自卑。对"猪"、"胖"、"肥"等字眼特别敏感，旁人提及就认为与自己有关从而内心反感。在学期间一直表现良好，成绩优秀，特别期待他人的赞扬和夸奖。不能接受他人的批评，别人一说自己哪里做得不好，心情就特别低落。为了得到导师的认同和同学的赞誉，在学业上努力向上，反倒不是基于对知识的渴求。长期心情焦虑紧张，同时有两件以上的事情需要考虑处理，就会产生急躁烦闷心理，希望摆脱。生活中，交友不是很广泛，生活方式也非常简单无趣，对新事物没有尝试的兴趣。"没劲"、"无聊"常挂在嘴边。遇到困难常常夸大困难程度，认为自己不能做到，常常想办法逃避，不愿正视面对。

　　本案中，当事人符合诊断标准第二类的a、b、c、e等项，可以认为属于焦虑型人格障碍。

4.8 F60.7 依赖型人格障碍

【诊断标准】

①符合人格障碍的诊断标准；

②以过分依赖为特征，并至少有下列三项：

　　a.要求或让他人为自己生活的重要方面承担责任；

　　b.将自己的需要附属于所依赖的人，过分地服从他人的意志；

　　c.不愿意对所依赖的人提出即使是合理的要求；

　　d.感到自己无助、无能或缺乏精力；

　　e.沉湎于被遗忘的恐惧之中，不断要求别人对此提出保证，独处时感到很难受；

　　f.当与他人的亲密关系结束时，有被毁灭和无助的体验；

　　g.经常把责任推给别人，以应对逆境。

【案例】

　　齐某，女，二十四岁。小时候不愿上幼儿园，父母送她去时，每每哭闹。后来到异地上大学，大一时极不适应新环境，不能安排好自己正常的学习和生活，每天熄灯后躲在床上哭泣，同寝室同学多方劝说和安慰无效。在校园中听到本地口音，就会非常难过，勾起自己的思乡之情，觉得自己是被抛弃的游子，后来由于恋家严重而无法住读，转入家乡的本地大学才得以继续学业。生活中她凡事都依赖家人，缺乏独立性，不能自己单独做任何决定，都依赖父母做决定。去年报考研究生时，因找不到具体考位而慌张着急，乘车返家向远离学校十余里的父母求救，因而延误考试时间四十多分钟，被监考老师取消考试资格。

本例中，齐某符合诊断标准第二类的 a、d、f 等项，是比较典型的依赖型人格障碍。

F60.8，F60.9 其他或待分类的人格障碍包括被动攻击型人格障碍、抑郁型人格障碍和自恋型人格障碍。

附：心理健康症状自评表——《症状自评量表 SCL-90》

《症状自评量表 SCL-90》是世界上最著名的心理健康测试量表之一，是当前使用最为广泛的精神障碍和心理疾病门诊检查量表，将协助您从十个方面来了解自己的心理健康程度。本测验适用对象为十六岁以上的人群。

一、测验目的

本测验的目的是从感觉、情感、思维、意识、行为直到生活习惯、人际关系、饮食睡眠等多种角度，评定一个人是否有某种心理症状及其严重程度如何。

二、测验功能

SCL-90 对有心理症状（即有可能处于心理障碍或心理障碍边缘）的人有良好的区分能力。适用于测查人群中哪些人可能有心理障碍、可能有何种心理障碍及其严重程度如何（注：本测验不适合于躁狂症和精神分裂症）。可用于临床上检查是否存在身心疾病，一般首次到医院心理科或者心理咨询门诊，大都要使用本测验诊断来访者的心理和精神问题。本测验不仅可以自我测查，也可以对他人（如其行为异常，有患精神或心理疾病的可能）进行核查，假如发现得分较高，则表明急需治疗。

三、理论背景

SCL-90 最原始的版本是由 Derogaitis 在他编制的 Hopkin's 症状清单（HSCL 1973）的基础上，于 1975 年编制而成的。曾有五十八项题目的版本和三十五项题目的简本，现在普遍得到应用的是由九十个自我评定项目组成的版本，所以也将此测验简称 SCL-90。格瑞思心理咨询机构在中国普遍应用的版本的基础之上，分别制定了最新的不同年龄群的常模，并且将最原始的版本《症状自评量表 SCL-90》晦涩难懂的解释修改为通俗易懂的、适合中国人的解释系统。

四、测验构成

本测验共九十个自我评定项目。测验的九个因子分别为：躯体化、强迫症状、人际关系敏感、抑郁、焦虑、敌对、恐怖、偏执及精神病性。

注意：以下列出了有些人可能会有的问题，请仔细阅读每一条，然后根据最近一星期以内下述情况影响你的实际感觉，在测试题的五个选项中选择适合你的选项。

0 从无	1 轻度	2 中度	3 偏重		4 严重	

题目	0	1	2	3	4
1. 头痛	0	1	2	3	4
2. 神经过敏，心中不踏实	0	1	2	3	4
3. 头脑中有不必要的想法或字句盘旋	0	1	2	3	4
4. 头昏或昏倒	0	1	2	3	4
5. 对异性的兴趣减退	0	1	2	3	4
6. 对旁人求全责备	0	1	2	3	4
7. 感到别人能控制你的思想	0	1	2	3	4
8. 责怪别人制造麻烦	0	1	2	3	4
9. 忘记性大	0	1	2	3	4
10. 担心自己的衣饰整齐及仪态的端正	0	1	2	3	4
11. 容易烦恼和激动	0	1	2	3	4
12. 胸痛	0	1	2	3	4
13. 害怕空旷的场所或街道	0	1	2	3	4
14. 感到自己的精力下降，活动减慢	0	1	2	3	4
15. 想结束自己的生命	0	1	2	3	4
16. 听到旁人听不到的声音	0	1	2	3	4
17. 发抖	0	1	2	3	4
18. 感到大多数人都不可信任	0	1	2	3	4
19. 胃口不好	0	1	2	3	4
20. 容易哭泣	0	1	2	3	4
21. 同异性相处时感到害羞不自在	0	1	2	3	4
22. 感到受骗，中了圈套或有人想抓您	0	1	2	3	4
23. 无缘无故地突然感到害怕	0	1	2	3	4

24. 自己不能控制地大发脾气	0	1	2	3	4
25. 怕单独出门	0	1	2	3	4
26. 经常责怪自己	0	1	2	3	4
27. 腰痛	0	1	2	3	4
28. 感到难以完成任务	0	1	2	3	4
29. 感到孤独	0	1	2	3	4
30. 感到苦闷	0	1	2	3	4
31. 过分担忧	0	1	2	3	4
32. 对事物不感兴趣	0	1	2	3	4
33. 感到害怕	0	1	2	3	4
34. 我的感情容易受到伤害	0	1	2	3	4
35. 旁人能知道您的私下想法	0	1	2	3	4
36. 感到别人不理解您，不同情您	0	1	2	3	4
37. 感到人们对您不友好，不喜欢您	0	1	2	3	4
38. 做事必须做得很慢以保证做得正确	0	1	2	3	4
39. 心跳得很厉害	0	1	2	3	4
40. 恶心或胃部不舒服	0	1	2	3	4
41. 感到比不上他人	0	1	2	3	4
42. 肌肉酸痛	0	1	2	3	4
43. 感到有人在监视您，谈论您	0	1	2	3	4
44. 难以入睡	0	1	2	3	4
45. 做事必须反复检查	0	1	2	3	4
46. 难以作出决定	0	1	2	3	4
47. 怕乘电车、公共汽车、地铁或火车	0	1	2	3	4
48. 呼吸有困难	0	1	2	3	4
49. 一阵阵发冷或发热	0	1	2	3	4
50. 因为感到害怕而避开某些东西、场合或活动	0	1	2	3	4
51. 脑子变空了	0	1	2	3	4
52. 身体发麻或刺痛	0	1	2	3	4
53. 喉咙有梗塞感	0	1	2	3	4
54. 感到对前途没有希望	0	1	2	3	4

55. 不能集中注意力   0   1   2   3   4

56. 感到身体的某一部分软弱无力   0   1   2   3   4

57. 感到紧张或容易紧张   0   1   2   3   4

58. 感到手或脚发沉   0   1   2   3   4

59. 想到有关死亡的事   0   1   2   3   4

60. 吃得太多   0   1   2   3   4

61. 当别人看着您或谈论您时感到不自在   0   1   2   3   4

62. 有一些不属于您自己的想法   0   1   2   3   4

63. 有想打人或伤害他人的冲动   0   1   2   3   4

64. 醒得太早   0   1   2   3   4

65. 必须反复洗手、点数目或触摸某些东西   0   1   2   3   4

66. 睡得不稳不深   0   1   2   3   4

67. 有想摔坏或破坏东西的冲动   0   1   2   3   4

68. 有一些别人没有的想法或念头   0   1   2   3   4

69. 感到对别人神经过敏   0   1   2   3   4

70. 在商店或电影院等人多的地方感到不自在   0   1   2   3   4

71. 感到任何事情都很难做   0   1   2   3   4

72. 一阵阵恐惧或惊恐   0   1   2   3   4

73. 感到在公共场合吃东西很不舒服   0   1   2   3   4

74. 经常与人争论   0   1   2   3   4

75. 单独一人时神经很紧张   0   1   2   3   4

76. 别人对您的成绩没有作出恰当的评价   0   1   2   3   4

77. 即使和别人在一起也感到孤单   0   1   2   3   4

78. 感到坐立不安、心神不宁   0   1   2   3   4

79. 感到自己没有什么价值   0   1   2   3   4

80. 感到熟悉的东西变得陌生或不像是真的   0   1   2   3   4

81. 大叫或摔东西   0   1   2   3   4

82. 害怕会在公共场合昏倒   0   1   2   3   4

83. 感到别人想占您的便宜   0   1   2   3   4

84. 为一些有关"性"的想法而很苦恼   0   1   2   3   4

85. 认为应该因为自己的过错而受到惩罚   0   1   2   3   4

86. 感到要赶快把事情做完	0	1	2	3	4
87. 感到自己的身体有严重问题	0	1	2	3	4
88. 从未感到和其他人很亲近	0	1	2	3	4
89. 感到自己有罪	0	1	2	3	4
90. 感到自己的脑子有毛病	0	1	2	3	4

分析统计指标：

总分

1. 总分是九十个项目所得分之和。

2. 总症状指数，也称总均分，是将总分除以 90（＝总分÷90）。

3. 阳性项目数是指评为 1—4 分的项目数，阳性症状痛苦水平是指总分除以阳性项目数（＝总分÷阳性项目数）。

4. 阳性症状均分是指总分减去阴性项目（评为 0 的项目）总分，再除以阳性项目数。

因子分

SCL－90 包括九个因子，每一个因子反映出病人的某方面症状痛苦情况，通过因子分可了解症状分布特点。

因子分＝组成某一因子的各项目总分／组成某一因子的项目数

九个因子含义及所包含项目为：

1. 躯体化：包括 1，4，12，27，40，42，48，49，52，53，56，58，共十二项。该因子主要反映身体不适感，包括心血管、胃肠道、呼吸和其他系统的主诉不适，如头痛、背痛、肌肉酸痛，以及焦虑的其他躯体表现。

2. 强迫症状：包括 3，9，10，28，38，45，46，51，55，65，共十项。主要指那些明知没有必要，但又无法摆脱的无意义的思想、冲动和行为，还有一些比较一般的认知障碍的行为征象也在这一因子中反映。

3. 人际关系敏感：包括 6，21，34，36，37，41，61，69，73，共九项。主要指某些个人不自在与自卑感，特别是与其他人相比较时更加突出。在人际交往中的自卑感，心神不安，明显不自在，以及人际交流中的自我意识、消极的期待也是这方面症状的典型原因。

4. 抑郁：包括 5，14，15，20，22，26，29，30，31，32，54，71，79，共十三项。苦闷的情

感与心境为代表性症状，还以生活兴趣的减退、动力缺乏、活力丧失等为特征。还反映失望、悲观以及与抑郁相联系的认知和躯体方面的感受，另外，还包括有关死亡的思想和自杀观念。

5. 焦虑：包括 2，17，23，33，39，57，72，78，80，86，共十项。一般指那些烦躁、坐立不安、神经过敏、紧张以及由此产生的躯体征象，如震颤等。测定游离不定的焦虑及惊恐发作是本因子的主要内容，还包括一项解体感受的项目。

6. 敌对：包括 11，24，63，67，74，81，共六项。主要从三方面来反映敌对的表现：思想、感情及行为。其项目包括厌烦的感觉，摔物，争论直到不可控制的脾气爆发等各方面。

7. 恐怖：包括 13，25，47，50，70，75，82，共七项。恐惧的对象包括出门旅行、空旷场地、人群或公共场所和交通工具。此外，还有反映社交恐怖的一些项目。

8. 偏执：包括 8，18，43，68，76，83，共六项。本因子是围绕偏执性思维的基本特征而制定：主要指投射性思维、敌对、猜疑、关系观念、妄想、被动体验和夸大等。

9. 精神病性：包括 7，16，35，62，77，84，85，87，88，90，共十项。反映各式各样的急性症状和行为，限定不严的精神病性过程的指征。此外，也可以反映精神病性行为的继发征兆和分裂型生活方式的指征。

此外还有 19，44，59，60，64，66，89，共七个项目未归入任何因子，反映睡眠及饮食情况，分析时将这七项作为附加项目或其他，作为第十个因子来处理，以便使各因子分之和等于总分。

各因子的因子分的计算方法是：各因子所有项目的分数之和除以因子项目数。例如强迫症状因子各项目的分数之和假设为 30，共有十个项目，所以因子分为 3。在 1—5 评分制中，粗略简单的判断方法是看因子分是否超过 3 分，若超过 3 分，即表明该因子的症状已达到中等以上严重程度。

项目	X+SD
躯体化	1.37+0.48
敌对	1.46+0.55
强迫症状	1.62+0.58
恐怖	1.23+0.41
人际关系敏感	1.65+0.61
偏执	1.43+0.57
抑郁	1.5+0.59
精神病性	1.29+0.42
焦虑	1.39+0.43

第二章 心理诊断中常用的心理测验

先哲孟子曾说过："权，然后知轻重；度，然后知长短。物皆然，心为甚。"意即，世间万物都可以通过测量来了解其性质。具体到实际应用中来说，就是要想知道一个苹果有多重，可以用秤来称；要想清楚池子里的水有多深，可以用刻度尺去量。人的心理特点也是如此。要想了解一个人的心理状况，除了谈话或观察外，还可以利用专门的工具——心理测评。

心理咨询与治疗过程中，咨询师常常会视不同情况而选择使用恰当的心理测评工具，以帮助了解来访者的心理健康状况、人格特征、智力水平、认知方式、应对方式、社会支持、职业兴趣等等。本章将围绕以下三部分展开：①心理咨询中常用的心理测验的种类；②什么情况下选择使用什么测验比较合适；③实施心理测评时的注意事项。

1 常用心理测验的分类及说明

简单地讲，心理测验即根据一定的心理学理论，使用一定的操作程序，给人的行为确定一种数量化的价值。与影视节目中常出现的一些即兴随意测试不同，科学的心理测验量表是要通过科学方法进行编制的。首先要依据人们的某种心理行为特征或心理行为障碍的目标特征，筛选能够反映这些特征或症状的问题和作业作为测量的刺激项目，然后按标准化的原则编制成测验的量表，进行样本的测查和统计处理，建立一定的"常模"。这些科学的心理测验在正式使用前都要经过各种品质的检验，以证明其测量的可靠性和有效性。本章中所提到的测验均属科学的标准化测验。

心理测验的思想和实践源远流长，在我国汉代开始的科举取士制度就被公认为是世界上最早的心理测验的实践。但科学的心理测验则是在 19 世纪的欧洲发展起来的。时至今日，心理测验处于昌盛发展阶段，几乎每年都有新的量表出现。据统计，以英语发表的测验已达五千多种。但也只是部分测验因应用广泛而经过多次修订并被许多国家采用。

根据测验的目的和功能的不同，心理咨询中常用的测验有总体心理健康及情绪状态测评、社会应激与应对测评、人格测评、智力测评、职业测评、学生常用测评六大类。

1.1 总体心理健康及情绪状态测评

1.1.1 90 项症状自评量表（SCL-90）

症状自评量表，又名 90 项症状清单。本量表共九十个项目，通俗地讲就是九十道题目，包含有较广泛的精神症状学内容。从感觉、情感、思维、意识、行为直至生活习惯、人际关系、饮食睡眠等，均有涉及。本量表被广泛应用在心理咨询与心理治疗中。评定时间跨度为一周，即所针对的症状是最近一周。

项目例样：（按问题对你的影响程度选择）

感到大多数人都不可信任。1. 从无 2. 轻度 3. 中度 4. 偏重 5. 严重

1.1.2 自评抑郁量表（SDS）

本量表旨在衡量抑郁状态的轻重程度及其在治疗前后的变化。由二十个项目组成，其预测的相应症状是：抑郁心境、哭泣、情绪时间差异、睡眠障碍、食欲减退、性欲减退、体重减轻、便秘、心动过速、易疲劳、精神运动性迟滞、精神运动性激越、思维混乱、无望感、易激惹、犹豫不决、自我贬值、空虚感、反复思考自杀、不满足。评定时间跨度为一周。

项目例样：

我感到早晨心情最好。1. 偶尔 2. 有时 3. 经常 4. 持续

1.1.3 自评焦虑量表（SAS）

本量表旨在衡量焦虑状态的轻重及其在治疗前后的变化。和自评抑郁量表相同，也是由二十个项目组成。预测的相应症状是：焦虑、害怕、惊恐、发疯感、不幸感、手脚颤抖、躯体疼痛、乏力、静坐不能、心悸、头昏、昏厥感、呼吸困难、手脚刺痛、胃痛或消化不良、尿意频繁、多汗、面部潮红、睡眠障碍、噩梦。评定时间跨度为一周。

项目例样：

我觉得心跳得很快。1. 没有或很少时间 2. 小部分时间 3. 相当多时间 4. 绝大部分或全部时间

1.2 社会应激与应对测评

1.2.1 生活事件量表（LES）

生活事件量表主要强调个体对客观事件的主观感受。由四十八个项目组成，分别是四十八条生活事件，包含家庭生活、工作学习、社交及其他三大方面。要求接受测试者先将事件发生的时间记录下来，再根据自身的实际感受去判断经历过的事件对本人来说是好事还是坏事，而不以伦理道德为判断的依据。适用的年龄为十六岁以上。

项目例样：

事件内容	是否发生	发生日期	好事坏事	对精神的影响程度	影响持续时间
入学或就业					
失恋					
……					

1.2.2 社会支持评定量表（SSRS）

社会支持评定量表能够反映个体的社会支持水平，从而指导并帮助来访者更好地适应社会和环境。该量表有十个项目，包含客观支持、主观支持和对社会支持的利用度三个方面。适用年龄为十六岁以上。

项目例样：

你有多少关系密切，可以得到支持和帮助的朋友？（只选一项）

1. 一个也没有　2. 1—2 个　3. 3—5 个　4. 6 个或 6 个以上

1.2.3 简易应对方式问卷

应对是个体对现实环境变化有意识、有目的、灵活的调节行为。其主要功能是调节应激事件作用，包括改变对应激事件的评估，调节与事件有关的躯体或情感反应。简易应对方式问卷可以初步评价个体的应对方式，共有二十个项目，分为积极应对和消极应对两个维度，使用四级评分（不采用、偶尔采用、有时采用、经常采用）。测试和评价方法均属简便易行。

项目例样：

幻想可能会发生某种奇迹改变现状。1.不采用 2.偶尔采用 3.有时采用 4.经常采用

1.3 人格测评

1.3.1 艾森克人格问卷（EPQ）

艾森克人格问卷目前有成人问卷和儿童问卷两种，其中成人问卷（十六至七十岁）包括八十五个项目，儿童问卷（七至十五岁）包括七十四个项目。旨在测试来访者的内外向、精神质、神经质和掩饰性。其中内外向、精神质、神经质是要测量的人格结构的三个纬度，而掩饰性相当于一个效度检验，也往往被认为可以代表一种稳定的人格功能，即反映出来访者的社会朴实或幼稚水平。此问卷被广泛应用于医学、司法、教育等领域，适合各种人群测试。

项目例样：

你是否有广泛的爱好？　1.是 2.否

1.3.2 卡特尔16项个性因素测试（16PF）

16PF由一百八十七个项目组成，通过测试，可以得出来访者十六种主要的人格特质因素。这十六项人格因素分别是：乐群性、聪慧性、稳定性、恃强性、兴奋性、有恒性、敢为性、敏感性、怀疑性、幻想性、世故性、忧虑性、实验性、独立性、自律性、紧张性。

另外，16PF还可有效反映出个体的内外向、怯懦与果敢、适应与焦虑、感情用事与安详机警，同时，本问卷还提供了心理健康因素、专业成就因素、创造力因素和环境适应因素四项社会成就因素。每一人格因素由十至十三个项目组成的分量表来测量，每一测题有三个备选答案。本测验是评估十六岁以上个体人格特征的最普遍使用的工具，广泛适用于各类人员。

项目例样：

我有能力应付各种困难。1.是的 2.不一定 3.不是的

1.3.3 明尼苏达多相人格测试（MMPI）

MMPI包括五百六十六个项目。其内容范围很广，包括身心各方面的情况、精神状态及对家庭、婚姻、宗教、政治、法律、社会等的态度。全部题目分成四个效度量表（检验测评结果有效或无效）和十个临床分量表（每一个分量表反映一种人格特征）。十个临床分量表分别是疑病、抑郁、癔病、病态人格、男子气—女子气、偏执（妄想狂）、精神

衰弱、精神分裂症、轻躁狂、社会内向。在心理咨询门诊中，MMPI是唯一可用来排查来访者是否是精神病性的人格问卷。

适用于年满十六岁，具有小学毕业以上文化水平的来访者。

项目例样：

我早上起来的时候，多半觉得睡眠充足，头脑清醒。 1.是　2.否

1.4 智力测评

1.4.1 韦氏智力测验（WAIS—RC）

韦氏智力测验有儿童问卷和成人问卷两个版式。儿童问卷的适应年龄段为四至十六岁。成人问卷适合十六岁以上的成人。韦氏智力测验含言语量表和操作量表两个部分，其中言语分量表有知识、领悟、算术、相似性、词汇和数字广度六个分测验；操作分量表有填图、图片排列、积木图案、拼物、编码和迷津六个分测验。通过本测验可大概反映出来访者多方面的智力特点，例如，知识广度、记忆能力、对伦理道德的判断能力、数学运算能力、抽象和概括能力、注意力、对词语的理解能力、认知能力、空间关系能力、逻辑联想能力、手—眼协调能力以及计划能力等等。

项目例样：

要想把水煮开，你应当怎么办？

1.4.2 瑞文智力测验 （RPM）

瑞文智力测验是一种非文字智力测验，用以测验一个人的问题解决能力、知觉思维能力、发现和利用所需信息的能力等，与韦氏智力测验相比，它的目的比较单一，偏向于逻辑推理、抽象思维能力。它的优点在于适用的年龄范围宽（五岁以上），测验对象不受文化、种族及语言的限制。瑞文测验由A、B、C、D、E五个单元由易到难的渐进矩阵构图组成，对思维操作的要求也是从直接的观察提升到间接的抽象推理。除智力诊断外，瑞文测验还可被用在人才的选拔上。

项目例样：

从下面六个小图形中选择合适一项，该选项填入上面大的图形后，大的图形将成为一个完美的整体。

A 1

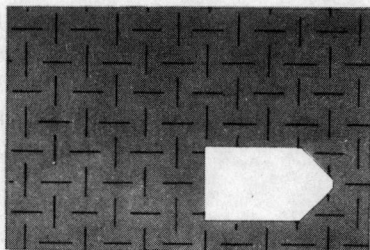

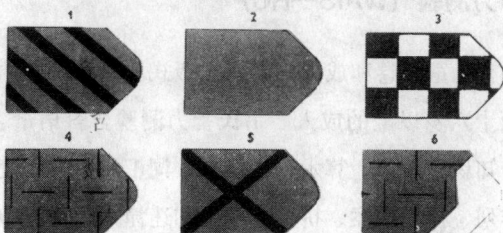

1.5 职业测评

1.5.1 职业兴趣量表（VIS）

美国著名职业教育专家霍兰德的职业理论，认为人可以分为六大类，即实际型、研究型、社会型、传统型、企业型、艺术型。与此相应，职业环境也可以分成相应的同样名称的六大类，而人格与职业环境的匹配是形成职业满意度、成就感的基础。

职业兴趣量表即依据霍兰德的职业人格理论模型编制而成。由一百八十个项目组成，主要测查个体的技能活动、爱好和自我能力三个方面。通过测验，可以帮助个体发现和确定自己的职业兴趣及能力特长，为更好地决策职业提供有力的参考。

本测验适用于高中毕业生、在读大中专生、应届大中专毕业生，以及已参加工作但渴望转行，需要发现和确定自己的职业兴趣和能力特长的人士，被广泛应用在职业指导与咨询以及培训机构服务中。

项目例样：

你对电视或单位里的智力竞赛很有兴趣吗？　　1. 是　2. 不确定　3. 否

1.5.2 职业决策量表（CDS）

职业决策能力是指一个人在工作环境中作出决策的行为倾向性，以及他所喜欢的角色偏好。职业决策量表则是用来帮助即将就业但又难以进行职业决策的毕业生，通过测试可以了解困扰他们的因素，以便帮助他们做出科学合理的决策。

该量表由十九个项目组成，使用对象是高中生和大学生。

1.5.3 职业成就动机量表（VAMS）

成就动机就是要求获得优秀成绩的欲望，与个人的年龄、性别、能力、成败经历、努力程度等主观因素以及工作的性质、难度、环境条件等客观因素等都相关。职业成就动机量表由朱宁宁博士修订 AMS 测验而成，适用于企业快速大规模筛选出有工作热情、积极进取的应聘者。在职业心理咨询中也常常用到。

1.6 学生常用测评

1.6.1 中学生心理健康诊断测验（MHT）

中学生心理健康诊断测验共有一百个项目，分为八个内容量表和一个测谎量表。八个内容量表分别是：学习焦虑、对人焦虑、孤独倾向、自责倾向、过敏倾向、身体症状、恐怖倾向、冲动倾向。

项目例样：

你是否想起今后的事情就感到担心？ 1. 是　2. 不是

1.6.2 中学生提高学习能力因素诊断测验（FAT）

中学生提高学习能力因素诊断测验用来检查和诊断影响学生学习的非智力因素和环境因素，主要用于学习辅导和学习困难的诊断指导。FAT 由八个分测验构成，即身体健康、心理健康、学习方法、学习热情、朋友关系、师生关系、家庭环境、学校环境。每个分测验包括二十个项目，共计一百六十个项目。

项目例样：

你认为成绩好的孩子多数是与家庭有关吗？ 1. 有时认为　2. 偶尔认为　3. 不认为

1.6.3 中学生学习适应性测验（AAT）

中学生学习适应性测验为诊断学生学习问题而设计，由一百五十个项目组成，共分为七个方面，分别是：学习动机、学习期望/社会期望、健康状况、意志力、学习方法、学习环境和学校环境。

项目例样：

没有大人督促，你能主动学习吗？ 1.主动 2.有时主动 3.不主动

1.6.4 儿童绘画测验

准确地讲，在中国，儿童绘画测验目前只能说是一种心理测评方法，还没有一个能够拿来就用的标准化测验。在国外，部分国家已经在使用一些标准化了的绘画测验，例如斯尔文绘画测验。从性质上来看，绘画测验属于投射测验。

心理学家认为，儿童绘画为儿童和心理医生的有效交流提供了一个沟通渠道，从而有助于咨询师了解儿童对自我及家庭的认识，帮助儿童解决在情感困扰、人际关系、创伤等方面的心理问题。

在咨询室里，当需要与年龄较小，语言概括能力还没达到足够好的孩子沟通时，常常会用到绘画测验。但如果想达到对绘画过程、绘画内容所表达意思的准确认识和理解，咨询师除了具备精湛的心理咨询专业技能外，还必须具备一些绘画常识、绘画鉴赏能力，并接受相关专业培训。

2 恰当选用心理测评工具

咨询师在咨询的不同阶段都有可能需要用到心理测评，或者为了了解基本情况，或者为了寻求问题趋向，或者为了支持一个推断，抑或为了检验咨询效果。正如饿了要吃饭，冷了要加衣；而非饿了加件衣服，冷了添碗饭。咨询师在需要测评结果时，首先要做到的是选准了合适的心理测评工具。下面将根据心理测评工具的类别，并结合具体案例，谈谈如何正确选用心理测评工具。

2.1 总体心理健康及情绪测评

一般来说，在首次接诊时可能会用到症状自评量表（SCL-90），目的主要是了解来访者最近一周的心理生理行为等方面所存在的问题及轻重程度。

如果症状自评量表结果显示来访者的抑郁分值较高，或者根据访谈，咨询师认为来访者情绪比较低落，可能有抑郁倾向，建议使用抑郁自评量表（SDS），以明确来访者的抑郁程度。

同样地，如果症状自评量表结果显示来访者的焦虑分值较高，或者根据访谈，咨询师认为来访者的焦虑比较突出，建议使用焦虑自评量表（SAS），以明确来访者的焦虑程度。

以上三种量表也常常会用在整个咨询的结束阶段，以评估来访者的心理健康状况和检验咨询的效果。

【案例1】

来访者，女，三十五岁，因睡眠问题前来咨询。咨询师通过访谈得知，来访者一直以来身体健康，睡眠良好。可近半个月来出现睡眠障碍，总是到凌晨两三点钟还不能进入沉睡状态，以至于白天工作总是丢三落四，完不成任务，下班后回到家也集中不了精神为八岁的女儿辅导功课，还动不动就对老公和孩子发脾气，去医院做过全面体检，未发现任何躯体疾病。

面对这位来访者，咨询师认为需要进一步综合评估她的总体心理健康状况，同时，由已经收集到的资料推测来访者可能会有高焦虑，所以，在咨询师的建议下，来访者先后做了症状自评量表（SCL-90）和焦虑自评量表（SAS）。

测评结果如下：

SCL-90：（0—4分评分）

躯体化0.14；强迫症状0.21；人际关系敏感1.1；抑郁1.6；焦虑2.1；敌对0；恐怖0.33；偏执0.21；精神病性0.1；其他2.4

SAS：62分

根据访谈内容，结合测评结果，咨询师确认来访者当前的主要症状是焦虑，那么接下来的咨询内容将围绕焦虑背后的应激事件和如何有效降低焦虑水平展开。

【案例2】

来访者，男，二十三岁，三个月前被女朋友甩了。很郁闷，干什么事儿都没劲儿，也不愿见人，下了班就缩在家里。两个月前在其母亲的陪同下走进了咨询室。

在首次就诊时，来访者接受咨询师的提议，做了症状自评量表（SCL-90）和抑郁自评量表（SDS）。其中，SDS结果为65分，显示该来访者情绪明显抑郁。

经过两个月，共七次（每周一次，一次一小时）的心理咨询，该来访者的症状有明显缓解，来访者在第七次咨询中自述感觉愉快多了，也敢于去想象如何面对今后生活中的挫折。根据观察和谈话，咨询师认为来访者的咨询目的可能已经达到，建议来访者再做一次 SDS，以进一步证实咨询效果。重测 SDS 的结果为 34 分，明显低于初测分数，与一般人的分值基本持平。

依据来访者的自我感觉、现实反馈及测评结果，咨询师和来访者都认为咨询可以进入结束阶段了。

2.2 社会应激与应对测评

在咨询中，咨询师对于来访者当前的状态，无法在近期生活现实中找到直接原因，推测可能与其他一些社会因素（家庭问题、工作或学习问题、社交问题）有关，就可以借助生活事件量表（LES）来了解在过去一段时间内发生的对来访者本人有影响的事件。

找出应激源也即重要影响事件后，咨询师可能还需要对来访者一贯采用的应对方式做进一步了解，此时建议使用简易应对方式问卷。

在整个咨询过程中，了解、收集来访者基本情况和对来访者进行干预这两个阶段都有可能会用到社会支持评定量表（SSRS）。因为社会支持是影响人们社会生活的重要因素，涉及到学习、生活、工作等各个方面。充足且良好的社会支持既可以在应激事件来临时为个体提供缓冲作用，又可能促使个体维持良好的情绪体验。通过社会支持评定量表的测评，咨询师可了解到来访者在需要支持时用了哪些资源，有哪些资源可以用。

【案例 1】

来访者，男，三十八岁，因有多次自伤行为而被姐姐带到咨询室。通过与其姐姐的交流，咨询师得知，来访者性格比较内向，平时不大爱说话，为人本分老实。但半年前曾发现他用刀片划自己的胳膊，家里人也问不出原因，前天同样的行为再次发生。家人着急又害怕，就带着他来求助咨询师了。

通过与来访者交谈，咨询师了解到来访者目前对自己充满了厌恶，感觉自己特别无能，认为自己一事无成，什么也干不好。咨询师认为需要通过生活事件量表，具体了解究竟是哪些事的发生引起来访者如此强烈的反应，来访者对事件的评价又是如何。于是，在咨询师的建议下，来访者做了生活事件量表。测评结果显示，在过去的一年里来访者先后经历了降职、与妻子不合而分居两件负性事件，且这两件事情在他看来均属严重影响事件。

咨询师接下来围绕这两个事件发生后来访者的情绪反应展开谈话。来访者认为事情发生了，结果就这样了，自己应付不了，还认为这些后果都是他造成的，他觉得自己很无能。

至此，咨询师认为有必要做简易应对方式问卷，目的在于确认来访者是否在问题发生后会习惯性消极应对。

【案例 2】

来访者，男，十七岁，高二学生，身材魁梧，因人际关系紧张而前来咨询。通过访谈，咨询师得知，其父母常年在外做生意，没有时间照顾他，五岁之前由姥姥、姥爷抚养，五至十二岁跟随爷爷、奶奶生活，上中学后开始寄宿学校。与同学之间的关系比较平淡，没有要好的哥儿们。然而最近一个月却接二连三地与同班同学发生争执，其中一次还将同学的胳膊打伤。

三次咨询后，来访者基本可以做到察觉自己的情绪状态，自控能力也有所提高。然而来访者感觉自己虽然可以避免人际冲突，但还是不快乐，遇到困难时，总是自己一个人孤零零地被困着。因此，咨询师认为需要与来访者探讨社会支持问题，提议来访者先做社会支持评定量表的测量，以了解来访者在需要帮助时，有哪些资源可以作为支持。

2.3 人格测评

我们都知道，人格特点可以在一定程度上影响个体的处事态度、行事风格、人际关系、社会适应及成就目标等等。所以，人格测评也成为心理咨询中常常用到的测评。当来访者想了解自己的人格特征时；当来访者是为了择业问题而求助咨询师时；当咨询师推测来访者的问题可能会是其人格特点导致时；当咨询师认为来访者可能具有某种人格障碍倾向时；当来访者被怀疑是精神病性倾向时，都会用到人格测评。

如果时间足够用的话，以上种种情况下均可首先选用明尼苏达多相人格测试（MMPI），而在鉴别来访者是否是精神病时，可以用的人格测试仅仅是明尼苏达多相人格测试（MMPI）。

如果不需要特别详细的人格特征，仅仅是需要内外向、情绪稳定性、社会适应性的性格特征，可选用 EPQ 人格测试。

另外，卡特尔 16 项个性因素测试（16PF）常常被用来与职业测评联合使用，从而为职业指导类的咨询提供有力参考。

【案例 1】

来访者，男，三十四岁，是其父亲将他带进咨询室的。来访者三年前因工作不能胜任而下岗在家至今，家里人发现他的话越来越少，对任何活动都没太大兴趣，而且如果不被打扰的话，总是一连几个小时地坐着或站着。在对话中，咨询师发现来访者反应比较迟缓，有些表达在逻辑上说不通。咨询师推断该来访者可能会存在精神病问题，因此在其本人和家属的同意下，来访者做了 MMPI-2 测试。

测评结果是：

疑问（0）、说谎（57）、诈病（73）、校正（45）、疑病（45）、抑郁（40）、癔病（54）、病态人格（50）、男子气—女子气（60）、偏执／妄想狂（69）、精神衰弱（55）、精神分裂症（71）、轻躁狂（69）、社会内向（43）。

由测评结果可以看出，来访者在偏执、精神分裂症和轻躁狂三项上均属高分，再结合诈病高分，可判断来访者的症状属于精神病性。咨询师建议其去精神病专科医院就诊。

【案例2】

来访者，女，二十八岁，因婚姻问题而走进咨询室。来访者结婚半年了，自认为很爱丈夫，但结婚后，他们却一直为一些小事吵闹生气。前天又一次争吵后，她的丈夫提出分居，理由是无法忍受她了。来访者感觉备受伤害，但她并不想跟丈夫分开，于是想通过咨询找一找问题出在哪里。在访谈中，咨询师还得知，来访者自幼成长在一个父母不和的家庭里，虽然父母对她都极其疼爱，但她从来没享受过和睦家庭的其乐融融。所以，从小她就有些任性，动辄大发雷霆，另一方面也总是担心和害怕父母哪天真的分开了，自己连个完整的家都没有。来访者觉得自己一直都活得挺累的，也知道发脾气对己对人都不好，也并不愿意发脾气，但总管不了自己，不明白自己为什么总是这样。

咨询师考虑到来访者目前的烦恼可能与她一贯的人格特点有关，另外，来访者也想对自己的人格有全面的认识，因此，来访者做了16PF测试。

测评结果如下：

乐群性A（6）；聪慧性B（7）；（情绪）稳定性C（2）；恃强性E（6）；

兴奋性F（7）；有恒性G（4）；敢为性H（5）；敏感性I（6）；怀疑性L（9）；

幻想性M（5）；隐秘性／世故性N（4）；忧虑性O（8）；实验性Q1（7）；

独立性Q2（6）；自律性Q3（5）；紧张性Q4（10）。

根据偏低的稳定性，较高的怀疑性、忧虑性和紧张性，可推断该来访者属于情绪化类型的人，其情绪化特征导致了目前夫妻关系紧张。通过对测试结果的认真分析，结合已经收集到的资料和来访者的咨询目标，咨询师即可与来访者协商并制定咨询方案。

2.4 智力测评

智力测评在心理咨询中并不常常被用到，但如果咨询师根据已获得的信息，怀疑来访者存在智障或智力发育迟缓，就往往会使用智力测评作为参考。在做职业选择咨询时，有时也会使用智力测评，如果涉及到的行业对智力水平有特殊要求的话。

如果认为来访者仅仅是逻辑推理能力欠缺的话，可采用瑞文智力测验。除智力诊断外，瑞文测验也常常被用在人才的选拔上。

如果要知道的是来访者的知识广度、一般学习能力及接受能力、对材料的记忆能力和对日常事物的认识能力时，建议采用韦氏智力测验。

【案例】

来访者，女，九岁，因学习困难问题被其父母带到咨询室。小女孩正读小学三年级，但学习成绩从一年级以来就一直不理想，尤其是语文，曾多次出现不及格。为此，父母坚持每天给她辅导功课，但也没有明显效果。据任课老师反映，这孩子不是好说爱动类型的，课堂上看起来也挺认真地在听课。

在交流中，咨询师发现小女孩特别配合谈话，针对咨询师询问的每一句话都愿意回答，但并不能做到对答如流，对部分常见问题的理解明显不够。咨询师认为，来访者可能存在部分智力发育迟缓，建议来访者做一个韦氏智力测验。通过该智力测验，可以看出来访者智力各方面的实际水平。

2.5 职业测评

随着大众对自我发展的日益关注，越来越多的人为了更健康地成长或尽可能地施展自我而走进了咨询室。例如，完成了基础教育即将跨入大学校门的高三学生为了学什么专业，即将毕业准备投入工作的大四学生为了从事什么工作，下岗人们为再就业，职场人员为自己的职业规划等等，纷纷前来寻求咨询师的帮助。在这类咨询中，咨询师需要通过一些测验来了解来访者的人格特征、兴趣特点、决策能力、成就动机、自我效能等。

一般来讲，可根据来访者的具体咨询目标选择相应的职业测评。

【案例】

来访者，男，二十五岁，因职业困惑走进咨询室。该来访者自述，大学毕业才两年，自己已经先后换了七份工作，最短的试用期一个月都没到，最长的也就干了六个月。频繁地换工作，倒不是为了追求更高的薪水，只是每一份工作干起来后都和他想象中的不一样，所以工作中总是伴随着失望，然后自己离职或被辞。折腾了这么两年，他感觉不能再这样继续下去了，但又苦于无法准确选定自己喜欢且可以胜任的工作。

根据来访者的咨询目标和已经提供的信息，咨询师认为可以根据来访者的人格特征及职业兴趣来选取适宜的工作，于是建议来访者做 16PF 测试和职业兴趣测试。通过 16PF 人格测试，可以得知该来访者的性格内外向、新环境适应能力、创造性、职业成就能力及其他十六种人格特点，这些特点将决定他可能适合做哪些工作。通过职业兴趣测试，会发现来访者的能力特长和可能的职业兴趣。综合两个测评结果，咨询师即可确定谈话主导方向。

2.6 中学生常用测评

正在读书的中学生常会因为学习问题或其他心理困扰走进咨询室。通常情况下，会在首次接诊时建议来访者做中学生心理健康诊断测验，以了解来访者的总体心理健康状况和判断来访者的问题倾向。

当来访者的问题很明确是非智力学习能力问题，咨询目标是提高学习能力时，可考虑直接选用中学生提高学习能力因素诊断测验或中学生学习适应性测验。

在与学生学习问题有关的咨询中，也往往会联合使用智力测验。

【案例1】

来访者，女，十六岁，高一在读。一个月前开始闷闷不乐，一直没办法调整过来，在妈妈的陪伴下来到咨询室。通过访谈，咨询师简单了解到，来访者从一个月前期中考试成绩不如意以来，自我感觉状态一直比较糟糕，觉得生活中处处是麻烦，自己完全无力应付，每天都烦躁、郁闷，有些时候还有过退学的念头。

进一步沟通得知，来访者高中以前是在另一个城市读书的，高中以后随着父母工作的调动才到本市来的。初来乍到，什么都是新异的，就连老师的教学方法也跟以前大大不同，周围也没有熟悉的面孔，老同学、好朋友一个都看不到，她感到前所未有的孤单，学习热情也骤然下降。期中考试成绩出来后，一向优异的她备受打击，根本无法接受。

咨询师认为来访者可能是因为换了新的环境，而对新的环境还没有很好的适应才导致她目前成绩下降、心身状态不佳。为了能全面了解来访者的心理健康状况和外部环境对其学习的具体影响，咨询师建议其做中学生心理健康诊断测试和中学生学习适应性测试。

【案例2】

来访者，男，十四岁，初二在读，因为厌学而被父母带进咨询室。在咨询室里，咨询师发现该来访者思维敏捷，善于表达，提到什么话题都可以侃侃而谈，尤其是说到学校的一些文娱活动时更是眉飞色舞、津津乐道。在谈到学习问题时，来访者自述从小学开始自己对学习就不太上心，比较贪玩，所以成绩一直平平，以前父母对自己的成绩并不十分关注，似乎是把健康和快乐看得更重，而他自己也挺喜欢上学的，虽然成绩不值一提，但有很多有趣的活动，还有一帮好朋友。到了中学后，不知从哪天起，父母开始关注他的学习成绩了，给他请家教，给他报周末补习班，每天晚上监督他学习两个小时，他越来越觉得脑袋不够用，总是昏沉沉的，也越来越厌恶学习。这两天干脆以头疼为由拒绝上学，拒绝看书。当咨询师问他有没有想过把学习也搞好时，来访者表示也想有好的成绩，尤其是看到父母为自己的学习而忙前忙后时，但还是觉得学习对自己来讲真的太难了。

根据访谈，咨询师推测来访者的学习困难可能跟智力高低没有关系，有可能是多种非智力因素综合影响的结果。但安全起见，咨询师还是建议来访者先做了韦氏智力测验。测验结果显示，该来访者智力正常。为确定哪些非智力因素导致来访者的学习问题，咨询师安排来访者做了中学生提高学习能力因素诊断测验。以此结果做参考，分析原因和讨论指导。

3 正确使用心理测验

3.1 非心理学专业人士须知

人们在生活中会因各种原因或多或少地接触到心理测验，出于对心理测验的好奇或为了促进对自己的了解，大家会深浅不一地了解或使用心理测验。在这里特别提醒的是使用心理测验必须注意的几点。

①慎用心理测验。

本章提到的心理测验，均是科学的、标准化了的心理测验，可以在咨询师的指导下使用，部分测验也可以根据指导语的提示自行测试。自行测验时，不可一连做多个（或多种）测验，因为做得多了，容易疲劳，会影响结果。一次做一个测验为最佳。

在大众媒体（报刊、杂志、网站）上看到的趣味性心理测试，大多属于非标准化测试，仅供娱乐，玩一玩，满足一下好奇心完全可以，但不必当真。

②测验结果的准确解释。

测验完成了，结果也出来了，说明什么呢？大多数测验对结果均有简单解释，但这个简单解释对于非专业人士来讲远远不够。对于不同的人而言，得到一个相同的测验结果分数，意义可能会相差很远。所以仅仅是单纯获得自己的测验结果，而没有进一步的分析解释，就不会有太多的意义。如果想真实而全面地认识测验结果，还需要请专业心理咨询师或心理测评师解释。不提倡只凭借自己的经验对结果进行表面上的臆断。

③正确看待测评结果。

所有的心理测验，均是相对地、间接地反映人的心理状况或心理特点，所以不管测评结果是什么，都只能将其作为一份参考，并且其参考价值也是有时效性的。也就是说，测验结果本身只是估计，而不是固定的不可更改的个人的特点。因为人的心理世界是千变万化的，在不同时段、不同条件下，心理状况可能是迥异的。而且，即便是相对稳定的人格特征，也会在一定的条件下发生改变。

因此，不要一看到测验结果不怎么好就背思想包袱。要相信，即便是状态真的如测评结果一样不好，通过心理调适还是会好起来的。

3.2 心理咨询从业人员必读

心理咨询从业人员要做到正确使用心理测验，除了接受专门的心理测验培训、熟知各种测验的特征和用途，并获得测验使用资格外，还必须注意以下几个方面。

①测验实施前。

测验实施前，在与受测者建立和睦的关系基础上，咨询师需要向受测者解释测验的目的和重要性，以期受测者可以认真对待测验。从而保证测验的有效性。

②施测过程中。

为了保证测验的顺利进行，咨询师要关注整个施测过程，包括解决受测者所可能遇到的问题、记录施测中受测者可能出现的异常行为和有可能影响结果的其他干扰因素。

③测验结束后。

测验分数出来后，有三点需要特别注意。其一，对测验结果的解释。结果的解释要与访谈结果紧密结合起来。孤零零的一个分值，没太大意义，需要依据受测者的具体情况完成受测者的测验报告。其二，对来访者问题的判断，主要依据是访谈，测评结果只是重要的参考，但不起主导作用。其三，对测验结果的保密。如同对咨询的保密一样，咨询师要对测验结果进行保密，未经受测者同意，不能随便将测评结果示于他人。

④测验工具的来源。

当前我国心理健康领域使用的测评工具汇总有：《精神病学评定量表手册》、《心理卫生评定量表手册》、《行为医学评定量表手册》和《性格与社会心理测量总览》。大部分测验均可从这些手册中查得。

心理测验管理试用条例中明确提出，心理测量专业委员会只认可那些经科学程序审核、鉴定的标准化测验，并予以登记注册。凡经过登记注册的心理测验，均给予统一分类编号，并定期在中国心理学会主办的《心理学报》上公布。

心理咨询从业人员应当适当关注心理测验的新动向，以保证在现有心理学发展水平下，可以使用到最科学、最合适的测评工具。

4 心理测验专业词汇

标准化：固定实施测验的程序（指导语、实测环境、计分规则等）。

测验手册：详细描述测验应该如何使用、其设计与编制、施测和计分程序的文本。测验手册应该包括常模表，会描述测验是如何进行标准化的，并为测验设计的目的而引用测验的信度和效度证据。

常模：个体测验分数被比较的参照团体所得的一组分数。

典型反应：在既定的情景中，一个人最能怎样反应、思维或感受。

客观性：测验步骤或评分过程不依赖于实测者的判断的程度。

筛选：确定要进一步探查的对象的最初决策过程。

受测者：接受测验的人。

特质：个体心理结构的平均状态。有时假定特质是个人拥有的一定程度的持久的特点。

问卷/量表：常用于命名测量人格或职业兴趣等的典型反应测验。

项目：测验中的单个问题。

效度：指测验的有效性程度，即测验能准确地测得其所要测量东西的程度。

信度：测验的可靠性程度。

原始分：在测验中获测验的分量表中，个人成绩的直接数字报告，例如，在瑞文智力测验中做对的题目数。

状态：根据测量的情景和时间而变化的心理特点在当前的水平。

第三章 心理诊断在某些领域中的应用

心理诊断在精神科的运用最广泛，它既用于鉴别器质性精神病与功能性精神病，也可用于判断疾病的严重程度。现在，在神经科，心理诊断对确定大脑不同部位的病变有重要参考价值，其准确性甚至不低于脑血管造影等物理诊断手段。据研究发现，某些神经心理学测验的诊断符合率可达到80%左右。在心身疾病方面，心理诊断对于确定心理健康水平以及心理因素与躯体疾病的关系有相当的诊断价值，并且为心理治疗提供较重要的依据。总之，心理诊断是临床诊断不可分割的一个组成部分。我国著名心理学家林传鼎教授曾经指出："行为或心理的测验在发现大脑机能障碍方面，比物理或生物的测验更为灵敏。"最近，有的学者研究使用心理测验测定老年人的某些心理能力模式的变化，能够预报死亡。这种测验中的三项测验的分数都突然降低时，在五年内死亡的可能性很大。

许多癔症等心理疾病在躯体可能表现正常，往往令医生手足无措，他们根本就查不出什么病因来。在这个时候就需要作出心理诊断。如下面这个"睡美人"的例子：

【案例】

来访者（一位容貌十分美丽端庄的中年女性，大约四十多岁，面带愁容）：我是接受了医生的建议来的。

咨询师：是吗？

来访者：嗯，情况是这样的，我的女儿不知道为什么总是睡觉，而且一睡着就醒不来。最长的一次有一年多的时间。

咨询师：睡了一年？

来访者：对，最近这次又睡了快一个月的时间了。

咨询师：具体是怎样的睡法？

来访者：就是昏睡，我们叫也叫不醒。她就那样躺着不吃也不喝，有时稍微动一下手，我仿佛有心灵感应，我的心就痛。这个时候我就喂些水或稀饭给她吃，她喝水的时候眼睛是闭上的。医生什么都给她检查了，什么都正常，这是什么怪病？唉……

咨询师：醒来之后，怎样？

来访者：醒来之后，一切正常。和以前一样能吃能喝，肌肉也没有一点萎缩，还帮我干活。

咨询师：问过她在睡的过程中的感觉吗？

来访者：问过，她说什么都不记得，也不知道什么事情，好像没有什么感觉。

咨询师：医生为什么建议您来做心理咨询？

来访者：这是医院的全面检查报告，什么都正常，没有任何毛病。所以医生建议我来做心理咨询。（来访者边说边递过医院的检查报告，各项指标均正常。）

咨询师：您发现您女儿长时间睡觉前后有什么变化吗？

来访者：也没有什么，就是更加漂亮些。

咨询师：那她在第一次长时间睡觉之前发生过什么事情吗？

来访者：让我想想，好像也没有什么……对，她在房间里打过一个电话。

咨询师：什么电话？和谁通的电话？

来访者：打给一个同事，是个男同事。

咨询师：通话的内容您了解吗？

来访者：我不是很清楚。但是我知道我女儿对这个男同事有些好感。

咨询师：您女儿今年多大？性格怎样？认识的朋友多吗？

来访者：她今年才二十岁，性格相当内向，很害羞，认识的朋友很少，她表达很有限，很沉默。

咨询师：是这样的，就这个咨询我还需要您女儿的一些资料，需要她自己本人来咨询，另外需要和她的那位男同事进行一下沟通。

【案例分析】

咨询师通过和女孩本人及她的那位男同事的沟通，发现那个电话是很重要、很关键的。在这个女孩第一次长睡之前，她给这位男同事打过一个电话，在这个电话里她表达了对他的好感，希望进一步发展，结果当时在电话里这位男同事告诉她，他已经有女朋友了。这个电话给女孩的打击十分大，她的个性又比较害羞内向，她无法面对这样的结果，更害怕第二天上班面对该男同事会很尴尬。因此，她开始发作长睡这种心理癔症，找了一个避开上班遇见男同事的方法。当然，这些都是她潜意识的，女孩自己本身可能都没有意识到自己长睡不起是为什么。这个例子恰巧暗合了"睡美人"那个童话。其实童话的来源并不是乱编瞎造的，童话犹如人们未加修饰、直露表白人类愿望的"童声"。虽然童话或神话表面上看起来有些荒诞离奇，但是在童话里可以折射出人类早期一种集体意识的沉淀。沉睡的公主等待着她的王子出现，这个活生生的例子似乎说明了一些问题。例子中的女孩需要比较长时间的心理咨询和治疗。

从上述"睡美人"的例子中，我们可以看到心理诊断的重要性。下面的论述将在不同的运用上说明心理诊断的应用，包括压力问题中的心理诊断运用、子女教育问题中的心理诊断运用、职场问题中的心理诊断运用、婚姻问题中的心理诊断运用。

1 心理诊断在压力问题中的运用

在我们工作和生活中，会遇到各种障碍、困难，遭遇很多失败、痛苦。在压力和挫折面前，有的人会出现暴怒、恐慌、悲哀、沮丧、退缩等情绪，影响了学习和工作，损害了身心健康。而有的人却笑对压力和挫折，对环境的变化做出灵敏的反应，善于把不利条件化为有利条件，摆脱失败，走向成功。

【案例】

让我们看看美国保险业大王克里蒙·斯通的故事。

克里蒙·斯通，幼年丧父，家中一贫如洗。他和许多穷孩子一样，当起了报童。他满怀希望地走进一家饭馆，还没来得及叫卖，就被老板连踢带打地赶了出来。第二次进去，又被踢了出来。小斯通真不想干了，可想起母亲因替人洗衣服而满是血口子的手，他第三次走了进去。客人们被这个不要命的小家伙惊呆了，或许是出于同情，他们说服老板允许斯通在这个餐馆卖报。

虽然受了皮肉之苦，但口袋里装了不少钱。报童生活赋予了斯通一种锲而不舍的精神和思考的习惯。十六岁那年，他开始尝试推销保险。当他站在一幢办公大楼的门口时，当年第一次卖报的情景一下子浮现在眼前。他浑身发抖，但还是咬咬牙走了进去。这次他没有被踢出来，他卖掉了两份保险。他坚持不懈，遭受了很多白眼和挫折，也从中积累了不少推销经验。他走遍了密歇根州，成绩也在逐步提高。

二十岁那年，他来到芝加哥，开了一家保险经纪社。在基础牢固之后，他逐步把生意扩展到全美各州。到20世纪20年代末，公司已经初具规模。正当一切都似乎一帆风顺的时候，美国经济大恐慌的时代到了，保险业也开始萧条。斯通并没有灰心，他从一千名推销员中留下训练有素的两百名，与他们共同推销，交流经验，创造了巨大成绩。

大恐慌反而让斯通大赚了一笔，他又趁机买下几家即将垮掉的保险公司，成了美国的保险业大王。

【案例分析】

贫困的家境让斯通当起了报童，报童生活给了他吃苦与坚忍的精神和经营生意的种子，于是他开始推销保险。如果不是贫困的家境，斯通就不会去当报童，但他从中积累了朴素的推销经验，对继而推销保险是一种财富。卖报和卖保险都是充满了挫折的营生，但无数次的被拒绝却能教会一个人如何被接受，怎样争取机会。所以在经济大萧条的时候，其他公司纷纷倒闭，斯通的公司能够继续经营得很好，并吞并其他公司。因为斯通一直都是在别人的手指缝里寻找机会，他知道怎样抓住机会；因为他生于苦难的环境，又在挫折中曲曲折折地前进，所以面临危机能够临变不惊。香港的富豪李嘉诚、霍英东，都是在经济动荡的时候抓住了机会，成就了事业辉煌的基础。为什么他们能抓住机会，别人抓不住？因为他们一直在商场里摸爬滚打，他们在失败中思考，他们对商机变得敏锐。人遭到挫折之后，把自己的情感和精力转移到有益的活动中去，从而将不良情绪导往比较崇高的方向，使其得到升华，这是最为积极的办法。善于采取升华这种积极的方式，就能像贝多芬说的一样："通过苦难，走向欢乐。"面对苦难和挫折，你要抬起头来，笑对它，相信"这一切都会过去，今后会好起来的"。希望是不幸者的第二灵魂。向往美好的未来，是困难时最好的自我安慰。在多难而漫长的人生路上，我们需要一颗健康的心，需要灿烂的笑容。苦难是一所没人愿意上的大学，但从那里毕业的，都是强者。

压力究竟是什么？这个问题并没有一个明确的答案，而且在我们现实生活中，人们对它的概念和理解由于自己的个人经历和环境等众多因素而有着不同的理解。如果你是一个学生，面对考试的时候，你是否感到压力？如果你是一位大龄未婚的女性，面对父母的催促，你是否感到压力？如果你是一位职业经理人，面对一大笔业务时，你是否感到压力？如果你是一位患者，面对着马上要动的手术，你是否感到压力？……

1.1 对压力的理解

从上述的情况来看，压力取决于我们怎样评价，以及我们应对它们的能力。心理压力既来自外部世界的客观现实，也取决于我们看待这些现实问题的态度。简单来说，当生活中还未发生的事件对我们身心、财富、地位、荣誉等会构成一定的影响（这种影响可能是积极的，也可能是消极的），而这个时候我们对自己应对事件的能力并没有十分把握时，压力便产生了，这时候将会伴随一定的心理反应和生理反应。

压力能造成情绪和生理上的混乱。有部分人在压力之下，会有生理上的疾病，如疼痛（背痛、痛经、胸口痛、湿疹等）。而且，压力是能干扰抵御身体病痛的先天防御功能，使人们的免疫力下降。如在忽然面对丧失亲人的压力之下，不少人容易患上感冒或腮腺炎等疾病。

在对压力的大量研究中发现，人在压力状态下往往激活相关的副交感神经系统和下丘脑—垂体—肾上腺系统。而肾上腺素、降肾上腺素或皮质醇被称为"压力激素"，它们水平增高就说明有压力反应。除了这三种典型的化学信号之外，压力信号大约还有三十多种，其中包括内啡呔、脑磷脂、促黑激素、甲状腺素、促甲状腺素、抗利尿激素、肾素、生长素、胰高血糖素、催乳激素、甲状旁腺、降钙素和促胃液素。而这些所提到的化学信号作用的目标是全身器官，包括心脏、血管、肠肺、肌肉和免疫系统。所以处于压力之中，人们的身心是会受到严重的影响的。

1.2 压力应对

当人们面临压力时，必然要应对压力。有人说，我就不应对压力，我就逃避压力还不行吗？实际上，逃避也是一种应对方式。

首先，我们来看一看心理学家们是如何定义"压力应对"的。美国心理学家拉扎勒斯从认知心理学的角度，将"压力应对"定义为一种认知行动的历程，即结合两种评估内容：①对压力源的初级评估及应对的行动；②对应对行为结果的再评估，以达到问题解决的目的。

教育家莫斯则将压力的应对行为分为：功能性应对和非功能性应对，前者是对问题采取行动去学习、求助，设法面对困难及压力，并加以解决；后者是面对工作压力有反向的行为，如攻击无辜、责骂他人、孤立自己或吃东西消除紧张。应对行为如果选择非功能性的行为，如逃避，可能使自己更容易陷入不敢正视问题，孤独和疲惫的状态，可能引发更多的压力。

有关应对压力的行为类型，目前主要有三种说法：

①人格导向学派。

认为人格特质决定个体应对行为的形态。个体人格不同，应对压力的方式也是存在差异的。例如，有的人需要排解其非理性的认知观念，有的人需要增强其正确行为，削弱其不当的行为，有的人需要心理的支持以进行观念的重组。

②认知评估学派。

认知评估是一切应对压力的基础。对个人和社会的资源、个体的应对能力、问题解决难度的了解及评估之后，才对压力做出反应。认知心理学家艾利斯认为人类的认知信念系统，会影响到个人的情绪与行为，因此提出人们应勇敢地检讨其非理性信念。他宣称他的理情治疗可以使当事人的挫折忍力增加、思考更富弹性。美国心理学家库珀将压力的认知归因分析看做一种认知评估的应对模式，如果评估错误就可能会产生不正确的应对方式。他指出这种主观认知评估过程应考虑事件的重要性（importance）、欲求（desirability）与可控制性（controllability）。拉扎勒斯认为有三种评价为事物提供意义并影响应对过程，它们是初级评价、二级评价和再评价。初级评价对情景的类型进行最初的估计；二级评价回答在这样的情景下我该如何行动的问题；再评价是建立在前两级评价发生后的处理所引起的反馈的基础上的。

认知评估取向的应对类型主要可以划分为三种：按照因果关系分析问题的原因及处理的方式，然后采取行动；衡量认知是否存在偏差，进行再定义；对压力引起的恐惧和焦虑加以忘记。

③整合式的应对类型。

莫斯提出整合式的应对思考方式，他认为应对的行为、思考及认知应该是全面性地了解问题，整合可能得到的资源加以一一克服。他归纳应对方式应考虑整合三个领域：第一个领域是"认知评估取向的应对"；第二个领域是"问题取向的应对"，指如何针对压力来源加以处理，或如何有效地解除压力源；第三个领域是"情绪控制取向的应对"，指如何有效地控制经由压力所引发的情绪，或有效缓解压力产生的情绪。

总之，压力应对是当个体面临环境中超出个人能力范围的压力，而为了重新建立起生理与心理的平衡，所采取的解决方法。如果应对方式恰当，则可减轻或免除压力困扰；反之，如果应对方式不适当，不但不能克服压力，反而可能形成新的压力源。

1.3 压力应对与社会支持

社会学家涂尔干最早提出社会是相互支持的关联团体。他提出了"机械连带" （mechanical solidarity） 的概念，即早期的社会族群以相同的价值、共同的感情来达成社会的互助支持及生存发展。例如，中华民族、日耳曼民族的情感或意识，即属于"机械连带"。由于工业化、都市化的持续发展，社会生产日益分工，"特殊化"、"个别化"、"个性化"不断增加而同质性不断减少，因此需要互助合作才能有效及互益地生存，这个社会特性称为"有机连带"。

"社会支持"的概念于 20 世纪 50 年代获得社会学者的关注。学者们从不同的角度对社会支持进行了讨论。布鲁姆认为个人行使角色行为时容易造成压力与紧张，例如教授与学生之角色冲突，首先采取职业的判断及指示，其次需要友谊及亲密的师生关系。社会支持包含专业与情感的成分。豪斯把社会支持看做是人际间的交流活动，从交流中彼此可获得感情上的慰藉、物质资源上的互通、知识信息的交换以及提高自我评价。柯汉认为重视社会支持可以激活社会资源、解决相关的情绪或实际困难；互相分担工作以及提供物质、信息及建议。凯瑟从社会比较 （social comparison） 出发，强调良好的社会支持，可提供较多社会比较的机会，修正认知、情绪及行为上的偏差，他认为初级团体也是社会支持的来源。

综合言之，社会支持的定义即："个人在社会体系中，觉得受到关心、尊重与协助，这些来自社会他人的资源可帮助减少压力或解决问题，或增加个人的应对能力。"

社会支持的主要内容的形式有很多种，特纳提出社会支持的内容包含：

①实质支持（material support）：直接提供物质或具体服务，帮助解决问题，如金钱给予，帮助处理困扰；

②认知支持（cognitive support）：帮助对方了解问题，提供正确资讯、经验；

③情绪支持（emotional support）：如关心、肯定、同情、鼓励，包含表达性支持、自尊支持、归属支持。

除了以上有关社会支持的三项内容外，戈特列伯另外还提出了陪伴性支持的概念。它的含义是提供社会性的友谊往来机会，如休闲运动、旅行、聚会使产生归属感，在人际的互动过程中，因共同兴趣而培养认同感与信任感。

柯汉和威尔斯认为社会支持包含四种内容：

①工具性支持（instrumental support）：提供个体物质资源所需的协助；

②信息的支持（information support）：由他人协助增进对问题的了解与应对；

③社会陪伴性支持（social companionship support）：与其他个体共度休闲生活；

④自尊心的支持（self-esteem support）：指个体收到被尊重的信息。

社会支持是否有助于减轻生活压力，是否可降低个体患病？

史文德研究发现，个体有了社会支持，较能弹性处理生活压力上的问题，生活上较少出现问题，因此，社会支持具有缓冲效果，也可以减轻身心症状的发生。柯汉和威尔斯则进一步指出，当事件发生之后，社会支持可以让个体倾向将该事件知觉为压力事件；再者，一旦事件被知觉为压力事件之后，"社会支持"可以经由协助个体通过对该事件进行再评估，抑制不适应反应、增进适应反应的方式，来减低个体不良情绪及疾病的发生。凯瑟和威尔斯也指出社会支持具有缓冲效果，使个体有被关怀感，有归属感，相信自己被人所爱、被人尊重，是个有价值的人，从而免于产生疾病。

目前社会支持的效果有两种假说。有的学者认为社会支持同时具有直接效果与缓冲效果，并进一步指出以下两点：①直接效果的发挥：可满足个人亲密的需求，维持及提升个人的自我认同，以及提升个人自信心；②缓冲效果的发挥：主要在提供认知引导及应对压力所需的信息及资源。

柯汉和威尔斯提出"社会支持"有两个功能，即可减少压力的负面冲击，可减少沮丧情绪的发生。

索茨认为社会支持具有三项功能：①实质上的支持：如行动支持、经济上支持、需求的协助；②提供情绪上的支持：如同情、了解、关怀、鼓励或归属感；③使当事人减轻压力的威胁性：从认知上改变对压力的看法。

考伯认为，社会支持向个体传送了三类信息：使个体感到自己被关心和被爱；让个体感到受尊敬和有价值；让个体觉得从属于一个组织并有共同的义务。

综合言之，社会支持的基本功能有慰藉、安全、互助、理性、认知及生存的支持等。要达成这些功能可通过语言、信息、物质、精神、感情、关心、同情等方式的传递来达成。

布朗将社会支持的来源分为诸如政府、学校等正式的社会支持来源和父母亲、朋友、同事等非正式的社会支持来源。史文德认为社会支持包含社会资源，如学校、社团；社会网络，如朋友、同学、同事；重要关系人，如家人及重要他人等三部分。我们认为，支持系统包含子女、学校、同伴或社会机构。社会机构支持系统有医生、心理辅导专家、神职人员；子女支持系统有父母、兄弟、姐妹、长辈；同伴支持系统有同学、同辈、朋友。

总之，社会支持所探讨的层面，主要包含"社会支持来源层面"、"社会支持内容层面"、"社会支持倾向"、"支持的评价"以及个体受到"社会支持程度"。社会支持的多层面结构之内涵如下：

①社会支持来源：有家人、亲友、同伴、教师、社区邻居及其他社会专业人员；

②社会支持内容：主要有情绪的、认知的、陪伴性及评估的支持；

③社会支持的功能：可增进情绪的稳定，减少压力的破坏，并可增加认知广度，以解决困扰问题，并能解决生活上的困难。

我们在应对压力时就可以从社会支持中寻求帮助，也可以在自己家人、朋友、同学等遇到压力或挫折时为他们提供各种社会支持。

1.4 心理诊断在压力问题中的运用

当人们面对压力时，有时被太多的因素所干扰，而并没有完全认清压力的真实面貌及自己应对压力的能力。心理医生或心理工作者这时有必要对来访者进行诊断，对来访者处于压力的状态和来访者自己对形势的控制能力进行各方面推断，给来访者一个全面清晰的报告，让来访者心中有数。各种测试在这个时候就能起作用，如危机应变力测试、积极心态测试、自我激励测试、承受压力的个性测试、应付困难的能力测试、挫折承受能力测试、能否步出困境测试、金钱焦虑测试、风险承担测试等。心理工作者最重要的诊断依据还是来自于面对面与来访者的交谈。在咨询过程中通过"望、闻、问、切"来收集各种信息，然后依据自己的经验对来访者作出一个比较准确的诊断。

【案例1】

(该咨询系电话咨询)

咨询师：您好！这里是某某咨询中心。

来访者：您好！（一个年轻女性的声音。）

咨询师：有什么需要帮助的吗？

来访者：您说多喝咖啡是不是会引起焦虑？

咨询师：您现在喝了很多咖啡吗？

来访者：对，我现在每天喝很多杯咖啡，晚上就睡不着，白天精神就不好，所以又只能喝咖啡提神。

咨询师：那你觉得很焦虑吗？

来访者：是的。很焦虑，我休息不好，还头痛，总是头痛。

咨询师：你现在是否遇到了一些事情？

来访者：对啊，我遇到了一些事情。

咨询师：这些事情很麻烦吗？什么事？

来访者：很麻烦，我刚离婚了。我办的公司又倒闭了，我经济上很困难。我倒还没有什么，我父母逼着我去就业。我很烦，很焦虑，你说我该怎么办？

【案例分析】

该来访者是位年轻的女性，在咨询的开始，她提了许多表面的事情，如喝过多的咖啡、头痛等。这些事情是外显的，浅层次的，也可以说是躯体上的，并不是真正引起她焦虑的根源。引起她焦虑的根源是她的感情的失败和事业的失败。作为一位女性，婚姻的失败是人生中的重大创伤，在这同时，事业的失败无疑是雪上加霜。面对婚姻和事业的失败，来访者需要调整心态，也需要社会支持，如亲人的安慰、朋友的帮助等，而如来访者所述，她的父母这个时候却催她就业，这就更加加重了她的焦虑，让来访者有种紧迫感和巨大的压力。来访者在这个阶段寻求心理疏导是十分有必要的。

【案例2】

来访者是一个满脸痘痘的小伙子，皮肤较黑，与咨询师相互问好之后：

来访者：我很压抑，我感到很难受，我干什么都觉得没意思。生活很没意思。

咨询师：是吗？什么时候开始的？

来访者：我高一的时候，休过两个月的学，因为抑郁的问题。

咨询师：你怎么知道自己是抑郁？

来访者：那是精神科的大夫说的，说我抑郁，开了一些抗抑郁的药。

咨询师：那次以后，你怎么样？

来访者：之后我又好了，然后上大学，现在大学四年级了，中间断断续续地抑郁过，有时心情太坏了，很痛苦。

咨询师：为什么来这里？

来访者：因为这几天特抑郁，都没有办法学习了。

咨询师：是吗？

来访者（眼里噙满泪水，动容地）：最近有几天早上我睁开眼，就觉得活着没意思，我就想去死！

咨询师沉默了一会儿，注视着来访者，等到来访者的情绪稍稍平静下来之后：快毕业了，是吗？

来访者：还有一年，我的专业要学习五年。

咨询师：学习成绩怎么样？

来访者：不好，挂科很多，尤其是英语。英语马上要考四级了，如果过不了，就拿不到学位证。

咨询师：那你的学习状态怎么样？

来访者：很差，在哪里都学不进去，满脑子都是胡思乱想。

咨询师：你很焦虑吧，马上要考试了，却又学不进去，对吗？

来访者：对，就是这样。

咨询师：学习越不在状态心里越着急，是吗？

来访者：对。我是我家唯一的男孩子，有一个妹妹，我感到一种巨大的压力，一种为人子女的责任感。而我现在做得不好，我觉得自己一无是处。

咨询师：你想得到什么样的帮助？

来访者：您有什么药吗？

【案例分析】

来访者由于以前有过抑郁症，也接触过一些心理学方面的知识，他的自我标签效应很强。而且来访者面对即将来临的考试很紧张，没有准备，没有把握，而这些考试结果对他前途的影响是巨大的。但是短时间之内，不可能很快将成绩提高，特别是需要平时下工夫的英语。加上他是家中的长子，对为人子女还有一种巨大的责任感。这给他造成了很大的心理压力和焦虑。他在这种状态下，希望急于求成寻找一种解脱的办法如药物等，他的这种希望是不切实际的。在学生群体中，考前综合征的现象比较常见，这属于阶段性的，应激性的。

【案例 3】

来访者是一位干净整洁的女学生，头发很整洁，像刚刚洗过，手洁净，衣服很干净，带有一股淡淡的肥皂香气，鞋也一尘不染，略有点羞涩，待人很有礼貌。

咨询师：你有什么困难吗？

来访者：我上自习学习效果不好。

咨询师：怎么觉得效果不好？

来访者：我总是担心有人会碰到我的桌子。

咨询师：是吗？

来访者：是的。

咨询师：那么真的有人碰到你的桌子了吗？

来访者：没有什么人。但是我就是总担心。

咨询师：假设我们来想象一下，真有人碰到了你的桌子，那会怎么样？

来访者：那我就会很苦恼。

咨询师：为什么会苦恼？

来访者：我会想我是不是要站起来和他吵架，还是默默地忍受。如果我默默地忍受，我就怕他再碰，再碰的话那我该怎么办？我的学习怎么办？如果我和他吵，我吵得过他吗？我很苦恼，我从进自习室的那一刻，直到离开自习室，我都一直在想这个问题，总是担心、担心、再担心。

【案例分析】

来访者担心有人碰她的桌子的同时，她还担心教室的窗户没有关或担心教室的日光灯总是晃。因此可以推断来访者是有点轻度强迫思维的，有强迫症的倾向。这种类型的人往往总是重复地做某件事或者想某件事情，而且如果他（她）不重复这种行为或思维就会感到难受，总体表现是比较焦虑，比较有规律，讲究秩序，爱干净，有的有洁癖倾向，有完美主义的倾向。但是由于强迫的行为或思维频率过高，导致影响了他们自己和周围人正常的学习、工作和生活，给自己和家人、朋友带来许多苦恼。

1.5 减轻压力的方法和训练

1.5.1 不当的减压法

面对心理上的压力，有的人不能够采取正确的方式加以应对，而是采用消极或错误的方式应对，这主要表现为：

①寻求刺激或采取破坏性行为。有的人通过激烈的行为，对物体、对他人采取攻击行为来减轻压力，如谩骂、殴打、损坏等。

②借助药物、酒精和烟草。借助它们，陶醉其中，使个体对压力的感觉钝化，获得短暂的解脱。目前，滥用的药物最普遍的包括迷幻药、吗啡等。适度饮酒可以活血脉，但是酗酒却会造成酒精依赖，使判断力变得模糊，反应能力降低，同时还会伤害大脑和肝脏。烟草不仅达不到缓解压力的作用，还会引起心血管病和肺癌等疾病。

③暴饮暴食。个体通过进食获得满足，来代替压力所造成的不安全感。情绪处在一种极度紧张状态中，致使理智无法控制进食分量，不知不觉造成暴饮暴食。

④疯狂购物。购物是充满乐趣的事情，可以暂时忘掉压力，在一定程度上达到缓解工作压力的目的，但是引起压力的根源没有得到根本解决。

⑤逃避问题。有的人面对困难造成的压力，要么否定问题的存在，要么推卸责任，若无其事地生活。

1.5.2 适当的减压法

1.5.2.1 理性情绪疗法

在现代社会中，压力是无法避免的，但是压力的感觉在很大的程度上取决于个人的认识。同一件事情，对有的人来说可能是机遇和挑战，但是对另外的人可能是压力和负担。因此我们应改变对事件的看法，重新评估整个事件，寻找新的含义和积极的后果。理性情绪疗法就是一种比较有效的方法。

理性情绪治疗就是要帮助来访者以理性的思维方式代替不理性的思维方式，以理性的信念代替不理性的信念，最大限度地减少不理性的信念给他们的情绪带来的不良影响，即是以改变认知为主的治疗方式来帮助来访者减少或消除他们已有的情绪障碍。

"绝对化的要求"在各种不理性的信念中是最常见到的。对事物的绝对化要求是指人们从自己的意愿出发，对某一些事物怀有认为其必定会发生或不会发生这样的信念。这种信念通常是与"必须"和"应该"这类字眼联系在一起的。比如"他们这样对我是不公平的"、"生活应该是很容易的"、"我必须获得成功"等等。当某些事物的发生与其对事物的绝对化要求相背离时，他们就会感到受不了，常常陷入情绪困扰。

"过分概括化"是一种以偏概全、以一概十的不理性的思维方式。"过分概括化"主要表现为对自身和他人的不理性的评价。有的人在面对失败或是不好的结果时，往往会认为自己"一无是处"、"一钱不值"等，以自己做的某一件或某几件事的结果来评价自己整个人，评价自己作为人的价值，其结果常常会导致自责、自卑、自弃心理的产生以及焦虑和抑郁的情绪。有的人只要别人稍有差错就认为他很坏，一无可取等，这也会导致一味地责备他人以及产生敌意和愤怒等情绪。

"糟糕至极"是一种认为如果一件不好的事发生，将是非常可怕和非常糟糕的、是一场灾难的想法。这种想法会导致个体陷入极端不良的情绪体验中，如耻辱、自责、焦虑、悲观、抑郁的恶性循环之中，而难以自拔。

"糟糕至极"常常是在人们的绝对化要求中认为的"必须"和"应该"的事物并未像他们所想的那样发生时，他们就会感到无法接受这种现实，无法忍受这样的情景，他们的想法就会走向极端，就会认为事情已经糟到极点了。艾利斯指出这是一种不理性的信念，非常不好的事情确实有可能发生，但是没有任何一件事情可以定义为百分之百的糟透了，我们将努力去接受现实，在可能的情况下去改变这种状况。

理性情绪疗法的整体模型为 ABCDE，即：

　　A. 诱发性事件；

　　B. 由 A 引起的信念（对 A 的评价、解释等）；

　　C. 情绪的和行为的后果；

　　D. 与不理性的信念辩论；

　　E. 通过治疗达到的新的情绪及行为的治疗效果。

理性情绪治疗基本步骤有：

第一步：让来访者——地列出自己的思维方式和信念，指出它们是不理性的。可以直接或间接地向来访者介绍 ABCDE 理论的基本原理；

第二步：要向来访者指出，他们的情绪困扰所以延续至今，是由于现在自己所存在的不理性信念所导致的；

第三步：通过与不理性信念辩论，帮助来访者认清其信念不理性，进而放弃这些不理性的信念；

第四步：帮助他们学会以理性的思维代替不理性的思维，以避免再次成为不理性信念的牺牲品。

这四个步骤一旦完成，不理性信念及由此而引起的情绪困扰乃至障碍将会消除，来访者将会以较为理性的思维代替不理性的思维方式，从而较少受到不理性的信念的困扰。

人们所持有的不理性的信念，主要有下列三个特征，即：绝对化的要求、过分概括化和糟糕至极。

1.5.2.2 放松法

放松法是一种通过训练，有意识地控制自身的心理生理活动，降低唤醒水平，改善肌体紊乱功能的心理治疗方法。放松法假设只要躯体的反应改变了，情绪也会改变，通过人的意识来控制"随意肌肉"，间接地使情绪松弛下来，建立起轻松的心情状态。

在进行放松训练时要有一个安静的环境，处于一个舒适的位置上，不要着急，不要害怕不同的感觉，注意培养一种静态的注意感，要先训练，再应用。具体介绍如下：

①洗澡减压法

将身体完全浸泡在38℃的温水之中，先让手松弛，轻轻浮在水面上，想象这种松弛上升到肘部，并沿着手臂、肩膀和背部上升直到头部。

②肌肉松弛法

室内温度宜舒适，在沙发上、床上或舒适的椅子上进行。找出自己肌肉紧张的位置，让绷紧的部位持续紧绷约五秒钟，慢慢放松紧绷的部分，深深吸一口气，慢慢吐气的同时告诉自己完全放松了。

重要部位的基本动作：运用拉紧、放松动作可放松全身各部位肌肉。

头部：皱前额、张大眼睛、张大嘴巴、舌顶住上牙齿、皱眉头、打开眉头。

颈部：头向后仰、头向前倾、头向左摆、头向右摆。

肩部：耸左肩、耸右肩、耸双肩。

胸肺部：深吸气，紧绷胸部肌肉，再慢慢吐气。

手部：手臂向前伸直并紧握双拳，左手慢慢张开并自然放下，然后右手慢慢张开并自然放下。

脚部：压脚尖、仰脚尖、用力推地。

背部：前弯、后仰。

胃部：紧绷胃部的肌肉，将胃部的气完全吐出，把胃充满气体。

③肌肉深层的放松法

哈佛大学教授本森证实，如做"自我扫描"、"自我暗示"及"深层肌肉放松"，对压力的纾解、降低血压及获得心灵宁静有莫大的帮助，其实施方法及步骤如下：

第一步：以呼气结合放松暗示。先深深吸一口气，慢慢吐气，告诉自己会随吐气达到完全放松，同时把"内在压力"通过吐气排出。

第二步：身体的自我扫描；察觉肌肉紧张，并"借气排出压力"。集中注意力去发觉身体张力所在，每次吐气时去感觉压力从额头到脚趾顺势释放出来。

头部扫描：压力由头部释放出；

肩膀、手臂：吐气时压力由手指释放出去；

胸部扫描：吐气时压力由胸部释放出；

胃部：吐气时感觉胃部的肌肉、胃肌放松了，压力被舒适感取代，吐气时感受整个胃的松弛感；

臀部、腿部：吐气时压力由足部释放出。

第三步：按摩想象。为达到深层松弛，可想象与大自然的微风、拍浪、退潮，轻松舒适如大自然一样的宁静，想象春风轻柔地吹拂每一寸肌肤。

第四步：将氧气带入"肾脏"、"肝脏"、"胆"、"脾"、"心脏"、"肺脏"及"视丘体"，激发全身活力及增加"放松感"。

④自主性肌肉放松法

找一个安静、隐蔽、舒适的地方，双手自然张开，躺于草坪上，仰望天空。感受自主呼吸的频率、心脏的跳动、血液的流动；体验其改变，"呼吸愈慢"，心理放松效果愈好。

自主性肌肉放松法的练习要领是：

呼吸平缓且有规律，想象在平阔的海滩畔，呼吸如水波般长且细，呼吸自然且平静；

心跳平缓且有规律，想象在广阔的天空中飞翔，生活悠游自在完全无压力，心跳平缓且有规律；

告诉自己，手臂、腿部沉重而温暖，肩膀、腿部肌肉完全放松了，所以血液流畅无阻；

结束活动：深吸一口气，慢慢地吐，每吸一口气数一个数，连吸三次，张开眼睛，这时你很清醒且放松，周围变得寂静。

1.5.2.3 冥想法

早晨或傍晚选择一个较安静的地方，避免外界干扰，坐在椅子上，把全部注意力集中在一个东西或一个字上，冥想二十分钟。也可以运用香水冥想法：给自己喷上香水，采用莲花坐姿，闭上双眼，集中精神，进入较深的意识状态，幻想自己在一个百花齐放的花园里，微风吹来，飘来各种花香，花园里有一条蜿蜒的小溪，小溪里飘散着各种各样的美丽花瓣。打开你的全身毛孔，吮吸每一朵花香，感觉这股花香像一股气流，又细又长，慢慢地沉入你的丹田。想象这些花香作用于你的身体细胞后，会产生更多活力和生命力。

1.5.2.4 运动减压法

运动消耗体力，是人自然发泄的途径。运动之后，身体会恢复正常的平衡状态，会觉得精神放松，也会感觉补充了体力，提高了肌肉的强度、韧性和弹性，改善了心血管的机能，提高了新陈代谢率，减少了肌肉紧张度。

运动大体可分为有氧运动和低密度运动。有氧运动是使肌肉做持续而有节奏的活动，例如慢跑、打羽毛球、游泳和跳舞等；低密度运动是并不激烈或时间上并不持续太久的运动，可增加肌肉韧性、强度以及关节活动能力，例如散步、清扫屋子、办公等工作。

以下是几种松弛神经的体操，可以作为繁忙工作中的减压技巧：

当你感到愤怒时，身体左右转动，心中缓缓数着数儿，跟着呼吸并进。

当你感到疲乏时，抬起下颚做收缩下颚的活动，做深呼吸挺直腰杆。

当你感到悲伤或受挫折时，不要弯腰抱头，这只会增加你的压力，你应挺起胸膛，头向后背抬起，并做脚部伸缩运动。

当你感到焦虑时，跳动身体，并左右摇动三分钟左右。

当你感到畏惧，可揉捏膝盖，脚拇趾使劲抓地，并挺起胸膛缓慢深呼吸，有助于你减轻心脏压力。

运动减压贵在坚持，主要有下列原则：

①合理利用时间进行身体锻炼；

②制订可以达到的目标；

③将长期的目标分解为多个短期目标；

④尽量提供身体锻炼的进展报告；

⑤自我奖励；

⑥养成锻炼的习惯。

1.5.2.5 游戏减压法

游戏减压法能提供一种宣泄的途径，帮助自我认识自己，也带来更多的自我主宰能力。游戏要从建立友善的关系出发，对参与者充分尊重，他们有选择游戏内容和方式的权力，采取完全接纳和宽容的态度。我们将在后面专门给大家介绍一些减压游戏。

运用游戏减压的方法，需要注意以下几点：

①游戏的组织者应该是参与者本身，而不是其他外人；

②不必挑剔其具体的做法，可以采取许多变通做法；

③多观察，多记录，不要去刺探隐私；

④让受压者有充裕感，可自己主宰时间，轻松下来，从游戏中探索自身的"感受"。

1.5.2.6 视觉的放松技巧

视觉的作用，可引发紧张或舒适。医学上的实证研究发现，当一个人处在宽阔的原野、绿色的大地、壮阔的山林中，心理压力就会减轻。

绿色促进心灵宁静：绿色能促进身心的平衡及精神的集中。如果看到广大的绿色原野、森林及流水，会让绿色之歌传遍全身，产生心境平衡的效果，可消除"心理紧张"与"过大的压力"。绿色能治疗血压不稳定，可使心跳趋于正常，因此绿色山脉可减弱心理的烦躁。

蓝色引导冷静思考：蓝色能产生冷静、沉着及心灵的平静。蓝色具有镇定作用，亢进的人可从中获益。蓝色易促发灵感，思虑未来。蓝色还可以稳定血压，抑制肿瘤生长。蓝色对脑力也是非常有助益的，可安定心灵并有助于沉思。在精神上烦躁、气愤时，蓝色还会发挥心灵平静的效果。

1.5.2.7 听觉的放松技巧

音乐具有引发情绪的兴奋、喜悦、平静、忧伤等功能，因此人紧张时若以适当的音乐来引导，可以清洗脑中的杂思，情绪必会随音乐之节奏而舒缓。自1953年以来，音乐治疗法被学校、医院及公共团体广泛采用，配合传统心理治疗方法帮助情绪困扰者、特殊儿童或老弱病人走出困境。近十年音乐疗法的效果与行为、态度、压力改变的关系越来越受到人们的重视，它被广泛地应用于压力处理、健康维护及个人发展等方面。

在日本，有专门的音乐减压馆，每天播放一些轻松的音乐，人们听着音乐闭目养神，音乐与人合而为一。也可以买一盘磁带或CD，坐着或躺下，全身放松，闭上眼睛，用整个身心去聆听，音乐像潺潺流水流遍你的全身，进入你的灵魂，使你沉浸于音乐世界之中，这样也能起到减轻压力的作用。中国传统音乐中有许多乐曲都可以用来进行心灵的放松。例如《高山流水》和《阳春白雪》，可以让听者完全融入到清幽静谧的美丽的大自然之中，心灵随着丝竹之声而荡漾在天地之间，世间的压力和烦恼随之消散；《梁祝》的曲调委婉缠绵，置身其中，同悲同喜。西方音乐家创作的大量乐曲也可以用来作为音乐放松的题材，例如德沃夏克的《幽默曲》，听者在明快诙谐的音乐语言的引领下，可进行一次快乐的旅行；莫扎特的《摇篮曲》、《安魂曲》和舒曼的《梦幻曲》，则让人们在亦真亦幻的梦境中悄然入睡。这些都可以缓解苦闷情绪，活跃大脑思维，从而达到减轻心理压力的目的。

1.5.2.8 触觉上的治疗

人体对外部的防御主要依靠皮肤、肌肉及血液，忙碌的生活会使肌肉紧张，血管变硬，皮肤失去光泽，血液不流畅，故有待外力来放松紧张的肌肉，加快血液的流通。按摩肌肉可促使血液流畅，循环加速，生理的放松会带来心理的愉快感，可以消除紧张、化解压力感。肌肉按摩的时候应注意房间的温暖、空气的流通、自己放松及衣服的宽松，在穴道上指压可带来舒适感并可治疗特定的疾病。

附：减压自我练习

1.抛弃非理性的观念

向参与者介绍一些非理性的观念，让他们列出那些在工作中给他们带来压力的非理性的观念。该活动十五至二十分钟。

为参与者准备好纸和笔、黑板等，分发写有下列文字的清单：

> 我总是迟到；
>
> 我啥事情都做不好；
>
> 我身边的人都不称职；
>
> 我每次都要做得最好。

然后，让参与者再提出一些非理性的观念，组成小组进行讨论，解释非理性的观念如何带来压力，让大家得出结论，并提出建议。以下三个问题将有助于小组讨论：

①非理性的观念是如何妨碍你的？

②非理性的观念是否减轻了压力或对你有帮助？

③你摆脱了非理性的观念后会如何？

2.为生活开跑

参与者学习一些简单的运动，拟订锻炼计划。

让大家举手，看看有多少人感受到了轻微的压力，然后让他们在场地行走或奔跑三分钟；

休息三十秒钟，然后再一次要求他们举手报告，这次报告感受到压力的人会更少些；

解释在工作时间进行一些体育锻炼的好处，提醒大家充满活力的体育活动能促进身体健康和心情快乐，从而对压力能够加以事前的防范。同时体育运动还能作为攻击性倾向的宣泄口，对压力进行事后补救。下面有几道自测题，请结合自己的实际情况予以回答：

①充满活力的体育锻炼对你的心绪有何影响？

②在工作时间里，你进行身体锻炼吗？哪种类型？有多大强度？

③你如何将体育锻炼添加到自己的工作中？

减轻压力的锻炼方法：

原地踏步、跳跃、走路、划船、蹲坐起立、直立抬膝等。

3.放松练习

要求参与训练的人构想出一个自己的"宁静之地",然后聚焦并体味这个想象,帮助自己放松。时间是十分钟。

让所有人以放松的姿势坐好,闭上眼睛,轻松地呼吸。然后以平缓的声音开始叙述:"全身放松,轻松地呼吸,把头脑清空。现在让我带你们去一个特别的地方,一个你感到平和的地方……这是一个彻底宁静的世界……一个你不再有烦恼的地方……一个你的身体和头脑完全放松的地方……继续放松,轻松地呼吸……现在继续特殊的旅程,前往一个彻底宁静的世界……你已经到那里,这是个特殊的地方,一个完美的境地,一个宁静的世界……慢慢地环顾四周……在你左边看到了什么?你的前面呢?你的右边呢?你听到了什么声音?皮肤感受到了什么?闻到了什么气味?慢慢地环顾四周,继续放松。在这个特殊的地方,放松的感觉环绕着你,在这个彻底宁静的世界……继续放松,并且仔细体味这种身心的完全放松……"

讨论题:

①你对这个练习感受如何?你感到放松了吗?

②你能够在未来召唤出放松练习时的影像吗?你需要一盘录音带来帮助完成吗?或者你能够自己完成吗?

③什么时候你会召唤出放松练习时的影像来帮助自己对抗压力?它的效果会怎样?

如果愿意,就把上述的文字"录"下来,每当你想要逃避到那个彻底宁静的世界时就"播放"它。

2 心理诊断在职场问题中的运用

"职场"这个名词是最近几年来频频出现的一个比较"时髦"的词语,如职场宝典、职场高手、职场准则等。面对职场,有的人困扰不已;身处职场,有的人烦恼不已。如果你是一位应届毕业生,你找到你满意的工作了吗?如果你是一位年轻富有魅力的女性,你在工作中遭遇过领导的骚扰吗?如果你是位刚刚生完小孩的母亲,当你又回到工作岗位后,发现你的工作被人代替了,你怎么办?如果你是一位刚步入职场的新人,你能明白职场的规则吗?……我们大多数人认为"职场"就是工作场所,这种理解无疑比较片面和简单。事实上,"职场"不仅仅指的是工作场所,它有着广泛的内涵和外延。职场还包括工作的选择、工作的人际关系、工作的拓展空间、工作的效绩、工作的环境等。而且随着社会的发展，职业的日趋多样化，职场所涉及的内容可能都超出了我们所能想象的范围。因此，在工作中我们遇到的问题也会越来越多，越来越复杂。

【案例1】

前不久，小刘来信向我抱怨，说她厌倦了银行整天点票、数钱的枯燥生活，以前总认为工作就是赚取工资养活自己，做什么职业不要紧，关键要挣到足够的生活费。可随着时间的推移，银行一成不变的生活着实令她感到无聊，以至于几次她都想辞职不干。但真要是转投他行，她又不知自己究竟干啥才好。于是，只能继续在百无聊赖中打发日子。

【案例分析】

职业顾问认为：现在，类似小刘这样的人不在少数。他们不满自己现有的工作却又不知什么样的工作最适合他们，其原因，就是因为当初他们错误地选择了与他们特点不相吻合的职业，同时，对自己最适合从事的职业缺乏正确认识。俗话说："女怕嫁错郎，男怕投错行"，职业或岗位的选择，是否与自身的特点吻合，直接关系到人生事业的成败。像这位朋友，如果继续这种状况，事业上是很难有所成就的。那么如何正确选择适合自己的职业？具体来说，要使自身特点与职业或岗位吻合，通常应注意以下几点：

①性格与职业的匹配。近年来，国外公司在选人时出现一种新观念。他们认为，性格比能力重要。其原因是，如果一个人能力不足，可通过培训提高；但一个人的性格与职业不匹配，要改变起来，就困难多了。所以，在招聘新人时，将性格的测试放在首位，当性格与职业相匹配时，才对其能力进行测试检查。

②兴趣与职业的匹配。在选择职业或岗位时，不仅需要了解自己的性格，还须了解自己的兴趣。有的人对研究自然知识感兴趣；有的人兴趣倾向于情感世界，喜欢活跃在人际关系领域；有的人对智力操作感兴趣……不同的职业也需要不同的兴趣特征。一个擅长技能操作的人，在技能操作领域得心应手，如果硬把他的兴趣转移到书本理论上来，他就会感到无用武之地。正是这种兴趣上的差异，构成人们选择职业的重要依据。

更为重要的是，如果一个人选择的职业与自己的兴趣吻合，那么枯燥的工作也会变得丰富多彩、趣味无穷，就会产生一种动力。如果一个人的兴趣与职业不吻合，那么这个人工作起来就始终是被动的，不会有好业绩，更不会有成功的人生。

③特长与职业的匹配。在职业选择时，还要特别注意特长与职业的匹配。因为不少人往往将兴趣误认为是特长，这一点一定要搞清楚，否则，你将进入误区，事业难以成功。所以，要想获得事业的成功，还要注意发现你的特长，并将你的特长与职业相匹配。

2.1 对职场的理解

2.1.1 求职中应避免的几种错误心理

①羞怯心理。在求职现场扔下自荐书就跑，面对招聘者结结巴巴、面红耳赤，这样的人自然难以得到用人单位的赏识。

②仕途心理。"学而优则仕"，觉得当官才是正途，削尖脑袋往"衙门"里钻，哪知这些地方是实力和关系的大比拼，远非常人所能进入，结果大都碰得头破血流。

③攀比心理。一些学生讲"级别"，觉得在校期间我的成绩比你好，荣誉比你多，"官职"比你大，理所当然工作也应比你好。却不知用人单位并非以此作为评判人才的唯一标准，这些热衷于攀比的"高材生"，最终只能在"高处不胜寒"的日子中体会孤苦和冷清。

④依附心理。自己不急着找工作，整天想着攀哪个亲戚朋友的关系，拿点钱买个职位，这样买来的职位恐怕难做长久。

⑤乡土心理。这些大学生不愿出远门，只愿在眼前的"一亩三分地"里就业。这样的人鼠目寸光，难有作为。

⑥低就心理。与保守心理相反，这些人总觉得竞争激烈，自己技不如人，遂甘拜下风，不敢对自己"明码标价"，而是随便找个买家将自己草草卖出。对于一些单位开出的不平等协议也闭着眼睛签订，给日后工作带来严重隐患。

⑦造假心理。假学历、假证书、假荣誉等并非敲开就业大门的救命稻草，假的终究长不了，反而只会误了自己的名声，毁了自己的前程。

2.1.2 在职场竞争中如何保持心理健康

竞争可以克服惰性，促进社会的进步和发展；竞争让人们满怀希望，朝气蓬勃。这是一种健康的心理。然而，竞争也容易使人在长期的紧张生活中产生焦虑，出现心理失衡、情绪紊乱、身心疲劳等问题，尤其对失败者，由于主观愿望与客观满足之间出现巨大差距，加上有的人心理素质本来就存在不稳定因素，就会引起他们消沉、精神变态，甚至出现犯罪或自杀。

那么，在充满竞争的现代职场中，如何才能扬长避短，保持心理健康呢？

首先，应该对竞争有一个正确认识。谁都知道，有竞争，就会有成功者和失败者。但是，关键是正确对待失败，要有不甘落后的进取精神。

其次，在竞争中要能审时度势，扬长避短。每个人的需求、兴趣和才能是多方面的，如果在实战中注意挖掘，那么，很可能会造成"柳暗花明又一村"的新局面。这样不仅能增加成功的机会，减少挫折，而且会打下进一步发展和取胜的好基础。

再者，对自己要有一个客观的恰如其分的评估，努力缩小"理想自我"和"现实自我"的差距。在制订目标时，既不好高骛远，也不妄自菲薄，要把长远目标与近期目标有机地统一起来，脚踏实地一步一个脚印地做起，这样才有助于"理想自我"的最终实现。

当然，成功了固然可喜，失败了也问心无愧，如果从中悟出了一番道理，或者在竞争中学到了知识，增长了才干，那么这种失败或许更有价值，谁能说它不是明天成功的起始呢？

2.1.3 在职场中如何保持良好的人际关系

同在一个办公室，处理好同事间的人际关系是非常重要的。关系融洽，心情就舒畅，这不但利于做好工作，也有利于自己的身心健康。以下是处理人际关系的一些小技巧：

①有时故意显露笨拙的一面，使对方产生短暂的优越感。比如说，时下的演员都以年轻貌美、头脑聪明、歌艺佳、演技生动为优点，试图在观众心中塑造一种优于他人的形象。我们都知道，一个人面对比自己优秀的人，只会增加心中的挫折感，也就自然而然产生了反感。根据这个原理，某些人为获得知名度，有时故意表露自己的笨拙。在公司的同事、上司面前，故意表现出单纯的一面，以其憨直的形象，激发他人的优越感，吃小亏而占大便宜。而有的部属不会隐藏自己的锋芒，工作上处处表现得干劲十足、能力超强，殊不知自己在无形中已惹来嫉妒和猜忌："你行，你一人就能干好，那还要我们干什么？"

②说些自己的私事，从而拉近彼此间的距离。开门未必一定要见山，一见面就谈工作的事，铁定会让人反感。不妨暂时抛开主题，先谈及共同的话题，或自己的繁杂琐事，以求达到心灵的共鸣。如肯尼迪在争夺总统席位的竞选演说中，曾经轻描淡写地说："紧接着，我还要告诉各位一句话，我和我的妻子虽然赢得了选举，但我们希望能再生个孩子。"在公司与同事谈及私事，可以增进彼此间的亲切感。但是，私事并不包括隐私。如果你向别人泄露自己的隐私，别人可能会以此为笑柄攻击你。如果随意谈论他人的隐私，他人也会对你表示不满，并乘机报复。

③倾听是你克敌制胜的法宝。一个时时带着耳朵的人远比一个只长着嘴巴的人讨人喜欢。与人沟通时，如果只顾自己喋喋不休，根本不管对方是否有兴趣听。这是很不礼貌的事情，也极易让人产生反感。做一个好听众，不仅要自己说，更要尊重别人说，效

果比你说得天花乱坠好得多。倾听并不只是单纯地听，而应真诚地去听，并且不时地表达自己的认同或赞扬。倾听的时候，要面带微笑，最好别做其他的事情，应适时地以表情、手势如点头表示认可，以免给人敷衍的印象。特别是当对方有怨气、不满需要发泄时，倾听可以缓解他人的敌对情绪。很多人气愤地诉说，并不一定需要得到什么合理的解释或补偿，而是需要把自己的不满发泄出来。这时候，倾听远比提供建议有用得多。如果真有解释的必要，也要避免正面冲突，而应在对方的怒气缓和后再进行。

人与人之间总维持着一定的距离，以建立藩篱保护自己又同时避免伤害对方。虽说"距离产生美感"，但距离太远，就会产生隔阂。以上方法可帮助你缩小与同事之间的距离，维持良好的人际关系。

2.2 心理诊断在职场问题中的运用

随着竞争日趋激烈，人们在工作中遇到的挑战会越来越多，压力会越来越大，相应给人们身心带来的不愉快也越来越多，由此引发的心理问题或心理疾病也会越来越多。在各种职场问题中，心理诊断就有着很重要的意义，如同压力问题的诊断一样，重要的途径还是来自于医患之间的面谈。心理工作者通过"望、闻、问、切"来收集各种资料信息，并由此作出诊断。此外还可以辅助各种测验，如你适合什么职业的测验、你的职业价值观如何的测验、你的职业能力倾向的测验、你的个性测验等。有了这些资料的辅助，加上心理工作者的经验，就可以正确地进行心理诊断了。

【案例1】

来访者是一位相当高雅、三十多岁的女性，脸上架着一副眼镜，淡淡的彩妆，大方得体的衣着，全身散发着一股知性美。与咨询师相互问候之后，她优雅地坐着，双目中的忧虑慢慢地流露出来。

来访者：我刚生完小孩不到五个月。

咨询师：是吗？身材恢复得很快，都看不出来。

来访者（微微笑）：谢谢，我在一个法国外贸公司做外贸出口，是中国区的代理之一。我在生小孩之前没有这么强的感受。其实我可以带薪休息五个月，现在不到五个月，我就回去上班了。当我回去上班时，发现许多事情都改变了。

咨询师：什么事情改变了？

来访者：我有一种被抛弃的感觉。我手下的人，每个人都可以独立完成从接手工作到货物达到对方公司的全部过程。他们每个人都很忙，都不需要再问我什么事情。以前不是这样的，每个关键的环节我都得决策。我感到无所事事，很闲、很空虚，我甚至很害怕。

咨询师：害怕什么？怎么害怕？

来访者：是的。我害怕。我的这种忧虑很深。你也知道，外企很讲效率的，如果万一被人力资源部的人知道我是个闲人，我怕我会被炒鱿鱼。而且我以前都是下属和同事眼中的强者、能人，现在我仿佛在别人眼中是个需要照顾的人，只是个生了孩子的母亲。

咨询师：还有别的害怕和担心吗？

来访者：是的。我现在上班就是给我以前的同学和朋友发我女儿的照片。我女儿很可爱，她很小，我每天要在上班的时间内喂她两次奶，我在这个时间里就开车回家了。我很害怕我的下属会更加不来请示我工作了。我也怕我的同事们会看轻我的能力，认为我从此就是一个奶孩子的人了，不会再有什么突破和创造。可是我很爱我的宝宝，你不知道她有多可爱。她出生之前，我没有什么感觉；出生之后，就完全不同了。

咨询师：你现在处于工作与子女的冲突之中？

来访者：是的，我感到很有压力，这种压力有时候将我压得透不过气来，我甚至开始怀疑自己的能力了。我有时觉得自己既没有完全当好一个妈妈，又没有完全当好一个公司的负责人。我是不是很失败？我该怎么办？我要不要干脆辞职在家带我的宝宝？还是将宝宝全托，重新投入到工作之中，找回以前的我？

【案例分析】

来访者正处于产后不久的调整期，有些产后抑郁的症状。来访者在生孩子之前是一位成功的外企高层人员，在同事和朋友眼中是很干练、智慧的。生了小孩之后，孩子的哺乳时间与工作时间有冲突，来访者担心自己的形象会有所改变，同时孩子也很分散和牵扯她的精力。在回到工作岗位不久，发现由于在她产假期间形成的工作模式已经把她置于各种工作之外，需要她参加的部分少，相当于把她架空。而来访者对这种状态有种恐惧和害怕。来访者处于子女与工作冲突之中，压力十分大。这类问题在许多白领女性的职场生涯中出现。

【案例 2】

来访者是一位二十出头的小伙子，胖乎乎的，皮肤白净，衣着大方洁净，头发整理得很好，一看便知是在优越环境中长大的，没有受过生活苦难的人。

来访者（双眉紧锁）：我现在遇到了一些问题。

咨询师：是什么问题？

来访者：我家是内陆的一个小城市，现在我在沿海的一个大城市工作，我觉得很不适应。

咨询师：有哪些不适应的地方？能具体谈谈吗？

来访者：我家那边很干燥，工作这边太潮湿。我很恋家，有时我在单身宿舍的床上看着窗外的月亮，很想念我的父母。我觉得我离他们太远太远，差不多一年才回去一次，和他们相处的时间太少。

咨询师：我能理解你的感受，我也有过和你类似的经历。思念亲人的感受不好受。你还有其他方面的不适应吗？

来访者：我今年硕士毕业，以前没有工作过。我什么都不懂，工作中人际关系太复杂。人与人之间交流需要很小心，讲话需要很注意。我是个新手，弄了许多笑话，我感到很尴尬。特别是吃饭喝酒的时候，我不知道我该怎么办。我以前在家过年，我奶奶都只让我喝果汁的，现在要喝许多酒，我的酒量又不行。我也不懂一些酒文化，不知道哪个酒该喝，哪个酒不该喝，也不知道哪个酒该敬，哪个酒不该敬。我苦恼极了。我好像是同事中最幼稚的，其他人总爱拿我开涮取乐。我真不知道该怎么办。

咨询师：刚工作时每个人都需要一段时间来适应，你可以参照一些你认为不错的同事，看他们如何做，你就如何做。当然，这些酒文化或者工作中的人际关系等，自己平时需要多留心，多学习。

来访者：是啊，我也是这样想的。还有，我今年也快二十六岁了，我倒没觉得有什么，只是我爸妈总打电话问我谈恋爱的事情。

咨询师：二十六岁了，你以前谈过恋爱吗？

来访者：没有谈过。我一直都是单身，要我现在和另外一个人相处，我还真不知道自己该怎么办。

咨询师：家长很着急吗？

来访者：是，父母很着急，他们怕我一个人在这边太孤单了。我觉得谈也可以，可是我见过几个，一个也没成。我这个人不属于让女孩子一见钟情的那种，了解我需要一段时间。再加上我家在外地，又比较远，什么社会关系也没有，家里可能对我们都帮不上什么忙。我现在又没有房子，在这里男的没有房子是很难找到一个条件不错的女孩子的。条件差的女孩又达不到我家里的要求，所以现在比较难办。我现在总想，不结婚一个人过也挺好。我这个人太传统，我觉得我未来的妻子一定要孝顺贤惠，一定要对我家里的人好，不能三天两头地闹。而且缘分这种事，不好说。

【案例分析】

来访者的问题集中在适应新环境上。作为一位刚刚从相对较单纯的校园中走出来的毕业生来说，职场的一切都是新鲜而陌生的。如何调整自己的心态来应对职场上遇见的各种各样的问题，需要一段适应时间。来访者还存在异地就业问题，现在这种类型的问题随着流动人口增多也越来越突出。老人、小孩都留在老家，自己出来闯世界，乡情乡愁都很困扰情绪。来访者还面临着恋爱婚姻问题，客观上来说来访者的年龄并不算大，尤其是作为一位男性来说，他还是不必要太着急。但是现在许多大城市的未婚大龄青年比例越来越高，特别是在高级知识分子中，这种情况很普遍。大龄青年未婚的原因是多方面的，在传统观念的影响和父母的催促之下，他们也是很有压力的。

【案例 3】

来访者是一位双眼迷离，着装大胆挑逗的二十多岁青年女性，皮肤光洁，彩妆很浓，头发很新潮，染色烫卷。与咨询师问好之后，坐下，习惯性从手包里拿出香烟准备抽，征求了一下咨询师的意见。

来访者：可以吗？

咨询师：咨询室里不允许吸烟，如果你实在需要吸烟，请你先在外面吸完之后再进来，好吗？

来访者：那就不抽了。

咨询师：有什么可以帮助你的吗？

来访者：我不知道，我不知道我这样做对不对。

咨询师：世界上没有绝对的"对"，也没有绝对的"不对"，说说看，什么事情？

来访者：我是拉订单的，接触的客户很多。我为了多拿订单，什么都愿意干，你明白什么意思吗？

咨询师：什么都愿意干？我有点明白，你可以说得清楚些吗？

来访者：我接触的能给我订单的客户，大部分是四五十岁左右的男的，他们手中有许多权力。为什么他们要把订单给我？有时候他们其中的一些人会对我动手动脚，甚至有时候是一种交易，我也接受了。

咨询师：你的意思是，为了拉订单，有男性客户对你进行骚扰，甚至提出性交易，是吗？

来访者：是的。

咨询师：你也接受了，对吗？

来访者：对，你是不是看不起我了？

咨询师：作为心理咨询的基本原则之一是尊重来访者。只要是不伤害他人的身心、财产，每个人对待生活和工作都有自己的态度，我们都应该倾听。

来访者：我的同事都很妒忌我，因为我拿的订单最多。两年里，光提成我都快挣了二十万了。我满脑子都是挣钱，所以我什么事都做。

咨询师：那你快乐吗？

来访者：快乐？

咨询师：嗯，快乐，当挣到钱的时候？

来访者：有点吧，毕竟钱是好东西。它可以满足我对生活的各种物质欲望。

咨询师：不是完全的快乐吗？

来访者：不是，毕竟有些客户是很让人讨厌的。有些事也不是心甘情愿的。我也不知道为什么会这样。我母亲这个人很特别，她在我小时候就不断地向我说要我傍大款，不要过正常人的生活，尤其不要生小孩。她就从来没有爱过我，只恨我。

咨询师：为什么会这样？这不是一种常规的思维方式。

来访者：我母亲是习惯性流产，所以生我的时候从三个月起就一直卧床，都躺出了毛病，现在躺也不能正着躺，只能侧躺。其实，她和我父亲都是六十年代初的大学生，两个人刚开始又在两个城市，小时候我记得她总是很辛苦地带着我去找我爸。后来，好不容易调在一起了。我爸倒是对我很宠爱。你别看我这么大了，回家还和他撒娇呢。但是我妈，只要我回家就骂我，不停地骂，要我不要回去。她很不正常。我现在也慢慢接受了我妈的观点，认为只要有钱就行。所以我喜欢的男性大都是四五十岁的男人。现在我交的一个男朋友，就是个六十多岁的退休医生。

咨询师：你喜欢年龄很大的男性，而和你一样大的男性，你却不愿意和他们交往吗？

来访者：和我一样大的男性，我很害怕接触，我没有自信，我怕他们知道我的历史。只有在老头面前，我是年轻的，我是自信的。

【案例分析】

来访者的心理问题十分严重。首先，来访者在职场上使用性贿赂，以接受客户的骚扰来达到拉订单的目的。其次，来访者的成长环境和家庭教育很畸形，尤其是她母亲对她的负面影响太严重。第三，来访者有严重的恋父情结。来访者喜欢年龄大到可以是她父辈、爷爷辈的老年人。第四，来访者的自卑感很强。在同龄男性面前，来访者是很自卑的，所以来访者把目标锁定在年长的男性身上。总体来看，来访者的情况相当复杂，各种问题糅杂在一起，她需要长期地、深入地接受心理咨询和治疗。

3 心理诊断在爱情婚姻问题中的运用

3.1 对爱情婚姻的理解

3.1.1 爱情的含义

爱情也许是人类最复杂而美妙的情感，人们用世界上最美的语言来描述它，说爱情是首诗，爱情是支歌……每个人的心中也许都有一个爱情词典，答案可能也各不相同。什么是爱呢？爱就是付出？爱就是全心全意？爱就是激情？爱情像一杯饮料，两个人喝是甘甜的酒，三个人喝是醋，许多人喝就变成了毒药？爱是生命的延伸，不但滋润别人，还滋润着我们自己？那么心理学家对爱情是怎样定义的呢？

心理学家认为，爱情是一对男女之间建立在性需要的基础上的一种强烈的内心情感体验，是基于一定的社会关系和共同的生活理想，在各自内心中形成的对对方的最真挚的倾慕，并渴望对方成为自己终身伴侣的最强烈的情感；是两颗心灵相互向往、吸引、达到精神升华的产物；是人类特有的一种高尚的精神生活。爱情有三个重要的要素：

①依恋。卷入爱情的人在感到孤独时，会强烈地希望有自己的恋人的伴同和宽慰，别人是不能替代的。一般这时的想法是："我感到孤单的时候，第一个想法就是去找他（她）。"

②关怀和奉献。恋人之间彼此会高度关怀对方的情感状态，"他（她）开心的时候我也开心，他（她）不舒服的时候我也一样的不愉快"。感到让对方快乐和幸福是自己的责任，并对对方的不足表现出高度宽容。"我愿意为他（她）做任何事情。"

③亲密。爱情中的恋人，不仅有着对对方的高度信赖，并且有特殊的身体接触的需要。虽然这种身体接触最终会自然地卷入性的意味，但在恋爱的最初阶段，这种身体接触的需要趋向于泛化的高度依恋需要的反应。在一定意义上，它很像高度依恋母亲的幼儿对母亲爱抚的需要。

3.1.2 爱情的理论

心理学家研究发现，现代青年男女的爱情关系，不外乎以下六种形式：

①浪漫式爱情。将爱情理想化，强调形体美，追求肉体与心灵融合的境界。

②游戏式爱情。视爱情如游戏，只求个人需要的满足，对其所爱者不肯负道义责任，

因而视恋爱对象的更换为轻易之事。

③占有式爱情。对所爱之对象，付以极其强烈的感情，并希望对方回应以同样的方式；对其所爱，极具占有欲，对方稍有怠慢或忽视，即心存猜疑、妒忌。

④伴侣式爱情。缓慢地由友情逐渐演变成的爱情，温存多于热情，信任多于嫉妒，是一种平淡而深厚的爱情。

⑤奉献式爱情。信奉爱情是付出不是索取的原则，甘愿为其所爱牺牲一切，不求回报。

⑥现实式爱情。将爱情视为彼此现实需求的满足，不求理想的追求。

3.1.3 不走三角恋的钢丝

【案例】

李南、张平与小清（皆为化名）是大学同学，李、张两人对小清都颇有爱意。李南沉稳持重，张平机智幽默，小清一时拿不定主意到底该爱谁。于是，三人糊里糊涂陷入"三角恋"之中。两年来，他们三人之间的纠缠、争斗从来没有停息过。后来，李南对这种痛苦的爱情游戏感到厌倦了，毕业时只身去了另外一座城市。张平一下子失去了对手，并没有喜悦，反倒觉得小清视爱情为游戏，并不值得爱。于是，他也离开了小清。原本被爱情的氢气球带得脚不沾地的小清，突然陷入了失恋的痛苦中。

【案例分析】

这一事例就是常见的三角恋。三角恋爱，一般指一个女子（男子）同时与两个男子（女子）建立恋爱关系。造成三角恋的原因是多方面的：

①难以选择。年轻人心理上还没有完全成熟，对异性之间的感情难以把握，当同时喜欢上 A 和 B 后，衡量再三，仍然觉得各有各的优点，无论放弃哪一个都割舍不下。随着时间的推移，三角恋的感情越陷越深，以致越发难以决定取舍。

②爱情动机不纯。有的人认为恋爱是生活必不可少的内容之一，但感到一开始就确定一个，未免成功率太小，于是自作聪明，抱着"广种薄收"的动机，到处交友，多头恋爱，为的是将来从中"择优录取"，选出一位自己较为满意的对象。

③虚荣心作怪。利用多头恋爱，显示自己如何被众星捧月、被苦苦追求，以此表明自己身价不凡，达到虚荣心理的满足。

④贪婪心理作梗。有的人"吃着碗里的，看着锅里的"，本来与自己的恋人相处得不错，但是在多贪多占心理的驱使下，仍然是来者不拒，多多益善。有的人凭着良好的自身条件，大搞多角恋爱，造成追求者之间的争风吃醋，有的甚至大打出手。

⑤玩弄异性感情。有的人抱着"恋爱就是游戏"的错误想法，与多人建立恋爱关系，

从中玩乐，以达到玩弄和占有的目的，这是最为恶劣的做法。另外，现在的小说、电影中过分渲染男女之间的多角恋情，对人们的婚恋观也有影响。

三角恋的表现形式，可以分为多种类型。但比较常见的有"迷藏式三角恋"和"争斗式三角恋"。

在"迷藏式三角恋"中，主角同时与副角 A 和 B 相爱，他（她）就像捉迷藏一样，巧妙地穿梭于 A 和 B 之间，今天与 A 约会，明天与 B 谈情，搞得 A 与 B 都以为他（她）只爱着自己，而不知道对手的存在。这种"地下活动"一旦败露，或是鸡飞蛋打，主角落得两手皆空，或是 A、B 之中一人远走高飞，这两种局面都是主角所不愿意看到的。为了维持三角恋爱，他（她）必须欺 A 瞒 B，小心经营捉迷藏的游戏。

另一种三角恋是公开的，我们称之为"争斗式三角恋"。主角同时爱着副角 A 和 B，其三角态势是公开的，A 和 B 也都知道，于是二者之间产生竞争、角逐、争宠，这种三角恋虽不带有明显的欺骗性，但造成了两人争夺一人的局面。为了得到他（她），有的用陷害的办法，除掉对手；有的公开决斗，你去我留；还有的要么杀死副角，要么杀死主角，造成恶性事件。

爱情具有排他性、冲动性，这种排他性、冲动性隐藏着破坏性。因此，不管是"迷藏式"的还是"争斗式"的三角恋都会给自己、对方及社会带来恶果。

3.2 心理诊断在爱情婚姻问题中的运用

俗话说："牙齿有时还咬到了舌头。"幸福的爱情婚姻或多或少也会遇到一些问题。遇到问题并不可怕，只要妥善解决就行。在心理诊断中，心理工作者的临床经验和个人素质是判断这类问题的关键。此外，现在也有许多的测验可以辅助进行判断，如爱的能力如何测验、性生活质量测验等。正确的心理诊断能让处于矛盾困惑中的恋人、夫妻双方清楚问题所在，从而采取措施来解决问题。

【案例 1】

来访者是一位三十岁左右的女性，满脸的憔悴，双眼无神，皮肤暗淡没有光泽，眼角皱纹很多也很深，无精打采，精神状态不佳。

来访者：您好！

咨询师：您好！有什么需要帮助的吗？

来访者：是的，我休息得很不好，没有精神。

咨询师：是睡眠问题？

来访者：也不是的。

咨询师：那是什么？

来访者（沉默了一会儿，看着咨询师的眼睛开始述说）：我和我丈夫两地分居快两年了。

咨询师：两年？你们隔得很远吗？

来访者：对，两年，我们两个城市之间坐火车要用三四个小时。

咨询师：你们俩多长时间见一次面？

来访者：大概两周。

咨询师：你们之间相互探望吗？

来访者：不是的。他在一家公司，卖小家电的。因为是个副总经理，所以总是很忙。我在一个高校教书，时间上宽裕些，是我经常跑过去。我现在都习惯一个人睡了，过去和他睡在一张床上都不适应。

咨询师：那你们性生活怎么样？和谐吗？

来访者：我的臀部长了一个疖子，动了手术，有半年没有性生活了。

咨询师：看你的精神状态，好像最近你也没有休息好？

来访者：前几天我刚好出差去他那里，我在他那里睡了四个晚上，结果他每个晚上都回来很晚。最后一晚我都睡了一觉，一看表都早上四点了，他还没有回来，我就给他打电话，他没有接，我又给他的老板打电话，也没人接，过了一会儿，他打回来说他们在唱歌，没有听见手机的响声。直到五点多钟，他才回家。我很生气，就一直睁着眼睛到天亮，他还照样和没有事似的那样睡，早上八点我就坐火车赶回来了。你说我该怎么办？他是怎么回事？我问他，他什么也不说，说是陪客户和老板，其他的什么也不告诉我。呜……（开始哭泣）

咨询师（递上了纸巾，略微等待了一会儿）：你丈夫是怎样的一个人？

来访者：他很喜欢玩，喜欢刺激的东西，喜欢挑战，吃东西喜欢吃很辣的那种。

咨询师：你和他沟通过吗？

来访者：沟通过，我和他谈了许多次，在谈恋爱的时候，有一次差点分手，因为他太喜欢玩了，吵了之后，他要好些，过一阵子，又是这样，我该怎么办？

【案例分析】

夫妻在性格上存在很大差异，对生活的状态有不同的预期。妻子个性比较懦弱，胆小怕事。丈夫却是那种我行我素、自我中心型的。夫妻双方在工作性质、所处的工作环境上也相距甚大。妻子在高校教书，工作对象是相对比较单纯的学生群体和教师同事。丈夫处于商场之中，整天打交道的是生意场上的人，交往的人员也很复杂，出入的场所也是娱乐场所。夫妻双方在生活作息上也存在差异。妻子因为是教师，生活上有比较严格的作息习惯，丈夫因为常常要陪客户，所以生活没有规律，往往是过着昼潜夜行的生活。夫妻在沟通上也存在障碍，妻子身心状态极差。夫妻双方的性生活在近期接近为无，不属于正常性生活范围。夫妻双方都需要心理咨询和心理治疗。

【案例2】

来访者很优雅地推门进来，从上到下身着名牌，一股淡淡的香味，但是双眉紧锁，满面愁容，年纪大约三十五岁，与咨询师相互致好之后。

咨询师：你好像有什么不开心的事情？

来访者：是的。我很烦！心情不好！

咨询师：是怎么回事？能谈谈吗？

来访者：我的例假很不正常，这次隔了三个月才来，皮肤也很不好，长了一些痘痘。

咨询师：以前例假正常吗？

来访者：一年多之前比较正常，之后就两个月一次，这次三个月才来。

咨询师：上医院检查过身体吗？

来访者：检查了，也没有查出什么毛病。说内分泌失调。

咨询师：那你现在的生活中是不是出现了什么麻烦？

来访者：嗯，我想离婚。

咨询师：这是个很重大的事情，你是怎么考虑的？

来访者：我觉得我和他之间已经没有爱情了，我看到他就很烦。他吃饭的声音那么大，他也不爱干净，往往我整理好的东西，我一转身，他就弄得乱七八糟。我们结婚时买回家种着的花草，早就死了，我俩没有一个人去管它们，也没有人给它们浇水。这是不是象征着我们的爱情也已经死了？

咨询师：你们结婚几年？有孩子吗？

来访者：我们结婚快四年了，从认识到恋爱到现在总共加起来快七八年了。我们一直都没有孩子。

咨询师：仅仅因为你所说的这些原因，你就想离婚吗？

来访者：我觉得婚姻中女的一方应该对男的一方有些崇拜才是。但是他做的许多事情非常糟，没有什么方法，换成是我处理都不会这样做的。

咨询师：也许你并没有把事情全部了解清楚，他也许有他的道理。

来访者：不，我都知道，而且很清楚。

咨询师：这就是离婚的全部原因吗？

来访者：也不是的。

咨询师：还有其他的事情吗？

来访者：是的，还有——我自己很矛盾，很不确定。我爱上了我现在的领导，他很有个人魅力，很有能力。他也是一个有家室的人。但是我们相爱了，很疯狂。我很想他，我看见自己的丈夫就烦，总拿两者进行比较。其实，我丈夫现在的收入也很高，我在物质上没有忧虑，但是比起我的领导就逊色多了。我觉得我丈夫也是有所察觉的，所以我也很痛苦。一方面我就像一个刚刚开始谈恋爱的女孩子一样，那么柔情，那么甜蜜；另一方面是面对一个没有什么感觉的人，却还要维持那个所谓的婚姻。我该怎么办？

【案例分析】

从来访者的穿着打扮来看，来访者是一位对生活有很高要求的人，个人的品位也极高，个性也比较好强。现在来访者处于一种极度矛盾的状态之中：一方面是婚外恋的刺激和浪漫；另一方面，她对相处了七八年的丈夫已经没有什么激情。这种心理上的煎熬，引起了身体上的月经失调、皮肤红疹等。在这个时候，她自己的倾向性已经十分明显，但是对心理工作者来说，应该让她跳出来，站在一个旁观者的角度来看待这个事情，然后冷静下来，对现在的感情世界作出梳理，认清形势，作出一个比较理智的选择，走出这种混乱的状态。而且她的任何一种选择都有得失，让她清楚每一种选择之后的得失是心理工作者需要引导的。在这个案例中，来访者是需要很长一段时间来调整的。

【案例 3】

来访者是一位穿着时髦，个子高挑的二十五岁左右的青年女性，脸上有伤，脖子上也有抓痕，与咨询师相互问好之后。

来访者（坐下就开始抽泣，边哭边说）：您看看，这是我爸我妈刚打的，我怎么会有这样的父母，呜……

咨询师（递过纸巾，关切地拍拍来访者的肩）：到底怎么回事？你慢慢说，不要着急。

来访者（停了停，开始述说）：我今年二十五岁，工作快两年了。我谈了一个男朋友，是从大学二年级开始的。我很爱他，是我主动追求他的。我们好了四年多了，我昨天把他领回家了。我父母不愿意，我就和他们顶撞起来了，他们就来打我，把我打成这样。脸是我爸扇的，脖子是我妈抓的。您看看（边说边展示她的伤口）。

咨询师：父母为什么反对你和你男朋友在一起？

来访者：他们反对的理由有三个：第一是嫌他长得太矮了，他才一米六二，我的个子有一米七零，我父母怕亲戚朋友笑话，这也是我一直不敢把他领回家的原因；第二就是我男朋友的父亲在四十几岁的时候病死了，他们说怕这种病遗传；第三，我男朋友是个专科生，不过他已经专升本了。我不愿意听我父母的，矮怕什么，我愿意就行；病死的是他父亲，他又没有病，而且医学这么发达，遗传不遗传可以问医生；专科生也没什么不好，更何况他已经专升本了。呜……他们怎么就这样不理解我?!

咨询师：你父母是怎样的人? 家庭气氛怎样?

来访者：我父亲还讲点道理，但是他很忙，他很乐观，有事业心，从小到大我们在一起的时间很少。我母亲这个人不讲理，总是挖苦人，打击人，说话十分尖酸刻薄。总体来说，家庭气氛挺暴力，因为我父母的文化程度都不高，粗言粗语是家常便饭，动手打人的事也不少。

【案例分析】

来访者的情绪处于极度激动之中，在恋爱的事情上来访者有自己的主见，但是由于家长的反对、家长的暴力行为使来访者在身心上受到了严重的伤害。来访者的家庭环境相对来说是比较专制粗暴的。来访者的家长在处理这件事情上有许多失误之处，来访者的情绪也相当不稳定，这可能会更加影响她与家长的沟通交流。这种负面情绪也会给她的爱情婚姻造成影响。来访者现在也处于相当矛盾之中，一方面是自己选择的男朋友，与她有四年的感情；另一方面是生育自己的父母。在这时，来访者如何处理，是急需心理工作者的帮助和指导的。

4 心理诊断在家庭教育问题中的运用

家庭教育一般是指家庭中的父母及其成年人对未成年孩子进行教育的过程。其教育目标应是：在孩子进入社会接受集体教育（幼儿园、学校教育）之前保证孩子的身心健康地发展，为接受幼儿园、学校的教育打好基础。在孩子入园、入校后，配合幼儿园、学校使其德、智、体、美、劳诸方面得到全面发展。教育的重点是以品德教育为主，以培养孩子良好的道德品质和养成良好行为习惯为主，行为习惯包括：生活习惯、劳动习惯、学习习惯等，教会孩子如何"做人"。家庭教育由于发生在家庭之中，与幼儿园、学校教育、社会教育相比较，具有早期性、连续性、权威性、及时性等特点，这些特点使家庭教育成为教育人的起点与基点，具有其他教育所没有的优势。很多家长认为，教育是学校的事情，家长主要管物质方面就可以。这些家长不明白，学校教育只是在打造粗坯，犹如工厂里的生产机器，按照固定的模具批量生产，尤其是在中国这样的大环境下，教育条件简陋，师资力量有限，学生数量又多，怎么有可能精雕细琢、因材施教呢? 这种教育体制下培养出来的学生只是一个粗糙且简陋的模型，还需要家长再精心地打磨，才能培养出精品。而且中国的现状是都是独生子，一个孩子的健康成长往往凝聚着一个家庭几代人的期望，得到家长帮助的孩子自然比其他孩子要进步得快，否则就让孩子输在了起跑线上。

还有一些家长抱怨："什么道理都给孩子讲了，他们也能听懂，就是不照着去做。""天天嘱咐好好听讲，按时写完作业，孩子当时都答应得好好的，回头就忘了。"笔者认为，这个错误仍出在家长身上。孩子也许知道什么是对什么是错，也明白很多大道理，但他自身对这些道理能有多少体会呢？即使他知道正确的方向，也未必知道正确的方法。在没有人耐心地教导他每件事该怎么去做的时候，你指望他天才般无师自通吗？

对孩子的教育是在一点一滴的小事中进行的，而孩子也通过这些事件得到积累，慢慢地形成了正确的人生观和良好的习惯。不要妄想一下子就把所有的道理都教给孩子，并企图让孩子一次就消化吸收掉，你不可能把孩子一生要遇到的事情放在一天经历完。教育本身就是一件慢工细活，你只有在孩子碰到什么事情的时候，给予适当的点拨指导，并在事后帮助孩子总结经验教训，孩子才会理想地成长。当然，你也可以提前把自己的经验传达给孩子，那还要看孩子能否接受，并且不要忘了指导孩子怎样灵活变通地运用这些经验。

【案例】

幼儿园中，两个孩子一个叫宁宁，另一个叫荣荣，都是三岁，刚来上小班。幼儿园的林老师说，两个孩子的个性都比较强、好动、不太听话。宁宁个儿矮小点，顽皮些；荣荣则高大点，老实些。平时他们在一起玩，爱打打闹闹，有事老师马上摆平，然后两人玩得挺开心。

幼儿园放学后，许多小朋友还不愿马上回家，想在游乐场多玩一会儿，父母们也只好在旁边等着。突然滑梯上，宁宁和荣荣吵起来了，"我先到！""我先到！"而且两人还推推搡搡起来，谁也不让谁先滑。别看宁宁个儿小，真把荣荣推在一边，自己一溜就先滑下来了。荣荣哪肯服输，紧随其后滑下来，一下子把他撞倒在地。宁宁被撞疼后，哇哇哭叫着，爬起来，扭转身就打荣荣。荣荣自然就和宁宁对打起来。

宁宁的妈妈看到儿子被人欺负，心里气不打一处来，冲上前去把荣荣拉开："你这孩子，太不像话，把人家撞伤了，还要打人，真没教养！"荣荣被吓一跳："是宁宁先推我。""看不出，这么小，你真厉害，打了人还抢嘴。"荣荣的妈妈看到一个大人数落她的孩子，好心疼："嘿，你这个人，怎么跟孩子一般见识。""你没长眼呐，我的孩子被撞成这样，还要打人。""你他妈的是什么好东西，玩不来就别来玩。""……"双方的父母越吵越激烈，谁也不饶谁，一个伸手，一个跺脚，两个孩子吓得站在一边发呆。

此时几位老师迅速赶到现场平息了事态。两位妈妈还在怄气，可两个小家伙又一起爬上了滑梯。

【案例分析】

双方家长应从理解孩子的情感出发，来处理两个孩子之间的纠纷。作为宁宁的妈妈，看到儿子被撞疼了，应该明白儿子的心里自然不好受，他会气愤，他想报复，且立即动手，这是孩子的自卫心理。母亲要支持孩子的这种想法，但要制止孩子攻击别人。应把自己的孩子拉到一边，安慰他说："儿子，那孩子把你撞痛了，你现在很生气，对吗？妈妈知道你的感受，那孩子撞了你，当然不对，但你打了别人，人家也会痛的。"如果孩子得到安慰，心里平衡了，他就不会计较要如何去报复别人，且会原谅别人的过失。而荣荣的母亲知道儿子撞了别人后，首先是让他知道自己撞人是不对的，尽管别人先有什么不对的地方，但不能伤害人，若是无意的，也要带孩子向对方道歉："妈妈知道是别人先推你不对，可是你接着追人，把人家撞了，那就是你的不是了。快去给人家赔礼道歉，和好了，你们还是好朋友。"这样孩子心服口服，他会高高兴兴地向人道歉。

孩子之间打打闹闹，这本是正常现象，一般情况下大人最好不必干预。让孩子在相互磨合中，促进了解，互相配合，而成为好玩伴。当然有时他们之间的冲突太大，自己无法解决时，老师或父母就应出面交涉，使孩子的火气降下来，或暂时分开，或游戏重新开始。不要打骂自己的孩子，更不可打骂别人的孩子，因这既影响孩子又伤害大人自己。

作为父母来说，从孩子孕育的最初那刻起，就对他（她）们寄予了无限的希望和付出了最深刻的感情。"可怜天下父母心"说的就是父母对儿女的那片舐犊之情。是啊，从怀孕的准父母，再到自己的孩子出生，然后一天天地看着他（她）们成长，作为父母那种心情是多么复杂和喜悦。可是当你发现你孩子大了，不再那么听话了，什么事情都唱"对台戏"，怎么办？当你忽然发现你的孩子喜欢上了网络游戏，不管你怎样打骂，他都不听，偷偷拿钱去上网，你们怎么办？当你的孩子面临高考，他们那么焦虑那么紧张，作为父母除了物质上满足他们，你们还需要做什么？……关于家庭教育的话题也是现在很热的一个焦点，因为社会发展速度加快，儿童的成长环境和经历也和以前父母的成长环境大不一样，再加上独生子女缺乏同伴等，家庭教育中暴露出来的问题也就越来越多。比如，大学生网络成瘾倾向的出现，专家认为父母教养方式不当，应负较大的责任。家庭环境的影响集中在父母对子女的态度和教养方式上。研究表明，网络成瘾者与非网络成瘾者的父母教养方式存在着显著的差异。网络成瘾者父母的教养方式显现出更少的情感温暖、理解，对子女的行为过分干涉，子女有过错时严厉处罚，看不到子女的优点，一味地拒绝否定孩子的优点，打击他们的积极性。中国父母经常不把子女视为独立的个体，而将他们作为自己的私有物和附属品，从而对子女进行明显的操纵、控制和惩罚；同时，中国父母更注重通过严厉的管教培养孩子的顺从、孝敬等良好品德，更倾向于按自己的意志去培养子女。在这种教养方式下成长起来的大学生，由于在现实中得不到心理满足，就转向虚拟的世界寻找自我满足。

4.1 对家庭教育的理解

在实际生活中，我们常常可以看到这样的例子。作为成年人，他自己在事业上很成功，很辉煌，然而一提到他的孩子，这个成年人就仿佛"矮"了一大截似的，提不起精神。所以说无论你的事业是否成功，人到中年之后，子女的教育问题变得越来越突出。

4.1.1 家庭教育的盲点和误区

家长都是怀着一种望子成才的心态对孩子进行教育的。父母对子女教养的态度、观念、期望和教育方法等对孩子的影响是巨大的，但他们在家庭教育的观念和行为上存在着不少盲点和误区，致使在教育孩子时感到困难重重，影响了家庭教育的质量，甚至阻碍了子女身心的健康成长。造成这些问题的原因有以下几点：

①重视知识学习，忽略品德教育

近年来，家长把家庭教育的重心由原来较多关心子女的健康状况和行为规范转移到关注子女的智力发展和学业成绩上来，甚至出现重知识轻品德的倾向，不惜血本下大力气对孩子进行教育和开发智力，在这同时却忽略了非智力因素，尤其是品德的早期培养和良好行为的早期训练。

②期望过高，限制过严

一些父母望子成龙，望女成凤，强迫小小年纪的幼儿学这学那，自觉不自觉地给孩子施加压力，甚至拔苗助长。幼儿的天性就是好奇、好动、好玩，过多地参加各种兴趣班，高强度长时间地集中注意力，不但束缚了幼儿的个性发展，更不利于他们的健康成长。

③过分宠爱，提供锻炼的机会甚少

由于现在的幼儿大多是独生子女，不少家长把孩子看成自己心血浇灌的对象，在其身上倾注过分的爱，纵容护短，不但人为地割裂了孩子和其他同伴的接触，使得孩子不能以伙伴的行为来纠正自己的行为，更容易造成孩子自理能力低下，社会适应能力弱，产生孤独、自闭等心理问题。

④亲子关系淡漠，游戏的时间和机会极少

当今社会竞争激烈，生活节奏加快，父母忙于上班、工作、学习进修，他们无暇照顾孩子，只能把孩子交给老人或保姆照看。幼儿长时间缺乏亲子接触和父母的关怀，也缺乏与父母进行沟通。

⑤缺乏科学的育儿知识和指导

一些年轻的父母不了解科学的育儿知识，也不了解幼儿的生理和心理特征，更没有树立正确的儿童教育观，他们关心的是孩子的智力，而没有关心孩子行为习惯的培养；关心身体健康多于关心心理健康，重视为孩子创造优越的物质条件，而忽视为孩子树立榜样等等。

⑥家庭气氛紧张，单亲家庭的增加

时代在发展，中国的离婚率逐年上升，从小生活在单亲家庭的孩子也在逐年增多。离异家庭中的家长，有的经常训斥、打骂孩子，有的则在生活上对孩子有求必应，以弥补离婚对孩子的伤害，长期生活在这种氛围里的孩子，得不到应有的家庭教育和照顾，极易造成各种不良的心理和行为倾向。

4.1.2 幼儿如何教育

蒙台梭利说过：人类三岁以前所吸收获得的知识，相当于成人花六十年拼命学习所获得的知识量；而生理学家也发现，三岁幼儿的脑神经发育已经达到成人的60%—80%。蒙台梭利根据零到三岁幼儿的心智特征，把这个时期称为潜意识吸收心智阶段。在这个时期，幼儿以一种与生俱来的本能来学习、获取需要，以人们无法想象的惊人速度和能力将所有看到、听到、接触到的信息、事物照单全收，并像照相机一样——留在大脑的底片中，从而形成一生人格、智慧、情感、意志以及生活习惯、方式的基础。而幼儿从出生到三岁左右，绝大部分时间生活在家庭中，是在父母的养育和教育中，接触到的全部是与日常生活息息相关的事物。所以，当一个小生命诞生，给家庭、父母带来了无限喜悦和希望的同时，也让家庭和父母从此担起了一份永远的、沉甸甸的养育和教育的责任。由此可见，家庭教育尤其是幼儿家庭教育，在整个教育过程中，占据着举足轻重的地位。家庭教育是幼儿出生后的第一所学校，父母则是孩子的第一任教师。家长的言谈、举止将时时刻刻影响着子女，起着潜移默化的作用。父母养育子女的过程，就是对孩子启蒙教育的过程。从时间上来看，家庭教育是开始最早、持续最长的教育；从空间上来看，家庭教育对幼儿影响的广度和深度也是其他教育所达不到的。血缘关系和经济关系，使家庭成为幼儿最直接、最亲切、最可信赖的教育力量。望子成龙是每个父母的心愿，家庭教育越来越受到许多年轻家长的重视。然而，要想使家庭教育卓有成效，使幼儿身体的发育、智慧的萌芽、能力的扩展、行为的创立得到良好的培养，还要做到以下几点：

①营造良好的家庭氛围

家庭是幼儿成长的主要环境，环境的质量水平对孩子的发展有着重要的影响。一个和谐的家庭，对孩子的健康成长很有帮助。尤其是幼儿父母能够互敬互爱、生活协调，不仅有利于个性的陶冶，而且由于父母能够相互支持配合，对幼儿教育会事半功倍。反之，紧张的家庭关系，经常吵闹的父母，不仅直接影响孩子的心理健康，更会对子女教育造成不良后果。

②理解和尊重孩子

理解和尊重，是沟通家长与子女情感的桥梁，也是实施家庭教育的前提和基础，许多家长常常以为孩子是自己的，当然十分了解自己的孩子。其实不然，比如鲁迅先生在教子时，曾经说到："孩子的世界，与成人的截然不同，倘不能先行理解，一味蛮做，便大碍于孩子的发展。"因此，家长应以平等的态度去理解孩子，把孩子看成是一个有着独立思想的、与自己平等的人。在家庭生活中，遇事要多商量，要和孩子一起讨论，鼓励幼儿发表自己的看法，并尽可能吸收他们的意见。这样对孩子的健康成长是非常重要的。值得注意的是，尊重孩子不是放任孩子，孩子毕竟是孩子，需要引导，需要教育。

③帮助孩子树立信心

幼儿期的孩子还没有形成一种内在的力量来推动他们坚持一些需要克服困难的活动。这时的家庭教育应为孩子设立一些外在的因素，如鼓励和表扬，得到鼓励的孩子往往在做事的时候会提高效率或增强战胜困难的勇气。幼儿期的孩子本来就自信心不足，当他的行为得到父母的表扬时，自信心就会增强；而当得到父母的批评时，自信心就会下降。比如：看孩子画画，即使孩子画得不太好，也不要说"呀！你画得真丑，真难看"，这样，对孩子就是一个打击，孩子也会失去信心，对自己所做的事没有兴趣。而应该对他（她）说："你画得很漂亮，很不错，如果把这里再改一下，那就更好看了。"这样，既树立了孩子的信心，又帮助孩子改进了不足，也让孩子的能力有所提高。

④因材施教促进孩子健康成长

人们常说：人和人是不一样的。可是，在教育孩子时，人们却很少考虑到人和人真的是不一样的。当家长一味地强调自己的孩子必须跟上别的孩子的脚步，并且向最好的孩子看齐时，并没有考虑到自己的孩子和别人的孩子肯定是不一样的。为了取得教育的最佳效果，要对孩子进行因材施教。幼儿家长在了解孩子的性格特点、情绪特点、兴趣爱好等的基础上，结合孩子自身优势在教育方法上要有特色。孩子在哪方面有兴趣爱好与特长，就让孩子在哪方面好好发展。

⑤父母应成为孩子的好楷模

幼儿喜欢模仿别人的动作行为，幼儿很多行为习惯的养成、性格的发展其实几乎都来源于模仿学习。大教育家孔子曾经说过："其身正，不令而行；其身不正，虽令不从。"作为孩子的第一任教师——父母，不仅是孩子的偶像，也是孩子模仿和学习的榜样。从一定意义上讲，父母是孩子的镜子，孩子是父母的影子。所以希望孩子好，首先自己要起到模范作用。父母的日常言行，对孩子的人格有很强的说服力。如果家长思想修养高，作风民主，孩子就容易养成独立、直爽、开朗、协作、善于交际等良好的性格特征。如果家长专制严厉，思想陈旧，趣味低级，孩子就容易养成顺从、消极、依赖、固执、冷酷、残忍等不良性格特征。

总之，学前儿童的家庭教育是非常重要的，也是系统、全面的教育过程。家长应结合儿童家庭教育的特点，从以上几方面做起，促进幼儿健康成长，培养其全面素质。并且，在教育幼儿的过程中，对家庭成员的整体素质也会产生深远的影响，从而形成更加和谐的家庭教育环境。

4.1.3 青少年如何教育

青少年时期是从儿童走向成人的过渡期。这个时期由于身体的急剧生长和知识活动领域的扩大，青少年经常遇到感情困惑和概念冲突，因此在儿童时期对父母的无意识认同的基础上，进一步发展自我同一性，是青春期的核心问题。自我同一性是指青少年的需要、情感、能力、目标、价值观等特质整合为统一的人格框架，即青少年经常在思索"我是谁"、"我是一个什么样的人"、"我要成为一个什么样的人"等等，同一性和同一性混乱的危机在这一阶段达到顶峰，这就是青少年问题大量产生的心理社会因素。

在形成稳定的同一性之前，有的青少年可能会离家出走，独自漂泊去寻找自我；有的可能去尝试药物和性的体验；有的与街上的团伙混在一起，参加各种团体，却由于找不到可选择的答案而抱怨现存的社会；有的可能只是默默地考虑哪里是他们在社会中适合的位置，哪些价值观是他们应该珍视的。在这些心理现象的前台，我们看到的是青少年与父母关系不和或网瘾、毒瘾、早恋、性角色混乱等各种令父母头疼的问题，这就是同一性混乱的问题综合征，它包括自我意象的分裂，不能建立亲密感，或者是通过随意的性接触来寻找亲密，还有时间紧迫感，不能集中精力做必须做的事，以及反抗家庭和社会准则等。

由于同一性混乱，一个人可能会推迟承担成人的责任，漫无目的地换了一个工作又一个工作，性伙伴也是换了一个又一个，他很难确立明确的目标，需要和愿望是变幻不定的。他缺乏统一的感情和兴趣，不知道自己将来会成为一个什么样的人，在遇到多变情况时，因没有恒定的处理方式而表现为矛盾的自我和角色上的混乱。而具有自我同一性的青少年，他们的观点与态度能得到他们最初认同的对象（如父母或教师）的肯定，他们的愿望与实现愿望的途径与步伐比较易于一致，他们的能力循着预定的目标与日俱增，从而他们将更加自信和乐观。他们注重发展真正的独立处事能力，他们比较理智和富于热情，面对世界善于进取、敢于冒险。他们当然经常遇到矛盾和困难，但他们能经受住挫折和变得成熟起来。他们有稳固的婚姻情感，对自己的最终职业选择充满信心。现实中多数有行为问题的青少年会有矛盾的或混乱的"自我同一性"。他们的内心充满了矛盾，无所适从。他们往往在寻求感情上的认同时，由于不能确认正确与谬误而走入歧途。

十二岁以后，青少年身体开始第二次发育，性别特征开始明确，心理上处于"第二次断奶期"，各种各样的矛盾冲突在此时期会有比较集中的体现。这个阶段也是父母进行子女教育的关键阶段、难点阶段和重点阶段。在这个阶段，青少年对异性有好感；有性冲动；有各种各样的爱好；与父母有明显的冲突；思想观念上觉得父母落后，接受了许多新鲜前卫的事物；对事情敏感；有自己的偶像；人生观、世界观开始逐步形成。在孩子的这个阶段，父母也刚好处于事业的高峰期，四十岁左右的中年人一般都是各单位的顶梁柱。父母在事业的黄金阶段时，往往全身心地投入工作，时间上无暇顾及孩子的教育，与孩子沟通交流很少。直到孩子的问题相当严重时，父母这时才可能给予重视，但是这个时候，子女与父母的冲突已经比较严重了。据了解，某医院进行强制戒除网瘾的所有孩子的父母都很成功，而父母在这个时候就不得不放下自己如火如荼的事业，陪伴孩子来戒除网瘾。其实"冰冻三尺，非一日之寒"，孩子种种行为的养成并不是一两天的事，父母如果能在平时多一些关注，多一些交流，也不会导致问题那么尖锐和突出。有时候，孩子甚至在某种程度上是希望通过自己的行为来引起父母对他（她）们的关注，当然，孩子自己可能都没有意识到这个问题。笔者接过这样一个案例：孩子很聪明，学习很好，忽然间学习成绩下降了，但是每次孩子的父亲因为这个事情来学校看望她的时候，她就相当高兴。据了解，孩子的父亲是个很成功的大学校长，平时工作十分繁忙，没有时间关心她。孩子的成绩一下降，她的父母就会从百忙之中抽空马上来看她，这样就给她形成了一个条件反射，她下意识地不好好学习，认为只要她学习不好就能很快见到父亲。虽然说孩子的这种行为比较幼稚和单纯，但是间接反映出孩子是需要关注、需要交流的，父母对他（她）们的爱是很重要的。

4.1.4 独生子女的家庭教育如何进行

正确施行对独生子女的教育，父母就要根据独生子女的心理特点和社会化的特点，有针对性、有意识地扬长避短，充分利用有利条件，尽量克服不利因素，促使其健康成长。

①对独生子女要疼爱和严格要求相结合

高尔基说过："爱护子女，这是母鸡都会做的事，然而，去教育子女，这就是一项伟大的事业了。"爱子之心，人皆有之，问题是怎样爱孩子才是正确的呢？无论是过分溺爱还是过分约束，都不可能培养出对社会有用的人才。父母一定要学会科学地爱孩子，做到爱得深而不滥，爱得热烈而理智。家长要爱得得当，教得有法，做到爱中有严格要求，严格要求中又有爱。对独生子女提出的要求，年龄越小越要具体，绝不溺爱、迁就。孩子在学习和生活上碰到困难，家长可以给予启发，但不能代做，一定要让他（她）独立完成。让孩子学会独立地面对生活，并在生活的风风雨雨中锤炼成长，养成坚毅的性格。

②重视独生子女的德、智、体、美、劳全面发展

从小给他（她）创造一个"独而不独"的非特殊环境，鼓励他（她）多与同龄伙伴交往，和邻居、亲友的孩子以及同学交往，多参加学校的集体活动，培养他（她）的合群精神、集体生活能力和关心他人、与他人平等相处的习惯。

③学校、家庭、社会对独生子女的要求要一致

我们不时看到一些孩子在父亲面前表现得畏首畏脚，唯命是从，而在母亲面前则飞扬跋扈，任性粗暴。这就是父母在教育方法、教育内容上不一致的结果。在教育孩子上，父母双方，外祖父母与祖父母之间应密切配合，相互理解，加强沟通和交流，做到要求一致、态度一致、方法一致，这样，孩子就会感到父母的态度是坚决的，非服从不可，良好的性格品质就会得到强化，不良的性格品质就会得到削弱，最终消除。另一方面，学校、家庭、社会三方面力量必须结合起来，形成一股强大有力的教育力量，共同培养对社会有用的人才。

④独生子女的社会化要早抓

独生子女的社会化要从小抓起，我国著名儿童教育家陈鹤琴就曾经说过："教小孩要从小教起。"否则，不良的行为习惯已养成，要改变就难了。因此，父母一旦发现孩子思想和行为上有不正确之处，就要防微杜渐，及早纠正教育。

⑤采取以"儿童榜样"教育的方法

儿童心理学告诉我们，儿童是从模仿开始他的学习生活的。因此模仿在儿童心理发展中起着十分重要的作用，而模仿的最好对象是儿童伙伴。为了使独生子女的性格获得良好的发展，父母必须想方设法为儿童创造良好的集体环境。要采取多种形式，利用各种因素，创造条件，帮助孩子选择一些年龄相当的小伙伴，使他们彼此交往，有意识给

他们讲一些诸如"孔融让梨"等故事，启迪他们有好吃的不要争，有好玩的不要霸，从小养成大方、合群、热情开朗、团结友爱等好的性格品质。

独生子女是父母的心肝宝贝，也是祖国未来的希望。父母对孩子的教育方法，会对孩子的心理发展产生重要而深远的影响。对独生子女加强家庭心理教育，会使孩子有一个民主、和谐、安全的成长环境，使之健康、活泼地长大成人，最终成为国家的栋梁。

4.1.5 单亲家长如何教育孩子

不少单亲子女的家长，他们最为头痛的问题是：如何消除苦恼，使自己的孩子能够像其他孩子一样健康成长呢？总的来说，笔者认为应该从以下几个方面去努力。

①家长首先应调整思想认识，调整心理情绪，引导孩子对家庭环境有一个正确的认识。夫妻离异大多是有无法化解的矛盾，离异虽然会出现新的问题，但毕竟从更大的痛苦纠缠中解脱出来了。面对新问题，要敢于正视，并逐步去解决。对孩子不应长期隐瞒离异的事实，那样反而会给自己增添一层苦恼。瞒是瞒不住的，蒙在鼓里的孩子知道实情后反而会怨恨父母。

②帮助孩子处理好同学关系。孩子的心理压力，很大程度上来自同学。家长要鼓励孩子在班上有几个要好的小朋友，经常一起学习，一起度周末。孩子的群体生活一旦正常，许多问题就迎刃而解了。如果有个别同学说了刺激性的话，家长不妨找那个同学聊一聊或者写一封信。诚恳的态度和有理的分析，会使孩子懂事的。而找孩子的班主任反映一下情况，请班主任以适当的方式在班上讲清道理，造造舆论，正确对待这种情况。

③注意观察孩子的言行，及时解开孩子的思想疙瘩。单亲家庭的孩子往往比较敏感，有些事情会使他们产生微妙的心理变化。家长要多注意孩子的言行，发现有异常的苗头，及时跟孩子谈心，了解情况之后，能及时疏导的就及时疏导。有的问题一下子解决不了，要进行更多的调查分析，考虑妥善的解决措施。

④让孩子接触其他长辈，接受多方面的教育影响。如果是离异子女，不管谁带孩子，都应该让孩子与另一方面有接触和交流的时间，感受父母之爱。双方都要讲理智，切忌在孩子面前"争宠"。如果有可能，应该让孩子与父母同时团聚，这在现代社会不仅应该，而且可能。不是夫妻，也可以是朋友嘛，何况还有共同的下一代。还要让孩子与其他亲友中的长辈接触，扩大孩子的交往面，家长的同事也是交往对象。这对孩子的成长有好处。

此外，单亲家庭的家长，要多给孩子当家做主的机会，让他们多为家长分忧解难，这会有利于他们尽快地成熟起来。如果包办代替太多，唯恐苦了孩子，反而对孩子的成长不利。

4.2 心理诊断在家庭教育问题中的运用

家庭教育是一门很大的学问，贯穿孩子成长的整个过程，每位父母都希望自己的孩子健康、聪明，希望他（她）们优秀。但是作为一位明智的父母，一定要根据孩子自身的特点来处理家庭教育中遇到的问题。心理工作者从咨询的角度也应该为家庭教育中的问题进行诊断。心理诊断的辅助测验也有家庭关系融洽测试、如何批评孩子测试、是否了解孩子测试等。心理工作者对家庭教育问题的诊断也可以从家庭关系融洽度、家庭气氛等角度进行。此外，对孩子的个性、能力、气质方面也可以进行测试。许多孩子的问题，实际上不仅仅是孩子的问题，这和家长的教育方式有关，也和夫妻双方的感情、行为方式有关。一般来说，和睦的夫妻，孩子问题较少，家庭冲突也较少；采取民主型教育方式的家庭，孩子问题也比较少，家庭冲突也少。

【案例 1】

一家三口同时来到咨询室，父亲走在前面，母亲搂着儿子的肩膀，半推着儿子进来。儿子的身子是往后倾斜的，身高齐母亲的肩部，年龄约十二三岁左右。咨询师起身欢迎之后，让来访者们随意坐下。父亲单独坐在一个两人沙发上，母亲和儿子紧紧靠在一起，坐在一个两人沙发上。父亲的脸上有些痛苦、无奈和气愤；母亲微笑地望着咨询师，目光在儿子身上停留的时间较多；儿子紧张地看着咨询师，同时目光也总是和母亲进行交流。

咨询师：你们好！你上几年级了？（咨询师注视着儿子）

儿子刚刚要开口，母亲比较柔和地替他回答：小学五年级。

儿子也重复了一下：五年级。

父亲眉头紧锁：这不都快上初中了。

父亲叹了口气：唉，就是不听话。

母亲下意识搂了搂儿子。

儿子低下了头。

咨询师微笑着，环视了全家人问：怎么不听话？可以谈谈吗？

父亲指了指儿子：以前都挺好的。这个学期以来数学很差，我被他的数学老师叫到学校三次了，成绩一次比一次差，这次倒数第一。这不，回去又发现他在贪玩，气得我就去打他。他就跑，结果我去追他，磕倒了，我肋骨还磕伤了，上了医院，花钱不说，还耽误我的事情。

母亲在父亲诉说的过程中，目光没有离开过儿子。

儿子在父亲的诉说过程中，眉头多次皱起来。

咨询师问：还有什么其他不听话的地方吗？

母亲没有说什么，摸了摸儿子的肩膀。

父亲：还偷着打游戏。有时我从厂里回来，发现门被从里面反锁，叫了很长时间，他才打开门，我看不对，问他是不是在打游戏。他自己倒先发火，冲我大嚷大叫说没有。我感觉他不像小时候那样听话了。

咨询师建议：你们俩先到隔壁的房间休息一下，我想单独和小孩谈谈。

父亲和母亲离开后，儿子仍是沉默，抬头看着咨询师。

咨询师注视着儿子，微笑：我们谈谈可以吗？

儿子点点头：嗯！

咨询师：你喜欢玩游戏吗？

儿子：喜欢。

咨询师：你喜欢玩游戏，有没有告诉过爸爸妈妈？

儿子：没有。

咨询师：为什么没有？

儿子：他们肯定不会让我玩的。

咨询师：为什么他们肯定不会让你玩？他们这样说过吗？

儿子：他们没有对我直接说过，但是电视上演过上网打游戏的小孩，他们就在一旁指责那些小孩。他们肯定也不会让我玩的。

咨询师：那好，你喜欢玩，但是你觉得你爸妈不会让你玩，那你是怎么解决的？

儿子：那就不要去玩。

咨询师：如果你很想很想玩，怎么办？

儿子：还是不要玩。

咨询师：要是自己都控制不了？怎么办？

儿子：强制自己。

咨询师：连强制自己都不行了呢？

儿子沉默了，睁大眼睛注视着咨询师。

咨询师轻轻说：偷着玩，趁爸爸妈妈不在家里的时候，对吗？

儿子点了点头。

咨询师：那你偷着玩的时候，害怕被发现吗？

儿子：害怕，还有些恐惧。

咨询师：那你玩得开心吗？

儿子：不开心。

咨询师：那这样，我们一起想，你喜欢玩游戏，大部分在你这个年龄阶段的男孩子都喜欢玩，是吗？

儿子：是的。

咨询师：你觉得你多长时间玩一次比较好？

儿子盯着咨询师，不出声。

咨询师：一个星期玩一个小时，可以吗？

儿子摇摇头，疑惑的表情。

咨询师：两个星期一小时？

儿子摇摇头，表情舒缓些。

咨询师：一个月一小时？

儿子点点头。

咨询师：我明白了，你想一个月之内玩一个小时的电子游戏机，你觉得这个要求，爸爸妈妈会接受吗？

儿子摇了摇头。

咨询师：你试着问问他们，看他们同意不同意。

儿子：不行，他们不会同意的。

咨询师：是你觉得他们不会同意，你试一试，愿意吗？

儿子摇了摇头。

咨询师停顿了一下，笑着：我们先放一放这个话题，我现在感兴趣的是想问问你喜欢数学吗？

儿子摇了摇头：不喜欢。

咨询师：从来就不喜欢数学吗？

儿子：不是，以前还喜欢，现在不喜欢了。

咨询师：现在不喜欢了，是吗？

儿子：嗯。

咨询师：为什么？现在发生了什么让你不喜欢数学的事情吗？

儿子：嗯。

咨询师：是什么？可以告诉我吗？（目光注视着儿子）

儿子低下头，又抬起：有次我数学考试没有及格，才考了四十几分，数学老师把我叫到讲台上，说："以后你就照着这个分数考就行了。"

咨询师：是吗？他是当着全班同学的面这样说的吗？

儿子点了点头，眼里有了泪光。

咨询师：当时你有什么感受？

儿子：我很恨他！真恨他！

咨询师：还有什么？

儿子：我觉得太丢脸了，不知道其他同学以后会怎么想。

咨询师：后面这个数学老师有什么其他举动？

儿子：他告诉了我爸，说我成绩差，叫我爸去学校三次，我爸回来就揍我。

咨询师：嗯，我现在明白了。

【案例分析】

儿子是一个自尊心强、自律性很高的孩子，处于青春期自我同一时期。一方面，"超我"开始形成，社会道德观念开始形成；另一方面，"本我"也开始了一个新的活跃阶段，内心比较矛盾。儿子的问题集中在：①与父母权威的沟通交流上出现障碍；②学业上出现厌倦敌对情绪。

【案例2】

该咨询系电话咨询。

咨询师：您好！这里是某某某心理咨询中心。

来访者：您好！（声音有些急切）您是心理老师吗？

咨询师：是的，我是。

来访者：你说现在的老师为什么这样不负责。

咨询师：具体是怎么回事？

来访者：我孩子的老师又叫我把孩子领回家了，不让我孩子上学了。

咨询师：为什么会这样？

来访者：老师不愿意管他了，让我们自己管。

咨询师：为什么老师不愿意管他了？

来访者：我家孩子上网，还逃课。

咨询师：您孩子多大？上几年级？

来访者：十五岁，上初二了。

咨询师：他从什么时候开始上网、逃课的？

来访者：初一就逃，有两个月没有上学，一直在家，我们没有办法，只好把他转学了。现在这个学校的老师又不管他了，让我们领回家。你说这些老师怎么就不管，他们自己没有孩子吗，不知道我有多难，还说什么"我就不信你们用链子锁不住他"。我能用链子吗？呜……（开始抽泣）

咨询师：孩子的父亲是什么态度？

来访者：他爸很凶，打了好几次，打得那个狠啊，你就别提了。心理老师，你说我该怎么办？

咨询师：孩子在哪上网？上网干什么？

来访者：在网吧，打游戏。我找过他，他还生我的气，现在小网吧又多。

咨询师：他上网的钱是怎样来的？

来访者：唉，心理老师，你不知道，我是开小商店的，总是有些零钱，我不给他，他就偷，偷了四次了。

咨询师：这么说，你是知道他上网的钱是从家里偷来的？

来访者：我知道。实话告诉你，今天晚上他又去"包夜"（在网吧玩通宵，俗称"包夜"）。他向我要钱说："妈，你给我六块钱吧，你不给也要去的！"呜……（停了一会儿）我怎么办？我明明知道他去玩，我不给他，我怕他去偷去抢；我给他，我心里又难受。我还不能告诉他爸，他爸知道了又会打他的。孩子的个儿都一米八几了，块头也不小，他爸打也不是办法。

咨询师：你和孩子交流过吗？他喜欢学习吗？

来访者：我问过他是不是不喜欢上学，他不上学那段时间也很无聊，他又想上。给他转了学，他又不好好学。你说我该怎么办？

【案例分析】

该子女的家庭教育存在严重问题。母亲很包庇维护儿子，父亲的教育方式很粗野，父母在教育方式上存在严重分歧。儿子逃课、偷窃等行为有严重问题。母亲在教育上把责任过多推卸给老师，并且将自己的身心置于一种疲劳焦虑状态之中，和丈夫的沟通上也存在问题。

【案例 3】

母亲和儿子一同来到咨询室。

母亲是一位稳重娴静的中年妇女，儿子是一位壮实的小伙子，大约十八九岁。两人和咨询师礼貌地问候后，坐下。

母亲：请您帮帮孩子！

咨询师点头安慰母亲，目光注视着孩子：有什么困难吗？

儿子低头不语。

母亲：他现在读第三年"高三"了，现在五月份了，马上就要高考了，我怕他压力太大，怕他经受不住。

咨询师：愿意和我谈谈你现在的感受吗？

儿子抬起头看了一眼咨询师，又低下头：不知道。

母亲鼓励地拉了拉儿子的手：没事。

咨询师：不知道怎么说，还是不知道自己的感受？

儿子抬起头，眼里满是泪光：我不知道怎么说，我很难受。

咨询师递过纸巾，母亲也开始流泪。

儿子：都第三年了，再不行，怎么办？

咨询师：前两次怎么样？

儿子：第一次是上了二本线，他不让我上，说丢不起那个脸，再读一年，结果……（哭泣）比第一年还差，二本线都没有上，今年会怎么样？

母亲：孩子，我的孩子（哭泣）……

咨询师：他是谁？

儿子：他是我爸爸。

咨询师问儿子：你爸爸是个怎样的人？

儿子：很厉害，很少在家，我读高中时就极少见面。本来我的学习很紧张，他又整天在厂里，没有怎么见过。一见面就是很严肃，很凶，总问我的成绩。

母亲：他爸爸是单位的领导，同时自己还开了一个工厂，事情很多，很忙，对他要求太高了。

儿子（痛哭起来）：他根本不理解我。我考不好，就是丢他的脸。我的高中同学都快读大三了。我就算去读大学，他们都快毕业了。他有没有想过我的感受？！

咨询师：你和你父亲沟通过吗？

儿子：他从来不给我说话的机会，他只会说"你应该怎样，怎样"。

【案例分析】

案例中的父亲是位各方面很成功的人士，又有很强好胜的个性，在儿子高考这点上也很好强，尽管儿子能读二本也不让他上，给儿子造成的压力很大。儿子在面对第三次高考时，心理压力极大，情绪极激动。母亲与儿子关系良好，处于儿子与丈夫之间，角色很难处理，心身也很矛盾、痛苦。整个家庭气氛很压抑，父子关系很紧张。

下篇　常见心理问题的咨询与治疗

第四章 发展性心理问题

1 认识自我

1.1 认识自我的基本问题

1.1.1 自我的有关概念

自我意识也叫"自我知觉"，是个体对自己的知觉，包括形象、态度以及价值观等。

自我意识是对自己存在的觉察，即自己对自己的认识，包括认识自己的生理状况（如身高、体重、形态等）、心理特征（如兴趣爱好、能力、性格、气质等）以及自己与他人的关系（如自己与周围人相处的关系、自己在集体中的位置与作用等）。总之，自我意识就是自己对于所有同于自己身心状况的认识。由于自我意识，个体能洞悉自己的一切，因而能对自己的行为加以控制与调节，而且也形成了对自己固有的态度，如自爱、自怜。

中国古语有云："人贵有自知之明。"西方哲人苏格拉底也说过："认识你自己。"这些都告诉我们，对于自己的认识有多么重要。其实我们一生中都在探索着一个问题——我是谁？同别人相比，我是个怎样的人？如果我们能够对自己有很好的知觉，很多心理问题可能就不会出现，或者心理问题不会陷入恶性的旋涡。在诊所内，我们经常能见到这样的来访者，他们对自己不能很好地认识；还有的来访者，他们求助的直接原因就是希望咨询师能帮助他们看清自己；也有些人到诊所来就是想看一看自己到底和他人有什么不同，如果能对现实生活有个解释，似乎所有的问题就都得到了解决。自我意识或者自我知觉，是说我们每个人内心都有一把尺子，如果这把尺子和社会常用的尺子不同，测量的效度有了差距，而自己不自知，就会出现问题，自己不舒服，别人也感觉不舒服，而严重的自我意识降低，或者临床医生所谓的自知力下降，就离精神疾病不远了。

增强自我意识水平，经常对自己进行反思，这对每个人都会大有裨益。在工作压力大的时候，这可以使人保持清醒的头脑、开阔的眼界，以及坚强的自信；在他人都持某种意见时，能够坚持自己正确的主张，不会轻易受到他人的影响。

1.1.2 有关个人问题的论述

1.1.2.1 应对方式

应对方式指的是，我们怎样来应对这个世界的问题。我们每个人的成长环境不同，成长史不同，导致了我们处理问题的方式不同；如果环境对于我们的这些方式以正强化，这就逐渐形成了我们长久固定的应对方式或者防御机制了。我们每个人都应该清楚自己的应对方式是什么。

一个人不可能没有焦虑。文学作品中，我们常常能看到这样的人物形象，他们永远镇静，运筹帷幄决胜千里，遇到任何事情都处变不惊。生活中真会有这样的人吗？应该不会。除非是脑死亡的人，他才会永远镇静；只要是一个普通的人，一定会有焦虑，只是焦虑的多少而已。而你有没有一个良好的防御机制去处理你的焦虑，这才是问题的核心。

有一种防御机制叫做幽默。幽默是一种高级的防御机制，之所以高级，是因为当你把一件最痛的事、最无奈的事、最尴尬的事，说得比较幽默的时候，你也高兴别人也高兴。

升华也是一种防御机制。比如我们熟知的巴顿将军，他从小就最能打架，绝对是一个反社会的人，没有一个邻居说他好。整天打架，迟早是要进监狱的，恐怕连工作都找不到。他最后选择了军校，最后成为了一名将军。抗德战争刚结束，他就说了一句震惊全世界的话："总统，你再给我一个任务——消灭苏联。"总统意识到这个人太可怕了，不但有了名位，还掌管了那么多军队，那么好战，肯定会出问题的。于是，把他解雇了。之所以巴顿能最终成为大家有目共睹的优秀将军，就是因为他把自己的野性升华了。他知道自己控制不住，于是将野性升华成社会能接受的方式。当然，并非每个优秀的将军都是从小好战的。

把你内心的冲动跟社会所能接受的事务完美地结合起来，你不但可以最大限度地发挥，还能最大限度地被社会所接受，这不是一个更好的选择吗？

除此之外，我们还观察到生活中有这样一些升华。比如，雕塑家把玩耍泥土的愿望升华；记者将偷窥的欲望升华；艺术表演者把暴露的愿望升华；运动员把攻击的愿望升华；还有，正常成人之间的友谊，有时候会是同性恋冲突的升华。

应对的方式有很多种，我们每个人都可以回忆一下，当自己遇到问题时怎样去处理，通常的方式是什么。

在这里，再介绍几种大家在生活中最常运用的防御机制。

压抑，是第一个被提出来的防御机制。压抑指的是人们主动把痛苦的记忆、情感排除到意识之外。当我们在意识范围之内感知不到这些东西的同时，痛苦的感觉也随之消失。遗忘就是压抑的一种表现。在人们遭受无法承受的创伤事件之后，常常会出现逆向遗忘，也就是在记忆里面提取不出来事件发生当时及之前的片段。这种机制对于受害者来说，是一种应激的保护措施。

否认，和压抑的作用一样，都是把不愉快的事件和现实隔离开来。运用否认的机制，人们就不许再去理会痛苦的现实，好像根本不存在一样。比如，身患不治之症的人，执意要去从事身体承受不了的事情。

反向作用的防御机制非常普遍，指的是人们用夸大一种情绪倾向的方式来压制对立的另一种情绪倾向。人们有时候会用节俭、守信来对抗自己奢侈和破坏的欲望。

转移，就是把情绪从真实的对象身上转移到另一个安全的对象身上。比如受到上司指责的人，会把气撒到自己下属的身上；在工作上的情绪会发泄到家人的身上等。

逆转，指的是改变冲动的主动性和被动性，或者是改变指向的对象。人们常常使用的责备自己的方式，有些情况下其实是在表达对他人的失望，这就是逆转机制的运用。

抑制，就是把某种或某类活动或思维缩少，以免导致自己的焦虑。不善于人际交往的人会想方设法地减少和人打交道的机会，这样可以让自己发生焦虑的可能性降低到最小。

理智化是一种非常普遍的防御机制，表现为在触及情感和体验的冲突时，就事论事，不带有相应的感情色彩。有的人表现为从道理、理论上去谈论，有的人则好像在说别人的事情，和自己没有关系。

退化指的是退回到心理发展的早期阶段，以避免或缓解后期发展中遭到挫折和冲突。比如退化到口欲期的人，会表现为暴饮暴食。

除了上述这些，还有与权威认同、禁欲、感情隔离、分离、投射、投射认同、无所不能、贬低、原始理想化等等防御机制。

1.1.2.2 自尊

自尊是一个人评价自己的程度。

自尊对于每个人都非常重要。在成长过程中，当自尊非常低时，人们就会特别容易受到伤害，做任何事情都觉得自己不行。比如在选择朋友的时候，总会选择一些不出色的人；工作的时候，经常认为自己不好，对自己做得好的地方视而不见。因为多种原因，每个人自尊的水平是不同的，而对于我们每个人来讲，了解自己的自尊水平是非常重要的。

所谓自尊水平，就是自己对自己的尊重程度。我们可以很好地尊重长者、父母、领导，但是有可能对自我的尊重不够。面对这个问题时，你可以想一想，把你自己想象成那个很受你尊重的人，你会怎样对待他（她），那你就怎样对待自己，可能就能够找到自我尊重的感觉。

1.1.2.3 责任感

责任感是应该为自己、他人或组织的想法、计划或是行为而感到压力，并愿意为之承担可能带来的后果。

责任感的培养应该从小就开始，其中父母起到了至关重要的作用。一个孩子在幼年时得到了充分的责任感培养，长大后就会很健康。小的时候，该你负的责任你负，如果父母把所有的事都替你做好了，你就不会形成责任感。当你做了坏事，如果没有被指出来，下次就不会承担责任。因此，责任感是训练出来的。缺乏责任感的男人或者女人，在人生道路上一定会遭遇诸多麻烦和挫折。

1.1.2.4 亲密感

亲密感是愿意从行为和情感上对某些人或是某些事物进行接近，并希望为之缩小自己正常的自我界限和领域。

亲密感在人际交往中占有非常重要的地位。患有恐怖症的人，害怕人多的场合，见到任何人都害怕，不喜欢与人交往，这会产生很多问题。当今社会是一个人际互动的社会，几乎每种场合都会产生人际互动。人际间的冲突，很大程度上是受亲密感缺失的影响。

1.1.2.5 敌对情绪

人际交往中，总不可避免遇到你不喜欢的人、和你的性格截然相反的人。也许你一辈子都不想跟这样的人接近，他们会让你产生情绪上的变化，会出现敌对情绪。实际上可能那个人根本没做过什么，也没破坏你的事，也没有干扰你，但是不管什么原因，你就是不喜欢他。

1.1.2.6 控制

控制是通过应用适当的强化和惩罚来矫正和改变行为的能力。

我们现在承认人都会有敌对情绪。我们不可能总是与爱的人、喜欢的人一起工作。我们假想，即便把自己克隆出来，造出一模一样的你，你就一定会喜欢他（她）吗？不成熟的表现就是该你听的时候你去讲，该你讲的时候你却没有讲，这是很可怕的一件事。所以最重要的是，不管你善讲能讲，一定要会讲才更重要。我们需要学会怎么控制。

1.2 可能出现的问题

1.2.1 无法诚实地面对自己——自我概念的内部冲突

自我概念（self-concept）即自我图式（self-schemas），指一个人对自己的特殊信念，即我们用来组织和指引与自己有关信息的一套自我信念。

个体的自我概念包含的内容非常丰富，个体知觉到的自我概念包含三个部分：理想自我、应该自我和实际自我。当这三个部分产生冲突的时候，个体就会出现负性情绪，并导致长期的不良后果。个体自我概念的构建与以下几个方面有关：

①从自己的行为推断自己。人们常由自己的所作所为来推断自己的内在自我概念：我做了什么，我就是什么样的人。

②从他人的行为反应推断自己。他人认为我怎么样呢？他人对我们的反应是我们了解自己的主要途径之一。

③通过社会比较推断自我。通过与别人相比，人们常常会对自己有更清楚的认识。比如你认为自己的胆子比较大，怎样才能证明呢？你就可以通过与你的朋友相比，晚上在野外走的时候，你不害怕，而你的朋友害怕，你就可以推论说自己的胆子比较大。

④通过自我意识来推断自我。如果让你仔细想想，你是什么样的人呢？一般情况下，我们可以通过让人们反省自己来了解他的自我，即在一定的时间内回答二十个"我是谁?"的问题，通过对个人的回答进行分析，从而可以确定每个人自我意识的内容。

在社会生活中，人们之间有意义的交流导致了自我和社会现实的整合，自我就是一个人通过行为展现自己时使用的符号，自我概念就是一个人用来定义自己的思想和情感的总和。

【案例1】

来访者：我总是担心我不是最好的，我担心失败。

咨询师：你可能会关注"其他人是否比我做得好？"或者"我是否做错了什么事？"

来访者：是的，我是这样想的。

咨询师：然后，你可能过多关注成就和比较。你认为你可能会对自己说什么？比如"我能做得更好，所以现在的成就根本不重要"。

来访者：对，我无法得到我本该得到的成就。

咨询师：或者你在预测你会失败，如果你做的不是一份伟大的工作，你会认为自己是一个失败者。

来访者：是的，一种完美主义。

咨询师：回顾你的生活，你可能会记起很多你没有做到最好的事情，并且常常想起它们。所以你希望成为特殊的人，你会关注那些你做得不完美的任何事情，你不会承认你的优势，你会预测你做的不如你应该做得好。

【案例2】

咨询师：让我们想象一下，在你小的时候有更为积极的图式。你认为自己真的很聪明，并相当好，而不是认为自己愚蠢。让我们回顾在这种正性图式的影响下，在生活上你的选择和体验会怎么样？

来访者：你的意思是说，回顾从前，思考一种不同的生活？

咨询师：是的，通过看看你的生活可能会怎样的不同，来考察你的负性图式是怎么影响你的。持一种积极的图式，你未来的生活肯定会有所不同。

来访者：好的。你的意思是，如果我开始思考，在我小的时候，我是一个聪明的、不愚蠢的孩子，就像爸爸妈妈是这样对我说的一样？

咨询师：是的。

来访者：我不知道，我可能在中学多学点知识，按时完成家庭作业。在大学我可能更努力，可能选一些对我来说特困难的课程。

咨询师：工作会怎么样？

来访者：我不会在这个没有成就感的工作上耗费六年的时间，真的！我可以更加努力地工作，获得更多的培训和进步。

咨询师：如果你对自己有更为积极的图式，你的饮酒问题会怎么样？

来访者：肯定没问题。我酗酒都是因为我认为自己愚蠢和失败。如果我不再喝那么多的酒，可能会更好地工作。

咨询师：如果你父母真的爱你、支持你，你会怎么样？如果你的父亲告诉你，你很聪明、很了不起，而不是打你，并称你为笨蛋，你会怎么样？

来访者：我不会把事情弄得一团糟。我会更成功，我会在学校努力学习，让他们为我感到骄傲。

咨询师：如果你有更为爱你、支持你的父母，你会持有更为积极的图式。并且，如果你有更为积极的图式——比如，认为自己聪明和优秀——你会做出不一样的选择。

来访者：是的，但是结果不是这样。

咨询师：好的，我们开始改变它。两种事情可以发生：首先，你可以成为自己的好父母，即你可以开始关爱、支持和喜爱自己；其次，你可以发展新的更为积极的图式，并且在新的图式基础上，开始生活的新选择。

来访者：如果能够改变那就太好了。

1.2.2 自我意识形成中的问题

自我意识是个性社会化的结果。自我意识的发展表现为三个方面——生理自我、社会自我和心理自我。

1.2.2.1 生理自我

自我意识最原始的形态是生理自我。生理自我是个人对自己躯体的认识，包括占有感、支配感和爱护感。这种生理的自我并非是与生俱来的，从婴儿出生后第八个月开始，到三岁左右基本成熟。

1.2.2.2 社会自我

幼儿园的游戏对个人实现社会自我起着重大作用。游戏的过程与社会化的过程是吻合的，因为儿童的游戏是成人社会生活的反映。儿童在游戏活动中扮演了某个社会角色，也会学习该角色的行为方式，还学到了各社会角色之间的相互关系，并产生某种情绪体验。

学校中的社会化也是建立自我意识的重要一环。由于教师对学生是一视同仁的，因此使学生认识到自己在学校中应有的地位——自己是班级中的一员。在学校中，学生要接受一定的社会义务和责任，学习文化知识以及形成一定规范的道德行为，这一过程中教师的表扬和批评客观上容易使学生获得成就动机，产生自我实现的需要和欲望。

学生对学习的成就动机的发展，是自我意识最重要的特征。学生具有成就动机之后，往往会随之产生一种担心失败的不安全感：担心自己会失败，会落后于同伴。如果确实失败了，则会使归属感和自尊感受到损害。于是这种成就动机会鼓励自己作出努力，以获得自我满足，进而要求自己表现出符合社会要求的行为，以实现社会的自我。

社会自我的一个突出表现是自我控制。自我控制包含坚持性和自制力。

在学龄期，就自我控制能力而言，一至三年级的小学生自控能力还不够强。在这段时间，他们的自我控制动力主要来自权威——教师的外在控制力。到了五年级，儿童的自我意识发展了，独立性增强了，那种外在控制力便减小了。到了初中阶段，据研究发现，小学六年级与初一，初一与初二有显著差异，初二与初三差异不显著。结果表明，学生进入初中后，由于学习和生活环境的要求，使他们的自我控制能力比小学阶段有了较大发展。

1.2.2.3 心理自我

心理自我的发展是同个体的生理、情绪、思维（包括性成熟、想象力丰富、逻辑思维能力）的发展相联系的，主要表现在自我体验、成人感、性意识、自我反省和自我意识的矛盾性等方面。

到了少年期，特别是在初中阶段，随着学生对自己容貌、打扮的关心程度，以及对异性和电影、电视中有关爱情描写的态度，学生的性意识和成人感开始发展。与性意识发展相伴随的是成人感的发展。

到了青春期，特别是大学阶段的学生，自我反省成了自我意识中的一个重要组成部分。

随着青春期自我意识的发展，心理自我的突出表现之一是自我意识的矛盾性。这种矛盾性主要表现在两个方面：①"理想的我"与"现实的我"的矛盾，这种矛盾集中体现为理想与现实的矛盾；②"主体的我"与"社会的我"的矛盾。这种矛盾集中体现在同学之间的理解与不理解的矛盾，尊重与不尊重的矛盾。此类矛盾常常使得大学生感到苦恼，然而这种矛盾斗争的结果，大多数人还是能够按照社会的要求不断地完善自己，使自我向积极方面转化，达到在新的水平上的积极同一，成为自我肯定的人。

【案例】

咨询师：听起来好像你的图式是无助，不能照顾自己。你非常认同自己的这种思维方式，是吗？

来访者：是的。当我是个孩子的时候我就这样认为了。

咨询师：因此这是一个长期的问题，是吗？如果我们看看这个图式对你生活各个方面的影响，你觉得我们会发现什么？

来访者：它的影响很大，比如我和我丈夫的关系。他对我像对待小孩一样，而且我也让他这样待我。尽管我四十五岁了，我还没有学会开车，我像个婴儿一样。

咨询师：无助和无能的图式还影响了你生活的其他方面吗？

来访者：嗯，我很长时间都待在家里，后来找了一个没有任何挑战性的工作。在使自己独立方面，我做得很少。

咨询师：你为这个图式付出的代价是什么？

来访者：我在丈夫面前没有自信，其实在任何人面前都没有自信。我做这个无聊的工作做了十二年，我没有独立地做过事情，我感到自己很糟糕。

咨询师：觉得自己无助给你带来了什么好处？

来访者：可以让我的丈夫为我做一切。

咨询师：这种情况不好的方面是什么？

来访者：让我感觉自己愚蠢并且没有力量。

咨询师：挑战和改变你的图式可能会涉及到让你做一些你感觉不舒服的事情。我的意思是，假如你害怕乘电梯，你要一遍一遍地去乘电梯，这样将会让你感觉不舒服。因此，有时候挑战你的图式会让你感觉不舒服。你对此有什么想法吗？

来访者：我知道我不能一夜之间就改变。但是，你期望我做什么呢？

咨询师：好，我们能够识别可以激活你的图式的各种途径，我们可以识别你的思维和感觉。我们可以提出更为合理的、更合适的想法，你觉得怎么样？

来访者：听起来很好。

咨询师：是的，但是你的图式会作怪，它会说"这是一套谎言。你知道自己是无助的、无能的，你在骗谁？"你的图式是不会那么容易认输的。

来访者：我知道。它会一直回来找我。是我妈妈使我有这种感觉，她……

咨询师：我们也可以涉及这些，但这不是心理分析，这是不同的。我们将积极主动地与这些负性信念做斗争，在处理的过程中我们将使用所有的认知治疗技术。

来访者：嗯，我听说这是短程治疗。

咨询师：这项工作需要稍微长一点的时间，至少要一年，这取决于你，取决于你想要什么，你改变的动机如何。我们可以共同努力，你会学到一些新的技巧。

来访者：我的生活一直是这个样子。

咨询师：可能你已经受够了！就像我所说的，这个治疗会让你做一些你的图式不希望你做的事情。例如，如果你认为自己无助、无能，你就得做些独立的、让你不舒服的事情，比如学车。

来访者：喔，我太老了。

咨询师：我想这是图式在作怪。太老？开车在高速路上行驶的人有多聪明？

来访者：一些人挺笨的。

咨询师：你的图式在告诉你，你还不如一个笨蛋？

来访者：是的。

咨询师：你如何回击这个想法？你如何告诉图式，说它错了？

来访者：我想我得说，"笨蛋？我大学毕业，一直看书，我工作做得很好。我不是笨蛋！"

咨询师：就这样，你已经开始挑战你的图式了，感觉怎么样？

来访者：相当好。

1.2.3 低自尊、缺乏自信

自尊是人的自我概念中与情绪有关的内容，它指一个人如何肯定与赞扬自己，是自我评价的重要维度。拥有自尊是人格成熟的重要标志。自尊的确立有两条途径：一是让个体有自己控制环境的成功经验，二是让他人对自己有积极的评价。

心理学家鲍迈斯特总结出了提高自尊的方法，这些方法包括学会用自我服务的方式去解释生活；用自我障碍（self-handicapping strategy）的策略为失败找借口；使用防御机制否认或逃避消极的反馈；学会向下比较以及采用补偿作用；在自己某一方面的能力受怀疑时转到自己擅长的活动中去。

【案例 1】

咨询师：由于你父亲对待你的方式，你认为自己真的很蠢和不负责任。有什么新的更为积极的图式吗？

来访者：我是一个聪明并且相当棒的小伙子。

咨询师：好的。有什么证据证明你是聪明的？

来访者：我完成了大学学业，获得了硕士学位，在工作中表现很好，智商也很高。

咨询师：如果你认为自己很聪明，当你和人见面时你会想什么？

来访者：我会想，他们怎么样看待我如此的在行。

咨询师：你的工作会怎么样——如果你用积极的方式看待自己，你的工作会有什么变化吗？

来访者：我会担当更具挑战性的工作，可能会进步更多。

咨询师：你会如何使你的经济状况好转？

来访者：我应该使用我的信用卡，并开始存钱——这绝对是聪明的举措！

【案例 2】

咨询师：你的负性图式是，你觉得自己根本就是愚蠢和无能的，那是你父亲教给你的吗？

来访者：是的，他总是给我贴上傻瓜的标签。

咨询师：好，我们看看这个标签"傻瓜"。什么样的事情会激起你的这种想法？

来访者：每当我考试之前，我总会担心自己考试失败。

咨询师：好的，你现在有考试吗？

来访者：下周有。

咨询师：当你想到这个考试的时候，你会产生什么样的自动思维？

来访者：我会想："我好紧张，我没有掌握全部内容，还有一些东西我没有读。"

咨询师：如果你没有掌握所有内容，那么？

来访者：我就会失败。

咨询师：如果失败了，对你来说意味着什么？

来访者：我很笨，历史又重演了。

咨询师：好。当你想到考试的时候，从 0 到 100％，你多大程度相信你自己是愚蠢的？

来访者：可能 75％。

咨询师：伴随着"我会在考试中失败，我是愚蠢的"这个想法，你会有什么样的感受和情绪？

来访者：焦虑，真的焦虑，并且，感觉丢脸。

咨询师：从 0 到 100％，你认为自己多大程度上是焦虑的？

来访者：大约 90％。

咨询师：好的。你认为自己愚蠢的代价是什么？

来访者：考试前总是特别紧张，担心得一直来回地走，不能入睡。

咨询师：你认为自己愚蠢并且会在考试中失败的想法会给你带来什么好处？

来访者：可能我会更努力。

咨询师：有没有你更努力的证据？

来访者：有时候有，但是大部分时间我都比较拖沓。由于担心自己做不好，有几次课我甚至早退。

咨询师：喔，这是你存在"我是愚蠢的"这个想法付出的又一代价。你说你还有"我没有掌握课程的全部内容"这个想法，"没有掌握所有内容"是你考试失败的证据或者原因吗？

来访者：有时我认为是这样。

咨询师：有没有人说过，他掌握了该课程的全部？

来访者：没有。我知道班上的一些人大部分的材料都没有读。

咨询师：然而你的假设是"如果我不掌握所有的东西，我就会考试失败"，这是一种完美主义的想法，你觉得是吗？

来访者：是的。但是我大部分时间都是这样想的。

咨询师：可以看得出来。我在想，是否有证据支持，尽管你没有掌握全部的东西，但仍然考得很好？

来访者：我在很多考试中考得都很好，但是有很多东西我没有掌握。

咨询师：我们回到"愚蠢"这个词的意思上，你是如何界定它的？

来访者：没有掌握很多东西，做得不好。

咨询师：愚蠢的反义词是什么？

来访者：极其聪慧的，知道所有事情的人。

咨询师：因此，你就认为"因为我是愚蠢的，我不知道所有的事情，因此我就会失败"。这听起来好像在智力的连续谱上你只有两点——愚蠢和极其聪慧。

来访者：是的，这就是你说的"全或无"的思维。

咨询师：对。在 0 到 100% 的连续谱上还有其他一些点来反映智力吗？

来访者：我想到的点还有"足够聪明"或者"聪明"，或者还有"平均水平"，可能还有"中等偏上"。

咨询师：有没有其他点来反映你的智力呢？

来访者：我想这取决于任务。在一些任务上我处于中等水平，但是在大多数事情上我处于中等偏上。有时候我真的很聪明。

咨询师：好的。你怎样将你刚刚所说的和你的观念——如果不知道所有的事情，我就是愚蠢的——保持一致呢？

来访者：这两个不一致。我不必了解所有的事情，没有人可以做到。

咨询师：如果你的朋友约翰考试的时候说，"我没有了解所有的东西，所以我将考试失败"，你会对他说什么？

来访者：（笑）这话太蠢了！我会告诉他，他很聪明，他在其他考试中考得很好，没有人了解所有的东西，考试的得分有高有低，是一个曲线分布，等等。

咨询师：为什么你对自己和对你的朋友约翰采取不同的标准呢？

来访者：我想我一直在对自己说，如果我做得不完美，我就是愚蠢的。

咨询师：你对这个标准有什么看法？

来访者：这个标准不公平。

咨询师：它是错误的吗？你是愚蠢的吗？

来访者：不，我不愚蠢。

咨询师：你现在感觉怎样？

来访者：我很多课程学得很好，我的 SAT（美国高考）分数很高。我也许不是个完美的天才，但是我也不愚蠢。

1.2.4 对自我形象的关注偏差

体象（body-image）是用来描述与个体对自己躯体知觉有关的现象的总称。近年来，随着人们对减肥问题研究的深入，研究者发现，由于人们很看重自己的体象，并且不满自己的体象，使得减肥盛行。有研究发现，青少年对自己体象的要求更高。研究者通过让青少年选择与评价他们想象的、实际的与社会认可的几种体象，证明大部分青少年对自己的体象不满。

【案例1】

咨询师：你说你担心自己的面貌和你渴望的样子不一样，你非常关注你认为自己不完美的地方。对吗？

来访者：是的。我认为自己看起来很老。

咨询师：好的，我们看"看起来很老"对你意味着什么。"如果我看起来很老，这点困扰我，因为它对我意味着什么？"

来访者：它意味着我没有吸引力。

咨询师：好的。那么你将"老"等同于"没有吸引力"。如果你没有吸引力，这个很困扰你，因为它意味着？

来访者：我丈夫不再需要我。

咨询师：如果你所说的发生了，会怎么样？

来访者：那么我就自己一个人了。然后……我不知道……生活会很悲惨。

咨询师：那么你的想法是：你看起来很老，没有吸引力，就会被拒绝和抛弃，最终自己一个人并且过得很悲惨？

来访者：对。这就是我的感觉。

咨询师：为什么没有丈夫你就会很悲惨？

来访者：我想是，我不能使自己快乐。

咨询师：那么你的想法是：没有丈夫，生活就不可能满足？

来访者：是的，男人对待我都像对待狗屎一样。

咨询师：好的。你认为男人是这样的。在这些关系中，你看待自己是否存在着某种模式呢？

来访者：我想，我认为自己是那种谁也无法满足我的需要的人。

咨询师：当你想到这种模式的时候——没有人能满足你的需要——关于你自己，你想到什么？

来访者：我的需要不重要。

咨询师：好的。如果你认为自己的需要不重要，它会使你对自己有什么想法吗？

来访者：我想我不重要。

咨询师：为什么你不重要？

来访者：因为我胖，我永远不如我的姐姐漂亮，她赢得了所有的关注。

咨询师：你认为自己胖，这是你的需要不重要的原因？

来访者：我以前从来没这样说过，但这正是我的想法。谁会爱一个又胖又丑的人呢？

咨询师：所以你认为自己不值得爱。也许这是你发现自己总是陷入和某类男人的关系中的原因，那些男人不能满足你的需要。

来访者：是的，这样想的话，就得到了这样的结果，不是吗？

咨询师：它取决于你对自己的负性信念——"我又胖又丑，我不值得爱，我的需要不重要，男人们不满足我的需要，这些证实了我对自己的想法。"我想这就成为了一种自我实现预言，对吗？

来访者：是的，总是这个样子。

咨询师：你认为自己又胖又丑，有缺憾，不值得爱，这种观念我们称它为图式或者是自我概念。这个图式通过你对男人的选择得以维持。你认为自己有缺憾、不值得爱的图式通过这种方式得以维持。

来访者：这是个永无止境的模式。

【案例2】

咨询师：你似乎很关注自己不如十年前漂亮这件事情（来访者是一个四十二岁的女性）。对于这个变化你是如何考虑的？

来访者：我失去了我的美貌，我开始变老，如果再这样下去，我就真的没有吸引力了。

咨询师：什么促使你认为自己不如昔日有吸引力了？

来访者：我在镜子前审视自己，我注意到我脸上的皱纹，我的头发也没有了昔日的光彩。

咨询师：所以，当你在镜子前仔细观察自己的时候，你看到了不完美？这是否就是你所指的"没有吸引力"和"失去了容貌"？

来访者：是的，我的样子不如从前。

咨询师：这种感觉有没有促使你做一些不一样的事情？

来访者：每天早上我花大量的时间化妆，可能这样我会拥有一张有魅力的脸。

咨询师：你做了很多事情来改善你认为自己没有吸引力的感觉，你有没有做什么来逃避这种感觉？

来访者：是的，因为我的肤色不好，所以我避免坐在明亮的光线下，我逃避参加聚会，尤其是有很多年轻女人的聚会。

咨询师：如果你参加聚会，你想会发生什么？

来访者：如果我去了，我会不能忍受明亮的光线，我想我会一直思索，我与那些年轻女人相比，看起来比她们老很多。

咨询师：只要你逃避参加聚会，你就可以逃避觉得自己没有吸引力的这种感觉？

来访者：是的。

咨询师：你第一次觉得自己没有吸引力是什么时候？

来访者：嗯，当我十几岁的时候，我戴那副傻瓜似的眼镜，伙伴们拿我开玩笑。我真是一个太平凡的小孩。

咨询师：然后发生了什么？

来访者：然后我开始选择改变一些。我让自己丰满，男孩子喜欢那样。我戴隐形眼镜，但是我总是觉得自己确实很丑。

咨询师：认为自己很丑的感觉，是否促使你做了些什么？

来访者：是的，我很长时间没有说过这些了！我在大学的时候做过一年的舞蹈演员，当舞蹈演员让我感觉自己很漂亮，好像自己可以控制所有为我着迷的男人。

【案例3】

来访者，女，已婚。

第五次治疗：

来访者：我做了一个梦，很有意思。我都有点恨自己，怎么从梦里面醒过来。

咨询师：你说你有点恨自己从梦里面醒过来？

来访者：唔……嗯（笑）。

咨询师：这对你很重要？

来访者：是的。是上个星期五的晚上，我梦到，我去看你。但是你忙得要命，在咨询室跑出跑进的。最后你走过来对我说："对不起，我没有时间花在你身上。你的故事太糟了，我，我不能被你弄乱了。"说完，你继续忙你的，我只能跟在你后面。我不知道应该做什么，我觉得很无助；我还觉得很丢脸，你的话把我弄蒙了。

咨询师：嗯。

　　来访者：然后，这个梦就一直跟着我。

　　咨询师：这有很强的现实性。

　　来访者：对。

　　咨询师：你感觉，我把你的情况判断为非常非常坏的？

　　来访者：就是的。你是法官，我准备好接受审判……（沉默）

　　咨询师：判决结果是——你有罪。

　　来访者：（笑）我知道就是这样的。（笑）就是这样的。我看不出我怎么能够回到那个情景中去。我是指那个环境，你已经审判了我，那么我真不知道我还有什么可以说的。

　　咨询师：嗯。

　　来访者：除非是其他事情。而且，嗯，它还没有离开我。我常常会想起这件事情。

　　咨询师：你感觉你在被审判。

　　来访者：是啊，为什么我会有这样的感觉呢？啊，对了，当然我有可能是把我自己的想法传给了你，所以，哦，我对此一点都不怀疑。这是不能改变的。这就是有罪的。我认为我在用自己的方式审判自己。

　　咨询师：嗯。你感觉也许你自己就是那个法官。

【案例 4】

　　来访者，女，五十岁，因为无法和二十二岁的女儿相处而前来求助，希望从咨询师这里得到一些建议。

　　片段一：

　　咨询师：请你告诉我，你知道的关于你女儿的事情，以及对这些事情，你有什么想法。

　　来访者：我的女儿已经搬到××市了（一个邻近的城市，大概一百公里的距离），她在那里找了一份服务性的工作。这份工作可以支持她当演员的梦想。她在那里，同时在××大学（一家著名的大学）学习戏剧，表现非常好。我知道，好多年轻的演员都需要靠一些低微的工作来养活自己，其实她根本用不着做那样的工作。（突然开始啜泣，和之前的平静格格不入）

　　咨询师：你心里是不是还有其他事情，让你感到这样不快乐？

　　来访者：（哭了出来）女儿离开家，让我很伤心，现在我的巢都空了！（停顿）但是这不是不好，我准备找家学校，重新开始做图书管理员。我已经在学一些必要的电脑课程，已经能够胜任这份工作了。

　　我做这个很多年了，经验很丰富，但是这已经没什么用了。我必须从最底层的工作开始做起。二十年前，我在一家中学的图书馆工作，我离开的时候，是那里的馆长。但是现在我想再回去，已经不可能了，我不得不联系一些小学看看。

咨询师：我发现在你的处境和你女儿的处境之中，有一些相似的东西。你们的能力都被低估，都从事着卑微的工作。

来访者：（又开始啜泣）我知道，我对工作的期望其实充满了深深的悲伤和怒气。

片段二：

咨询师：我发现，你爱用一个象征来描述自己的生活处境。而且，每次你想要说自己的处境的时候，总是说女儿的情况。

来访者：是的，这一点我很清楚。不仅在这里，我在生活中也经常这样做。我喜欢用象征性来表达自己的情形。我就好像那些熟悉象征符号的人，我热衷于用这个作为沟通方式。

片段三：

咨询师：我希望你能描述你现在心理状态的发展过程。

来访者：当孩子们渐渐长大之后，我曾经努力想要保持内心的平静。我向你提过的那个女儿是我最小的孩子。她还有一个哥哥和姐姐，他们都在这五年中相继离开了家。

其实，他们三个孩子在进入社会的时候，都有很好的开始。但是当他们一个个独立自主地走进社会后，我就发现我非常失落，还有一种莫名的悲伤。

咨询师：悲伤？你能详细说说吗？

来访者：这么多年了，我很清楚，为了孩子，我是快乐的，我为他们感到骄傲，也为我能把他们抚养长大而感到骄傲。但是，最后，我发现，我失去了他们。

【案例分析】

咨询师对来访者进行了抑郁症的评估，发现并不能诊断为抑郁症，而且来访者也没有自杀的倾向。实际上，咨询师也清楚了，来访者能控制她的愤怒，并有效地处理其他形式的攻击行为。之前，她在描述自己的工作时，充满了怒气。而现在，对孩子是否和她联系已经不那么在意，甚至可以描述她对孩子的愤怒。

片段四：

来访者：在这二十年中，我为了抚养孩子，放弃了工作。在抚养中，我获得了很多满足，而且一直很快乐。这是我生命中最快乐的时光。我享受了作为母亲的乐趣。周围的人总是因为我能幸福地拥有这三个好孩子，而投来羡慕的眼光。在这之前，我因为自己事业的发展而困惑，感到压力很大。当有了他们三个孩子之后，这一切都消失了。

三十岁的时候，我老公劝我放弃工作，做一名全职太太。从此，我和老公的关系就变得更加亲密了。

片段五：

来访者：我来自一个非常优秀的家庭。我还有两个姐姐，她们在很多方面都非常出众。我的父母都是专家，很受到大家的尊敬。当我们姐妹三个在什么方面表现得好的时候，他们从来不吝惜表扬我们。但是，如果做得不好，批评也是非常严厉的。在我的成长过程中，我一直担心让父母失望，一直担心父母给我的赞扬随时都会被他们再拿回去。

……

来访者：我常常反复地做这样一个梦，从十几岁就开始做，直到现在还在做。我梦到我在学校里，准备参加某门课的考试。但是我知道，整个学期，我都没有上过这门课。我知道自己一定考不及格。在梦中，我感到很挫败。我也对老师感到生气，因为整个学期，老师都没有特别帮助过我。同时，我对自己也非常失望。

咨询师：你对这个梦有什么想法吗？

来访者：这个梦表示，我不但害怕失败，而且当我不成功的时候，我马上觉得自己怎么那么差劲，同时我也对父母感到生气，因为他们在我成长的过程中给我的鼓励太少了。

【案例分析】

来访者的突然哭泣传达了更多的信息。哭泣的突然性和强度，表明了哭泣并非来自之前描述的内容，因为这之前，在描述女儿的情况的时候，她是非常平静的，这两种情绪是无法符合的。

了解到来访者的象征性表达的倾向，这一点对于接下来的治疗是非常重要的。因为来访者会在治疗中频繁地运用象征的手法，咨询师需要清楚来访者在说什么。所谓的"听话听音"。经过对象征手法的理解，咨询师明白了，来访者的主要抱怨主要是针对她自己的工作情况。

按照心理动力的动机来看，来访者似乎并不是一个会受心理动力作用，而倾向于将愤怒转向自己而变得抑郁或做出自我伤害行为的人。

来访者的困扰来自于自我的成就感，来自于自己的自尊感。当她重新开始逼迫自己要有所成的时候，她对失望的感觉有过度的敏感反应。这让她很不快乐。基于这样的假设，咨询师应该考虑把焦点集中到来访者的家族史上。

来访者能够参与梦境的解析，也能觉察到自己对父母的愤怒，能够处理自己的心理状态。来访者也觉察到自己的自尊问题是从自己的儿童时期就已经开始在心理组织中形成了。

2 学业问题

校园不是桃花源，校园生活也并不总是一帆风顺的。不管你愿不愿意，我们总是会体验到愉快、心烦、难过、厌倦、急躁、抑郁等各种情绪。中医认为人有"七情"——喜、怒、忧、思、悲、恐、惊，并认为"怒伤肝、喜伤心、思伤脾、悲伤肺、恐伤肾"。这阐述了情绪与健康的密切关系。我们应当了解自己的情绪，以便在校园生活中更好地调控情绪，更好地把握自己，完成学业。

2.1 学校适应问题——写给新生

2.1.1 重拾自信

"从小学一直到高中，我一直很优秀。可是现在，我一下子发现自己缺少那么多东西，没有姣好的容貌，没有优雅的气质，没有富裕的家庭，没有社交上的八面玲珑，当然更不是班委成员，即使在自认为还可以的学习上，也遭到了惨败，我不知道路在何方？"

这段在心理咨询室里的自我表白，不由令人跟来访者一起深深叹息。其实，每一个经历了升学后"呐喊"阶段的学生，或多或少都有过这样的叹息。升入新的学校，环境的变迁使昔日受师长宠爱、受同学羡慕的"佼佼者"，一下子沦为新集体中很普通一员，"兵头"变成了"将尾"。没有了往日的荣耀和光环，心理优势逐渐丧失，今昔对比强烈的反差，导致产生失落感，感觉自己成了被人遗忘的角落，没有人关心自己，没有人会记起自己，独处一隅，心理上的不安与焦虑，情绪上的敏感与混乱也就接踵而来。

成绩的好坏，在很长的时间内，是学生评价自我和他人的重要标准，尤其是在中学期间。许多同学，特别是来自农村的同学，长期以来主要关注的是自己的学习成绩，而对其他方面的事情很少在意。在升入新的学校之后，他们发现不仅自己的学习成绩有可能不如以前突出，而且自己在其他许多方面都与别的同学存在差距。这样的情况在进入大学后尤其明显。这部分原来以学业成绩优秀而建立起自信心的学生，用原有的信念推论出"学习成绩不好，个人价值就低"的结论。这样的结论自然给他们的自尊心和自信心以不小的打击，他们心情郁闷的同时更渴望着找回对自己的信心。

面对这种失落，我们该怎么应对？下面是一些小建议：

①接受现实，给自己重新定位。过去的辉煌只属于过去，进入新的学校，就意味着新的开始。大家站在新的起跑线上，未来的日子，只属于始终自强不息的人。

②努力培养多方面的才能。应该明白：大学里的评价标准并非是单一的学习成绩。在校园生活中，能力特长是衡量一个人价值的重要标准，并且有愈来愈重要的趋势。比如一个同学知识面很宽，或者社会交往能力很强，或者能歌善舞，或者有姚明、刘翔的风采——这些都同样能令大家对他刮目相看。

2.1.2 独在异乡为异客

> 每天穿梭在陌生的城市中，每天投身于各色的人流里，麻木了视线，也麻木了灵魂。有许多感想无从诉说，有许多心事也只能自己默默地体味。
>
> 梦未尽，抓不住，一切都是从前，挨过一天是一天。
>
> 总是想起以前的日子，总是难以忘怀过去的生活，以及平凡生活中点点滴滴的小事与感动。
>
> 是啊，家离开得久了，家在心里也只是一种感觉了。

这段摘自一个大一学生的随笔，生动地向我们展现了大学低年级学生的"孤独"体验。

许多学生随着升入新的学校，也第一次离开了家庭，远离长辈亲人，远离昔日的同学好友，独自到了一个陌生的环境，犹如断线的风筝飘落到了一个孤岛上，四面无援，心中的凄凉和孤独可想而知。新同学彼此之间互不了解，新的人际关系尚未建立，很难从同学那儿获得慰藉。同学又多来自不同的地区和城市，来自不同的家庭，带着各自的生活习惯和行为方式走到一起来，相处起来难免磕磕碰碰，有时可能受点小委屈，生点小闷气，这个时候心情自然会很低落。加之有的同学性格内向，不善言辞，会感觉与周围的人无法沟通，心生怨恨，最后发展为不愿与人交往，不愿敞开心扉，很长时间找不到好朋友，得不到情感上的慰藉，孤独感便油然而生。

孤独并不是一件坏事。人在孤独的时候，往往能比较冷静地反思自我、处理问题，更加理智地作出判断。我们应该明白，孤独人人有之，只是发生的程度和时间会有所不同。新生们初入学校的孤独只是暂时存在的一种现象。随着新校园生活的日渐深入，他们会逐渐适应并建立起新的人际关系，此时因不适应而带来的孤独感会逐渐消失。

但是长久的孤独会令人心情压抑，容易形成闭锁心理，不利于身心健康。大学新生在面对孤独时应主动排解，寻找倾诉和安慰的对象，或者向老同学写信，或打电话告诉父母，或把自己的感觉告诉新同学。进入新学校的第一年，信件成了他们安慰心灵的一剂良药。事实上，大一新生的信件也的确是最多的，他们盼信的心情也最为热烈，大一以后信件会逐渐减少，这正是新生适应大学生活，慢慢成长起来的痕迹。

不管怎么说，学会应对孤独，是自己开始对自己负责的起点。

2.1.3 路在何方

"如果大学生活能够允许重新开始的话，我将不会因为一年级白白失去的许多时光而留下太多的遗憾！"一个行将毕业的大学生如是说。

相当一部分学生在适应新学校生活的过程中，会遇到另一个可怕的情绪障碍——丧失了前进的动力。仿佛河流突然到了入海口，面对浩瀚辽阔的大海，分不清自己和周围的界限，茫然若失。进入新的校园，或者是因为感觉自己与别人差距太大，丧失了前进的希望；或者是因为之前的日子太过清苦，现在滋生了"及时行乐"的思想，别人的收获和成绩在眼中已起不到刺激作用，抱着一副什么都无所谓的态度；或者是没有了考试的压力，突然不知道自己该干什么，没有了前进的方向，只满足于一日三餐、中午一觉、周末的闲逛和网络游戏。就算面对同学的荣誉和成绩，虽然内心颇不平衡，但深知"种瓜得瓜，种豆得豆"，也就只好装作满不在乎了。

细究起来，我们会发现新生对新生活和对自己的未来过于理想化，抱有过高期望。在升学之前，他们对现实的校园生活了解太少，抱有许多不切实际的幻想。而当他们进入真正的新校园生活以后，自己必须单独地处理各种各样的生活琐事，再加上人际关系方面的种种令人心烦的事，他们的心理面临着很大的挑战。

面临环境的转变，新生应做出适当的反应，来适应新环境。环境是客观存在的，新生可以通过改变自己来顺应环境，把环境当成一种依托和手段，环境的压力自然会减轻。以下是改变自己的几个方面，新生们不妨试一试。

①应该改变自己的学习方式。新的学习与之前的学习相差很大。以前有老师的监督和帮助，而现在的学习要以自我为中心。要求在学好专业的前提下，扩展自己的知识面，学什么不学什么完全要自己把握。即使在专业学习上也不能简单抱着一本专业书死记硬背，应兼顾相关参考书，扩充自己的思路，形成自己对问题的看法。总之，新的学习更强调自我规划，自我管理。

②不要把大学生活仅仅局限于学习。学习仅仅是学生综合素质中的一项。国际21世纪教育委员会提出21世纪的人才必须"学会学习，学会做人，学会共处，学会生存"。校园生活为每个人提供了一个舞台，人人都可以在这个舞台上找到自己的位置，并尽情展示自己的风采。学生切不可把眼光停留在死板、单调的生活氛围中，而应该重新确立目标，塑造一个新的自己。

③学生还要在生活习惯、行为方式上做出相应的改变。新的学校有自己独特的生活

风格、管理体制和校园氛围，其基调是文明向上的。要改变自己旧有的生活习惯和行为方式，把自己融进新的校园生活当中去。来自农村和边远地区的学生，他们面临的环境变化更为巨大，他们更要努力改变自己的生活方式和行为习惯，尽量符合新环境的要求。

就如同初来乍到时的孤独感一样，新生中出现的"找不到自己"的现象也只是暂时的。随着他们积极主动地应对，努力地改变自己，他们对大学生活会日渐熟悉和了解，会逐渐适应并融入新环境，深深地爱上大学的校园氛围和生活方式。在经历了阵痛之后，新生活就真正拉开了帷幕。

2.2 学习中的调适

2.2.1 大学生对所学专业不感兴趣怎么办

进入大学，每个人都确定了自己的专业方向。然而，不是每个人都会喜欢自己的专业。其中的原因是多方面的，但大致可以归纳为两个。一是由于选择专业时了解的信息不够，具有一定的盲目性，进入专业学习后才发现这并非是自己的专业兴趣所在。二是由于我们国家现行高教体制，有些学生是按高考分数被调整到某一专业的，这样他们本来就可能对该专业缺乏兴趣。

心理学对"兴趣"的解释是，积极探求某种事物或关心某种活动的心理倾向，是人类主体对事物客体的积极的选择性态度。因此，专业兴趣的缺乏势必影响到学习的效能。如果在大学的四五年里，一直处于缺乏专业兴趣而又无力改变的状态，其结果可想而知。好在心理学专家告诉我们：兴趣可以培养、发展并逐步深化——通过创造一定的客观条件和自身的主观努力，专业兴趣就能够得以培养和激发。

①明确学习目的。专业兴趣与社会发展需要紧密联系。兴趣有直接兴趣和间接兴趣之分。直接兴趣是对事物或活动本身的兴趣。间接兴趣是对活动的目的或结果的兴趣。直接兴趣与间接兴趣可以相互转化。如果一个人具有明确的学习目的，即使是对专业的学习缺乏直接兴趣，他也可能因为间接兴趣，加之不懈努力，使间接兴趣转化为直接兴趣。比如医学志愿的报考只是因为家里人的希望，但当你深刻领会到"救死扶伤"的崇高与伟大时，这份职业的荣誉感和"助人"的成就感也许会使你喜欢上做一名临床医师。

另外，确立学习目标要合理有"度"。太高太远，容易在学习过程中因不易达到而受挫放弃，太低却又不能激起奋斗的欲望。只有循序渐进坚持不懈，才有望学而有成。

②了解学科的发展史和前沿科学知识，激发学习兴趣。对某一专业或学科感兴趣，首先基于对该专业或学科的了解。一般来讲，人的兴趣发展，要经过有趣—乐趣—志趣

三个阶段。据此，我们要有意识地把握本专业或某一学科的发展前景及其在现实生活中的巨大功用，激发好奇心和求知欲，从而燃起学习的热情和信心。

③在实践中，积极运用所学知识。只有在现实中不断体会学习的成果，才会强化学习的兴趣，形成良性循环。

④培养良好的兴趣品质，巩固专业兴趣。兴趣品质包括兴趣的倾向性、广阔性、集中性、稳定性、创效能性。我们应首先把学习兴趣同社会理想和品质修养相联系，追求高尚的兴趣。在培养广泛兴趣的基础上，确立自己的中心兴趣，做到既博且专。中心兴趣一旦形成，就要持之以恒、锲而不舍地刻苦学习才能获得系统而深刻的知识，从而取得一定成就。

当然，如果你是大一新生，而又实在无法改变自己，那剩下的一条路就是重新参加高考了。这时候你千万不要犹豫，要相信自己这次能考上，下次就会考得更好。要当机立断，犹犹豫豫之间，时间不等人。

2.2.2 如何提高记忆力

中国古代有不少记忆超群的人物，他们的故事被后世传为佳话。《晋书·符融传》称符融"耳闻则诵，过目不忘"。建安七子之一的王粲，一次路遇"道碑"，念过之后，竟能"背而确之，一字不失"。更有甚者，四大名著之一的《三国演义》中的张松竟能将曹操所写的十三篇兵书，浏览一遍之后，便从头至尾背出来，令杨修佩服之至，拍案称奇："公过目不忘，真天下奇才也。"这些故事的真伪我们已无处求证了，但渴望有个良好的记忆力，却是面对这个"知识爆炸"的信息时代的每一位求知者的心声。那么如何才能在学习中保持良好的记忆力呢？归纳起来，有以下三方面的手段。

①调整好自己的心身状态。在学习时，首先要有自己一定能记住的信心。这样，积极的念头会对自己产生积极的暗示作用，引起大脑皮层的兴奋，从而发挥自己的记忆潜能。其次，要调动学习积极性，集中注意力，要有明确的记忆目的，同时通过注意对记忆的有意识调控，就一定会有好的记忆效果。再次，要调节好自己的情绪状态。过分紧张或低沉的情绪会抑制人的记忆活动。只有在愉快、有兴趣而较平静的情绪背景下，带有对当前记忆适度紧迫感，才能更有利于提高记忆效率。最后，要保证充分的睡眠。充分的睡眠对识记时的注意和保持的巩固有积极作用，只有保持充沛的脑力，才能保持良好的记忆。

②掌握一些记忆的基本技巧。可以将记忆材料歌诀化，如"历史朝代歌"。也可以将记忆材料形象化，如记忆英语单词 avarice（贪婪），在脑海中出现"一个人贪婪地望着一

碗米饭"的形象。可以将记忆材料谐音化，如记忆马克思的生卒年代 1818—1883，就可以记作"一爬一爬，一爬爬山"。还可以在理解的基础上将记忆材料系统化、概括化、规律化。总之，要在学习的过程中悉心发现适合于自己、适合于材料的记忆方法。

③战胜遗忘。要想战胜遗忘，首先要尽可能快而准确地初步识记材料。可采用整体—部分—整体的识记，使人在相互联系中对各部分材料的理解与记忆变得较为容易。在具体识记时，又可采用尝试回忆法，交替进行记忆和尝试回忆，使人能及时了解识记的对错，以提高每次识记的针对性和积极性。其次要尽可能当场巩固识记材料。可采用过度学习法，若以初步识记（即刚能背出）所需花费的识记次数为 100% 计算，那么在达到初步识记后应再花上 50% 的识记次数来巩固记忆内容。心理学实验表明，过度学习 50% 的识记是经济而有效的，不足 50% 效果明显不佳，而超过 50% 则不经济。最后要尽可能日后不断复习。遗忘的规律是"先快后慢"，初时复习在衔接上应当安排紧些，一段时间后就可以松些。

2.2.3 与"考试"共舞

社会的就业观念早已发生了变化。经久不变的"铁饭碗"已难以寻找，为了立身社会、适应社会，终身学习已是现代人生活的必备能力。既然学习是我们的终生课题，那么考试将伴随我们一生也就在情在理了。这个时代，从我们懂事起，考试就如影随形地伴着我们。考重点、考高中、考大学、考研、考"寄托"、应聘、升职称……考试是激烈的社会竞争带来的产物，社会要发展，就一定要竞争。而竞争的本质是优胜劣汰的选择，于是各种各样的考试便应运而生。从社会的发展上看，考试永远也不会被取消。

因此，盼望着考试被取消，或者逃避考试，这都不是明智之举。我们必须在心理上有这样一种准备，考试无处不在，考试无时不在，我们应当以积极的方式去直面考试。我们应该学一些调适自己心理的技巧。无论是对考前、考中还是考后，当然最重要的是要有足够的知识储备，这就好比楼房是一层一层盖起来的，我们不能只要最高的那层。

经过大大小小无数次考试，我们多多少少都可能在考前有这样的体验：担心考砸后别人如何看待自己，担心成绩不佳影响前途，担心应试准备不足，或者茶不思饭不想，头脑发木，睡不好觉，烦躁、沮丧、无奈……所有这些都是考前焦虑的表现。

在考试即将到来之际，由于种种原因而导致焦虑是正常的心理现象。仅仅为此担心是无用的，关键在于如何消除它。下面就是一些自我调节的建议。

①分析内心的焦虑，用语言表达出来。要通过理性的分析知道是什么想法困扰着自己，将朦胧的意识表达出来，才能有针对性地解决问题。

②进行积极的自我暗示。坚信自己能考好，为自己打气，相信即使遇到困难和挫折，也只是暂时的。

③学习一些放松的技巧。方法很多，如转移注意力、练习气功、参加体育活动等。你还可以参照前面章节所讲的放松法去练习。

我们可以用各种各样的方法消除焦虑，恢复平常心态，但我们所面临的挑战却不能逃避，我们还需要：

①倒出鞋里的沙子。要知道远行途中"使人疲倦的不是远方的高山，而是鞋里的那粒沙子"。要学会找出这粒"沙子"，是学习的资料丢失，还是学习用具不足，抑或是头皮发痒却无暇清洗？那么，尽快解决它，要知道磨刀不误砍柴工。

②坚持就是胜利。如果我们一直坚持学习计划，完成复习任务，每一天每一夜，我们都会体会到成就感，有了这种成就感，自信心就会增强。终于有一天你会发现，原来是那样可怕而遥不可及的大考到了今天，已经变成了水到渠成的自然结果，轻松搞定！

2.2.4 注意用脑卫生

人脑的潜能是巨大的，心理学家将人脑比作"沉睡的巨人"。但是人类对大脑的利用只是很少的一部分。研究表明，人脑的利用率充其量也只达到了 25%。就像人的肌肉越用越发达一样，人的脑子也会越用越聪明。勤于用脑的人，由于信息的反复刺激，脑功能不断得到开发，其认知能力也会高于常人。但这不等于说，大脑可以不加限制地使用，因为大脑的活动方式是兴奋和抑制两个过程交互进行的。大脑处于兴奋（工作）状态时就需要耗费脑细胞内的营养，而抑制（休息）时又可以从血液中获得能量补偿。如果持续地用脑，脑细胞就会持续兴奋，由于得不到有效的给养，从而发生疲劳，乃至诱发疾病。因此科学合理用脑、注意用脑卫生是必要的。

"一张一弛，文武之道也。"学习也应张弛有度，劳逸结合。以下是保证用脑卫生需要注意的几个方面：

①合理休息。连续学习一定时间后要适当地休息。聊聊天，散散步，听听音乐，以转移注意，使大脑得以"换口气"。当然作息还有一种很重要的形式——睡眠。高质量的睡眠可恢复脑力，并于醒后保持良好的觉醒状态。

②锻炼身体。体育锻炼能增强人的体质，促进儿童和青少年神经系统特别是大脑的发育，提高大脑皮层神经的强度、均衡性和灵活性，从而提高大脑皮层的分析和综合能力。另外，人的身体状况与人的注意力能否集中有关。人在疲劳、生病的情况下，注意力就不易集中。身体健康、精力充沛的时候，注意力就容易集中。注意力对我们的学习

过程很重要。

③营养大脑。人脑的重量虽然仅占体重的 2%左右，但它活动时的耗氧量却占到全身耗氧量的 20%。因此，学习过程中所需的大量营养物质须源源不断得到供应。所以，平时要注意合理饮食，不偏食，不挑食；不空腹上学；饭后休息片刻再投入学习；学习环境要保持空气清新。

④保持一份快乐的心情。在快乐的情绪下学习，人能充分发挥观察力、记忆力、思维力、想象力等的潜能，提高效率。而在抑郁的心境下学习，则注意力涣散，无精打采，影响记忆力和创造力的发挥，从而降低学习效率。

⑤把握和利用学习的最佳时间。据研究，一般人的大脑在一天中有四个学习的高峰期。第一个高峰期是早晨起床后。这时大脑经过一夜的休息，消除了前一天的疲劳，脑细胞处于活跃状态。这时候学习知识，记忆东西效果良好。第二个高峰期是上午八至十一点。这时的精力上升到最佳状态，大脑接受信息的能力较强，记忆效率高。这就是几乎所有学校都把主要课程放在上午的原因。第三个高峰期是下午。经过中午的休息，大脑基本上解除了疲劳，神经细胞也较活跃。第四个高峰期是晚上。这时环境安静，精力集中，有利于进行复杂的思维活动。又因为学习后就上床睡觉，不存在后学习的知识对先学习的知识的干扰现象。当然，并非每个人每天都同时具有这四个学习的高峰期。找出适合自己的最佳时间，才是最重要的。

2.3 日常生活中的调适

2.3.1 良好生活习惯的养成

生活习惯与人的身心健康有着极为密切的关系。养成良好的生活习惯受益终身。生活习惯在一定条件下形成，也能在一定条件下改变。影响生活习惯有两方面的因素，一是对习惯的认知和态度，二是环境刺激因素。处在成长期的学生因为具有一定的可塑性，完全可以通过主观努力和环境监督改掉不良的生活习惯，养成良好的生活习惯。培养良好的生活习惯可以从以下几方面入手：

①生活要有节制。人们的日常生活、学习、工作和劳动总是通过一定的安排而有序进行的。大学生应该管理好自己的时间，做生活的主人。有节制地学习、生活，做到长计划、短安排，充分有效地利用时间，劳逸结合，松紧有致。不要平时贪睡旷课，考前却熬夜加班，或者一到周末以轻松为由，熬夜上网，第二天却呼呼大睡一整天。始终保持旺盛的精力，才能专注于学业，并使自己得以健康成长。

②适度运动。根据自身的生理机能、身体素质、健康状况，以及季节变化选择适当的运动方式和时间，并循序渐进，持之以恒。

③合理饮食。饮食习惯是生活习惯的重要组成部分。合理的饮食要求三餐定时定量，吃好早饭；不挑食不偏食，荤素搭配，粗细协调，不暴饮暴食；少吃多盐食品与甜食；细嚼慢咽；多吃水果与蔬菜，保证营养均衡、充分。

④不吸烟少喝酒。吸烟对人的身心健康危害极大。没有吸烟的学生应坚定自己的选择，为了自己与家人的健康坚持不吸烟。已有吸烟习惯的学生应充分认识吸烟的害处，有计划有步骤地戒烟。戒烟需要更多的同学参与进来，通过各种途径倡导无烟宿舍、无烟教室，倡导文明的生活方式。当然，平时还应做到不喝酒，特殊场合饮酒也要做到有节制，避免过量饮酒而失态失言。

⑤讲究卫生习惯。卫生习惯体现一个人的修养水平。大学生尽管文化层次高，但仍有一些人缺乏良好的卫生习惯。文明的现代人理应经常洗澡换衣，理发漱口，不随地吐痰，不乱扔瓜果皮纸屑等。

2.3.2 网络，进退两相宜

这是一个 Internet 时代，网络已以一种势不可挡的势头走进我们的生活。上网也已成为一种时尚，一种生活，一种品味。网络撒下天罗地网，网住了人们的时间，网住了人们的精力，甚至网住了人们的情感，令人欲罢不能，于是"网络成瘾"这种心理疾病也就应运而生。心理学家对网络成瘾现象做过研究后，提出了网络成瘾的特征如下：

①脑子里终日想着上网（如以前上网的情况以及早点再次上网）；

②上网的时间越来越长，却总嫌上网的时间太少；

③无法控制上网的冲动；

④一旦减少上网的时间，就会焦躁不安或心情不佳，而一上网就能消散种种不愉快；

⑤常常不止一次希望停止上网或减少上网时间，但屡屡以失败告终；

⑥常因上网而影响家庭关系，或其他重要的人际关系（如恋爱关系）或影响日常的学习、生活；

⑦对亲友频频掩盖上网的行为；

⑧常常通过上网达到逃避现实，缓解情绪困扰的目的。

然而，现实中并非所有的人上网都会成瘾。心理学家指出上瘾往往与自身的某些心理特点有关。比如，性格内向，不善交往，孤独却又渴望被重视的人；生活受到某些挫折的人；父母不和，没有特长，学习成绩不突出，心情压抑，或因某种环境变化导致成绩下降却又难以适应的青少年学生。他们在现实生活中感受不到成功，所以就希望在网上得到安慰。但是，在网络的虚拟世界中生存，并不能代替在现实世界中的生存。过分沉迷其中，会降低现实中人与人实际交往的能力。网络或许可以宣泄现实中的不满和压抑，但究竟于现实无补，现实中的挫折只有在现实中解决。

有人开玩笑说要想解决网络成瘾问题，唯一的办法就是将插销拔掉，将"猫"（调适器）砸坏。对此我们大可一笑了之。但笑过之后，还要根据自己的情况制订一个计划，逐步减少自己在网络中停留的时间，尤其是限制自己少去那些聊天室和色情网站。此外，要积极参加校园生活中的各种文体活动，在实际交往中结交朋友，交流感情，从中体会乐趣。一旦你真正体会到现实生活的丰富多彩与挑战性，就会渐渐远离屏幕。

2.4 大学生择业的心理诊断

择业产生的危机感，已成为近两年来大学校园普遍突出的心理问题，成为大学生心理咨询的新热点。在职业选择中，只有根据自身的气质、兴趣、能力等条件，才能够合理地选择自己的职业，也才能充分发挥自己的优势去获得事业的成功。

2.4.1 就业压力引发的大学生心理问题

2.4.1.1 "就业恐慌"

不断上升的高校毕业生数字，就像一张大网笼罩在大学毕业生的心头：2001 年，115万；2002 年，145 万；2003 年，212 万；2004 年，280 万；2005 年，340 万。高校毕业生潮水般涌入就业市场，数量越来越庞大，几乎每一位大学生都切身感受到了"就业恐慌"。包括《中国青年报》、新浪网教育频道等在内的多家媒体推出的一份最新调查显示，92.94%的学生存在就业压力；而 77.5%的学生回答在找工作期间存在比较大的心理压力。究其原因，受访者认为就业压力是"扩招带来庞大的就业大军"或"现实与理想有巨大的差距"造成的。

"80 后"大学生种种"就业恐慌"的表现包括：没有明确的职业目标；对未来的职业生涯比较模糊；一有就业的机会，也不看是什么要求就一哄而上，出现参加人才交流会的"赶集"现象。因此，"就业恐慌"可被定义为平常没什么职业规划，找工作时的茫然无措，同时找工作四处撒网，没有一个明确的目标。

2.4.1.2 "就业恐慌"带来的心理问题

就业恐慌的现实压力使大学毕业生透不过气来。五花八门、前所未有的奇怪现象和就业手段出现在"80 后"大学生的求职招聘中。如"零工资"或"无薪求职"的出现

（占 1.58%），折射出大学生对个人发展机会的极度渴望，对个人能力和职业前途的复杂心态以及对就业窘境的无奈。在择业过程中，大多数毕业生多会出现不同程度的焦虑、急躁、抑郁情绪，同时还伴随自我认知和人际心理等相关问题。

①情绪控制失衡

情绪在择业这个系统工程中扮演着重要角色。天之骄子的高傲姿态消失，是好事；但取而代之的不是平衡心、平常心，而是一种自卑、浮躁和茫然。贯穿整个择业过程的是不同程度的焦虑心理。大多数毕业生紧张烦躁、心神不宁、意志消沉。表现为，在职业未确定前，焦躁不安；在对用人单位了解较少的情况下，匆匆签约；一旦发现未能如愿，又后悔莫及；屡屡遭受挫折，不为用人单位认可接受，导致情绪低落、愁眉不展，情绪大起大落，甚至开始怀疑起自己的能力，变得盲目和烦躁。

②社会角色与心理角色混乱

择业中，有的大学生缺乏自信心，畏惧竞争；在遇到挫折时，他们悲观失望、忧郁孤僻，极易产生强烈的自卑、畏缩心理，有碍于自身聪明才智的正常发挥。有的毕业生则好高骛远，脱离实际，以幻想代替现实，使自己择业目标和现实产生很大反差。对用人单位横挑鼻子竖挑眼，很难找到自己满意的工作，因此他们的情绪也会一落千丈。有的大学生在求职过程中渴望公平竞争，但在机遇到来时却手忙脚乱、谨小慎微，生怕说错一句话，答错一个问题，不敢放开表现，没有把自己的特点和优势表现出来。当一些大学生受到挫折而感到无能为力、失去信心时，会产生逃避现实、不思进取、听天由命、意志麻木等消极心理反应。他们对前途失去信心，不再想主动争取择业机会。这种种心理都与就业的竞争机制和社会环境不相适应。

③信念与价值观失调

价值观是一种内心尺度，它凌驾于整个人性当中，支配着人的行为、态度、观察、信念、理解等，支配着人认识世界、理解事物对自己的意义、自我了解、自我定向、自我设计等。因此，人生价值是一个具有丰富内容的概念。价值体系与个体自身认识活动和实践活动密不可分。任何价值体系都蕴涵着一定的认知方式、价值观念和价值标准。这是个体在实践活动中之所以能对外界事物、信息做出价值判断的内在根据。在强大的就业压力下，有的大学生信念与价值观产生了一些失调。比如投机心理，一些高校中"待嫁族"或"傍富婆"的现象逐渐流行起来。除利用色相资源外，通过走后门、托关系、送礼金等手段参与竞争，在相当部分大学生中已被看做是理所当然的事。在校大学生相互隐瞒考研信息、封锁招聘信息，甚至故意漏出一些假信息的情况日益增多。找工作，家长比孩子忙。当一些大学毕业生在父辈的"帮助"下，轻而易举地拥有令人羡慕的工作时，那些来自农村或贫困家庭的大学生却在经历一次次的求职失利。

【案例】

2003 年一应届毕业女生，由于所学专业是冷门，找工作时四处碰壁，又不想回西北老家，遂对某电脑公司部门经理以身相许，终于如愿留在该公司工作。

"我想我应该是幸运的。身上全是名牌，有高级轿车接送，以后还能找到体面的工作。可我又感到极度失败，面对那个年龄快赶上自己父亲的男人，还要装出一副情窦初开的陶醉模样，连自己都觉得作呕。我是什么时候变成这样的？我居然都不记得了。"

在激烈的竞争面前，一些大学生丧失自我，认为只要傍上一个大款就可以找到幸福，但一个失去自我、失去自尊的人怎么可能得到幸福呢？

2.4.2 大学生择业的心理误区

国家在转型期时，就业结构性难题非常突出，不可能提供足够的适合大学生的就业岗位。虽然政府、学校、社会都在努力，但一时间恐怕难以根本解决。大学毕业生已具备很强的分析和解决问题的能力，以及对新问题、复杂问题的综合和表达能力。因此，目前比较突出的大学生就业问题无论是从大学生自身寻找原因，或归结为大学生数量太多，表面上看虽然很容易找到问题的症结或根源，但却无助于问题的解决，甚至模糊和转移了问题的焦点。某种意义上，就业难的关键，不是因为工作机会缺乏，而是就业能力结构失衡；也不是因为毕业生多，教育水平下降，而是自我认知的能力模糊，就业信心和自我价值期望的下降。

2.4.2.1 破解就业难的若干误区

大学生在择业时存在许多问题和误区。例如，相当多的大学生不了解职业的基本概念，更不用说职业规划和职业意识了。他们不知道自己能干什么，也不知道自己要干什么。一切都紧跟潮流，别人做什么，自己也做什么。这是典型的从众心理或称为羊群效应。有的同学大学四年看起来充实而忙碌，但过于追求出风头的机会和各种表面上的荣誉，忽视内在的真正提高。在他们的职业选择过程中，非常明显地存在以下典型矛盾：

2.4.2.1.1 职业理想与"饭碗"的矛盾

毕业了，第一份工作该如何选择呢？不同的学生有不同的选择。有的选择薪水普通但稳定的，有的选择工作轻闲还能兼职的，有的选择以实力决定待遇的，有的则为创业方便，选择可以充分学习的。职业理想是指人们对未来的专业、工作部门、工作种类以及事业成就大小的向往和追求。它与个人的专业知识与能力、兴趣和职业激情紧密联系。但对于大学毕业生，职业理想与"饭碗"经常发生矛盾。很多人不能按照自己的理想标准选到合适的职业，随便找了个有收入的职业混日子，怨天尤人，无所作为。因此，有人认为，现在能找到工作就行，就业形势如此严峻，没有必要再谈职业理想。这些现象发生的根源，皆在于择业者没能正确认识职业理想与现实的关系。不能正确地自我定位，只能产生空洞的梦想，只能面对残酷的现实。正确认识职业理想与现实的关系，在任何情况下，一个人都能拥有一个长远而又切实的职业理想。

①职业理想必须以个人能力为依据。职业理想虽因人而异，没有绝对的标准，但是，职业理想必须以个人能力为依据，超越客观条件去追求自己的所谓理想，是不现实的。这就要求大学毕业生在选择职业之前一定要正确评估自己，给自己一个合理的定位。在大学毕业后的第一年，大多数人都会感觉到现实与理想的落差，这段时期被称做"职业探索期"。在这段时间里，职业理想与现实发生冲突非常正常。这种现象一旦发生，既不要怨天尤人，也不要心灰意冷，而是要冷静地看待。我们应该用这段时间积累经验，同时通过增加对自己兴趣、能力等各方面的认识调整自己的职业理想，积极寻找机会，从而为自己的长期发展奠定基础。

②我们把职场分为"天堂团队"、"人间团队"、"地狱团队"，很多人以为不能进入"天堂团队"，就是不理想的。实际上，很多真正有能力的人是从"人间团队"，甚至"地狱团队"走出来的。因为当一个人的职业生涯并不是一帆风顺的时候，往往反而可以使一个人的多方面能力得到更好的锻炼。

③要懂得职业理想不等于理想职业。一般认为当个人的能力、职业理想与职业岗位最佳结合时，即达到三者的有机统一时，这个职业才是你的理想职业。只要你的职业理想符合社会需要，而自己又确实具备从事那种职业的职业素质，并且愿意不断地付出努力，迟早会有一天实现自己的职业理想；而理想职业却带有很大的幻想成分。

2.4.2.1.2 兴趣与技能的矛盾

找到一份工作，从事一项任务，真正百分之百满足我们要求的工作几乎是没有的。因为大部分事情，不是针对个人，而是在很大程度上满足社会要求的。所以做工作，如果能够比较满足兴趣，剩下的一点不喜欢的东西，在积极意义上需要依靠爱心，在中立意义上需要依靠耐心和责任感来把它做好。从职业评价的角度而言，实现兴趣是幸运，而具有职业责任感则是一种专业操守。

2.4.2.1.3 热门行业与冷门行业的矛盾

对热门行业的选择要有非常强的竞争力和心理承受能力。如果选择的职业岗位已无空缺，而你又需要立即就业，那就先降低一点自己的要求。冷门行业中的确可能提供更合适一般人才的就业机会。

2.4.2.1.4 有名与无名的矛盾

人格通常分为两种：内在型人格和外在型人格。内在型人格的特征是做事情以自我满足为标准；而外在型人格则选择有普遍影响力的工作作为职业。很多贫困家庭出身的孩子，积极向上，喜欢选择到知名企业工作，这类人是从组织的规模与组织的名声中寻求满足。也有很多人，自己做生意，悄悄发财，也不露富，只讲究自己的实惠。这两者之间没有绝对的好或者不好的区分，只能根据个人不同的人格特点来确定。企业具有"生命周期"，即一般企业的寿命大致可分为五个阶段：开发期、成长前期、成长后期、成熟期与衰退期。处于"开发期"的企业，刚起步，机会多，但由于企业基础尚不够稳固，需承受较大的风险。处于"成长前期"的企业，也有较多的机会，但速度则略微缓慢一些。"成长后期"的企业，制度、体系都已上了轨道，但想在短期内获得成功则较困难。而一般的知名大企业多属于此阶段。

2.4.2.1.5 长期与短期的矛盾

实现人生计划不一定是一步到位，存在长期与短期的矛盾。职业目标是个人职业规划的首要内容。个人职业目标按时间可以分为短期目标、中期目标、长期目标和人生目标。制订中期目标和短期目标时，要更多地考虑组织因素。而在制订长期目标和人生目标时，要多考虑一些自身因素和社会因素，而通过制订个人的短期目标、中期目标和长期目标，就形成了完整的个人目标体系。有些人从小认为自己有什么样的爱好，其实这个人并不一定是只有这样的爱好。职业也是一样的，大学生活，只是毕业生的第一个学科。毕业的时候进入哪个行业，不能代表以后的发展方向就完全确定。可以先就业，解决基本的生活保障；同时学习实践，积蓄力量，即"曲线救国"。另外，还要认识全局，系统地运筹规划，使事业逐步发展起来。所以要切合实际，要以务实的态度去做事，但是不能没有想象和梦想，否则你走得不会太远，也不会有大的飞跃。

2.4.2.1.6 个性与企业文化的矛盾

组织是集体，一方面它需要你有适度的个性。另一方面它需要你表现出一定的意愿，愿意跟这个组织兼容。所以如果你只想表达个性，那你只适合自身、个体发展。

2.4.2.2 当代大学生择业的新特点

①坦然务实的择业标准

大学生素以富有理想、抱负和社会责任感而著称。在今天就业形势不甚乐观的情况下，大学生也以对社会的责任感而积极地应对这一人生问题。例如，面对求职挫折和失败问题，不但有七成大学生认为这是一次必要的人生经历，还有21.01%的学生认为这种经历会"使个人生活态度变得比较积极"，而对学校、社会等的负面评价都不超过15%。

他们进一步转变观念，加强专业学习和专业实习，全面提高自身能力和素质；同时坦然和务实，能理性地"降低择业标准"，从而增加更多的锻炼机会，为解决大学生就业问题提供了空间。但就业期望的适当降低并不意味着大学生要放弃自身的身份认同。尽管当前对于大学生的负面评价时有所闻，但大学生的知识水平和能力素质仍能获得社会普遍的积极评价。用人单位也不能无限制地降低大学生的岗位标准，甚至与普通劳动者的就业混为一谈。这种人才浪费，本身也是一种典型的隐性失业。因此，应该加强对用人单位和社会舆论的引导，理解大学生，珍惜大学生这一宝贵的人才资源。

②网络招聘成为大学生求职的主渠道

校园招聘会和各种现场招聘会，一直是大学毕业生求职的主要途径。但由于受招聘企业数量、招聘人数、时间、场地等各种限制，许多求职的大学毕业生乘兴而去，悻悻而归。大约六七年前，网络招聘开始出现。与现场招聘会、报刊上刊登招聘广告等传统招聘模式相比，网络招聘具有信息量大、时效性强、传播范围广、成本低、无区域和时间限制等优点，越来越受到大学毕业生和用人单位的青睐。目前，求职不用"跑细腿、磨破嘴"，足不出户就可参加招聘会，这已不是什么新鲜事。前不久公布的一项抽样调查结果显示，87.1%的企业主要通过网络招收大学生，传统的"参加社会招聘会"仅占24.1%。

目前，全国高校毕业生就业网络联盟启动。该联盟是教育部、人事部、劳动和社会保障部、国家发改委和国资委五个部门共同发起组建的网络平台。中国高校毕业生就业服务信息网、人事部人才市场公共信息网、中国劳动力市场网、中国中小企业信息网等作为联盟的门户网站，联合各加盟网站及其他合作网站，开展不同形式的网上招聘和推介活动。

网络招聘现在已实现职位信息搜索，将来还会建立"网上视频面试系统"，实现毕业生网上初选和远程面试。这样，大学生求职就可以真正足不出户。网络招聘已逐渐成为大学生求职的主渠道。

③利用各种网络媒体，多种方式展示自我

毕业生处在精英教育转为大众教育的大背景下，未出校门就感受和体验到了生活的艰辛，有了更强的心理承受能力。这也可促使他们更加重视自身能力的培养，并调整好个人心态，在困境中收获更多的人生财富。他们善于利用多种途径来表达他们的优势。网络招聘和博客的火爆，使很多学生开通了自己的求职博客，以便更好地"推销"自己。不少企业在这些博客中发现线索，延揽人才。也有些学生非常善于推销自我，利用"职友集"这种新的免费工具，重新诠释着当代大学生的价值取向，成为吸引企业注意和赢得信任的关键。

④企业对人才的需求

在新时期，用人单位在强调专业知识的同时，不苛求名校出身，只要综合素质好。企业更加关注大学生的心理素质和待人接物的礼仪素养；要求大学生能在最短时间内认同企业文化；对企业忠诚，有团队归属感；有敬业精神和职业素质；沟通能力强、有亲和力；有团队精神和协作能力；能够带着激情去工作等。

2.4.3 大学生人格特征与职业兴趣的诊断分析

著名职业兴趣研究专家霍兰德曾提出"职业兴趣就是人格的体现"的观点。职业兴趣作为人格的一个方面，具有人格的稳定性和差异性等基本特征。它的形成也同样受遗传和环境的影响，但主要受后天环境的影响。可是在真正投入就业的战斗之前，大学生是否认真地思考过自己呢？

2.4.3.1 兴趣与职业选择

进入 21 世纪，职业的种类越来越多，已远不止"三百六十行"，职业间的差异也是多种多样。现在人们选择职业时，常常考虑到自己对某方面的工作是否喜欢，是否有兴趣。兴趣具有推动活动的力量，是活动成功的重要条件之一。职业兴趣在职业活动中起着重要的作用，主要表现在以下几个方面：

①兴趣可影响人们的职业定向和职业选择。选择职业时，首先考虑的是，是否对其有兴趣。只有对某种职业有浓厚的兴趣，人们才可能投入最大的热情，坚定地追求这一职业，尽心尽力地工作。

②在职业活动中，兴趣可以开发人的能力，激发人们去探索和创造。一个人如果是根据爱好选择职业，就会激发起他对工作的热情，促使他充分调动整个身心的积极性，使一切才能发挥到最佳状态，最大限度地施展才华，这是有助于事业成功的。

③职业兴趣使人们更快地熟悉并适应职业环境和职业角色。据报道，一个人对某一工作有兴趣，能发挥他全部才能的 80%—90%，并且能长时间保持高效率而不感觉疲劳，即使当他疲劳时心情也总是愉快的；而对某工作不感兴趣，在这方面只能发挥全部才能的 20%—30%，且容易感到疲倦。

人们的兴趣多种多样，如何根据自己的兴趣找到适合自己的工作呢？霍兰德将人们的兴趣分为六种类型，并提出适合该类型的工作。

①实际型。喜欢有规则的具体劳动和需要基本操作技能的工作。典型职业包括技能性和技术性工作，如农民、修理工、摄影师、制图员等。

②研究型。喜欢智力的、抽象的、分析的以及独立的定向任务，比如研究性质的工作。典型职业包括科学研究人员、教师、工程师等。

③社会型。喜欢社会交往，关心社会问题，乐于教导和帮助他人。典型职业包括教师、教育行政人员、咨询人员、公关人员等。

④艺术型。喜欢富有想象和创意、自由、具有艺术性质的工作和环境。典型职业包括演员、画家、设计师、歌手、诗人、作家等。

⑤企业型。喜欢从事领导企业性质的职业。典型职业包括政府官员、企业领导、销售人员等。

⑥传统型。喜欢有系统、有条理的工作任务。典型职业包括秘书、公务员、会计、图书馆馆员、出纳员等。

在现实生活中，人们可以根据自己的兴趣选择自己喜欢的职业，但常常由于条件限制，未必都能如愿以偿。当发生这种矛盾时该怎么办呢？事实上，职业兴趣总是以社会的需要为基础的，并在一定的学习与教育条件下形成和发展起来的，是可以培养的。在培养职业兴趣时，应该注意培养广泛又不失中心的兴趣，并且使得培养职业兴趣具有实际意义和稳定性。广泛而切实的兴趣能减少人们在职业选择上受到的限制，在职业变动时也能较快地适应新行业。有中心且稳定的职业兴趣能使人专注于自己的本职。俗话说：兴趣是人类最好的老师。当你有了兴趣，便会深入钻研并容易有所发展和成就。

2.4.3.2 气质与职业选择

日常生活中人们所说的"性情"、"脾气"，就是心理学所说的"气质"。气质是个人心理活动的动力特征。这些动力特征主要表现在心理活动的强度、速度、稳定性、灵活性及指向性上。比如讲情绪的强弱，意志努力的大小，知觉和思维的快慢，注意集中时间的长短，注意转移的难易，以及心理活动是倾向于外部事物还是倾向于自身内部等等。

人的气质在传统上分为四种类型，即胆汁质、多血质、粘液质与抑郁质。胆汁质相当于兴奋型，多血质相当于活泼型，粘液质相当于安静型，抑郁质相当于脆弱型。但现实生活中单一的某一气质类型的人并不多，大多数人属于混合型。上述每一种气质都赋予具有该种气质的人以鲜明的特点，相应地也就使具有该种气质的人具有某种工作特点。

①胆汁质的人活泼好动，反应迅速，注意易转移，容易接受新生事物，但印象不很深刻，情绪不稳定且明显外露。其工作特点带有周期性。他们能以极大的热情去工作，克服前进中的困难。但如果对工作失去信心，情绪便顿时转为沮丧。他们适宜从事感兴趣的困难较大的工作。

②多血质的人直爽热情，精力旺盛，脾气急躁，易于冲动，反应迅速，智慧敏捷，

但准确性差，情绪明显外露，但持续时间不长。他们在集体中朝气蓬勃、容易处世。很多多血质的人机智敏锐，对新鲜事物敏感，他们在从事多样化和多变的工作时，成绩卓著。他们很适合做反应迅速而敏捷的工作。

③粘液质的人安静稳定，交际适度，沉默寡言，善于自我克制，情绪内敛，注意稳定且难以转移，忍耐力好，他们始终是沉着坚定和顽强的实际劳动者，不尚空谈，埋头苦干，不会为无关的事情所分心。他们最适宜从事有条理和持久的工作。

④抑郁质的人孤僻，多愁善感，情绪不易形之于外，善于察觉别人不易发觉的细小事物和细微变化，常表现出温和、委婉、脆弱、敏锐和富有同情心的特征。在友好团结的集体中，抑郁质的人可与人融洽相处。适宜从事需要谨慎、细心的工作。

当然在混合型气质者那里，可参考各种气质类型所适合的职业领域，作出职业选择。职业活动对人的心理活动特点会提出一定的要求。因此，我们应该了解自己的气质特点，选好适宜于自己的职业，只有这样才能在工作中有所成就，有所发展。

2.4.3.3 性格与职业选择

如何选择适合自己的职业？怎样在工作中不断挖掘、发展自己的潜能？这是每一位求职者在选择职业前自然会想到的问题。选择职业对每个人来说都是一个重大的决策，因为它的结果关系到个人未来的命运，所以必然慎重对待，准确评价自我。

评价自我是一个发现自我、认识自我的过程，其中对自己性格特征的评价是重要的一部分。各种不同的职业对从业者的性格有一定的要求。从事与人交往较多的行业，如推销员、记者等，就需要开朗、活泼、热情、温和的性格；从事科研、教学方面的职业要求有好问、深沉、严谨的性格；而要做一名军人或警察则要求具有勇敢沉着、果断刚毅等性格特征。

自身的性格是否符合该职业的要求，是自己能否适应该职业并在以后的工作中能否发展自己的关键所在。因此，首先让我们了解一下性格的类型及特点。性格根据不同的依据有多种不同的区分方法。根据心理活动的指向分为内向型及外向型；根据对社会及文化的价值观可分为理论型、经济型、审美型、权力型和数字型。这里主要介绍的，是以人在生活中与他人的交往特点，将性格划分成四种类型。

①敏感型。这类人精力旺盛，好动不好静，办事雷厉风行，但其行为常常有一定的盲目性。与人交往中，多会拿出全部热情，而一旦受挫容易悲观消沉。

②感情型。这类人感情丰富，喜怒哀乐溢于言表。很容易被他人了解，不喜欢循规蹈矩的生活和工作，对新事物总是很有兴趣，喜欢鲜明的色彩。在与人交往中，常感情用事，反复无常，傲慢无礼，所以与他人不易相处。

③思考型。这类人善于思考，逻辑思维发达，有主见。生活、工作有规律，爱整洁，时间观念强。但有时思想僵化、教条、纠缠细节，缺乏灵活性。

④想象型。这类人想象力丰富，喜欢思考问题。生活中不太注重小节，对不能很快了解其想法的人往往很不耐烦。有时行为刻板，不易合群，难以相处。

上面四类性格特征不同的人在选择职业时也有差别。敏感型者可见于多种职业，如职业运动员、政府工作人员等；感情型者在演员、活动家及护理人员中多见；思考型者在工程师、教师、财务人员中多见；想象型者在科学家、发明家、艺术家中居多。

事实上每个人可能都是上面两种或两种以上性格类型的复合体，但必然有一种是占主导的性格类型，这就是你自己的性格类型。了解自己的性格类型可以在生活和工作中扬长避短。研究发现，相同性格类型的人更容易相互交往，知道了这点就有助于改善人际关系，使生活、工作更加愉快。

某种职业要求一定的性格类型，而人往往是多种性格类型的复合体，当其中一些类型不适合该种职业时会如何呢？会不会因此阻碍自身的发展？回答是否定的。性格的形成受后天环境影响较大。在职业实践中，职业活动会巩固或改变原有的性格特征，并形成许多适应职业要求的新特征。如，从事科研工作的研究员以前具有易冲动、不善自控的特征。通过一段时间的训练后，就会养成沉着冷静的性格特点。

总之，选择职业前，对自己的性格进行认真的评价，把握性格类型，选择适合自己性格的职业，并在后来的工作中扬长避短，这样才能不断发展自己，为社会多作贡献。

2.4.3.4 能力与职业选择

常常听到有些人这样说："我很有能力，可我不知道自己适合干什么"，"这个人能力很强，可他总做不好自己的本职工作"。如果不知道自己适合干什么，再强的能力也会无用武之地。因此，我们无法回避这样一个问题：能力与职业选择之间有什么关系？

什么是能力呢？能力是在人的活动中形成发展并且表现出来的，保证人们顺利完成某种活动所必需的个性心理特征。而职业活动中所必需的能力就是职业能力。

职业能力按其倾向性可划分为一般能力和特殊能力。一般能力是人们完成大多数基本活动所需要的能力，包括观察力、记忆力、注意力、想象力和思维能力等具体能力。特殊能力则为某种活动所必需，并在某种活动中表现出来的能力的综合，如公关人员的社交能力，厂长的决策能力，科学家的发明创造能力。要保证成功有效地完成自己的工作，既要有一般能力为基础，又要有特殊能力的参与。

大千世界，芸芸众生，每个人的能力都会有所差异。具体表现在类型、发展水平、发展速度三个方面。

首先是能力类型的差异。如有的人计算能力超强，有的人艺术想象力丰富，有的长于理性分析。

其次，对于具有同一种能力的不同个体来说，其能力发展到的水平也是不一样的，有高低强弱之分。这种差别集中体现在人们的工作效率和成就水平上。例如同样是从事文字工作，有的成为知名作家，有的成为编辑，有的成为记者。

最后，对于同一能力的同一发展水平，不同的人要达到这一水平的发展速度也不同。如一些年轻企业家二三十岁就建立起自己的网络公司，也有的人大器晚成。

在选择职业时，择业者应首先搞清楚自己已有哪些能力，还有哪些能力是不足的。这可以通过有关的心理测验来知道。知道自己的能力适合做什么工作后，以此作为参考，尽量选择与自己能力相适应的职业。这样有利于扬长避短，充分发挥自己的潜在能力。

人的能力是基于一定的遗传素质建立起来的，但能力形成和发展的关键在于后天的环境及教育训练和实践活动，职业能力尤其如此。这种后天的培养和锻炼可具体通过以下三个过程来实现。

①自信＋自我发掘

一些优良的品质往往对能力的形成和发展具有重要的意义。其中，最首要的就是"自信"。它不但能激发人们无穷的斗志以发挥自己的能力，还可以激发人们挖掘自己的潜能。许多成功人士往往都抱有"天生我才必有用"的念头，来不断激励和鞭策自己。在拥有自信之后，接下来我们应该做的便是最大限度地发掘自我的潜能，把自己最真实、最有魅力的一面展现出来，这样才能促进自己能力的发展。

②自强＋自我充实

"成功＝1％的天才＋99％的汗水"，这个公式或许是最能体现勤奋与努力在能力的形成与发展中所处的地位和所起的作用。它不仅能帮助人们战胜阻碍，获得成功，甚至能够使人战胜自己（身体上的某些缺陷）。如古希腊政治演说家德摩斯梯尼天生有严重口吃，每次上台说话总会受到同伴的耻笑，但他坚持不懈地练习，每天在晨跑时含着石子高声演讲，最终克服了口吃障碍，成为一名伟大的政治演说家。勤能补拙，充分说明了个人的勤奋努力对能力的发展所起的积极作用。

③自立＋自我实现

能力的形成主要依靠间接的经验获得。但能力的提高与发展还必须依靠在实践中的自主的不断磨砺与锻炼。因为我们培养能力的最终目标就是要完成一定的社会活动，所以能力的最终发展阶段，也就在于人们将能力的发展与社会实践活动完美地结合在一起，使我们在不断地探索与实践当中实现自我，超越自我。

【案例】

咨询师：你觉得你在毕业出路中的个人定位和策略制定上，最可取的是什么？

来访者：最可取的是，客观理性地分析了自身情况和客观形势，没有盲目跟随他人，坚定信心，作出了适合自己的选择——放弃保研，找工作。通过与师长的交谈和自己的分析，我渐渐明白出国、读研和工作这摆在大学生面前最常见的三条路，并没有好坏之分。评价的标准应该基于个人的兴趣和对周围环境的客观分析。当我想听听师长的建议时，常常最先听到一个问题：你想要什么，你以后想做什么？只有当你能回答出这个问题的时候，才能理性地作出选择。如果想在学术领域有所成就，那么应该首先考虑出国深造或者在国内继续读研；如果想在职场有所发展，尤其对于商科的同学来讲，恐怕先工作一段时间更为合适。学历并不是一个人能力高低的标志，更客观地说，它应该体现价值取向的不同。

咨询师：如果你决定就业，你觉得什么是你在找第一份工作时考虑最多的因素？

来访者：主要是未来的发展机会，以及该公司所处行业、提供的职位与自己的职业规划是否相符合。

2.4.4 大学生择业问题的解决及对策

大学生在择业时，要了解社会对该专业的需求情况，根据自己的职业兴趣、专业特长、实际能力、性格气质特点、家庭情况等去确定职业期望值。同时，大学生要树立正确的择业观。择业过程中出现的急功近利、求闲怕苦、虚荣等心理误区，在一定程度上影响了他们的职业发展。

2.4.4.1 全面客观地认识和评价自己

毕业生要正确地认识和评价自己，应将自己与社会上的其他人进行比较。一是要通过与自身条件、情况类似的人比较来认识自己，避免孤立地认识和评价自己；二是要通过他人的评价和态度来认识自己，看看别人怎样评价自己的；三是要通过参加社会活动，从活动的结果分析来评价和认识自己，如参加社会实践、毕业实践等，在客观上寻找评价的参照尺度来认识自己。

此外，毕业生可根据自己的需要，在专业人员的指导下，对自己的气质、性格、兴趣、职业倾向等进行测验。通过测验分析，明确自己的个性特点，找出自己适合的职业方向，从而减少择业的盲目性，避免承受不必要的心理挫折。

总之，大学毕业生要保持良好的状态。对择业热心投入，遭遇挫折时，对待挫折要具备耐心和恒心，才不会使一切的努力和积累都化成泡影。同时还要抵挡住假相和诱惑，不急功近利。

2.4.4.2 进行个人职业规划

人们经常为一个周末，一次旅行，甚至一顿早餐进行规划。但是，却很少为自己生命中最重要的事情——职业进行规划。在校时，大多数学生对自己的定位不太清晰。等到了工作时，才对自己稍有明白。我们经常会听说这样或者类似的说法：

"我不知道自己想要什么，但是父母喜欢让我从事法律行业。虽然我不喜欢，但是我不能伤他们的心。而且法律行业也是一种风光的职业，收入也不错。那我就先去做着吧。"

也有很多人将职业规划简单地称为"找工作"。但实际上，职业规划的意义要更为深远。一份成功的规划将为求职者带来不尽的就业机会和良好的职业发展前景。成功，开始的时候仅是一种选择，你选择什么样的人生规划，就会有什么样的人生。

2.4.4.2.1 大学生职业规划

大学生职业规划包括四个步骤，从试探期到分化期，每个年级侧重不同。

一年级为试探期：要初步了解职业，特别是自己未来所想从事的职业或自己所学专业对口的职业。二年级为定向期：最好能在课余时间后长时间从事与自己未来职业或本专业有关的工作。通过英语和计算机的相关证书考试，并开始有选择地辅修其他专业的知识充实自己。三年级为冲刺期：目标应锁定在提高求职技能、搜集公司信息上，并确定自己是否要考研。希望出国留学的学生，可多接触留学顾问，参与留学系列活动，准备 TOEFL、GRE，注意留学考试资讯，向相关教育部门索取简章参考。四年级为分化期：找工作的找工作，考研的考研，出国的出国，不能再犹豫不决。大部分学生的目标应该锁定在工作申请及成功就业上。积极利用学校提供的条件，了解就业指导中心提供的用人公司资料信息，强化求职技巧，进行模拟面试等训练，尽可能地在做出较为充分准备的情况下进行施展演练。

2.4.4.2.2 大学生职业规划的内容

①自我评估。因为认识了自己，了解了自己，才能作出正确的选择，才能选定适合自己发展的职业路线，才能对自己的职业目标作出最佳抉择。自我评估包括自己的兴趣、特长、性格、学识、技能、智商、情商、思维方式、思维方法、道德水准以及社会中的自我等等。

②确定目标。在制订规划时，首先要确立志向。志向是事业成功的基本前提，没有志向，事业的成功也就无从谈起。职业目标的确定，就如个人理想的具体化和可操作化，是指可预想到的、有一定实现可能的最长远目标，是制订职业规划的关键，也是你的职

业中最重要的一点。职业目标的选择并无定式可言，关键是要依据自身实际，适合于自身发展，值得注意的是随着现代科技与社会进步，个人要随时注意修订职业目标，尽量使自己的职业选择与社会的需求相适应。

③职业机会的评估。每一个人都处在一定的环境之中，离开了这个环境，便无法生存与成长。职业机会的评估，主要是评估各种环境因素对自己职业发展的影响。所以，在制订个人的职业规划时，要分析环境的发展变化情况，自己与环境的关系，自己在这个环境中的地位，环境对自己提出的要求以及环境对自己有利的条件与不利的条件等等。只有对这些环境因素充分了解，才能做到在复杂的环境中避害趋利，使你的职业规划具有实际意义。

④职业的选择。我选择干什么？这是个人职业生涯规划的核心与前提。职业选择正确与否，直接关系到人生事业的成功与失败。据统计，在选错职业的人当中，有80％的人在事业上是失败者。由此可见，职业选择对人生事业发展是何等重要。如何才能选择正确的职业呢？至少应考虑以下几点：性格与职业的匹配；兴趣与职业的匹配；特长与职业的匹配；内外环境与职业相适应。任何职业，只有你真正地喜欢它，热爱它，不带杂念地去奉献于它，你才能保持持久的热情和旺盛的精力，也才能为其中任何微小的进步而欢欣鼓舞，继而投入更多的热情。

⑤制订行动计划与措施。行动，是指落实目标的具体措施。例如，为达成目标，在工作方面，你计划采取什么措施，提高你的工作效率？在业务素质方面，你计划学习哪些知识，掌握哪些技能，提高你的业务能力？在潜能开发方面，采取什么措施开发你的潜能？这些都要有具体的计划与明确的措施。并且这些计划需要特别具体，以便于定时检查。

【案例】

爱因斯坦进入苏黎世联邦工业大学之后，立即为自己制订了志向和职业目标。内容如下：“我用四年的时间学习数学和物理，我希望自己成为自然学科中某些学科的教授，我将选择理论性学科。”这种职业选择基于他的自我评估——生性孤僻的独立个性，具有强烈的好奇心，惊人的想象力，迷恋自然现象，善于手脑结合，喜欢音乐，爱好哲学，喜欢抽象思维和数学思维，缺乏想象和对付实际的能力。职业机会的评估——他在大学中不断地修订自己的“蓝图策划”，使每一项都更切合达到目标的需要。比如，他不得不放弃数学而专攻物理，这是经过自我的审视和严密分析作出的果断选择。

由此可见，人生的规划不能离开对自己的客观分析。同时，人生规划与时代步伐紧密结合。闭门造车，脱离现实，任何再完美的计划也没有意义。

2.4.4.3 自我成长与进步

大学生清楚认识自我和社会之后，还需对症下药，自我弥补和提高。更多的时候，奢望改变外部环境，不如勇于改变自身。周边环境好比是门前大山，我们很难加以改变，我们有能力改变的只是我们自己。选择"愚公移山"不如选择"愚公搬家"。在此提供几种具体可行的方法，主要有：

2.4.4.3.1 不断学习

大学学习的核心内容是"如何学习"，而不是那些具体的专业课程。它们仅仅是掌握这一核心技巧的一个载体。学会了如何学习，才把握住这个社会中最为有用的工具。而且沉下心来，你其实会发现每一门课程中都会有它精彩的成分，要学会去欣赏每一门课程中的精彩。同样，在职场中，学习型组织日益受到重视。现代人要在竞争中立稳脚跟，必须做到善于学习，主动学习，终身学习。针对自身劣势，制定出自我学习的具体内容、方式、时间安排，尽量落于实处，便于操作。如信息时代对电子计算机技术的要求越来越高，对应的是加强电子计算机理论学习与实践操作。

2.4.4.3.2 实践锻炼

"实践出真知"，"不经历风雨怎么见彩虹"，这是提高个人能力的最佳途径。要注意在工作中利用一切可以利用的机会，尽量熟悉或参与到组织管理运作等各个环节或在自己的业务领域深入拓展，多方请教，锻炼自己能力欠缺的方面。经历是人生的一笔巨大财富，要重视每一次工作机会，走好每一段职业路径。

2.4.4.3.3 在不断沟通中学习

沟通是信息互动的过程。思路决定出路。对自己了解最深的莫过于你周围最亲密的人，要多听取他们的经验与教训以及对事物的评价，尤其要注意他们对职业选择和发展的建议与评价。来自家庭、同学、朋友、师长的建议和评价可以成为个人提高的有力支援，将会对独立自我观念、价值观念和认知模式的形成起到潜移默化的作用。

2.5 保障心理键康的各种技能

2.5.1 理性情绪疗法

2.5.1.1 一切，只取决于你的"认知"

挫折作为一种人生经历，可能是人人都无法回避的。但遇到相同的挫折时，不同的人会有不同的看法与行为，从而也就有了不同的结果。积极乐观者将挫折视为"天将降大任于斯人也"，进而激发起自己无穷的动力；而消极悲观者则认为是世界末日来临，可能就此一蹶不振，其根源就在于失败者本人内心的某些不合理的认知。

心理学所讲的"认知"，指的是个体在实践活动中对信息的接受、编码、贮存、提取和使用的心理过程。它至少包括三个环节：接受信息和评价信息；作出决策，产生应对行为以求解决问题；对行为后果作出预测和估计。情绪对人的行为有极其重要的意义，而情绪和反应不是由刺激引起的，而是由人的认知过程来决定和调节的。如果信息加工过程发生紊乱，人们就会发生情绪障碍。

认知心理学家认为，事物本身并没有意义，人们是通过学习，给自己的经验赋予某种意义的。生活给予人们的信息是丰富多彩的，但每个人在接受这些信息时不是被动的，而是以自己的方式加以选择和整理，并赋予信息某种特定意义的。不仅每个人的信息选择方式不同，而且每个人对信息的评价和解释也各不相同。正因为人的大脑将外部传入的刺激进行了一定的加工，并把它们渗入到内部想象和解释中去。所以，想象和体验并不等同于实际发生的事情，而是经过处理后的一种解释。由于以上的过程，人们各自赋予事物不同的意义与解释，才使得不同的人对同样的事物产生不同的情感体验与行为反应。如果人们改变自己惯常的非理性认知模式，对同样的情境能换一种积极健康的观点看待，就能把握生活的真实内涵，从而改变自己的态度和行为，解决心理问题。

2.5.1.2 建立合理的观念

理性情绪疗法是以改变认知为主要目标的一种心理治疗方法。借鉴它的理论基础有助于我们改善自己的认知。这种心理治疗理论认为情绪困扰是由于非理性信念、绝对性思考和错误评价所形成的。改变患者的非理性信念，代之以合理性的生活哲学，就可以促使患者的情绪好转。该疗法的创始人艾利斯认为，人生来就有非理性思考的倾向，并常常在生活中被非理性思考所干扰。但是，人同时又有理性信念对抗非理性信念的潜能。使人们难过和痛苦的不是事件本身，而是人们对事物的评价与解释。这种评价与想法改变了，情绪和行为也就会跟着改变。

艾利斯还发现人具有追求完美的倾向，而且在和别人进行比较时常产生否定性自我评价，形成非理性的不合逻辑的思考，从而导致自我挫败的行为，他将这些非理性信念大致归纳为十点：

①一个人要有价值就必须很有能力，并且在可能的条件下很有成就；

②某某人绝对是很坏的，所以他必须受到严厉的责备和惩罚；

③逃避生活中的困难和推卸自己的责任可能要比正视它们更容易；

④任何事情的发展都应当和自己期待的一样，任何问题都应得到合理解决；

⑤人的不幸绝对是外界造成的，人无法控制自己的悲伤、忧愁和不安；

⑥一个人过去的历史对现在的行为起决定作用。一件事过去曾影响过自己，所以现在依然影响自己的行为；

⑦自己是无能的，必须找一个比自己强的靠山才能够生活。自己是不能掌握情感的，必须有别人安慰自己；

⑧其他人的不安和动荡也必然引起自己的不安和动荡；

⑨和自己接触的人必须都该喜欢自己和赞成自己；

⑩生活中有大量的事对自己不利，必须终日花大量时间考虑对策。

可想而知，一个人如果持有上述观点中的几种，那么他将终日不得安宁。

艾利斯将理性情绪疗法的核心归纳为 ABCDE 理论。"A"指客观现实，而"C"是由 A 引起的情绪和行为反应，这种反应可以是正常的，也可以是不正常的。但 C 并不是 A 的直接结果。换句话说，A 并不直接导致 C。这里的关键在于每个人对具体事物存在不同的评价。因此，A 引起 C 时，还需要一个关键因素 B，这就是个体的信念系统。也就是说，所有心理问题都是自己给自己灌输了非逻辑思维或非理性信念的结果。所以，要解决人们的心理问题，最关键的是找一个 D 因素来改变 B。这里的 D 就是指用正确的世界观或人生观，以科学的认识方法去阻止非逻辑的思维和非理性的信念，以解决自己的心理问题，这就得到了 E，即治疗的效果。

在了解这种心理治疗方法之后，我们可以试着找找自己存在哪些不合理信念（B），然后去建立一种更合理的信念系统（D），以减少自己日常生活中的烦恼。

而 20 世纪 70 年代中期由贝克创立的认知疗法是另一种以改变认知为主要目标的心理治疗法。贝克认为，人的情绪障碍不一定都是由神秘的、不可抗拒的力量所产生的。相反，它可以从平常的事件中产生。例如，错误的学习，依据片面的或不正确的信息作出错误的推论，以及不能妥善地区分现实与理想之间的差别等等。因此，每个人的情感和行为在很大程度上是由其自身对外部世界的认识、处世的方式或方法所决定的。也就是说，一个人的思想决定了他的内心体验和感受。

贝克对认知过程中常见的认知歪曲进行了总结，主要有以下六种形式：

①任意推断。即在证据缺乏或不充分时便草率地作出结论。

②以偏概全。根据个别细节而不管其他情况，便对整个事件作出结论，把一次偶然的消极事件看成是永远失败的象征。

③过度延伸。指在一次小失误的基础上作出关于整个人生价值的结论。

④过度夸大或缩小。指夸大自己的失误或缺陷的重要性，贬抑自己的成绩或优点。

⑤绝对性思考方式。看问题走极端，非此即彼，非里即外，要么全对，要么全错，

没有中间的状态。

⑥个人化。指患者为别人的过失或不幸承担责任。

贝克认为，对心理障碍的治疗，重点在于减轻或消除功能失调性活动，同时帮助建立和支持适应性功能，鼓励患者内省那些导致障碍的思想、行为和情感因素。具体方式有以下五点：

①识别自动性思想

自动性思想是介于外部事件与个体对事件的不良情绪反应之间的那些思想。大多数患者并不能意识到，在不愉快之前会存在这些思想，因为这些思想已经构成他们思考方式的一部分。

②识别认知性错误

焦虑和抑郁病人往往采用消极的方式来看待和处理一切事物。他们的观点往往与现实大相径庭，并带有悲观色彩。

③做真实性检验

识别认知错误之后，鼓励病人将其自动性思想做假设，并设法论证这种假设。让病人发现，大多数情况下，他的这些消极认知和信念是不符合实际情况的。

④去中心化

大多数抑郁或焦虑病人感到他们是人们注意的中心。他们的一言一行都受到别人的评头论足。因此，要让他们明白这种情况不是现实。

⑤监察苦闷或焦虑水平

许多慢性甚至急性焦虑病人往往认为自己的焦虑会一直不变地存在下去。但事实上，焦虑的发生往往是被动的。如果人们认识到焦虑有一个开始、高峰和消退过程的话，那么就能够比较容易地抑制焦虑情绪。因此，要鼓励患者对自己的焦虑水平进行自我监测，促使病人认识焦虑波动的特点，增加抵抗焦虑的信心。

生活里有时候我们无法控制事物的发展态势，但我们完全可以控制自己的内心对外界的反应。当你控制了自己对问题的反应时，也就控制了问题对你的影响。有时候我们无法避免厄运，但我们能决定自己的态度。你的态度能加剧痛苦，也能减轻痛苦。一切，只取决于你的"认知"。

2.5.2 情绪调控

2.5.2.1 基本问题

要想调控情绪，首先要明白影响情绪的因素。

心理学的研究认为，客观事物本身并不直接决定一个人的情绪，情绪的发生有其主观上的中介。人们的需要便是这诸多"中介"中很重要的一个。因为每个人的需要不同，所以同样的事物在不同人身上会引起不同的情绪反应。满足需要的人和事物令人喜悦欢欣，不能满足需要的人和事物令人愤怒忧郁。对人的生存需要构成威胁的人和事物，往往会引起恐惧。而有损自尊需要的人和事物则易导致焦虑。至于悲喜交加、爱恨交织乃至百感交集的情绪则往往是由于一个人的多种需要，一部分被满足，另一部分未被满足。

预期是客观事物影响情绪的又一个重要中介。你晴天出门绝不会带雨具，因为你的潜意识里有"不会下雨"的估计，这就是一种预期。一般来讲，客观事物超出你的预期越大，它是否满足你的需要所引起的情绪就越强烈；反之，则越微弱。这种情况在生活中俯拾皆是，比如人们往往会因为意外的收获而感到格外高兴，也会因意外的损失而感到极其懊恼。对意料中发生的事情，无论其是否满足自己的需要，产生的情绪则相对要平静得多。当然，诸如惊奇这类情绪，由于发生在个体明确知道眼前事物与自己的需要之间的关系之前，因而不由人与他的需要关系决定，它决定于预期的心理状态。

在森林里觅食的老虎会使你非常恐惧，而在动物园笼子里的老虎则是你观赏的对象。其中的原因在于，情绪的产生还取决于人对情境的认知评价。例如，同样是在考试中得到 70 分，对于学习成绩一贯优良的同学来说，他会感到失望；但对于另外一个考试很少及格的同学来讲，他会欣喜若狂。从这里我们可以明白，客观事物与需要、预期的关系究竟如何，最终受一个人头脑中认知评价的影响。

明白了影响情绪的因素，我们再来看看如何保持良好的心境。

2.5.2.2 如何保持良好的心境

天有不测风云，人有旦夕祸福，人生的道路上难免磕磕碰碰，心情也会起起落落。经常保持一份良好的心境，不仅有助于我们身体的健康，还有助于我们提高工作和学习的效率，形成完善的人格，从而增进我们整个身心的健康。保持良好心境的实质就在于调控自己的情绪，学会释放和克服不良情绪。一般地说，我们可以采取以下措施来调节心境：

①解决影响心境的根本问题

当客观事物不能满足我们的需要时，我们就会产生不良的情绪。但我们不能就此陷于顾影自怜、自怨自艾的情结中去。而应着眼于解决所面临的根本问题，要敢于"直面惨淡的人生，正视淋漓的鲜血"。从根本上铲除苦恼之源，这是保持良好心境的根本方法。

②改变认知角度

我们对人和事的认知评价真正决定着我们的情绪。因此，有意识地从多角度观察问题，采用"一分为二"的观点，努力从现实事物中分析和寻找合理的、积极的因素，是摆脱不良心境的有效方法。比如说，降低对自己、对他人、对事物的期望值，不苟求十全十美，以避免理想与现实落差太大导致的失落和失望。

③换个环境

在你心情不佳时，暂换环境不失为一个好办法。可以出去走一走。街市上、电影院、亲友家，都是好去处。如果有条件的话，走进大自然，感受一下蓝天白云、绿树红花、鸟语婉转是更好的选择。另外，你还可以改变一下沉闷的环境和服装的色彩。听听音乐、看看电影等手段也不妨试试。

④睡觉休息

心绪不宁、烦闷苦恼时，蒙头大睡一觉也许会收到意想不到的效果。因为在入睡后，大脑处于休息调整状态，情绪也就得以彻底解脱。一觉醒来，清醒的头脑又有助于重新思考所面临的问题。

⑤适当疏泄

参加体育活动——篮球、游泳、慢跑，或者是大哭一场，都能使郁积的心理能量得以释放。

2.5.2.3 合理疏泄

疏泄即疏导、宣泄，是我们日常生活中保持良好心境的重要方法之一。人们经常会有意无意地用到它。例如，当有人在遭遇到长时间的内心不快时，会郁闷焦躁。他会表现得爱发脾气，经常与家人争吵，或者迁怒他人。或者当人们遭遇到突然发生的意外性的精神打击之后，旁人会劝道："痛痛快快地哭一场吧！闷在心里会憋出病来的。"前者，是属于自己"宣泄"自己的不良情绪；而后者，则属于他人的善意"疏导"。

疏泄作为一种通俗易懂又行之有效的心理疗法，主要可采用以下几种形式：

①加强有氧运动

研究人员指出，有氧运动是改变情绪的主要方法。因为诸如跑步、骑自行车、游泳等有氧运动，可使人体发生生理上的一系列变化，从而起到调节情绪的作用。这一点上正如同抗抑郁药物对重性抑郁症患者产生疗效的机理，所不同的是我们以一种主动的方式避免了服用化学药物。

②不妨"长吁短叹"

人在焦虑时，心率及呼吸频率均加快。缓慢的深呼吸有助于使人镇静下来。人们常将"唉声叹气"和不良的心境联系在一起，但事实上它就是起放松作用的深呼吸。心情不好时，选一处清静的地方，先通过鼻腔吸气以扩张肺部，然后将肺内气体慢慢呼出，如此做一做"长吁短叹"，效果可能很不错。

③不要强忍眼泪

一位情绪心理学家说过："谁强忍自己的眼泪不流出来，谁就是在慢性自杀。"研究表明，流泪有助于排除人体在激动和紧张时产生的有害物质。因此，悲伤之极，不妨大哭一场以减轻痛苦。

④倾诉

将心中的委屈、压抑、担心、焦虑统统说出来。去说给那些愿意倾听我们，并且真心实意帮助我们的人。如果难于启齿就写下来。总之，只有吐露那些困扰我们的东西，我们才能感到踏实。有时候，一名合格的心理医生是我们的最佳人选。

当然，无论哪种形式的疏泄，都该适度而合理。自己心情不佳就乱发脾气，迁怒他人的做法是不合适的。较高水平的宣泄是升华，也就是将不为社会认可的情绪反应方式或需求欲望导向正确的方向，将激起不良情绪的能量引导到对自己、对他人、对社会有利的方面，以保持内心的安宁与平静。太史公在《报任安书》中说："盖西伯拘而演《周易》；孔尼厄而作《春秋》；屈原放逐，乃赋《离骚》；孙子膑脚，《兵法》修列；不韦迁蜀，世传《吕览》；韩非囚秦，《说难》、《孤愤》，《诗》三百篇，大抵贤圣发愤之所为作也。"其实，所有这些，包括司马迁本人所作《史记》，都是化悲愤为力量的情绪升华的经典例证。

2.5.2.4 学会控制愤怒

据统计有 20% 的成人动辄生气，此种情况严重影响了他们的身体健康。前面提到中医理论"怒伤肝"——发怒生气不但会损害我们的健康，还会使我们的意识失去对行为的有效控制，失去对我们行为后果的冷静权衡，从而产生不明智的行为，甚至于酿成"一失足成千古恨"的惨剧。其实，如果冷静地反思一下，我们就会发现生活中的愤怒往往起源于一些鸡毛蒜皮的小事。因此，善于制怒是我们在面对纷繁复杂的生活时必须学会的一项生存技巧。下面的方法或许可以帮助你管住自己的坏脾气。

①拓展心灵空间

那些不为琐碎小事轻易动怒的人往往是心理空间较大的人。俗话说的"宰相肚里能撑船"，"大人不记小人过"就是形容那些宽宏大量的人。要具有足够的心理空间，一是要培养高远的生活目标，习惯于从大局出发，为长远着想，而不拘泥于琐屑小事；二要具有同情心，善于理解他人，一旦有了矛盾，要能够站在对方的角度重新审视问题；三要尊重他人，事实上无论我们脾气多么暴躁，我们对自己尊重的人是绝不会轻易发火的；四要提高自身的文化素质。一般来讲，文化素养高的人看问题比较通达，心理空间也就比较大。

②学会制怒的方法

当你感到无法控制自己的脾气时，除了一些简单的默数数字的方法之外，还可以问问自己"发怒是不是应该？""发怒是否有助于改善事态？"以此把自己的心态稳定下来。另外，要养成接受他人劝告和自我暗示的习惯，以从外部诱导中获取制怒的信息和力量。如林则徐就曾在自己的厅堂之上高悬"制怒"大匾，每当他遇事欲怒时，就抬头看看这两个字，从而通过自我控制来避免发火。

2.5.3 如何接受心理咨询

随着现代生活方式的深入人心，"看心理医生"也就不再陌生。前面提到，当我们需要倾诉的时候，合格的心理医生会是最佳人选。其实不止是需要有人倾听的时候，当我们在生活中感到困惑、迷茫、不解，不知道何去何从的时候，或者是我们面临困境、压力、挫折，感到无助无力时候，总之是当我们需要被理解、被关注，需要被支持与帮助，需要心灵的成长的时候，我们都该想到：也许我们可以求助于一位心理医生。这里，就如何接受心理咨询，谈一些共同的问题。

心理咨询一般分为三个阶段：澄清问题阶段；获得领悟阶段；问题解决或治疗阶段。针对这三个阶段，求助者应明白各阶段该做些什么，要达到什么效果，并积极主动与心理咨询专业人员配合，这样才能取得咨询的最佳效果。

①澄清问题阶段

在这一阶段，工作人员将同来访者建立起良好和睦的关系，使自己和来访者对问题获得一个清晰的概念。因此，求助者应努力讲清自己的问题，并准确、周密地阐述其中涉及的事实、情感和行为。

②获得领悟阶段

在这一阶段，工作人员将在前一阶段工作的基础上选取关键的问题作进一步讨论。因此，求助者应努力陈述并探索问题的各个方面，思考并尝试理解工作人员的意见。

③问题解决或治疗阶段

在这一阶段，工作人员将明确治疗目的，指导和选择治疗的步骤，促进求助者行为的有效改进。因此，求助者应决定自己的行为目标，果断加以执行，并向工作人员报告自己的体验。

有了上述三个阶段的互动，求助者才会有"不虚此行"的感觉。这里，尚有一些更直接的建议：

      a. 不要等到心理问题很严重了才去求助，要防患于未然；

      b. 不要期望一次咨询就能解决所有问题；

      c. 去咨询前应想清楚说些什么；

      d. 咨询中将咨询工作者视为朋友，有问必答，不要过分担心自我表现与形象；

      e. 不要期望由心理咨询工作者直接给予"决策"，比如说要不要跟他（她）分手，等等。

2.5.4 使锻炼成为习惯

民间有谚曰："生命在于运动。"一点不错，运动不仅赋予我们健康的体魄，还会赋予我们开朗的心境、愉快的心情。但是大学校园里，大学生中普遍存在着体育锻炼不够，运动负荷失当现象，这显著制约着大学生身心健康的发展。

导致大学生体育锻炼不够的原因主要有：有的学生认为自己能吃能睡，身体很健康，不必锻炼；有的学生认为体育锻炼浪费时间，不如把时间都用在学习上，于是只顾学习，不愿锻炼；有的学生虽然在思想上认为体育锻炼有益于身心健康．但在行动上则表现出缺乏毅力，意志脆弱，"三天打鱼，两天晒网"；有的学生则是怕苦怕累、害怕锻炼；还有的学生虽然主观上想锻炼，却由于学习任务重，社会工作多而无暇锻炼……

体育锻炼对身体有着广泛、积极的影响，却是不争的事实。这些影响包括以下几个方面：

①增加肺活量；

②提高肌肉、骨骼、韧带和肌腱的强度，减少损伤的可能性；

③改善循环和心血管机能，减少发生心脏病的可能性；

④降低交感神经系统活动的基率；

⑤提高睡眠质量，减少睡眠数量；

⑥加快新陈代谢率，增加能量，延缓衰老；

⑦提高脂肪代谢率，减轻体重。

当然，体育锻炼还有着心理上的益处：

①增加自主、自控、自我满足感，改善身体形象，增加自尊和自信；

②改善在工作、学习压力下大脑的活动节奏（即便你的工作是体力性的），改善心理功能，如注意和记忆，提高工作效率；

③清理、宣泄在人际交往或工作、学习应激中的情感，降低应激水平，摆脱烦恼。

正因为以上原因，我们应该为健康而锻炼。

据说，文学史上的煌煌巨著《战争与和平》的作者列夫·托尔斯泰四十二岁时，病魔缠身，虚弱到极点。后来，一位医生给他开了个特别处方，使他战胜疾病，恢复了健康。列夫·托尔斯泰活到八十四岁逝后，人们从他的遗物中发现了这个特别处方的内容："你想驱赶病魔吗？请你长跑！你想拥有一个健康的体魄吗？请你长跑！你想精神愉快吗？请你长跑！你想才思敏捷吗？请你长跑！你想精力充沛、出类拔萃吗？请你长跑！你想解除痛苦烦恼、忧愁吗？请你长跑！你想拥有一切美好的东西吗？请你长跑！"

如果同学们观察一下学体育的同学，你会发现他们大多精力充沛、乐观开朗、豁达大度。这与他们经常参加体育锻炼有关。

很明显，要想得到真正的身心健康，就必须坚持锻炼。面对这样的召唤，还犹豫什么呢？这里提供一些自我行为控制的原则。

①制订可以达到的目标。你首先要给自己定一个明确的目标。如半年内减去五公斤的体重，或半年内每周锻炼三次。目标绝不可以太笼统，如"减掉一定的体重"，"锻炼一定的次数"等。其次要切实保证达到目标。例如，如果目标是减去五公斤体重，就不要尝试一下子减去十公斤。

②把长期目标划分为多个短期目标。在制订了半年减肥五公斤的目标之后，就该看看每个月该减轻多少，并需要记录进展。这样就等于将一个长久的过程分为许多小部分，并且能方便地看到所取得的成就。因为有机会看到成功，就有动力坚持下去。最好让朋友来参与你的记录，这样会把众人的希望与你的成功联系起来。当取得进步后会得到大家的赞许，而当你灰心打算放弃时，大家会帮助你重燃信心之火。

③给自己提供具体的奖励。当完成一个短期目标时，应当奖励一下自己，例如你可以请自己吃顿肯德基。除了奖励之外，还应规定，如果达不到目标应受什么惩罚，比如少上多少时间网。

④使锻炼成为习惯。无论你以何种方式锻炼，都该持之以恒，尤其是在初始阶段。在你坚持了几个月之后，就会发现这已形成习惯，当你不遵守这一新习惯时，就会不安。

除以上方法以外，我们还可以用音乐疏解紧张的心灵，用色彩装点心情，详见本书第五十七至五十八页。

3 人际关系问题

3.1 概述

马斯洛提出的需要层次理论中包括了生理需要、安全需要、爱和归属的需要、尊重需要和自我实现需要。其中，爱和归属需要也可以称为社交需要。在满足了前两个层次的需要后，对爱和归属的追求将称为人们行为的动力。可见社交需要对每个人来说都是不可缺少的。

社会性是人的本质属性，而人际关系则是这一属性的主要表现形式。所谓人际关系，就是人和人之间的关系。每个人都在社会上工作、生活、学习，都要和他人打交道，不可避免地会和他人产生各种各样的关系。人际关系体现了人在社会生活中相对于他人的位置和作用，具有社会交往的重要功能，能够满足人的归属、爱及尊重的需要。

良好的人际关系是较高的主观幸福感、事业成功和心理健康的一种保证。人际关系出现问题，轻则会带来心理压力和烦恼，重则会出现躯体症状．损害正常的社会功能，甚至会出现神经症，如社交恐怖症、自闭症等。

正如沙利文所说："从来不能与复杂的人际关系相隔绝，人生活在复杂的人际关系中，并成为他自己。"在人生的不同阶段，我们都在与人建立人际关系。八九岁时我们需要和同伴建立亲密友谊。到了青春期，异性间的吸引变得很强烈。在成年后，我们将要建立亲密的长期关系。因此沙利文认为我们一生的任务都是在建立深厚而有意义的人际关系。

人际关系贯穿一生。婴儿期建立的依恋关系标志着人情感的社会化。这种亲密关系是人际关系的第一步。到幼儿时期，开始与游戏伙伴有人际往来，同伴关系促进了儿童的认知和社会交往技能的发展。也是在这一时期，人完成了性别角色的社会化，游戏模式和亲子关系会影响人际关系的发展。人际关系真正开始形成是在童年期，童年期的友谊为日后发展良好的人际关系奠定了基础。青春期随着生理和心理的不断成熟，开始建立异性关系。而由于叛逆期的特点，师生关系和父母关系出现变化。对师长的依赖减少，独立的需求增加。再到成人期，人开始与异性建立亲密关系，并与老师、同事等建立起最广泛和最复杂的人际关系。最后是中老年期，在这一时期主要受身体机能衰退和退休等重大生活事件的影响，婚姻关系在中年期冲突变多。而老年期的夫妻关系则较为平稳。人际关系从中年期到老年期呈现先增后减的趋势，到老年期则是以维系家庭为主的人际关系。由此可知，人际关系是毕生动态发展的过程，对不同阶段出现的问题要区别对待。

在心理咨询和治疗的实践中，人际关系和社会适应相关的案例占了很大的比重。已有大量研究是针对大中学生和年轻白领这两大群体的，而对人生发展两端的阶段则相对缺乏。本书扩大了适用群体，选取了人一生中八种常见的人际关系进行分析，希望对人际关系咨询与治疗的体系提供一种补充。我们将人际关系分为家庭成员关系与其他重要他人关系两大类，具体划分为八类。其中家庭成员关系包括父子关系、母子关系、其他家庭成员关系和父母关系。而其他重要他人关系包括异性关系、师生关系、同伴/同事关系以及上下级关系。受篇幅所限，我们谈到具体类型的时候无法面面俱到，尽可能地选取常见问题作分析、诊断和咨询治疗的简要介绍，并从心理咨询师的角度给予重要提示。力求以学术研究的科学态度和方法，向读者传达一种便于参考使用的心理学生活智慧。

前四节讲的是家庭成员之间的人际关系。面对彼此非常熟悉的家人，人们很容易忽略人际关系存在的事实。家庭成员之间的关系往往是血缘和亲情的一种自然维系，相对于其他后天形成的人际关系，遗传和家庭模式的作用在家庭成员人际关系中发挥着重要作用。不同理论流派对家庭人际关系的侧重点不同。精神分析理论强调早期亲子关系和童年经验的重要性；社会学习理论注重学习的作用；家庭治疗流派关注整个家庭结构以及家庭成员之间具体的交往模式等。通俗来讲，家庭中的人际关系出问题的重要原因是人们的"经营"意识不强。具体的诊断和干预，还是需要结合理论方法的指导，从早年经验、家庭环境、交往模式和人格特征中寻找问题源头及有效的解决方法。

3.2 家庭关系

3.2.1 父子关系

在中国传统文化中，父亲一直是家庭的最高权威和绝对中心。直到现在，父亲作为男性角色的代表仍是大部分中国家庭的核心。这里指的父子关系是广义的父子关系，包括父亲与儿子的关系以及父亲与女儿的关系。在亲子关系的分析中，精神分析理论中的恋父情结和恋母情结仍然是行之有效的理论。父亲对于女儿的恋父情结和儿子的恋母情结的顺利过渡扮演着重要的角色。在孩子发生性别认同的幼儿期，父亲对儿子男性角色的认同起到关键作用。

父亲的形象对于孩子来说是力量的象征，父亲是男孩学习的男性榜样，是女孩心中坚实安全的守护神。父亲在孩子幼儿期和童年期的作用直接影响到他们青春期及以后的心理行为发展。因此，一位父亲在保证男孩的男性角色认同，在处理与妻子、儿子之间的关系上变得尤为重要。作为儿子学习的榜样，父亲处理人际关系的模式、对家庭和社会负责任的方式也是儿子成长为男子汉的直接模仿对象。父亲角色处理不当，可能导致儿子出现性别角色混乱或倒错，也可能因此去模仿不良行为的人，在关键期发生固着，为咨询和治疗带来困难。

【案例1】

初二年级男生，沉迷网络游戏，课业近乎荒废，用尽各种办法向亲戚要钱上网，得不到就摔东西，家里的门都摔坏了。母亲一人带他，仅有的下岗费用被儿子花了大半。通过了解其家庭情况，得知男孩的父母亲并不相爱，父亲脾气暴躁，不务正业，在他出生后就常年在异地，几乎不回家。据其母反映，他与其父的暴躁脾气和行为特征一模一样。母亲经常向儿子哭诉只能母子相依为命的命运，仇恨丈夫，埋怨儿子不争气。

【案例分析】

由以上案例可知，男孩父亲的缺失使其没有感受过父爱，没有一个可以信赖和模仿的真实的父亲形象。而只能根据他母亲对父亲的描述塑造一个父亲的形象。这种寻求弥补的心理导致其行为态度偏离常态，以模仿这一父亲形象得到父子关系的维系，严重损坏了其社会功能。当然母子关系和父母关系也有重要的影响，我们在后面会继续分析。

【案例2】

来访者，女，十四岁，被家里人送来，家人说她有许多古怪的想法，担心她是不是疯了。

来访者对人群恐惧；在晚上睡觉时，她听到有人说话；她对男朋友过分依恋；逃学，学习成绩不好。

来访者有个姐姐，现在没有住在家里。父母对自己的两个女儿感到很自豪。

来访者在治疗中，很喜欢说话，表现出敏捷和幽默。父母对来访者没有过度的指责，并表达出对她健康的真切担忧。谈话的气氛非常好，让咨询师觉得这是一个很好的家庭。

在第一次治疗的后段，咨询师用余光发现，来访者脱掉了鞋子，赤脚抚摸父亲的脚尖。父亲完全忽略了这个举动，而女儿也没有做什么来引起这个行为的注意。

【案例3】

一家人一起来治疗，因为他们十四岁的儿子对九岁的妹妹极具攻击性。而父母的处理意见又不同，但是都认为儿子有些不正常。

父亲：（痛苦）儿子好像一心要杀了他的妹妹。我应该每天揍他一顿，或者更多。但是他妈不让。

母亲：（把手放到父亲的胳膊上）你知道，在你还没有意识到之前，他就会长得比你大了。他不会因为你打他就改变了，不是吗，儿子？

儿子：他不是我亲爸，他和我妈在一起很长时间了，但他不是我爸，他是她（妹妹）爸。

关于父女关系有这样一项研究，心理学家通过对美国一百七十三名女孩及其家庭情况从入托之前到七年级的追踪调查发现，家庭关系，特别是父女关系的好坏影响女孩进入青春期的时间。具体是指，与父亲关系良好的女孩的青春期发育比那些与父亲关系一般或关系不好的女孩要晚。而我们知道青春期孩子的生理心理发展的不一致性往往是导致这一阶段出现心理行为问题的主要原因。提前进入青春期会加速这一不一致性，使问题心理和问题行为出现的几率大大增加。

非常有意思的一个现象是，如果一个女孩的父亲酗酒。尽管她从小发誓，将来我无论如何不能找一个酗酒的丈夫，但是，有酗酒父亲的女孩长大后，同正常父亲的女孩相比，她们找一个酗酒丈夫的比例高出两倍。因为，我们对于男性的认识总是通过接触到的第一个男人——父亲建立起来的。父亲除了酗酒，可能还有其他的行为模式、情感反应模式、思维问题的方式等，这些都牢记在了我们的头脑中。因为父亲还另外给了孩子一种权威的感受，亲切的感受。有这样的行为方式，才会给这个女孩子这样的感受，因此，她选择有这样行为模式、情感反应模式、思维问题的方式的男人做自己的丈夫，而有这些特点的男人酗酒率可能会远远高于正常男人。

以上是从父亲一方的角度来谈父子关系。要使父子关系健康发展，需要尊重孩子，与孩子真诚对话，特别是在孩子发展的早期。而从孩子一方来看，他们将父亲视为偶像，经历了一个"建立偶像—否认偶像—去偶像化"的发展过程。男孩逐渐长大取代父亲的男人形象，而女孩则将对父亲的一部分感情转移到择偶的过程中。在处理父子关系的时候，因父亲一方带来问题的居多，所以需要父亲对父子关系负起责任。

3.2.2 母子关系

同样的，这里的母子关系也是广义的。包括母亲与儿子的关系，以及母亲与女儿的关系。尽管在多数家庭中母亲的威严和力量远远不及父亲，但是母亲在亲子关系中的重要地位是无可取代的。特别是在孩子零到三岁的时候，这一阶段母子依恋关系的建立标志着孩子情感社会化的开始。这种依恋关系为孩子提供了基本的可靠的安全感和爱。除了早期的依恋关系，母子关系对儿子的影响首先是恋母情结。根据精神分析的理论，恋母情结影响儿子对将来女友的选择。较之对儿子的影响，母子关系对女儿的影响更为久远。母亲是女儿成长为女人的榜样，女儿与母亲在角色和情感上的认同使得二者的情感联系较之儿子与父母任何一方都强烈和持久。我们都知道，目前在发展心理学中比较有趣的一个课题是行为遗传，也就是我们小的时候看到的父母的反应方式会影响我们成人后的反应方式。在他人看来，似乎行为产生了遗传。比如，一个母亲在同丈夫生气时的一些表现，可能在将来，她的女儿也会以同样的方式对待自己的丈夫。

熟悉俄狄浦斯故事的人知道，儿子因觉察到父亲与母亲的亲密关系而对父亲怀有敌意心理，我们的关注点放在母子关系上。其实在恋父、恋母情结的过渡过程中，父亲会不自觉地扮演破坏母子关系的角色，我们来看下面一则案例。

【案例1】

一位父亲因工作忙，一直与三岁女儿相处的时间不多。但是一有时间就与女儿在一起，以此作为弥补。他认为如果不弥补，女儿会和母亲的关系越来越近，而与自己的关系越来越远。他认为在一次与女儿的谈话中，不经意地说了一句"你不漂亮"惹女儿生气后，女儿就一直疏远他。父亲想尽办法接近和取悦女儿，甚至通过减少和限制母亲和女儿在一起的时间，增加自己与女儿相处的时间。但是结果事与愿违，女儿不领情，似乎对他越来越不喜欢，让他很苦恼。

【案例分析】

这位父亲对母女关系和父女关系过分关注，有错误观念和强迫意向。他对女儿对"你不漂亮"的反馈过分关注，而后来对女儿的过度关注又使得女儿的这一负性情绪得到了负强化作用。他相当于剥夺了母子相处的时间，使女儿的安全感受到威胁，加剧了女儿的负性情绪。关键问题在于父亲没有对孩子不同发展阶段的心理行为特点加以正确把握，对母女依恋关系没有正确地认识。孩子本能地更喜欢与母亲在一起，而此例中父亲设法将孩子的注意力转移到自己身上，这种做法是对母子亲密关系的破坏。

由于母亲对家庭和孩子的关注和干预比父亲要频繁，所以母子关系在孩子发展到青春期时会出现一些问题。孩子青春期的叛逆思维与母亲一如既往的说教形成了直接而尖锐的冲突。我们回过来，继续看父子关系中的母子关系问题。

在"父子关系"的案例1中，我们从这个男生成长过程中父亲形象缺失的角度进行分析。按照家庭治疗的思路，需要分析与患者相关的所有家庭成员以及成员之间的关系。父子关系的问题是这个男生症状（不学习、要钱上网、摔东西等不良行为）的根源，但是给予他的症状发生发展条件的是母子关系。读初中的儿子正处在心理叛逆期，学习成绩不好，家庭不幸福使他内心缺乏爱和安全的体验，母亲对他一贯的批评和对家庭的埋怨对他的说服作用渐渐降到最低。儿子逃学、打游戏、摔东西都是反抗的种种表现。而这位母亲对儿子要钱行为的长期妥协一定程度上支持了儿子的反抗，对儿子这类行为是一种负强化，是反抗的胜利。建议这位母亲对儿子多给予肯定和鼓励。针对儿子的学习现状和家庭经济情况，给儿子指定未来发展的方案，如学一门技术。教给儿子正确面对现实的方法，学会长成一个负责任的男子汉，而不是一味地抱怨与埋怨。

我们通常指的亲子关系就是父子关系与母子关系，以及父母与子女的关系。亲子关系出现问题往往不是单方面的父子或母子关系问题，而是一个交互的发生发展过程。孩子的症状与家庭交往模式、父母教养方式等有密切的联系。父母除了在孩子早期要扮演重要角色，在子女的青春期要特别注意平等对话，通俗地说，就是妥善处理代沟的问题。在此给父母的建议是，沟通的障碍影响了亲子之间关于学习、感情等问题的有效解决。因此，给父母的建议是避免说教，充分尊重孩子和他们的潜能，使用孩子的语言与其对话，不能要求过分死板苛刻，给孩子一个符合其生理心理发展水平的成长环境。

【案例1】

M，男，来时十五岁。在父母的陪同下前来求助。在接待室里，母亲一直坐立不安，到处走动；父亲皱着眉头在楼道里一根接着一根地抽烟；孩子懒洋洋地躺在沙发里，无神地望着窗外。

起因是母亲在儿子的抽屉里发现了大麻。咨询师提出，希望一家三人都参加进来，父母欣然同意。经过首次访谈，发现孩子并没有吸毒的问题；倒是母子之间的激烈的斗争，以及孩子在学校的适应问题应该引起重视。咨询师建议，还要继续咨询几次，父母也要继续参与。虽然父母同意了，但是动机明显没有刚才那么强烈了，倒是孩子没有进门时那样消极了。

在后面的咨询中，咨询师分别收集了父母的家庭情况。

父亲的家庭情况。爷爷去世以后，父亲和姑母由奶奶抚养。奶奶为了两个子女几乎付出了所有的心血。但是当子女想要到外面去玩或者做什么的时候，奶奶几乎都不允许。进入青春期之后，父亲对奶奶越来越不满，并在二十岁那年离开母亲，到外地求学。从此就再也没有和奶奶联系过。姑母则一直陪在奶奶身边，没有结婚。

母亲的家庭情况。母亲的家庭非常亲密。母亲有两个姐姐，一个妹妹，四姐妹关系非常好。高中毕业后，母亲执意要到外地去读大学，父母不同意，于是发生了很激烈的冲突。最后，母亲还是如愿以偿，但是和父母的关系也逐渐疏远了。

母亲和父亲是在大学即将毕业的时候认识的。因为都离开家，都很孤独，两人很快就被对方吸引了。毕业之后很快就结婚了。

因为长在一个独裁的家庭中，父亲对于批评和控制非常敏感。一旦母亲想要改变他一点什么，他就会大发雷霆。而母亲却想在新的家庭中，重新找到以前亲密的感觉。当母亲尝试靠近父亲的生活时，父亲就会反应很大，认为母亲破坏了他的个人空间。这样的情况持续了几个月之后，婚姻变得平静了。父亲把更多的精力投入到工作中去了，不管母亲的感受。一年后，M 出生了。

M 的出生让父母非常高兴。父亲高兴的是，家里添了新成员。母亲高兴的是，终于有人可以和她亲近了。母亲对儿子照顾得无微不至，满足他的一切要求。当父亲来关心儿子的时候，母亲总是陪在边上，这让父亲很不舒服。经过几次之后，父亲再也不来看儿子了，把儿子完全留给母亲照顾。

就这样，M 在妈妈的百般呵护下成长起来。如果 M 不喜欢什么东西，他可以生气地乱扔。虽然父亲和母亲还有孩子的感情有隔阂，但是他有他的工作；母亲虽然与父亲疏远，但是她有儿子。一切看起来都很平静。

问题开始于 M 上学之后。因为他从小都是恣意妄为，自行其是，很难和同学们建立友谊关系。在母亲那里屡试不爽的发脾气，在学校不起作用了。大家都不愿意和他在一起，他一直都没有找到和他要好的朋友。而对待老师，M 则像极了父亲，他抗争所有老师的控制。M 说到这里时，妈妈生气地说："那些老师根本就不知道如何教育有创造性的孩子！"

M 在学校的境遇，使得他和母亲的关系更加紧密了。但是进入青春期，M 和父亲当年一样，也想要独立。但是他没有父亲当年的能力，母亲也不同意他独立。从此，M 开始了和母亲长期的争吵。尽管如此，母子二人永远都是彼此关心的核心，二人的争吵斗争占去了他们的大部分时间。

【案例2】

来访者，女，五岁，是一个很害羞的孩子，很少和其他小朋友一起玩，还常常发脾气。母亲、哥哥一起来进行家庭治疗。

在咨询室里，母亲不断地哭泣，还说自己头痛。咨询师发现她有点沮丧，并认为沮丧是面对难以应付的孩子的反应结果。

哥哥，八岁，比较外向，善于交际，但是在学校表现并不好。孩子让人感到很麻烦，而来访者在处理孩子的问题上感到很无助。

一项功能分析显示，女儿的羞怯会使她从焦虑的母亲那里获得额外的关注。每当女儿拒绝和别的小孩一起去玩的邀请的时候，母亲就会花很多时间和她在一起，让她感觉好些。因此，咨询师把该行为（害羞）作为第一个目标行为，并指导母亲对女儿任何的社交行为都给予强化，同时当女儿逃避社会接触的时候，给予忽视。这样，每当女儿做出与其他孩子的任何交往行为的时候，母亲就马上用关注和表扬进行强化。而当女儿宁愿留在家里，也不和其他小孩一起玩的时候，母亲就忽视她，忙自己的事情。三个星期之后，母亲说："她好像克服害羞了。"

获得初步成功后，咨询师认为是应该协助母亲解决另一个更困难的问题了，那就是女儿的坏脾气。为此，咨询师让母亲观察并做一周的记录。这些记录显示，女儿通常在母亲拒绝了，如让她晚睡看电视这样的要求后，就大发脾气。尤其会在一天快要结束，女儿（和父母）感到很累的时候发脾气。至于父母怎样回应这些让人发疯的轰炸，母亲说："我们用尽了各种方法，有时候，我们会忽视她，但这是不可能做得到的，她会不停地尖叫和大喊，直到我们受不了了。有时候，我们会打她，有时会给她想要的，只要她能安静下来。有时候，我们打她之后，她会喊叫个不停，搞得我们只好让她看电视，直到她安静下来为止，这样反而很有效。"

听了这些描述之后，咨询师解释母亲是怎样不小心强化了女儿的脾气的，并让他们知道怎样才能使吵闹停止下来。接下来的一个星期，母亲被指导怎样去忽视女儿的脾气。如果发生在睡觉时间，就把女儿放床上让她睡，要是她继续吵闹，就让她独自一个人直到安静为止。只有当她不吵闹的时候，父母才会和她谈她想要的东西。接着那个星期，母亲报告女儿发脾气的次数的确减少了。除了有一天晚上，出现了新的更麻烦的情况。当时，女儿知道了不能熬夜看电视，她就和平常一样，大喊大叫。母亲不再做出让步，直接把她抱到房间，并告诉她，到了睡觉的时间了。然而，知道父母要像前几天一样忽视她的行为，她开始喊叫，在房间里摔东西。"她完全疯了，她甚至把我买给她的小狗台灯都摔坏了。我们不知道该怎么办，只好让她继续看电视。"咨询师把这样的行为结果再描述一次，并告诉母亲，当女儿再出现这样的破坏行为时，父母应该抱着她，直到她安静下来。

在下一次治疗中，母亲描述女儿怎样"又一次失去控制"。然而这次父母没有再做出让步，而是按照咨询师说的那样，紧紧抱着她。母亲对女儿的表现感到很吃惊。"但我们谨记你说的，我们不能让步。"二十分钟后，女儿终于安静了下来。这是女儿最后一次，在发脾气时变得暴力。然而，她在接下来的几个星期仍然偶尔还会发火。据母亲说，现在女儿少量的发脾气似乎在不同环境和不同情况下发生，但一般不会在家里（女儿已经学会了在家中不会受到强化）。例如，这样的场景可能是在商场里，在告诉女儿不会给她买糖果的时候。但无论如何，母亲都牢牢记住了，不要对她所发的脾气进行强化的重要性，可是她做不到。因此她会因为女儿在公共场合大吵大闹而感到尴尬，她只能把女儿带出商店，让女儿坐在车厢里。这次之后，女儿变得很少发脾气。

接下来，咨询师转向儿子在学校中不良的表现。经过仔细的评价发现，儿子很少把家庭作业带回家，当被问及时，他会否认有作业。但向老师求证之后，咨询师发现学生一般都有作业，并估计在晚上要花半个到一个小时来完成。这样，母亲选择了一个高发生频率的行为——看电视作为强化物，并在儿子第一次完成作业后马上兑现。在开始的两个星期，母亲必须每天晚上给儿子的老师打电话，求证作业，但很快就不需要这样做了。完成作业很快成为儿子的一种习惯，他的成绩也很快变得很好了。这样，每个人都比以前快乐了，母亲认为家中没有什么再需要帮助的了。

在后面的追踪中发现，女儿现在比较善于社交，而且几个月内也没有发过脾气了。儿子在学校表现很好，虽然他开始疏忽一些较困难的作业。为了解决这个问题，咨询师向母亲介绍了标记奖酬法（是在对方出现目标行为或期望行为时，立刻给予一种"标记"或代币加以强化，然后再将"标记"或代币换取各种优待的一种行为矫正方法），母亲使用标记奖酬法获得了很好的效果。

3.2.3 其他家庭成员关系

除了父子关系、母子关系，其他家庭成员的关系对个体发展也具有重要意义。这些关系主要包括与其他子女的关系、与隔代亲人（即外公、外婆与爷爷、奶奶）的关系、与表亲的关系、夫妻关系、婆媳关系、妯娌关系等。夫妻关系将在后面婚恋关系的章节中谈到，在此不予重复。

与其他子女的关系在此是指有两个以上孩子的家庭中子女之间的关系。我国从上个世纪80年代主要在汉族中施行计划生育以来，独生子女成为一个特殊的群体，但实际上多子女家庭仍是中国家庭的主要模式。而近几年国家又放宽计划生育政策，允许一部分人生两个孩子。而双胞胎或多胞胎本身就有与其他子女的关系存在。因此，与其他子女的关系，在实际的咨询与治疗中经常遇到。按照阿德勒的出生顺序理论，长子、次子、三子、最小和独子有不同的特点。但是在现实生活中，这一差异并不足以导致与其他子女关系的不良。常见的问题是由家庭中严重重男轻女思想、父母的偏心、家长老师的评价不同、对与其他子女关系的错误观念以及不当攀比所引起。对这类问题的咨询和治疗主要从建立合理认知的角度着手。

与隔代亲人的关系是指与爷爷、奶奶/外公、外婆的关系。此类关系出现心理行为问题的原因往往是由于独生子女多了，孩子成为大家庭中的关注焦点，更是爷爷、奶奶/外公、外婆的掌上明珠，他们对孩子的溺爱以及无原则的保护往往对孩子的成长起了反作用。下一节我们会提到，父母教养方式不一致容易为孩子的症状提供存在和发展的温床，而父母与爷爷、奶奶/外公、外婆教养方式的不一致同样有这种负面效应。

与表亲的关系包含两种含义。一种是对独生子女而言，与表亲的关系类似于上面提到的与其他子女的关系。只是与表亲的关系是在大家庭（包含父亲家和母亲家）中，而与其他子女的关系则是在中国式的核心家庭中，在此不重复。另一种则是指年龄相差不大的异性表亲之间。这里只介绍后一种表亲关系，这种表亲虽然有血缘关系但并不是最直接的血缘关系，出现问题的原因多半是由于产生爱恋而同时受到伦理道德的谴责。在对此类案例进行咨询时，辅助来访者从认知上对其现状进行再认识，升华这种情感。对于年龄小的来访者预后效果好，往往能够从烦恼不安转为生活学习的动力。

这里再谈两种常见的关系，即婆媳关系和妯娌关系。在传统文化中，女性主内，这两种关系就涵盖了婚后女性生活中的主要人际关系。虽然现代女性经济独立了，社交范围扩大了，但仍然担当了更多的家务活动。婆媳关系仍是家庭人际关系的重要部分，而有些独生子女并没有妯娌关系。与恋母情结中儿子对父亲的敌意类似，婆婆对儿媳多少有敌意的成分，这是婆媳问题的根源，而妯娌关系则更多是竞争和攀比导致的问题。咨询中建议此类来访者区分核心家庭和大家庭之间相互独立且相互依存的关系，对现状进行调整。

综上所述，这几类家庭关系在家庭生活中都扮演着重要作用，但出现的问题以一般心理问题性质的居多。

3.2.4 父母关系

如果说孩子是家庭的桥梁，那么父母就是桥两岸的大山，是家庭诸多关系中的核心。区别于夫妻二人关系，父母关系至少是三人之间的关系。良好的父母关系是家庭稳定性以及子女健康成长的基本保证。父母关系出现问题除了影响夫妻感情外，更直接影响的是子女，特别是未成年子女对爱情、家庭的观念和行为。因为父母关系是子女成年后发展婚恋关系最直接的参照对象。

父母关系不良的最大受害者是孩子。表现形式有很多：孩子有意识地分担父母的情感负担，因此使情绪、学业受影响；父母自觉或不自觉地将孩子作为调和夫妻关系的工具，通过打骂发泄在婚姻关系中的不良情绪；父母关系严重不和的，会升级到家庭暴力，孩子轻则是亲眼目睹，重则直接是施暴的对象，在这种家庭环境中成长，可能导致其具有施虐或受虐的倾向。以上是直接表现出来的，还有很多问题是掩藏在相对正常的家庭功能之下的。父母关系的症状表现者往往不是父母，而是孩子。父母关系还包括性关系。在孩子面前有不当的行为关系可能对孩子的身心发展带来不良影响。父母双方对子女教养方式的异同往往会使孩子出现各种各样的行为问题。就性关系和教养方式的问题，请参照下列案例。

【案例】

四岁男孩，因行为问题被幼儿园劝学在家，母亲无工作在家带孩子。该男孩语言发展有些迟滞，与母亲过度依恋，有接触女性肢体的嗜好。在幼儿园时喜欢与女孩一起玩，抚摸女孩的脸、手等，受家长投诉。力大，脾气暴躁，得不到满足时会用能接触到的东西攻击人。家长的惩罚方式是严重的体罚，但已经不管用。在有他人在场时依然控制不住抚摸母亲的身体，抚摸自己的生殖器，被批评惩罚时无羞耻感。家里把能摔的东西都藏起来，使他接触到的物体有限。后来了解到父母教养方式不一致，母亲溺爱孩子，在教育孩子上用心，父亲认为孩子教育不重要，开心就好，但惩罚孩子时下手很重，最后都被母亲拦下。父亲不善言辞，母亲健谈，夫妻关系紧张。

【案例分析】

此例在咨询过三次后脱落，资料未收集全，下面就上述信息进行分析。男孩对母亲过度依恋，表现出对女性皮肤接触的嗜好，对女性表现出的爱抚与其年龄特征不符；当众抚摸自己的生殖器或抚摸女性，即使有人责备也无羞耻感。根据艾森克的发展理论，在婴儿后期是建立意志品质的关键期，这一阶段过度不良，会影响自尊的发展。这一案例不单纯是母子关系或父子关系的问题，更与其家庭模式，与男孩的父母关系有很大联系。据推测，此男孩接触女性肢体的嗜好与其模仿家长的行为有关。而其家庭中可能存在的暴力现象也成为模仿对象，而逐渐发展成为攻击性行为。而这个男孩的父母不一致的教养方式则成为他的不良行为继续发展的条件，是其症状存在的基础。该案例的咨询和治疗应从其父母的合理认知着手，使父母双方达成教养方式的一致，为孩子营造健康的家庭环境；对孩子的不良行为不予过分关注与强化，发掘孩子的兴趣，转移其注意力；减少母子拥抱等肢体接触，指定具体的行为矫正方案。

另外，我们在父子关系中的案例，还可以从父母关系的角度进一步进行分析。

从父母关系的角度分析案例实际是一种特殊的情况。即其父母关系其实是不存在的。由于父亲几乎不在家，没有尽到对家庭的责任和义务，母亲对父亲以仇恨和抱怨为主，并把这种长时间的负性情绪转移到儿子身上。对父亲和男人的消极看法影响到儿子对男性成长的认知和行为模式。孩子不能在仅有的亲子关系中得到家庭的温暖，转而以"坏学生"的行为态度表达其对家庭关系的不满和对母亲的反抗。

夫妻之间可以尝试采用家庭婚姻治疗的方法，增进夫妻的沟通交流，增进信任，改善他们之间的关系。

婚姻治疗主要是用人际关系的观点来了解夫妻关系，描述他们的心理和行为，解释在婚姻关系出现的问题，改善他们的相处方式，相互适应。

实施婚姻治疗时需要通过了解来访者而获得的信息：对夫妻关系的分析，确定主要的问题。分析夫妻关系时需要考虑的方面包括：夫妻间的情感，夫妻间相互扮演的角色，夫妻间的沟通，夫妻间的性关系。而他们之间可能存在的主要问题包括有：

①夫妻间缺乏感情基础；

②不健全的婚姻动机；

③夫妻性格不协调；

④对夫妻角色的不同期待；

⑤受父母的影响和干扰；

⑥夫妻缺乏维护夫妻关系和保养婚姻生活的艺术；

⑦婚外关系的发生。

良好的夫妻关系状态可能包括：共同的或彼此认可的价值观念；对对方由衷的关注；在共同生活中能够容忍分歧的存在，接受对方不一样的看法。在支配权和决定权上比较协调和平衡。

如果由于配偶中一方亲密的异性关系，引发了夫妻间的矛盾，可以通过交流了解问题中双方潜在的规矩，以及双方主要的分歧意见，找出关系中最主要的冲突因素。启发双方寻找纠正问题的方法，以及在问题中各自的态度、认知和行为。有的还借鉴行为矫治中的方法来进行婚姻治疗。比如通过操作条件反射的技术。首先了解各自期望对方的行为在什么方面需要做出改变和调整。如果能够达到要求，就通过操作条件反射的办法，通过言语或行为上的奖励来强化目标行为。从而使双方都具有对方愿望中的行为方式。

以上四节我们分别介绍了父子关系、母子关系、其他家庭成员关系与父母关系中应该注意的事项，并结合具体案例就咨询和治疗中常见的心理行为问题进行了介绍和分析。虽不能穷举所有的家庭关系和应对方法，但是希望能够为读者提供分析的思路，能够正确识别异常情况，对出现的心理问题有理性的认识并积极寻求心理咨询和治疗，以便及早干预。家庭成员的人际关系是维系人的正常社会功能的内部基础，健康稳定的家庭关系是其他人际关系和谐发展的一种保证，接下来的四节将分别介绍四种重要的其他人际关系，即社交关系、同伴/同事关系、师生关系以及上下级关系。

3.3 社交关系

如果说家庭是我们每个人学习与人相处的第一个场所，那家庭关系就是我们最初的人际关系。除了前面涉及的家庭成员之间的关系外，我们还会碰到很多种人际关系。我们在不同活动中扮演着不同的社会角色，也因此与他人产生了不同的人际关系。如在学习活动中与老师形成了师生关系，在工作中形成了同事关系，上下级关系，在玩耍中的同伴关系；从性别角度来看的异性关系等等。

当提到生活中幸福的来源是什么的时候，很多人都会说是与别人的关系，人际关系是我们获得快乐的源头，但同时它也是产生痛苦的发源地。为什么有的人建立人际关系很容易，有的人就很困难？我们将首先对社交关系中经常出现的一些问题进行总体概述，再对各种不同的人际关系做分别的讨论。

【案例】

来访者，女。经转介，参加团体治疗。

她逃避生活中的所有责任。她很寂寞，没有亲密的同性朋友。和男性的交往中，她依赖性特别强，让别人无法承受，所以男人都离她远远的。

前面的咨询师已经给她治疗了三年多，但是没有明显的效果。咨询师描述她在治疗中像一个"重磅秤砣"。在治疗中，她几乎总是在反复地讲她和男人之间的问题，没有其他材料，没有幻想，没有移情，甚至连一个梦都没有。

团体治疗半年过去了，来访者还是老样子，没有任何进展。

在一次团体治疗中，发生了重要的变化。

来访者（深深地叹了口气。大家早已习惯，知道她要说话，但也没抱多大的期望）：都半年了，我从这里什么都没有得到，我开始怀疑团体治疗是不是适合我。

咨询师：你在团体里和你在生活里的做法是一样的，你在等着会发生什么。但是，如果你不来运用团体，团体怎么能帮你呢？

来访者：我知道我应该做什么，我每周都来，从不缺席，但是什么都没有发生，我什么都没有得到。

咨询师：你当然是什么都没得到。除非你主动做些什么。

来访者（哭）：你告诉我应该做什么吧！我不想就这样下去了。上周末，我参加了一次登山活动，所有人都玩得高兴极了，可是我从头到尾都非常悲惨。

咨询师：其实你知道自己想要在团体里做什么，而且一定会使你在团体中变得更好，但是你还是要我帮你说出来。

来访者：没有啊，我不知道，要知道，我早就做了。

咨询师：不，你知道。你是害怕为自己做点什么。

来访者（哭得更厉害）：又是这样，怎么又是这样，我的心好乱啊。你生我的气了。我感觉糟透了，我不知道我该做什么。

A（团体成员）：来访者，我也有相同的感受，我理解你的心情。（几个成员点头。）

B：我很生气，你老是把自己弄得可怜兮兮的。

C：我也是觉得。

D：又是这样，我们在前面已经不知道讨论过多少次了，应该怎样更有效地参与团体治疗，今天不会又要说这个吧？

E：来访者，你可以谈很多问题。比如，你可以谈谈眼泪、悲伤，谈谈你受的伤害。

C：对，你也可以谈谈，咨询师是个大坏蛋。哈哈，对吧，咨询师？

F：或者，你可以谈谈对我们其中一位的感受，谁都可以啊。你没必要老是摆出一副惨兮兮的模样，像个傻瓜一样。

来访者（哭得非常伤心，大家都坐在自己的位置上，让她自己哭了几分钟，等她平静下来）：我早就想好，要谈谈对其他人的感受了，至少从上个月就开始了，可是我还是没有这么做。今天，我想谈谈为什么我从来不参加团体治疗之后的聊天。因为我不愿意接近 E。E，我觉得你太穷了，我担心你会有什么事情在半夜打电话给我，找我帮忙。

（来访者和 E 互动之后，来访者又谈了对另外两位成员的看法。）

来访者：今天结束之前，我想谢谢大家对我的帮助，我感觉好多了。我今天的收获比之前半年的还要多，谢谢。

3.3.1 有关概念

3.3.1.1 依恋风格

社会心理学家近三十年来的研究发现，依恋风格对人们的人际关系有着重要的影响。依恋一词最初是用来描述婴儿与哺育者之间关系的一个概念，在生活中，大多数时候母亲就是哺育者，在这种母婴交往互动的过程中，婴儿就体验着与母亲关系的安全程度。一方面，母亲的行为和情绪会给婴儿提供信息，使婴儿意识到自己是否是重要的，有价值的，从而形成了婴儿的自我评价，这是婴儿对自己的态度；另一方面，婴儿也会形成对他人的态度，是否可依赖、是否可信、是否可靠，这便形成了婴儿的人际信任感。以这两个方面为基础，婴儿早期的依恋风格就慢慢形成了。这种依恋风格可能对人一生中与人交往的活动产生重要的影响，以此看来，中国俗语中的"三岁看老"也是有一定道理的。

儿童心理学家发现了大致三种依恋的模式，分别是安全型、不安全—回避型、不安全—矛盾型。安全型的儿童在母亲离开时有轻微的不安，母亲回来后就很快平静下来。

回避型的儿童会拒绝或回避母亲，与母亲分离后再相见时，还会有一定的情绪压抑。矛盾型的儿童总是处于矛盾之中，母亲离开时，他／她会大哭大闹，母亲回来时他／她可能还哭闹得更厉害。这些依恋风格虽然形成于婴儿时期，但它们对个人的人际行为影响则是终生的，人际关系的早期经验就成为我们处理以后人际关系的基础。总的来说，无论在哪一个年龄段，安全型的个体都能很好地与他人交往。依恋这一概念也不再局限于婴幼儿期与哺育者的关系，而已经扩展到恋人、挚友以及其他人际关系中。

3.3.1.2 自我评价

婴儿在与母亲或其他哺育者的互动中逐渐形成了对自己的评价。安全型的婴儿就很可能成长为自我评价高、对他人态度积极、渴望人际亲密、在亲密关系中感到舒适的人。那些在人际交往时感到焦虑不安的人通常都是缺乏自信、自我评价水平低的人。当然，在哺育期就形成的自我评价不是一成不变的，它会随着个体对外部环境的经历和他人的反馈发生改变。生活中的重要他人，如父母、老师、同伴都会对自我评价形成影响。

3.3.1.3 人际信任

信任是个体所有的一种构成其个人特质之一部分的信念。一般人都是有诚意、善良及信任别人。有些学者将其具体陈述为个人的言辞、承诺以及口头或书面的陈述为可靠的一种概括化的期望。缺少人际信任的人通常很难与他人形成亲密关系。人际信任程度高的人一般会感到生活幸福，更容易为他人喜欢和尊重。他们愿意结交朋友，在人际关系中较少会产生内心冲突。

3.3.1.4 第一印象／首因效应

第一印象，也称首因效应，是指人们第一次见到某个人时形成的最初印象和判断。这些最初的感知和判断会影响我们日后对该人的评价，以致有时我们并不在意在后来交往中所感受到的内容，而很自然地服从于第一印象。比如，我们第一次见某君 A 时，他表现得很有礼貌，很有涵养，于是我们便形成了 A 君有礼貌这样的第一印象。后来某一天，我们在街上又偶然看见 A 君正对着别人破口大骂，显然这种形象与我们对 A 君的第一印象形成冲突，但由于深刻的第一印象已经形成，我们可能会这样想，可能是别人激怒了 A 君，不然他是不会这样的，因此我们会遵循第一印象而认定 A 君是个有礼貌、有涵养的人，而忽略我们看到他对人破口大骂的情形。在心理学实验中也有首因效应的例证，比如现在有两个人的性格特征信息，第一个人的性格是聪明、勤奋、易冲动、爱评论、顽固、嫉妒心强，第二个人的性格是嫉妒心强、顽固、爱评论、易冲动、勤奋、聪明。实际上这两个人的性格描述内容都是一样的，只是词语出现的顺序相反。结果发现由于词语顺序的不同，对这两个人的印象也大相径庭。大家都认为第一个人是机智的，有控制力的,对第二个人的印象则完全相反,因此我们也可以看到在形成印象时初期信息是起着重要作用的。

3.3.1.5 晕轮效应

也有称光环效应,是指由于人身上的某一特征过于突出,使我们仅关注了这一特征,而个体的其他特征都好像在光环下变暗淡,而被掩盖了一样。如某个人外貌出众,我们就只关注外貌这一特征,而忽略了其他的个人特征,并认为其他特征也会像外貌特征这样出众。据说普希金就曾中过晕轮效应的招,他娶了美女娜坦丽,但其人虽美却不爱诗,不肯听普希金作出的诗,与普希金所想的"外貌惊人,且才华横溢"的晕轮完全相左。

3.3.2 与社交关系有关的一些个体问题

3.3.2.1 自卑

超越自卑,阿德勒把与自卑感的抗争称为寻求优越,弗洛伊德将人的动机结构基础看成是性和攻击,而阿德勒则认为追求优越是人一生的推动力。自卑的人总是觉得自己不如别人,他们还不让自己被别人发现内心的真实想法。自卑的人还喜欢与他人保持一致,他们害怕表明自己的观点,需要努力寻找他人的认可,求同的需要很强烈。他们经常会想别人是不是这样的看法?我这样做会让人笑吗?会不会被认为是出风头?

3.3.2.2 孤独

孤独即孤单寂寞,渴望亲密关系却无法获得满足的消极心态。不想要朋友的人不会觉得孤独,但想要朋友却没有朋友的人就会有孤独的感觉。孤独产生的原因涉及到多个方面,遗传、个人经历、文化等因素都有可能影响。心理学的研究显示孤独与缺乏人际信任感有很大关系,而回避型依恋的人在人际信任感上较低。

3.3.2.3 敌对

敌对常常表现为对他人冷眼相看,冷漠仇视,是一种潜在的攻击状态。个体主观上觉得对方的行为对自己不利,或觉得对方看不顺眼,令人厌恶,便会在表情和行为上表现出敌对的一种状态。这种敌对可能并不转化为具体的攻击行为,而只是有攻击的欲望,或是给对方行动上设置障碍等。

3.3.2.4 多疑

多疑的人类似俗语中说的老是疑神疑鬼的。多疑的人喜欢把生活中很多无关的事情联系在一起。这种多疑的心态对人际交往极为不利。比如,有多疑的心态就容易把别人无意的行为想象成是对自己有敌意,总是怀疑别人欺骗、暗算自己,从而与别人产生距离和矛盾,影响到人际间的交往。与一般的猜疑和怀疑不同,多疑的人绝大多数都是无端的生疑，经常是为了找到证明自己偏见的证据的猜疑。

3.3.3 可能出现的障碍

3.3.3.1 社交焦虑障碍

社交焦虑障碍，又被称为社交恐怖症。在社交场合中会感到过度的焦虑和紧张。实际上，我们每个人几乎都有焦虑的体验，这是正常并普遍存在的一种经历。适当的焦虑是必要的，有时适当的焦虑水平甚至会提高我们的表现。例如，与低焦虑水平的学生相比，中等焦虑水平的学生其考试成绩更好。那你肯定要问，什么程度的焦虑是出了问题的焦虑呢，在社会交往的背景下又是什么样的情况？社交焦虑和性格内向不是一回事，性格内向的人不愿意参加社交活动，这是他们的选择，而大多数社交焦虑者都不喜欢羞怯，大部分的社交焦虑者认为自己的羞怯是麻烦的，她们愿意接受专业人员的帮助，以克服社交焦虑。

社交焦虑的核心症状包括：一旦处于所害怕的社交场合，就会产生焦虑，可能会有惊恐发作；个体意识到这种害怕是过分的或不合理的；对所害怕的社交场合会设法回避；预期的焦虑或烦恼显著影响了个人的正常生活和工作。社交焦虑还可能出现的躯体症状有：心跳加快、出汗、发抖、脸红、口吃、肌肉紧张等等。

在心理学的研究中，测量社交焦虑和羞怯的量表彼此之间有很高的相关。社交焦虑与正常害羞的区别主要在两个方面：一是焦虑和痛苦体验的强度，二是是否意识到这种焦虑和害怕是过分或不合理的。社交焦虑的人自述说他们有时过于自我关注和紧张，以至于不知道想要说些什么，他们只好让谈话陷入沉默，而这沉默会让他们觉得更不舒服。在交往中，社交焦虑者往往倾向于给各种反馈加上消极的解释。他们总是认为自己与别人的交往很糟糕，并总是寻求别人拒绝自己的证据。

社交焦虑的成因可能是复杂而多样的，心理学家认为评价恐惧是社交焦虑背后的原因。有他人进行评价的情境就是潜在的焦虑源。对评价的恐惧使得他们采取各种策略来回避有评价可能的情境。避免与其他人见面、不参加各种集体活动和聚会。即使见面了，他们也通过避免目光接触来降低这种评价的可能性。他们在社交活动中采取自我保护的策略，尽自己所能来控制自己留给别人的印象。其实，社交焦虑者真正缺少的是自信，他们不相信自己能够给别人留下好印象。怕自己说错话的担忧使得羞怯的人干脆不说话。社交焦虑还有一些具体的亚型，比如公众—焦虑，即在观众面前表现出恐惧、紧张、思维及言行的混乱等。也会出现目光惊恐、冒汗、血压升高、心跳加快等生理反应。这些焦虑既包括讲话之前的恐惧也包括讲话过程中的害怕，既包括讲话的行为表现也包括着声音和身体方面的表现。而公众—焦虑的主要原因除了缺乏自信以外，还可能是具有外向型的自我意识。具有外向型自我意识的人对社会环境中发生的事情，特别是对可能被评价的场合的事情特别敏感，他们特别关心他人对自己的看法，因此在社交中会表现出不安定。比如有时我们看到明星们上台领奖发表获奖感言时，都拿着预先准备好的一张小纸条在读，这说明他们也害怕由于面对现场那么多观众紧张，而一下子忘记说词。

测量外向型自我意识的量表内容会包括：我对别人如何看待自己很关心；我通常留意给人留下美好的印象；我关心展现自己的方式；我知道自己看上去是什么样子；我习惯于觉察自己的外貌；我离家之前所做的最后几件事之一是照镜子；我关心自己做事的方式（测量条目引自《社交心理》，阿诺德·H.巴斯 著）。

社交焦虑障碍的典型恐怖情境包括：被介绍给别人，与上级见面，与异性会面中开始交谈时，约会，接电话，接待来访者，在被人注视的情况下写字或吃东西，公开场合讲话，上公厕，在商店与人谈价或试穿衣服。

测测你的社交焦虑

请标出下面每一种表述与你相符合的程度，用5点量表表示你的答案，从1=根本不是那样，到5=非常符合。

①哪怕是在一般的聚会中，我也经常会感到紧张。

②当处于一堆我不认识的人中间时我通常会感到不舒适。

③当面对一些异性说话时我通常会很从容。

④当我必须跟老师或老板谈话时，我感到紧张。

⑤聚会经常让我觉得焦虑不安。

⑥在社交场合我比大多数人更少羞怯。

⑦如果和不是很了解的同性交谈，我有时会感到紧张。

⑧参加工作面试时我很紧张。

⑨我希望自己在社交场合有更多的自信。

⑩在社交场合我很少感到焦虑。

⑪总的来说，我是一个羞怯的人。

⑫当与一位有吸引力的异性交谈时，我会感到紧张。

⑬当给某位我不是很熟悉的人打电话时我经常感到紧张。

⑭与有权势的人说话时，我会紧张。

⑮在人群中我感到放松，哪怕那些人和我完全不同。

这份交往焦虑量表是由利里编制的，是为测量因偶然的交际而产生的社交焦虑而设计的。计算总分时，先把第③、⑥、⑩、⑮题的分值逆转（即1=5，2=4，以此类推）。把十五题的分数相加，测验总分高的人比总分低的人可能更常体验到社交焦虑和紧张。利里的研究结果发现大学毕业生在这个量表上的平均得分是 39，标准差是 10（该量表内容转引自《人格心理学》，伯格 著，陈会昌等译）。

【案例】

在没有开场前，我就害怕起来，手心里直冒汗，我担心会忘记自己想要说的。到了前面面对那么多双眼睛之后，我真的就忘记了本来已经想好要说的内容。那么多人呢，我一个人站在前面的讲台上，从上面看下去，下面黑压压的一片，真的，而且下面坐着的全都是老师，我很害怕在他们面前丢脸，虽然以前我在班级里也做过报告，不过那是二十多人的小房间，现在可恐怖了，哗哗的几百人。我站上去之后，发现我的手好像是多余的，真不知道平时它们是怎么放的。主席宣布开始之后，我报告了，我吞吞吐吐的，总觉得找不到合适的词语来表达我想说的意思，我想要说的还没表达出来，我又把下一句想说的提了上来。现在我一想起那个情境还觉得害怕，我决定以后要避免在这些场合内讲话，特别是上台讲话。

【案例分析】

案例中的学生讲述了在观众面前所表现出来的恐惧、紧张以及混乱。明显的生理症状是：手心冒汗，动作紧张；语言表达时结结巴巴，讲得很快。这些症状背后可能存在的焦虑是被评价焦虑，害怕自己行为失败，害怕自己在一群人面前丢丑；另外担心被别人拒绝。将要面对观众的人主要担心的，是他自己以及所讲的内容会不会受到观众的喜爱和称赞。通过案例中的描述，我们会发现引起公众—焦虑的直接原因，是这个学生注意到听众的规模，人数比他面对过的二十几人多了很多倍；另外，是听众的身份，有很多老师都在。就我们一般的经验感觉来说，在听众都是孩子的时候，成年人讲话可能会觉得轻松自然。如果听众是我们的同辈或同伴，讲话的人可能会感到一定程度的紧张。如果听众里有比讲话者身份高的人，比如学生面对着老师讲话，职员面对着经理讲话，博士生面对院士讲话，这些时候，讲话的人都会感到焦虑和不安。

有很多研究理论来解释个体因为观众而产生的焦虑，有学者倾向于把导致观众焦虑的直接情境原因和个性特质方面的原因区分开来，并据此来提出消除公众—焦虑的方法。

情境因素：首先将导致公众—焦虑的产生作为一个过程来看待，这其中包含了连续的三个时间阶段。第一个时间段，在演讲之前想象到大家将会注视你就感到害怕和紧张；第二个时间段，演出或演讲即将开始的时候，你被介绍给大家，感到自己被暴露在众目睽睽之下，手心开始冒汗；第三个时间段，是讲话开始之后。有可能你会关注自己所讲的内容和行为表现而较少注意外部的自我觉察，焦虑程度会有所降低，但是自己如果所讲不够吸引人或行为表现不好时会让自己的评价焦虑上升，从而影响后续的行为表现。当讲话者已经登台亮相并对环境还处于陌生状态时可能是最焦虑的时候，因为在这个阶段中导致公众—焦虑的两个原因——评价焦虑和担心被拒绝同时存在。根据这三个阶段，我们来考虑公众—焦虑的治疗方法。对于开始之前的评价焦虑，通过体验成功来获得对成功的认识，增强自信；而对于最焦虑的第二阶段，每次登台时都会感到自己在众目睽睽之下，外向型的自我意识使得自己总是感到被评价而引起焦虑，这时通过调整注意使之从自身转移，转而注意讲演的内容，而不将自己看做是焦虑对象，这需要花费一定时间来训练；对于开始之后由于刺激和场合的新奇感而带来的焦虑，可以通过熟悉和训练使合适行为和表现获得积极强化，从而对情境和角色适应，变得轻松自然。

个性因素：另外，个性因素也在背后悄悄地起着作用，在启用上述治疗方法的时候也需要考虑是否有以下一些个性因素的存在。低自尊的人，对自己的评价总是很低，总是认为自己很蹩脚，使得自己不想在公众前露面。羞怯的人，他们害怕公众，总是希望与他人隔离，希望远离社交场合。他们感到拘谨和紧张，他们也缺少期望的社交行为。外向型自我意识，觉得别人会关心的问题包括自己的表现、外观以及行为的表现风格。如果一站在台上，这些意识就会突然冒出来，占据整个思维空间。

3.3.3.2 儿童自闭症

自闭症"autism"一词首先由瑞士精神病学家布鲁勒于1912年提出。在这之前，自闭症都被当成是精神分裂症来治疗，布鲁勒用自闭"autism"一词来描述那些精神分裂症患者在与他人接触方面的困难。而将自闭症单独作为一个心理障碍还是肯纳医生在1943年提出来的。他报告了十一位儿童都患有相似的行为障碍，并用自闭"autism"来描述他们对其他人缺乏兴趣的现象。表面上，从外部特征来看，自闭症的儿童与正常儿童并没有区别。

自闭症又被人们称为儿童孤独症，是指在社会交往、言语交流、动作行为等方面存在严重心理发育障碍的综合征，被世界卫生组织和美国心理学会定为一种发育障碍，它是由人的中枢神经系统引发的疾病。将其定为发育障碍是因为它发病于三岁之前，在社交和语言方面的问题将会持续终生。目前对自闭症的致病原因并没有一致的结论。很多研究报告了基因遗传的影响，发现可能并不是某一类基因，而是十条或更多的染色体引起的。男孩子比女孩子患自闭症的概率高三到四倍；曾经有自闭症患者的家庭中患病的概率也较高；而那些有其他发展性障碍的人如智力发育迟缓者患自闭症的概率较正常儿童高。

通常对自闭症的诊断包括三个方面：社会活动的障碍；沟通障碍；刻板和重复行为。

比如他们不知道如何与人保持一段对话，与人也没有眼神接触，他们可能会不断地重复同一句话。对自闭症的诊断通常需要详细了解病人过去的历史，以及对其生理和神经上的评估。自闭症具体的行为症状包括：没有眼神接触、对自己的名字没有反应、注意障碍、模仿能力没有发展、没有非言语沟通。有些研究也发现一部分自闭症儿童有"退行"的现象，比如他们本已经掌握的语言、社会技能都不再出现了。

有关儿童自闭症，我们在后面还会有介绍。

3.4 同伴关系

同伴关系是指同龄人或心理发展水平相当的个体之间在交往过程中建立起来的一种人际关系，同伴关系中的两个重要方面是同伴接纳关系和友谊关系。同伴对青少年发展的影响与成人一样多，或者甚至更多。

心理学的研究显示，同伴关系对个体的很多方面都产生影响。如自我意识、孤独感、幸福感以及社会适应。社会心理学家提出的"镜像自我"理论指出儿童自我概念的形成，是通过把他人当成一面镜子来看到自己的。通过他人的什么呢，包括他人对自己的态度、情绪、表情等各种行为反应。这与依恋理论中婴儿通过与母亲的互动形成对自我的评价也是类似的概念，只不过后者是强调哺育者的重要影响。而前者将对儿童的自我概念发展有重要影响的人称为重要他人。在不同的发展阶段，重要他人是不同的。例如在婴幼儿时期，父母扮演重要他人的角色，到了学习阶段之后，同伴和教师的重要性就会显著地提高了。

同伴关系的形成和发展受到众多因素的影响，而主要影响因素包括社交行为和社会认知。在社会信息加工方式上有缺陷或有偏差的儿童与同伴交往会遇到困难，进而受到同伴的消极评价。大量的心理学研究表明，儿童的行为表现与其在同伴中的地位有着显著的相关，合作、友善的亲社会行为和同伴接受紧密联系，而攻击和破坏行为与同伴拒绝紧密相连。另外，儿童与同伴间的积极交往与其心理理论能力呈正相关。心理理论是指个体凭借一定的知识系统，对自己和他人的心理状态如愿望、信念等的认识和理解，并对他人的行为做出因果性的预测和解释的能力。受欢迎儿童比受拒绝的儿童能够更好地理解他人的心理状态。除此之外的影响因素也有很多，如个体的、身体特征、名字等。以儿童为例，以往的研究发现，受欢迎的儿童往往外表吸引人、能坚持交往、愿意分享，被拒绝的儿童常常有许多破坏行为和不当行为、极度活跃、说话过多、有许多单独活动。被忽视的儿童一般很害羞、不敢自我表现、攻击少、逃避单向交往。

影响同伴接纳的因素在不同年龄段也有不同体现，如越小的儿童越看重外部特征，越大的儿童越看重个性特点。同伴关系不良或遭受同伴欺辱时，儿童可能会产生一系列的适应困难，包括焦虑、孤独、沮丧和学校适应不良、逃学、旷课等。低质量同伴关系显然会阻碍人的健康发展。心理学的研究发现，同伴关系的性别差异比较明显。例如有攻击行为将会影响孩子的同伴关系和社会适应。但女孩子的攻击更多采取非面对的表达形式（比如造谣或诽谤），而不是像男孩子那样采取打架、辱骂的直接方式。

不管青少年社交地位的高低，他们都有爱和归属的需要、自尊的需要；都重视自己在群体中是否受欢迎，是否与同伴有亲密的关系。有心理学家认为，人有被同类赞赏的本能倾向，如果没有得到足够的关注，可能就会对自我价值产生疑问，因此同伴交往对自我概念和人格发展有着特殊的作用，这种交往为儿童理解社会角色和规则建立了初步的认知图式。有研究发现，儿童时期被群体孤立将导致自卑感，被拒绝或交往退缩的儿童，即那些与同伴积极交往机会有限的儿童，发展也会受到明显的影响。那些对同伴关系比较满意的儿童往往具有高水平的自尊，而没有形成亲密同伴关系的儿童自尊水平则比较低。亲密的同伴关系是一种积极的社会支持，可以消除其他方面带来的压力；亲密的同伴关系也提供了他们学习技能和交流经验的机会。个体在社交中的地位越高，友谊的质量越高，其幸福感也越强。同伴接纳性较低的儿童体验到较高的孤独感，儿童的社交地位越不利，其孤独感也就越强。有国内心理学者发现，没有最好朋友的中学生比有最好朋友的更为孤独。

【案例 1】

有些儿童喜欢打小朋友，攻击性强，和其他同伴一起游戏的时候，他们经常会采取强行的办法，往往遭到同伴的排斥，成为不受欢迎的人。

亮亮长得比较强壮，平时跟小朋友玩的时候，总有欺负别的小同伴的现象。一起做游戏的时候推他们一下，把别人正在玩的玩具抢过来，看见别人在一起玩，也喜欢跟着硬要加入。有时候玩得好好的，就冷不丁地用玩具砸别的小朋友。妈妈说小朋友向她告状后，她对他的行为也进行过制止，好好跟他说过，学校老师对他也有了意见，但最近他还是这样，同伴们都不愿意理他。

【案例分析】

案例中的孩子表现出喜欢与人争执、好胜心强的特点，还比较喜欢向同伴发起身体上的攻击。一般来说，影响儿童攻击行为的因素有遗传、教育、观察学习等。行为矫治的过程就是首先通过各种方法消除不当行为，再通过各种方法建立目标行为。

首先需要减少和避免孩子的攻击行为，根据攻击行为成因的不同，有减少环境中易产生攻击行为的刺激或其他一些措施。例如尽量避免提供有攻击倾向的玩具（如玩具枪、刀等），而提供其他娱乐玩具和书籍等供孩子选择。这种做法的依据很容易让人联想到社会心理学中关于"武器效应"（weapon effect）的实验。在 20 世纪 70 年代末期，社会心理学家伯克威茨提出了这个关于攻击的理论，认为与攻击有关的情境线索增强了人们的攻击行为，而伯克威茨对这个效应的解读就是："枪支不仅仅使暴力成为可能，也刺激了暴力。手指抠动扳机，扳机也带动手指。"另外从孩子自身的角度考虑，启发他们对攻击的理解和思考，但过小的儿童一般不能对自己的行为进行反省。可以通过各种其他的途径让他们认识到他人对攻击行为的不满，比如看图说话、讲故事等等。另外，对孩子的攻击行为不予强化、不予注意。因为有时儿童可能以攻击行为来引起他人的注意，此时可以不理睬其攻击行为和言语，使得攻击行为和受到注意之间的联系不能建立起来，从而减少他使用攻击行为来达到受关注的目的。

另外，系统的社交技能训练可以帮助孩子建立良好的人际交往能力，建立良好的同伴关系。很多心理学的研究，包括对灵长类动物的实验以及对人类的相关研究都表明：同伴在人际交往能力的社会化过程中扮演了重要角色，社交技能的状况会影响个体的长期适应。而社交技能训练旨在通过各种行为矫正的手法，帮助人际关系不良的人掌握与同伴交往的必要知识和技能，从而改善人际关系。这种训练背后的逻辑是人际关系不良或社会适应不佳是由于技能缺失，对于儿童来说大致是这样的：许多儿童因为缺乏人际交往的基本技能而很难体验到同伴关系。基于行为主义流派的观点，社会技能是能够习得的，儿童可以从干预中学习社会技能，即通过刺激—反应模式建立的条件反射，并进行适当的强化；另一方面，通过在社会学习理论中的观察学习，儿童就可以获得相应的目标行为。而从训练中获得的社交技能可以帮助儿童解决他所面临的同伴关系问题。

从具体训练的内容上来看，儿童的人际交往技能是三种心理过程——行为的、情感的、认知过程的和谐结合。相应的训练干预措施也分别围绕这三种角度来进行，即行为角度的行为塑造、学习榜样，情感角度的行为训练，认知角度的认知技能等。

①行为塑造。当儿童表现出所期待的目标行为时，我们及时地予以物质的或精神的强化。举例来说，当一个社交困难的儿童在不经意间主动地和同伴交流时，我们就给予他拥抱、抚摸、微笑或其他一些他所喜欢的奖励来肯定他的这种行为，通过这种正性的积极强化，在主动与同伴交流和获得微笑、赞许之间的联系就得到巩固，这就增强了儿童在社交环境中表现出合适社交行为的可能性。

②榜样示范。顾名思义，这个方法就是学习他人，基于班杜拉提出的观察学习。班杜拉认为，学习不仅发生在经典条件反射和操作条件中，我们也能通过看、读或听说别人如何行为来学习。因为有很多行为都很复杂，不可能都是依靠逐步建立或消退条件反

射的过程来缓慢实现的。正如飞行员、驾驶员不会只坐在驾驶室内来接受条件反射和强化一样，他们的很多行为技能都是通过观察来学会的。通过鼓励儿童观察成人或同伴采取的社交行为，让儿童来学习并实践。儿童在小的时候，模仿能力是很强的，他们能够仿效家人的某些动作、言语，从而学到一些社会化的行为。

③角色扮演。创造或设定一些具体的人际交往情境，让儿童在其中扮演一定的角色，并表现适当的行为。这种相对灵活和生动的学习方式，对于儿童来说更有吸引力。通过对角色的扮演，可以让儿童意识到角色的理想表现应该是怎样的，自己该如何表现出来，这样通过扮演让儿童掌握适当的社交技能。

家长和老师不能对孩子的攻击行为给予鼓励，"如果别人打了你，你就狠狠地打他，下次他就不敢打你了。"这样鼓励攻击行为的话语会增强其攻击行为产生的可能，对其同伴关系的适应没有任何益处。另一方面，有些儿童的攻击行为很可能是从电影电视等媒体中模仿而来的，应尽量减少孩子接触这些具有攻击性画面的机会，减轻其对孩子的不良影响。对孩子来说，他们生活的小环境就是学校和家庭，因此家长和老师在这些日常活动中需要对不当行为和目标行为进行关注，并采取合适的处理方法。因此，学校老师可与家长配合，让家长也参与到孩子行为的矫治和社会技能的训练中来。

【案例2】

我不喜欢她，我很讨厌她，我不想看见她。我觉得她老是针对我，在我背后做一些坏事情。我有一个很好看的头饰，是远方的朋友邮寄给我的，收到的那天我很开心，寝室里的同学们都是知道的。但是后来头饰就找不到了，我把能找的地方都找了一遍，都找不到。可第二天，我发现她头上居然就戴着我的那个发夹，一模一样的。我就觉得是她偷了我的，就跟其他同学说了，其他同学也认同我的说法。我还想起来某天我们都去上体育课了，她说自己来例假了就让我们帮她请假，但是我们上完课回来她并不在寝室里。还有一件事，有一次我好不容易洗了件白色的衣服，挂在阳台上，之后我就出去上课了。她好像又逃课待在寝室里。下课回来之后我就发现白色的衣服居然湿漉漉地掉在地上了，我问她怎么回事，她很不耐烦地说，风吹了掉在地上了呗。听了她的话我很恼火，那天根本就没起风，我晾衣服晾得好好的，怎么回来就掉下来了呢。还有我的护肤品，我用起来都是挺省的，但好像乳液总是很快就用完了，还有洗面奶也是的，而她自己的用得很慢。有一次我故意把护肤品的位置和平时放得不一样，回寝室的时候发现它们的位置居然变动过了，我很确信肯定是她动过我的东西了。她还经常说我的不是，说我东西整理得不够整齐，被子经常不叠，影响到我们寝室的整个卫生评分，使得大家拿不到"优秀寝室"的称号，拖了大家的后腿。我很不明白，她为什么总是偷偷地拿我的东西用，在我背后说我坏话，做坏事，我真的很讨厌这种人，我一点也不想看见她。为什么会让我碰上这种人呢。我很想不通。还有更可恶的是，她还和隔壁寝室的人经常窃窃私语，有一次无意中被我撞见，她们的聊天就立即停止了，她还怔怔地看着我，我好像还听到她们的口中回荡着我的名字。这种人真是太讨厌了，为什么总是在我背后说我的坏话呢?! 我们现在见面都不说话，我觉得她很恶心，这种人表面上一套，背地里一套。

【案例分析】

中国有句俗话叫"疑心生暗鬼"，案例中的女生对同伴不断地怀疑，认为别人偷用她的护肤品，把她晾在外面的衣服扔在地上，并认为自己的判断都有实际的证据；而同伴批评自己时就更加深了她怀疑同伴存有敌意的想法。有位名人曾说："猜疑之心犹如蝙蝠，它总是在黑暗中起飞。这种心情是迷陷人的，又是乱人心智的。它能使人陷入迷惘，混淆敌友，从而破坏人的事业。"多疑的危害是很大的。不但使自己烦恼，还破坏与他人的友好关系。异常心理学认为，多疑属于一般心理问题。与一般的猜疑不同，这些怀疑几乎都没有实际证据，很多都是无端生疑。多疑的心态一旦形成，相对就比较顽固，它还是导致偏执型人格障碍的温床。偏执型人格障碍的基本特点之一就是过敏多疑，固执己见，极易记恨，容易把别人无意的行为解释成怀有敌意。有时多疑来自于消极的暗示。

帮助来访者从事实角度来看待问题，消除成见，消除偏见，客观看待，尝试寻找更多事实来说明诱发情境。可根据认知—行为疗法的理性情绪咨询方式，与来访者就多疑的事件进行辩论，使来访者发现自己多疑的矛盾之处。

鼓励来访者与怀疑对象进行主动的沟通，说出自己的看法和意见，了解对方的想法，再比较自己的认识，通过双方的沟通和理解，化解和攻破那些不实之词，说不定来访者真的会发现是自己"以小人之心度君子之腹"了。

每天给自己提供积极的暗示，厌恶猜疑。心理学家证明，从心理上厌恶它，在观念和行动上就会随着心理的变化而放弃它。友好待人，谅解他人，待人以善，不苛求别人，这样就能在观念和行动上有所改变。

【案例 3】

大学里的人际关系状态与中小学不同，不再以班级范围为主要边界，而更多以所居住的寝室为界。在寝室里形成的同伴关系对个体的影响是很大的。

T 是家里的独生女，一直生活在城市，生活条件一直不错。她写来一封信：

　　我已经是大二学生了，一年之前怀着对大学的美好梦想，走进了这所大学。然而没有想到的是，我却加入了一场寝室纠纷。

　　刚开始的时候，寝室里同学们刚见面，还很有新鲜感，大家都显得很活泼，相处都不错，会互帮互助，互相提醒上课时间，互相关心。但好景不长。一段时间之后，寝室里的关心就起了变化。我们寝室里有四个人，一开始大家都是一起去上课，一起去自修，那段时间大家都很团结。但后来就慢慢分化开了。两个来自农村的同学就经常一起，而另外一个同学就跟我一起上课、自修、吃饭。刚开始，我们两个小团体之间也没有什么矛盾，但随着时间的推移，我们之间的摩擦越来越多，矛盾也越来越激化。我现在都不太想回寝室去，一回去就好像要在里面斗争似的。我也不知道我们的矛盾是什么时候开始的。我记得一开始的时候，她们知道我身体不是很好，还经常会嘘寒问暖的，她们还帮我从饭堂里带饭菜回来。那时感觉寝室氛围挺好的，其乐融融。其实，我想有时候也是小事，就不用放在心上，但这些小摩擦总是不断地出现，不断地给我增添烦恼，有时候有了矛盾，我可以回家暂时逃避一下，但寝室里的同学每天都会见面，如果每天都有摩擦矛盾，我总不能天天回家的。在学校里接触得最多的人就是寝室里的同学了，跟班级里的其他同学虽然在一起上课，但沟通的机会并不多，因此也很难有知心的朋友，我也找不到人来说。

　　我们班级的辅导员平时事情好像挺多的，我也不想去打扰她，我不想让她知道我们寝室里关系这么僵。这件事我本来也想跟家里人说，但我又想家里人知道了也没用，这些学校里的事情还是需要自己来解决的，他们不能帮我来生活，帮我来处理。我还是需要自己来面对。

　　我曾经想过换寝室，但是我又觉得换了寝室可能还是同样的状况。

这封信记录了这位女生面临寝室关系问题的焦虑，她很想解脱出来，但似乎找不到可以解决的办法。她具体描述了以前寝室融洽的关系和氛围，但始终没有写出她的寝室关系到底是怎样产生不和谐的，到底发生了什么事情呢？

来访者：你知道我为什么要给您写信吗？

咨询师：嗯，我挺想知道你给我写信的原因。

来访者：我左思右想总是找不到人说，我想起大一上的心理辅导课，里面讲到人际关系紧张的问题。所以，我想可以过来咨询一下。

咨询师：好的，当然可以来咨询。

来访者：所以我就先把一些内容写在纸上了。

咨询师：嗯，我看过了你写的内容。你们一开始的寝室关系还是不错的，是不？

来访者：是的，挺好的。

咨询师：后来发生了什么事呢？

来访者：好像有很多事情，有的我也记不清楚了。

咨询师：没关系，慢慢说。

来访者：自从我们分成两个小团体之后，我们的矛盾好像就开始了。起先，是我们的作息时间不一致。那两个来自农村的同学学习都很认真，很刻苦，她们一般出去自修，回来的时间都比较晚。临近宿舍关灯休息的时间，我们待在寝室的两个人都早早地做好了准备，上床准备睡觉了，她们还得在隔壁的洗漱间里折腾很长时间，这样对我们影响挺大的。那个跟我一起的同学忍受不了就跟她们提了。她们就注意了一点，动作放轻了。那次也没什么，但是后来有一次我因为中途回家，晚上很晚才到寝室，她们都睡觉了，我尽量控制我的动作，尽量不发出声音。但第二天早上她们就气呼呼地对我说，你不能早点回来吗，洗漱声音那么大，怎么睡觉啊！当时我就说，平时你们也很晚回来啊，我都没说一句。

咨询师：你就指出她们的过错了？

来访者：嗯，是的。她们好像一点反省的意识都没有。每天依然回来得特别晚，我睡眠本来就不太好的，一听到声响就睡不着，我记得一开始我跟她们说过，我睡眠不好，她们还是照顾我的，就差不多在我前面上床睡了。现在就不这样了。自从另外一个同学因为生病退学以后，我就孤单地一个人，她们也不愿意理我，更不要说递一杯热水给我，或是帮我买饭了。

咨询师：其实你挺想和她们一起的，是吗？

来访者：是的，有人一起上课，一起做事，我不喜欢没有人陪着。虽然她们有些地方我也不喜欢。

咨询师：噢？比如说呢？

来访者：有个女生，一件衣服总是穿很长时间，衣服很破了还要穿，而且她穿的总是那些旧衣服。

咨询师：嗯，那你把这个想法跟她说了？

来访者：是的，有一次我看见她换衣服就跟她说，你这些衣服怎么都那么破旧啊？要不改天我们一起去买衣服吧。我没觉得自己说错了什么。她也没理我，独自拿着衣服去洗了。另外一个女生我跟她本来也挺融洽的，平时她说话嗓门挺大的，让人觉得很凶的样子，不过那也无所谓了。有一次我去餐厅吃饭，但饭卡找不到了，就回寝室找，但找了半天，床上桌上，衣服口袋都翻了也没找到。我就想起来好像中午打饭回来好像顺手放在了她的桌子上，我就问她有没有看见我的饭卡放在她桌子上，她凶巴巴地说：

"没有！要不我把钱包也给你看看?!"

来访者：后来这个同学也不太理我，她们两个还经常在我面前装成特别要好的样子，有时我想着就觉得很生气。现在她们不理我，我都是一个人去上课，看书的。在寝室里的时候看着她们孤立我。有时候摩擦不断，我也不想示弱，但这种情况下给我带来太多烦恼。没有人与我交流这些事情，我只能压在心底，特别难受。你说，我应该怎么办呢？

咨询师：首先，你是否理清了与同伴关系发生转变的过程。你可以尝试着把这样一个过程写下来。

来访者：嗯，这有什么用呢？

咨询师：我还希望你做的一件事，是在你描述完这个过程之后，你可以把自己想成是她们，如果你是她们，在那些事情中，你会怎样？

来访者：噢，你说的是换位思考？

咨询师：对呀，愿意尝试一下吗？

来访者：嗯，可以。

咨询师：好，这个就是你回去要做的家庭作业。

【案例分析】

案例中所反映的情况可能存在于很多人的大学寝室生活中，那些看起来特别细枝末节的事情很可能会引发同伴之间的关系紧张。而出现在这个案例中的细枝末节的事情却反映了 T 在人际交往过程所忽视的东西。一方面，她总是以自己的需要和兴趣为中心（同学与她相处是可以陪她一起做事情的）；另一方面，她不能理解他人的需要和感受，甚至对他人有所伤害时也未曾意识到。这种过度以自我为中心的状态最终导致了同伴的远离，使得她孤独感倍增。而她寻找不到有效的方式来解决她所处的困境。

针对这一情况，首先可以建议来访者调整心态，客观面对同伴间现有的问题，使其对自己和同伴关系的变化有一个清晰的认识，促使其在认识关系变化的过程中发现自己失误的地方。通过换位思考，来访者可以更深切地感受以自我为中心的后果。换位思考的方式有很多种，案例中咨询师要求来访者做的家庭作业即是一种。在这份家庭作业中，来访者被要求描述如果自己是同寝室的两位同学，在遇到那些事情时反应会如何，情绪上会有什么变化等等。在团体咨询中可使用心理剧的方式让来访者体验模拟情境下更真实的换位思考。其次，可通过社交技能训练促进来访者掌握适当的人际交往技能，平等对人，不一味地纠缠于寝室细小的摩擦当中。最后通过尝试性的沟通，最重要的还是通过与同伴的沟通，来解决已有的心结，化解矛盾。

在与同伴的密切交往中，常常会因为一些琐碎的生活事件影响大家的关系。如何处理和对待？不可过度以自我为中心，没有人会喜欢和一个过度以自我为中心的人交往，不管人际交往是基于什么需要，人们都希望在一种人际关系中获得什么，比如情感的支持、互相的帮助等等。仅仅以自己的需要和兴趣为中心，不能获得长久稳定的友谊。关注他人，平等地对待他人才能形成相互的合力。

3.5 异性关系

3.5.1 性别角色

在说性别角色这个概念之前，请你先做一个猜谜。我有一个朋友，一方面，此人讲义气，平时处理问题时非常冷静，而且很理性；另一方面，此人非常仔细，挺会关心人，也富有爱心。听了这些描述，你能猜出这个人的性别吗？这个问题可能会让你迷惑。这个人既具有男性的一些气质，比如义气啊，理性啊，同时此人又细心，有爱心，这些都是明显的女性气质，其性别让人难以判断。说到这里，性别角色这个概念的含义也就出来了，所谓的男性或女性应该有的气质和行为方式就是性别角色。比如，在我们过去的文化中曾有"女子无才便是德"的说法，这种对女性无才的要求就是社会期望的性别角色。而性别角色之间的差异到底是如何形成的呢？为什么我们会形成女性应该是这样，男性应该是那样的印象呢？

这里我们先把生理上的差异放在一边，行为主义的心理学家认为我们对性别角色的认知是在社会化的过程中形成的。在孩子不断成长的过程中，父母和社会给予孩子的反馈就会使他在脑海中形成性别角色的认知。比如，当一个女孩子喜欢大声说话，疯玩，喜欢踢球时，大人们很可能会责备她，教育她应该文静，应该乖乖地待在家里，抱着洋娃娃玩，其他的女孩子很可能也会嘲笑她。当男孩子喜欢哭，喜欢洋娃娃的时候，也会遭到父母的责备，父母会告诉他们，男子汉，不许哭，要勇敢。而当男孩子表现出勇敢的时候，他会得到父母的称赞，同伴的青睐。这种明显的奖惩正强化了孩子们头脑中对于性别角色的认知。他们可以清楚地意识到社会对他们的性别角色期望。除了这种奖惩的强化方式，孩子们也通过观察了解了性别角色期望，比如观察父母，观察哥哥姐姐，观察玩伴，观察电视等传媒上的人物形象。有很多小女孩会尝试穿妈妈的高跟鞋，涂抹妈妈的口红，这些行为都是她们通过观察学习在模仿呢。

这些性别角色对异性关系会有什么影响呢？让我们首先明确一下，社会期望的男性特征是勇敢、有抱负、自立，而女性化的特征则是细心、有爱心、善解人意。心理学家的研究发现，人们的幸福感来自于女性化的特征，而具有女性化或双性化特征的人是人们偏爱的伴侣。双性化就是说个体同时具备女性化和男性化的特征。具有女性化特征的人善于表达、细心、善解人意，能够觉察和理解别人的感情。自然，每个人都想找这样的人去倾诉。而同时具有女性化和男性化特征的人可能适应能力会更强，他们肯定能够很好地应对多种情境。

3.5.2 依恋类型与异性关系

国内有研究表明，初中生的依恋类型与异性交往程度密切相关。那些不安全依恋的人有更高与异性交往的倾向。其中可能的原因在于当初中生没有建立起安全依恋的时候，或者安全依恋的程度较低时，会感到焦虑和缺乏自信，而与异性交往过程中通过吸引异性和在异性面前展示和炫耀自己，可以宣泄情绪，使自己内心的不安和焦虑得到缓解，压力得到释放。在逐步摆脱对父母依恋的时候，他们可能转向于同伴关系，而在与同伴的交往中产生依恋焦虑（表现为一些负面情绪：恐惧、孤独和不安）时，他们需要寻找一个支持和共享的通道。依恋焦虑得分高的初中生将这种情感指向了同龄中的异性，通过与异性建立亲密关系，来减轻或消除紧张、恐惧等感觉。不安全依恋的初中生之间的异性交往行为可能是一种寻求"安全基地"的行为。

3.5.3 异性交往的需要

开篇我们提到了马斯洛的需要层次理论，其中归属与爱的需要是我们讨论社交关系的依据。马斯洛说：人们渴望与别人建立亲密的关系，尤其是在群体或家庭中。他还提出了两种类型的爱：D 型爱，这是一种自私的爱，需要爱，是因为我们在没有爱时感到空虚和无聊，为了弥补这些空虚和寂寞，我们便去寻求爱，此时关注的是获得而不是给予。通过这种爱发展到了第二阶段的爱，即 B 型爱，这是一种无私的爱，马斯洛说这是一种为了另一个人的爱。它以成长需要为基础，因此 B 型爱是丰富的、愉快的、和他人一起成长的。对于青少年的心理发展特征来说，他们正处于身体和心理急速变化的阶段，此时是解决建立人际关系问题的关键时期。而异性的交往可以给他们的成长发展带来一些益处：首先，在这段时期里，他们成长的任务是建立自我认同感，即知道自己是谁，自己想要什么，而异性的交往可以促进自我认同感的发展；其次，与异性交往满足了他们的心理需求，可以获得心理平衡。缺乏异性交往，可能使得他们对异性特别敏感，以后的异性接触也容易遇到困难。有心理学家总结异性交往可以给青少年带来的具体益处有：带来稳定感；度过快乐的时光；获得与别人友好相处的经验；发展理解力和宽容大度；增加掌握社交技能的机会；得到批评他人和被他人批评的机会；提供了解异性的经验；培养诚实的道德观。

　　而目前，异性交往面临着很多的压力，比如有很多人认为青少年不需要进行异性交往方面的教育，随着年龄增长，这些技能自然就会掌握的；有些人认为进行异性交往方面的教育会诱导他们去交往，出现早恋等一系列的问题。而这些看法的背后含义则是青少年不懂得异性交往才是纯洁的。因此，学校老师和家长都可能在扮演着抹杀青少年获得异性交往机会的角色，而这些错误的认知本身同时也给青少年带来心理上的压力，可能就谈"异"色变，或在与异性接触的过程中也压力重重，不能正常地交往，在遇到问题时也无法求助于家长和老师。对于成人来说，异性关系的压力可能来自于社会偏见和婚姻内部。在婚后如果还与其他异性有密切的关系则会遭到周围人的议论，如果通过谣言渠道的夸大，可能还会得出类似"作风不好"的说法。而来自婚姻内部的压力则是配偶的不理解或猜疑而造成的。

　　【案例】

　　小吴，女，某大学学生。一直以来很少与男生交往，进入大学后发现，自己只要一面对男生，脸就发烧，心跳也加快，好像感觉全身都不自在，不敢正视别人，说话也结结巴巴，完全不知所措。看到其他女生和男生之间互相讨论问题，谈笑风生的，自己觉得挺羡慕别人的。自己也尝试过与男生接触，但脸红、心跳、说话结巴的状况根本控制不了。于是就再也不跟男生交往了，也极少参与班级的集体活动，凡是有男生在场的场合都想回避。

　　小吴：我感到很苦恼，不知道怎么办。

　　咨询师：嗯，进入大学才开始有这个情况的？

　　小吴：应该是的。以前中学的时候，也很少跟男生交往，好像也不需要跟男生交往。

　　咨询师：中学碰到男生是怎么样？

　　小吴：刚上中学的时候，见到男生有点害羞，但慢慢熟悉了之后，见面聊天也并不感觉难受。

　　咨询师：噢，那时还是挺好的。

　　小吴：是的，那时见了男生不会特别紧张。

　　咨询师：那时候有交往比较好的异性朋友吗？

　　小吴：基本上没有吧。我父母对我要求比较严格。禁止我平时跟男生有过多的接触。他们告诫我，女孩子要文静，不要疯疯癫癫地跟男孩子一起，会学坏的。

　　咨询师：他们不希望你跟异性交往，觉得会影响你，是吧？

　　小吴：嗯，是这样的。他们认为跟男生交往多了，会影响我的学业，会让我变得不像女孩子，会变坏。

咨询师：你跟同班的男生接触，他们也会过问吗？

小吴：我回家的时候他们会问我，并且叮嘱我不要跟男生玩，女孩子就要有女孩子的样子，要文静。

咨询师：嗯，你也很听他们的话？

小吴：是的。有一次放学的时候，我跟同班的男生一起说着话走出了校门，我妈妈正好来接我回家，她看见后，回家就批评了我，让我要自重，不要跟男生交往。以后我就很少再跟男生说话了。

咨询师：嗯。现在在路上遇到男生会怎么样？

小吴：我尽量躲得远一点，不跟他们说话，不近距离接触。

咨询师：有男生主动跟你说话的时候呢？

小吴：有时候，我会故意装作没听见，但心里已经很紧张了。趁着他没重复，我就迅速地走到别的地方去了。

咨询师：如果他重复了呢？

小吴：我很害怕，不敢正对着他，手上会冒出汗来。我还担心自己会说错话，一担心就更说不清楚了。所以我现在很少参加集体活动了，有男生出现我就回避。

【案例分析】

异性交往障碍，属于社交障碍中的一种，最常见于青春期的男女生，有资料显示女性比男性更为突出。案例中的女生，其家庭教育受陈旧观念的影响，父母限制其与异性的交往，要求极为严格，导致其极力束缚自己与异性的交往。在步入大学后，看到别的同学与异性自然地交往，心里感到羡慕，但自己见到同龄异性就脸红心跳，语言不连贯，由此导致了不良的生活状态。而其家庭教育中的世俗观念正是父母对她的性别角色期望，父母希望她能够文静，乖巧，认真学习，阻止她与男孩子接触，怕她受到不好的影响被带坏。在她父母的眼中，男孩子身上所具有的那些特质都是她万万不能沾上的，她必须要保持好一个女孩子所"应该"具有的样子。而父母对她的这种要求也逐渐强化到她的行为中。然而她与异性接触的渴望仍然存在，这种随着生理的成长而产生的心理需要已经被压抑了很久，但另一方面，由于父母严厉的管教，她对异性已经过度敏感，在与异性交往中无法处于正常的状态，这样的矛盾使得她处于异性交往的瘫痪状态。

对于异性交往恐惧的心理治疗方法主要有：认知—行为治疗、系统脱敏、满灌疗法和社会技能训练。

认知—行为治疗

认知—行为治疗即是我们在前面章节里提到过的、由艾利斯创立的理性情绪疗法

(RET)。该治疗法强调人们自身的认知、情绪和行为的统一，认为人把家庭和社会文化中的准则和要求加工成为一些教条的、严格的命令，认为是自己必须要遵守的，这在很大程度上导致了他们情绪和行为上的偏差。案例中的小吴正说明了该疗法的假设。她不仅接受了父母对性别角色的严格期望，而且自己也严格遵守这样的规定，而这种教条式的命令使得她内心充满矛盾，最终遭遇异性交往的麻烦。

我们知道，理性情绪疗法的原理是以理性治疗非理性、帮助来访者改变认知，用理性思维的方式来替代不合理的信念，最大限度地减少由非理性信念所带来的不良影响。

依据这个原理，咨询师的治疗方法如下：

首先，在初期，与来访者建立了良好的关系之后，咨询师需要了解来访者关心的各种问题，通过与来访者的交谈，确定其主要的关键问题，确定咨询目标。

其次，咨询师要帮助来访者认识到自己不适当的行为是什么，产生这些症状的原因是什么，寻找这些症状的根源，即找到那些不合理的信念。

接着最有挑战性的阶段，咨询师要跟来访者进行辩论，动摇其不理性的信念，通过挑战或夸张式的提问让来访者回答她对诱发性事件所持看法的原因。通过不断的辩论，使来访者认识到，哪些是理性的信念，哪些是非理性的信念，用理性的信念代替非理性的信念。在辩论的过程中，咨询师可以鼓励来访者创造一些合理的应对陈述，并反复考虑。还可以给来访者提供关于该疗法的一些心理教育方面的刊物，比如书籍、小册子、录音带、报告等。还可以向来访者介绍该疗法的好处，并让她学着介绍给她熟悉的人，这样有助于她自己学会这种与不合理信息辩论的方法。

系统脱敏

系统脱敏疗法的理论基础是行为主义的经典条件反射和操作条件反射，很多恐怖行为都是基于这些条件反射学习得来的。如行为主义研究中的经典例子，害怕大白鼠的艾伯特，他对大白鼠的恐惧正是通过不断的条件反射建立的。反过来，如何消减这些恐惧，行为主义的观点是仍然通过条件反射的学习途径来减轻和消除。系统脱敏疗法正是基于这样的观点建立的。

沃尔普在20世纪50年代末期发展了这种行为疗法。他认为引起恐怖和焦虑的原因是在特定情境中本身不引起焦虑的中性刺激与焦虑反应多次结合而成为牢固的焦虑刺激，从而引发了异常的焦虑和恐惧情绪。如果在呈现焦虑刺激时，来访者体验到焦虑反应的同时，也让来访者体验到放松反应。放松反应与焦虑反应相互抑制，就逐渐削弱了原来焦虑刺激与焦虑反应之间的反射联系。具体操作步骤可以为：首先，让来访者学会放松，可以根据放松训练中的方法，让来访者体验自己肌肉紧张和放松的感觉，根据指导语进行全身各部分紧张和放松的训练，直到能够自然地放松全身。其次，让来访者将引起焦虑反应的具体情境按主观焦虑的程度进行层级排序。比如就案例中的女生来说，咨询师可以让其想象一下，与异性交往中所有能够使她感到恐惧的情境，并对每个情境标出她的主观恐惧程度。假设这个女生对异性交往恐惧情境的事件排序是：想到将要与异性同学见面，想到将要与异性同学一起参加活动，与异性同学面对面说话，陌生异性前来问路，与异性同学一起完成小组任务。对这些情境的恐惧程度是逐步加深的。这两个步骤可以作为咨询师布置给来访者的家庭作业，也可以在咨询过程中讨论完成。

在学会放松和对恐惧情境有了层次排序之后，就可以进行渐近的脱敏训练了。系统脱敏的简要步骤如下：首先，让来访者处于完全的放松状态中，初步进行想象情境的脱敏训练，咨询师对情境进行描述，要求来访者进行想象，在能够清晰地想象情境时示意咨询师。让来访者保持这一想象情境三十秒左右，要求其不能有回避行为产生，忍耐的时间越长越好，一般一小时视为有效。整个过程中采用放松训练对抗恐惧，直到在最高级恐惧事件的情境中也不出现恐惧和焦虑反应。在想象情境之后，来访者就要面对实际情境的训练，治疗顺序与想象情境中一致，也是从最初级的恐怖情境到最高级的恐怖情境。这些训练一般需要重复多次，直到焦虑和恐惧的情绪反应完全消除时，才进入下一个等级。在系统脱敏中，咨询师的鼓励和赞许对其适应的、良好的反应有着强化的作用，使来访者在恐怖情境中仍保持放松，不再引起焦虑。

满灌疗法

这个疗法也是基于行为主义的视角，但其与系统脱敏的差异在于，来访者需要直接面对引起恐怖和焦虑的情境。这种疗法的理论假设是恐惧和焦虑反应都是学习而来的，是习得的反应。这与系统脱敏治疗的理论背景一致，一个刺激物出现后，与焦虑恐惧的心理体验在时间上形成多次反射联系，逐渐就变成焦虑和恐惧反应的条件性刺激，即只要这个刺激物，甚或类似的刺激物出现，就会引发焦虑和恐惧的反应。为了躲避这种焦虑和恐惧的体验，只能远离这个令人感到恐惧的刺激物，这种回避措施使得焦虑和恐惧体验削弱，从而强化了其远离和逃避的行为。而满灌疗法则是让其直接面对引起焦虑和恐惧的情境，不允许逃避，从而打破这种恐惧模式的循环。在这种疗法的初期，来访者会有强烈的焦虑和恐惧反应，但随着时间的延长，焦虑和恐惧逐步减弱，直至他对这些原本的恐惧情境习以为常为止。

社交技能训练

社交技能训练可以作为以上疗法的补充。顾名思义，这种训练就是用学习的方法促进大家发展和掌握人际交往中所需要的技能。这些技能大致包括积极倾听、肯定行为、表达否定、在社交中请求暂时中断等。而培训这些技能的基础是要培养来访者的社交兴趣，使他们在社交活动中感受到快乐，并把这些情绪体验表达出来。具体的做法大多基于行为主义的理论，包括展示社交实例，让来访者进行角色扮演，反复训练并在过程中进行强化，给予适当的奖励，将学习的社交技能运用到真实的社交活动中去。通过这些社交技能训练，也可以帮助巩固理性情绪疗法的成果，在社交活动中建立新的情绪和行为。

附：给大众的建议

严格的性别角色期望似乎不能带来任何好处，将孩子束缚在严格的性别角色中对其本身的发展也是不利的。一方面，青少年在成长过程中必然要尝试多种行为方式，发展自己喜欢的自我，进一步认识和了解自己，在这个过程中他们需要的是引导，而不是强制；另一方面，在成长过程中接触异性并不像案例中的父母想象的那么坏。其实退一步说，想让孩子在成长过程中避免与异性接触也是不可能、不现实的事情。而事实上，与异性的交往会给孩子们的成长带来益处。成长过程中所获得的异性交往经验会帮助他们学会与自己有差别的人进行交往，在以后遇到越来越多的陌生人和越来越多不同背景的人时，他们与人相处起来就会游刃有余，而不会成为人际交往的困难户。

【案例 1】

来访者 M 是位中学女生，她有一个要好的异性朋友，彼此有共同的爱好，经常会在一起探讨聊天。但来自周围同学的议论，却让她感到困惑，压力重重。

来访者：我最近感觉特别难受，感觉生活糟糕透顶。

咨询师：最近发生什么事了吗？

来访者：好像也没什么特别的。

咨询师：噢？能说说什么情况下感觉特别难受吗？

来访者：晚上睡前吧。睡眠好像没有以前好了，一躺下很多事情就浮现出来。想到一个就跟着一直联想下去，挥之不去。

咨询师：那在你脑海中出现的都是关于什么的？

来访者：是关于我们班的同学，我想起他们白天都在课间议论我。

咨询师：他们在议论你，他们说了什么？

来访者：他们说我跟一个男生在谈恋爱，还说我们的坏话。

咨询师：你说的那个男生是谁？

来访者：是我的同学，跟我一个班的。

M 的回答是那位男生是她的同学，而不是像同学们议论的恋爱关系，这种关系界定的矛盾可能让她感到了压力，引起了焦虑。

咨询师：你能跟我说说那个男生吗？

来访者：嗯，他个子很高，是我们班的体育健将。在初中的一次校际运动会上我们就认识了，那时我们还不是同学。当时我们各自的学校被分在同一组的混合接力赛里，他们拿了第一，我们学校位居第二。后来，我们也没有接触过。进入高中的第一天，很惊讶，我们居然成了同班同学。我们都挺喜欢运动，我喜欢打乒乓，他技艺比我高，也不会吝啬与我共享他的经验。

咨询师：嗯，你们有体育方面的共同爱好。

来访者：是的，我们有时候会一起打球，一起聊天。虽然有时候我们关注的话题并不相同，但这可以给我带来很多新鲜的东西。有时候我们会因为意见不统一而争论，甚至争论得面红耳赤，虽然有时不能达成统一，我还是觉得这样挺有趣，可以听到不同的观点，不像和女生交往的时候，她们大多在附和，人云亦云的，我不喜欢随大流的。

咨询师：你觉得跟他的交流还是会带来很多益处的。

来访者：嗯，是的。但是好景不长，班里的同学开始议论我们，看到我们经常在一起聊天，她们就说我们在谈恋爱，还经常对我指指点点，而且她们见到我都不太理我了。我很烦，现在上课有时都不能集中精神。一方面，觉得她们很讨厌，另一方面，我也有点害怕。

咨询师：你害怕什么？

来访者：怕他们的流言会影响我们正常的接触，也怕他们会孤立我，不理我。

咨询师：嗯，我明白了。你因为这个事情烦的时候会找他吗？

来访者：我找过，但我没有提过同学背后说我们的事情，我想他多少也是知道的。现在我们虽然还聊天，但是我一边跟他说话，一边担心，说话的时候还容易走神。我想是不是应该暂时避开他一段时间，但是我又不想失去这段友谊。我不知道该怎么办。你能告诉我吗？

咨询师：要不我们一起来分析一下，看看你的困惑该怎么解决？

来访者：嗯，好的。

【案例分析】

心理学家埃里克森认为人在一生中自我的功能是建立并保持自我认同感。而在青少年时期，正是自我认同感形成的重要时期，他们不断地问自己："我是谁？"当能够对这个问题给出自己的回答时，个体的自我认同感就形成了。那时他们能够对个人的价值和愿望做出独立的判断和决定，他们能够理解自己，接受并欣赏自己，同时这种稳定的自我认同感也有助于他们与他人形成亲密关系。通常个体在追寻自我认同感的过程中会尝试多种角色，尝试多种活动，活动的多样性有助于他们来区分和辨别哪一种更适合自己。而在这个时期，除了与父母、亲戚、同性伙伴交往之外，与异性朋友的关系也有利于他们建立清晰的自我感知。与异性交往形成的自我概念会与其他的自我概念相联系，如身体外表、同伴接纳等，这些来自不同方面的自我概念整合在个体的认同性中。从这个角度来说，案例中的女生 M 在同伴接纳和与异性交往的自我概念间产生了矛盾。

曾有研究者总结，教师和家长等对青少年异性交往存在的误解有：与异性交往是长大以后的事；青少年不具备与异性交往的条件；与异性交往会分散精力，影响学习；与异性交往很容易发展为"早恋"；青少年与异性交往没有什么好处；与异性交往是少数"坏学生"的行为，"好学生"不应该仿效；如何处理异性关系不需要别人指导，到时自然就能学会；如何处理异性关系不属于教育范围，教师对此没有责任，等等。如果案例中的女生将自己的情况告知持有以上观点的教师或学生，那么她与异性好友的交往很可能就会被终止了。而这样的解决方式可能对于她的烦恼和困惑是毫无帮助的。

案例中的女生 M，与异性交往的压力来自于同班同学的议论和排斥。主要的症结在于案例中的 M 与异性好友"一对一"的交往方式，引起了其他同学的猜疑，并形成了"广泛的"影响，影响了同伴对女生 M 的接纳，从而给 M 带来了双重的压力和困扰。对此，咨询师采取了以下治疗步骤：首先，通过对 M 的个体咨询，在建立良好的咨询关系的基础上，稳定其情绪上的波动，减少其内心的压力。其次，通过逐步的咨询让其意识到产生压力和困扰的原因是什么。在这之后，咨询师可以和主人公 M 一起商讨解决问题的方法，以及每种方法可能带来的结果。但值得注意的是，咨询师并不需要告知 M 应当怎么做，而是通过咨询让 M 自己承担起选择该如何做的责任，让其自己做出选择，这样有助于她把握自己的想法，认识自己，并形成整合的自我认同感。

此外，对于处在人际关系矛盾中的青少年来说，还可以进行适当的团体咨询。团队咨询或称小组咨询，是指许多来访者一起参与咨询和治疗，团体中的成员常具有相关问题的共同性。这种方法可以节省咨询和治疗所需的人力和时间，也可以利用团队的力量产生积极效应。一方面，团体咨询可以提供情感支持。参与者会感受到自己被其他成员接受而产生归属感；另外，通过在团体中的沟通和交流，发现他人也有与自己类似的遭遇，也有与自己类似的自卑和困惑时，参与者会因为这种共同性而获得解脱。另一方面，通过团体的相互学习，参与者可以表达自己的观点，倾听他人的反馈，也可以获得他人的经验和技巧，并与自己的进行比较。在团体咨询中体验到的被接纳和归属感会使参与者形成积极的人际交往态度，并转移到现实的交往中去。另外，团体咨询中的较有特色的心理剧疗法，通常围绕人际关系中的矛盾及问题，经常采用"互换角色法"，扮演者可以设身处地进行换位思考，体验对方的感受，旁观者可以就表演进行讨论，这种方法对于解决来访者人际关系中的矛盾较有帮助。

【案例2】

来访者 K 是位已婚男士，从事广告业。他有一位异性好友，现在他被时髦地称为"蓝颜知己"。他们会像同性朋友那样分享各自的事情，他们之间默契、熟悉，交流很放松，谈话也随意，加上异性之间关注点的不同，他们的沟通常会激发出很多新鲜的想法。这让 K 很满意这种异性友谊的方式。但另一方面，由于他不想令妻子产生误会，每次他与好友交往时他都找出一些理由来瞒着妻子。但纸包不住火，这次他又跟妻子说工作加班要晚回，妻子因为想让他回家途中带点东西回来，往他工作的地方打了电话，发现他撒了谎。妻子很生气。他自己也有些内疚和自责，但并不觉得自己完全做错了。自己不知道该如何解决。

来访者：自从她发现我撒了谎，我们已经好久没说话了。她不愿意听我过多解释，我也不想解释了，总之我没有觉得自己做错什么。

咨询师：嗯，我很想了解一下，你跟异性朋友关系的状态。

来访者：我们就是经常讨论问题，但是我很少把我们接触的事情告诉我妻子。所以这次被她发现了，她就特别生我的气，认为我在向她隐瞒事情的真相。好多天都不愿意理我。

咨询师：你是如何跟妻子解释的？

来访者：我就跟她说我和那个朋友没什么，但是她不相信，因为她觉得之前我就在骗她，她现在很难相信我。

咨询师：这位异性朋友认识你妻子吗？

来访者：知道我妻子，但没有单独见过面。我本来想让她们见面来着，但是一直没有找到机会。

咨询师：你的妻子希望见她吗？

来访者：她现在就是不相信我，对我失去信任感，我不知道怎么跟她说。我不敢提让她们俩见面的事情。

咨询师：其实在这件事情上，你还是意识到是因为自己的原因而导致的。

来访者：嗯，有点吧。最主要还是我说了谎。

咨询师：你觉得现在妻子的态度你能接受吗？

来访者：我也理解她，可能换作是我，我也会这样的吧。

咨询师：哦，你已经意识到这一点，还能做换位思考，很好。

来访者：那我应该怎么办呢？我可不希望一直这样和她僵持下去，这样大家都很难受的。

【案例分析】

有人说异性之间的友谊之所以美好，是因为它就是友谊，没有多余的杂质。但到底有没有纯洁的异性友谊，没有一致的结论，可能每个人都有自己不同的答案。对于已经经历过性别社会化或经过性别角色期望的成人来说，异性之间不一样的特质可能会成为相互吸引的一个原因。异性在性格上的差异有时的确可以相互弥补各自的不足。而在已经有了爱情、婚姻之后，异性友谊的保持毋庸置疑是一件比较困难的事情。而恰当地保持异性的友谊需要注意的应该包括以下几点：

①让你的另一半也了解你的异性朋友。让另一半知情，一方面可以减少对爱情、婚姻带来的影响，另一方面也可以减少自己的压力。如案例中的主人公每次还要费劲心思去寻找晚归的理由，而最终被发现撒谎时就深深地伤害了对方的心，而再次获得信任的难度将是巨大的。就此事而言，让另一半知情，就体现了一方对另一方的尊重，而自己也不用抱着做贼似的心理，担心这个，担心那个，导致大家最后都不愉快。

②保持异性友谊的温度。既然确定了是异性友谊，就保持大家的友谊，不要让它变质。当然，来访者可以有自己的喜好和选择，基于他们自己的想法，来做出决定。在没有希望变质的前提下，保持友谊的温度，也是维持一份长久友谊的需要。而另一方面对于所处的社会压力来说，社会对于这类异性关系的偏见则是较深的，适当保持温度可能是比较合理的选择。

3.6 师生关系

皮格马利翁是希腊神话中的一位国王，性格孤僻，但很喜欢雕刻。有一次，他用象牙雕刻了一尊美女像，这尊雕像充分表现了他心中完美女性的形象。他自己非常喜欢，每天都拿出来欣赏。久而久之，他对自己的这尊作品竟产生了爱慕之情。于是，他企求爱神赋予雕像生命，爱神为他真诚的爱情所感动，就赐予了雕像生命，雕像变成了活人，皮格马利翁遂娶其为妻，从此过上了幸福的生活。

罗森塔尔是20世纪美国的一位心理学家。据说罗森塔尔看了希腊神话中皮格马利翁的故事之后，受到启发，决定去学校做个实验。他和助手来到一所小学，告诉老师们说要做一个"未来发展趋势的测试"。测试完毕后，他们将一份"最有发展前途"的学生名单交给了校长和老师，并嘱咐他们一定要保密，否则将影响实验的正确性。而事实上，那份名单上的学生并不是经过什么测试挑选出来的，而只是随机挑选出来的。但后来奇迹出现了，凡是名单上的学生个个成绩都有了进步，在各方面都变得很优秀。这到底是怎么一回事呢？显然，罗森塔尔和他的助手们撒了谎，而且这是一种"权威性谎言"，这个谎言对教师产生的影响，使教师提高了对名单上的学生的评价，因而教师对待学生的态度和行为也相应发生了变化，通过教师的情绪、语言和行为的影响，学生们感受到来自教师的热爱和期待，变得更加自信，从而取得了进步。这个实验所发现的效应后来就被称为罗森塔尔效应。

这个效应表明，教师对学生的评价会影响到学生的自我评价以及学生在学习中的表现。特别在中小学中，老师对学生来说是举足轻重的权威人士，当老师认为学生难有作为时，学生就会把这些消极评价内化为自我否定，从而丧失信心。当老师给予积极评价时，学生的自信水平就会上升，并在学业中有良好表现。

这个效应告诉老师们，在师生关系中，对学生的真诚期待和积极评价，有助于树立学生的自信心，这种自信能够帮助他们在学业中取得进步。

"以人为中心"，这一提法来自于人本主义心理治疗的先驱罗杰斯。罗杰斯认为每个人都可以以一种积极的、自我实现的方式成长。咨询师的工作就是让患者回到他们自己积极成长的轨道上去，继续朝着积极的方向进步。而在治疗过程中，咨询师应当做的是真诚地面对患者，在治疗过程中给予无条件的积极关注，并通过反馈帮助患者更好地了解自己。相对于无条件的积极关注，多数人都是在有条件的积极关注的环境中长大的。什么是有条件的积极关注呢？比如小时候，父母给孩子以爱和支持，但这些爱和支持只是在孩子满足了父母的期望时才给予，当父母对孩子的行为不满意的时候，他们就收回对孩子的爱。这种有条件的积极关注的后果，就是孩子们学会抛弃他们自己的真实想法和情感，而只是接受父母赞许的那一部分自我。他们拒绝自己的弱点和错误，否认或者扭曲它们，长此以往，会非常不利于他们自我的成长。而无条件的积极关注并不是指咨询师必须赞成患者的所作所为，而是一直用一种积极的关注态度接受他们，让患者表达自己的全部想法和情感，并学会接受自己的错误和弱点，当患者意识到这些问题的时候，他们就已经开始在改变了。与此相似，在师生关系中，老师要做的是真诚地面对学生，在教学过程中给予学生无条件的积极关注，让学生表达自己的所有想法和情感，尊重学生自己的选择，通过反馈，让学生更好地了解自己，学会接受自己，并朝着积极的方向进步。

【案例1】

小E是一名小学生，在他很小的时候，母亲就去世了，他一直与父亲生活。父亲忙于生计，也无暇照顾小E。可能是没有人照顾他的原因，他平时穿着不太整洁，同学因此也不愿意跟他在一起，别人一起玩耍的时候，他经常一个人躲在角落里。在课堂上，他也不怎么说话，别的同学都争抢着积极回答问题，回答正确的同学获得一朵小红花后，都能引来其他同学羡慕的眼光，而小 E 则默默地坐在座位上，只抬头看一眼，好像无动于衷似的。

老师了解过小 E 的家庭状况，但见小 E 的状态，觉得应该和他聊一聊，看看小孩子心里到底在想些什么。因此在某天放学之后，老师把小 E 单独留了下来，与他进行了交谈。

老师：小 E，今天跟老师聊一聊，好吗？

小 E：嗯。（小 E 低着头，轻轻地说了一声）

老师：有什么想要跟老师说的吗？

小 E：嗯……没有。（小 E 顿了一下，还是摇头）

老师：那老师问你几个问题，你来回答我，好不好？

小 E：嗯……好。（小 E 抬起来，有点紧张的样子）

老师：上课的时候老师提的问题，你觉得难吗？

小 E：有的难，有的……不难。（小 E 艰难地把"不难"说了出来）

老师：噢，是这样啊，那些不难的问题，你怎么不举手回答呢？

小 E：我……我……我怕，我怕回答得不对，同学们嘲笑我。（小 E 轻声地说着，说完就低下了头）

老师：同学们不会嘲笑你的……

小 E：他们以前就嘲笑过我，还笑我太笨了，那么简单的问题都回答不出来。（老师话还没说完，就被小 E 打断了）

老师：噢，所以你就不敢回答问题了？

小 E：嗯，是的。我觉得自己很笨，比他们差很多，我不敢跟他们一起争着回答问题。

老师：不管什么课，都这样吗？

小 E：嗯，我不想在他们面前再丢脸，让他们再嘲笑我，我不回答问题，就不会出错了。

老师：噢，老师明白了。

（小 E 和老师都沉默了一会儿）

老师：小 E，这个问题我们先说到这。我们说点别的，如何？

小 E：嗯。（小 E 又抬起头，疑惑地看着老师）

老师：小 E 平时喜欢跟哪些同学玩？

小 E：没有人跟我一起玩。

老师：是吗。怎么会这样的？

小 E：同学都说我脏，还说我笨，都不愿意跟我玩。

老师：噢……你觉得自己是他们说的那样吗？

小 E：我觉得他们很聪明，上课回答问题时反应很快，与他们相比，我很笨。

经过与小 E 的一番聊天，老师意识到小 E 很自卑，对自己的评价很低。由于在课堂上回答问题的失败从而丧失信心，以至于在课堂上沉默寡言，这种自卑的心态还影响到他日常的同伴关系。

【案例分析】

自卑感通常产生于失败的体验之后，尤其是经历了多次失败之后，对这些失败耿耿于怀，并对自己失去自信。另一方面，当外界有消极评价时，这些外界评价很容易就内化为对自己的否定，觉得自己一无是处。自卑的人总是在关注自己的弱点和错误，对自己的长处和优势视而不见，总是拿自己的缺点与别人的优点相比，不能正确地对待自己以往的过失，对那些自己能够完成的任务也失去信心。案例 1 中的学生小 E 由于一两次课堂问答的失败，以及同学的取笑而产生了自卑心理，对自己的失误记忆犹新。即使课堂问题不难，他也不愿再尝试参与课堂问答的互动，平时与同学的正常交往和活动也因此受到了影响。

在这个案例中，老师与小 E 的沟通使老师了解到小 E 出现这些状况的原因。老师找小 E 进行沟通的做法是值得赞赏的，一方面这是老师对学生积极关注的体现，另一方面，师生关系的融洽最需要的就是老师能够和学生进行平等的沟通。而对于学生小 E 来说最重要的是，了解原因是帮助小 E 摆脱自卑的第一步。面对有自卑心理的学生，老师接下来需要做些什么呢？在学校里该如何调整呢？以下的建议也许会给你一些启发。

面对自卑的学生，老师该如何处理呢？首先，正如罗杰斯以人为中心的治疗理论一样，以学生为中心，给予他们无条件的积极关注，让学生充分表达自己，接受自己，认识自己。在这个过程中，他们会同时发现自己的优势和不足。在此基础上，如罗森塔尔那样，老师对学生给予真诚的鼓励和赞赏，让他们充分相信自己的优势，并表现在行为中，以提高他们的自信。其次，在曾经受到挫折的地方，老师可以给予学生一些机会，让学生从简单的事情开始，慢慢地一步一步地开始，逐步体验小的成功。随着这种成功体验的积累，自卑的学生会越来越多地改变对自己的否定评价，逐渐变得自信起来，从而不再惧怕这些曾经给自己带来自卑的诱发情景。

也许认识自己是每一个人一生都在做的事情，学生们在学习生涯中能够清楚地认识到自己的优势和劣势也是一件很有益的事情了。积极尝试，不要束缚自己，在千变万化的活动中体验自己的长处和不足，找到自己喜欢的，发掘自己的潜力，将之变成自己擅长的。另外，要学会如何看待他人对自己的评价。不要一味地用别人的评价来衡量自己的实力，可进行多方面的比较，获取多种方式的信息来了解自己。

师生之间关系的处理对学生的影响是不可忽视的。有时候，学生与老师也会产生矛盾和冲突，这些冲突在学校课堂中可能是经常发生的。

【案例 2】

课堂上老师总会要求学生不要讲话，要认真听讲，或是自习课的时候，也要保持安静，不允许跟别的同学唧唧喳喳地聊天，更不要说在教室里到处走动了。有一次，班主任发现在自习课时，自己班级的教室里人头攒动，还有东西飞来飞去。原来同学们在课间折了纸飞机玩，但上课铃响后大家好像没有听见一样，仍然继续扔着。越来越多的人参与到了纸飞机的行列中，有的人提供纸张，有的人在指导别人怎么折，另外一部分则在研究到底如何才能让飞机飞得更远，或是飞出很多花样来。老师看到了很生气，觉得大家在课堂上玩，还玩得这么疯，真是破坏了课堂纪律，影响很坏。老师下令惩罚学生下课后不能吃晚饭，要把课堂上浪费的时间补回来，并狠狠教训了那些疯狂扔纸飞机的男同学，说："你们太不像话了，还要不要学习了，不学习就直接拎着书包回家吧！"

【案例分析】

有些时候，师生之间的冲突是因为教师处理学生事件时行为过失引起的。比如案例中的老师，言语失控，当着全班同学的面责骂学生，并用言语激惹学生，"你们太不像话了，还要不要学习了，不学习就直接拎着书包回家吧！"这往往会引起学生的极大反感。尽管有的冲突在老师的训斥下被压服了，但以后学生会经常跟老师唱反调，对抗。

罗杰斯提出在心理咨询中要以来访者为中心，而他认为围绕以来访者为中心的一些人际规则适用于所有的人际关系，相应的，在师生关系中应倡导以学生为本，倾听学生们的声音，耐心细致地了解他们的想法，真诚地对待学生，建立相互信任和坦诚相待的基础。教师不必总是以高人一等的姿态出现在学生面前，这样只会引起学生的抵触和逆反心理。对于老师的训斥，大多数时候学生都是"有怒不言"，但是在这样的师生关系下，无疑难以获得教学相长的目标。罗杰斯认为人的本性是积极的、建设性的，因此在对待学生时要尊重他们、信任他们。尊重和信任是大家共同的需要。老师对学生怒骂、斥责甚至体罚学生，对学生的不尊重和不信任，对他们的心灵是一种伤害，对他们的心理发展和人格成熟也会造成消极的影响。

从行为主义的角度来说，在行为塑造的过程中，虽然从理论上来说，奖励和惩罚都可以作为塑造目标行为的手段，他们都可以强化目标行为的出现，消减不当行为的出现。然而我们需要注意慎用惩罚措施，惩罚可能会导致学生的积极性下降，自尊心降低，这些都是惩罚带来的负面效果，所以应该尽量不使用惩罚手法。

3.7 领导与成员关系

工业与组织心理学中 (Industrial and Organizational Psychology, I/O Psychology) 关于领导的理论，基本是在探讨哪一种领导方式最有效的问题。早期的行为领导理论区分了两种领导方式，一是员工导向，二是任务导向。员工导向强调人际间的关系，关注员工的个人需要，并承认员工之间的个体差异。而任务导向的领导则关注工作的技术和任务，他们主要考虑任务的完成，员工只是完成任务目标的手段。在后来菲德勒提出的权变领导理论中，情境因素的影响被突显出来了，其中领导与员工的人际关系即作为情境因素之一得到了强调。权变领导理论强调领导的有效性取决于领导的风格与环境的匹配程度。权变理论对情境因素的定义包含了三点：领导和成员的关系、任务结构、职位权力。领导和成员的关系是指下属对领导的信任、喜爱、尊重的程度。通俗地说，就是上下级之间的关系。任务结构就是工作的明确程度或结构化的程度，工作的规范和程序化程度如何，是否有含糊不清的地方等。职位权力即领导者所处职位的权力，对雇用、解雇、晋升和增加工资的影响程度。这一地位是由领导者对其下属的实有权力所决定的。菲德勒认为人的领导风格基本是固定不变的，改变领导风格要比改变环境困难得多。而后来的领导—成员交换理论强调领导者与成员相互之间的双向选择，决定了领导行为的有效性。与早先的领导理论相比，领导—成员交换理论更重视领导者与成员的个人关系。领导—成员交换理论认为，由于资源与时间的有限性，领导者只能针对组织中的少部分成员建立相对特殊的关系。这一小部分人就在领导者周围形成了一个特殊的圈子，圈子内 (in-group) 成员被看做是信任的助手，受到领导者的特殊关注，能得到更多的信任与尊重，以及更多与工作相关的利益；圈子外 (out-group) 的成员被看做是雇用的帮手，他们与领导者的关系只维持在组织的正常规则之内，很少得到领导者更多的注意，这种情况下的交换关系是一种更为正式的权力关系，往往表现为任务导向。

年龄、性别、教育程度、工龄等变量对领导—成员间的关系都有影响。有研究发现，领导与成员之间教育程度、观念越相近，他们之间的交换关系质量就越高。领导与成员之间的态度和个性的相似性对其交换关系的质量也产生积极的影响。目前总体的结论是，当领导与成员个体的相似性较高时，他们的关系质量也可能会更高。更为细致的是，领导与成员之间的说话语气、沟通方式（如幽默程度、感情表露和外向程度等）会对交换关系的质量产生影响。对于领导—成员交换关系的发展，如果双方不断地沟通，应能促进目标达成一致、情感能相互认同。

领导—成员关系的好坏对很多方面都会产生影响。比如，高质量的领导—成员交换关系对工作绩效、工作满意度、组织公民行为都有积极影响，而与员工离职则呈负相关。当领导积极关心下级的工作，并为其提供多种帮助时，显然成员的工作绩效较高，这种关系促进员工强烈的工作责任感，从而愿意付出更多的努力。高质量的领导—成员交换关系还有利于激发成员的创新行为。可见，改善领导—成员关系来说，不论是对企业、对领导、对员工个人来说都是有很多益处的。

另一个比较经典的管理理论——梅奥以霍桑实验为基础提出的人际关系学说向人们展示了非正式组织的巨大力量，同时也改变了经济人的假设。员工不单纯是为了追求金钱，除了物质利益之外，他们还有心理方面的更多需要。他们需要人与人之间的良好关系，他们需要安全感，需要受到别人的尊敬。在很多时候，这些心理因素对于他们的影响是重大的。因此领导者应当重视员工这些方面的需求，在沟通中应注意下属的感受。梅奥发现友善的沟通方式，可以了解到员工的需求，还可以改善上下级之间的关系。倾听、适时的赞誉都有助于员工建立自信，增强工作责任感。

上下级关系存在的障碍是由于上下级社会角色的不同，他们的角色要求和地位使得上级和下级存在一定的心理距离，这种距离会影响到他们之间的协调和沟通。在具体工作中，当上下级对对方的角色期望不一致时，也容易导致他们之间的关系存在问题。

【案例 1】

女秘书下班锁门让晚上回去取东西的总裁吃了闭门羹，由此引起总裁强烈不满，于是发邮件表达了他的不满。这位总裁并不只把这封信发给了秘书一人，还同时抄送给了公司的四位同事。两天后，秘书用中文给总裁回信，语气之强硬，措辞之严厉，丝毫不输来信。在这封信中，她声明了六点意见，大意为：锁门是为了安全；总裁有钥匙忘带是自己不对，不要把自己的错误转移到别人的身上；中午和晚上下班后是私人时间，总裁无权干涉；虽是上下级关系，但请总裁说话注意语气。秘书把这封信连同总裁的原信抄送给了 EMC 中国区的所有员工，包括北京、成都、上海、广州等地……

"史上最牛女秘书"Rebecca，无疑是 2006 年企业界的一位焦点人物。今年 4 月，这封来自 EMC 北京总部的电子邮件，被疯狂转发，最终这起"邮件门"事件导致"女秘书"被迫离职。再之后的一个月后，总裁也以其他说辞离开 EMC。这起本该在企业内部消化的事件，成了企业间的一个热点话题。

新闻评论：知识经济的到来，让更多的员工多了一个前缀，变成了知识员工。知识员工是一批高学历、高智商、有头脑、有个性的人，他们用脑子工作，而不是靠体力赚钱。所以他们对事情都有自己的判断，需要拥有能够沟通、互相尊重的工作关系。总有员工抱怨企业对自己不好，这主要是员工认为自己的投入与回报不成比例造成的，也是老板和员工彼此期望值不同造成的。这就需要大家彼此进行沟通。在"邮件门"事件中，Rebecca 的做法也存在问题，她应该抱着与企业为善，与老板为善的想法去沟通，而不是把个人问题公开化，公开化对她自己的职业发展也没有多少好处，而且她作为总裁秘书，和老板沟通的机会应该更多。

不过作为老板，及时沟通协调是非常必要的。如果"邮件门"事件中的总裁及时与女秘书沟通了，就不会因为企业里的文化差异而引发如此大的影响。

现实中，经理的声誉价值远远大于秘书，秘书名声坏了，最多换个公司换个行当，经理却没这么容易。所以作为经理人和管理者，应该以大局为重，在细节上尊重下级员工，主动友好地和员工进行沟通和交流。只有尊重他人，才能换来他人的尊重。

EMC 大中华区总裁陆纯初，这位看上去到了知天命年纪的"老大"似乎并没有意识到"天命"正与时俱进，并在这几年里以几何级的倍数加速变幻。如果十年前，一位秘书的如此行径可以被叱为"不识时务"、"不懂事"、"错误"，或者"没规矩"的话，那么现在围绕着它的形容词将大多是"勇敢"、"有创意"、"有个性"，或者"酷"。正应了那句话：五十岁的管理者也可以回顾、沉湎于过去的知识和经验，但如果这样的话，他会很快发现"他将失去工作"。

有人说，"女秘书"事件之所以引发轰动，是借助于互联网的威力，但在这里，我们不能忽视的是，Executive（管理者）这个阶层已经形成，因为关注这个事件的不仅仅是某一个职位上的人，而是从总裁到员工整个阶层，他们的关注让知识员工以及新时代的上下级关系，成为了管理学以及管理实践的必修课。（史上最牛女秘书 Rebecca——转引自 CHINAHRD 网站）

【案例分析】

这个案例来自于网络报道的新闻事件，属于典型的领导和下属之间关系处理的问题。本来事件是可以避免的，而由于领导和下属之间没有合适的沟通，在角色期望上的不一致造成了这个"邮件门"事件，从而使公司的整体形象受到影响。

从人的需要角度来说，马斯洛提到除了满足一般的生理需要之外，个体有强烈的希望获得尊重的需要。领导者首先要尊重下属，平等对待。领导与下属不是主人与仆人的关系。正如领导—成员交换理论中提到，高质量的领导—成员关系不仅可以提高员工的工作效率和积极性，还可以提高他们的满意度，降低离职率。领导不应无端斥责下属，或故意用一些事情来贬低下属，这样的做法只会降低员工工作的积极性。此外，领导者和员工都需要重视沟通，相互了解，了解上下级之间的角色期望，了解对方的个性、特点，基于对这些问题的了解，沟通才能更有效率，这样在处理任务的过程中就能配合默契，和谐共事。

【案例2】

我在这家公司干了挺长时间了，算是一个老员工，我与以前的上司相处得很好。但是去年换了一个部门，到新部门后一开始还好，没有出现什么问题，但是最近很受气。不知道从什么时候开始，我发现上司对我的态度发生了变化，跟我很少说话了。我们部门有好久没有开会了。我猜可能因为有些小事情我没有向他及时沟通报告，可能是这样，我还不清楚。我正在想给部门招新人来，但我提出这个事情的时候，上司却冷淡地回答说这件事不用你过问了。我很奇怪，以往这些事都是由我来组织的。我特别郁闷，感觉自己好像一下子被打入地窖了一样。

【案例分析】

在发现问题后，员工也可以主动与领导进行沟通，到底有什么工作问题和想法。领导与员工进行坦诚的沟通，可以化解双方在同一个问题上的不同看法，而如果双方都将这些看法置于腹中，不表达出来，不让对方知道的话，工作效率不仅得不到提高，还可能会产生南辕北辙的情况，而这些情况的出现也会给领导—成员之间的关系蒙上阴影。因此首先必要的是在了解当前问题的基础上，寻求适当的解决方式和途径。

除此之外，应该试着建立上下级之间的信任关系。这是促进双方有效工作的润滑剂。而在企业中，信任经常会和授权联系在一起。当领导越相信下级时，他就越愿意授权给下级。而相应的，下级会对上级报以尊重，在独立工作中获得高度的成就感和满意感。

4 婚恋问题

爱情自古以来就是人类永恒的话题，无数诗歌、小说、音乐等艺术创作是以其为题材的，它是人类最复杂、最高级的情感体验。

爱情是什么？每个人可能有不同的答案。正如什么叫做压力一样，更多的是人的一种感受，而感受的东西是难以用确切的定义来描述的。我们每个人可能都有这样的经历，坐在咖啡馆中观看街上走过的男男女女。他们一对一对，非常地恩爱，非常地亲密，十指相扣，那样地缠绵。可是从你的或者社会大众的标准来看，那个女孩子似乎有些胖，而那个男孩子可能也不够潇洒，但他们还是那样地亲热。这似乎很难解释，这可能就是所谓的神奇的爱情。

爱情的产生有其生理和心理的双重基础，因此，它既体现了人类的生物性，又体现了人类的社会性。从生物因素角度来看，首先，男性和女性有其不同的染色体构成和性腺结构，由性腺分泌出的性激素会使男女两性发展出特定的身体特征和功能，并产生性冲动。可以说，性欲是爱情产生的原动力。其次，生物有繁衍种族的本能需要，两性到了性成熟期，就会寻找最有利于种族延续特征的异性来完成种族的使命。当然，人类作为最高级的生物，这种生物本能已经深深隐藏于潜意识中，只能通过一些行为和观念的蛛丝马迹来捕捉，比如审美观和两性交往模式等。从社会因素角度来看，男女双方在价值观上的同一性、在性格上的互补性或相似性、心理特征的相容性，以及对彼此忠贞的心理契约等都是爱情的重要社会心理基础。

斯腾伯格提出了爱情的三角模型来描述各种恋爱关系的特征。三角模型认为爱情由三个基本成分组成：亲密、激情和承诺。亲密指的是男女双方在恋爱关系中感到的亲密程度和彼此关联的程度；激情指的是男女双方对彼此的性冲动和性兴奋，一般来说男性比女性更重视这一成分；承诺指的是男女双方对爱的决定和维护恋爱关系的承诺。爱情可以由三个成分中的一种或任意两种、三种组合。根据这三个爱情基本成分的组合情况，可以构成七种各具特色的恋爱模式，如下图所示：

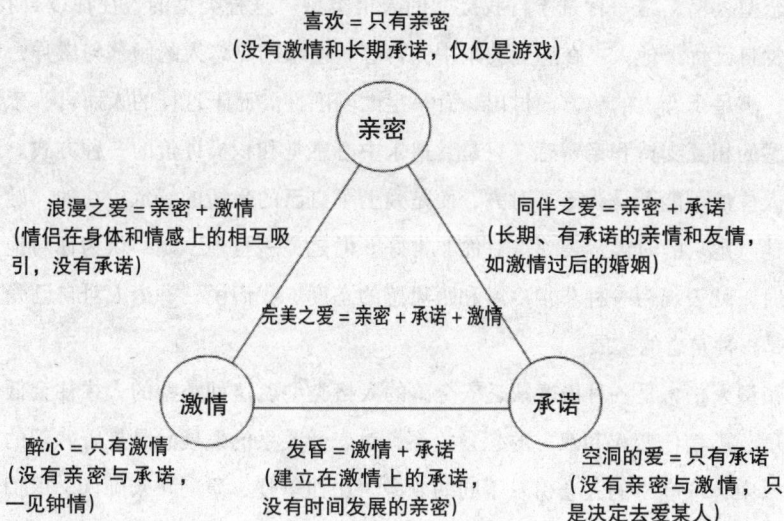

喜欢 = 只有亲密
（没有激情和长期承诺，仅仅是游戏）

浪漫之爱 = 亲密 + 激情
（情侣在身体和情感上的相互吸引，没有承诺）

同伴之爱 = 亲密 + 承诺
（长期、有承诺的亲情和友情，如激情过后的婚姻）

完美之爱 = 亲密 + 承诺 + 激情

醉心 = 只有激情
（没有亲密与承诺，一见钟情）

发昏 = 激情 + 承诺
（建立在激情上的承诺，没有时间发展的亲密）

空洞的爱 = 只有承诺
（没有亲密与激情，只是决定去爱某人）

斯腾伯格的爱情三角模型

[资料来源：《社会心理学》，R.A.巴伦， D.伯恩]

处于该模型中心的完美之爱是亲密、承诺和激情三个基本成分以同样强度的组合，是理想的爱情模式，但在现实生活中很难达到。尽管完美之爱难以实现，但是根据这个模型，我们每个人都可以考虑在自己所处的恋爱关系中，三个基本成分的关系如何，和完美之爱相比有什么差异。

4.1 基本概念

恋爱关系虽然处理的是性成熟期两性之间的关系，这段关系的发展和性质如何，取决于建立关系的双方个体特征，并且受到个体婴幼儿时期最早建立的人际关系模式的影响。因此，我们在了解恋爱关系中所出现的各种问题之前，必须了解几个重要的心理学概念。

4.1.1 人格因素

世界上没有两片相同的叶子。同样，世界上的每一个人都是不同于他人的独特个体，有些人开朗活泼，有些人则内向忧郁。使个体区别于其他人的心理特性的总和就是人格。人格是一个相对稳定的心理组织结构，不会随时间和场所的变化而变化。处于恋爱关系中的两个人，双方在人格上的互补性和相似性都有利于关系的发展。然而，有些人格类型会不利于亲密关系的建立，比如自恋型人格和依赖型人格。

自恋型人格，是一种过于自我接受的人格类型。这种类型的人往往以自我为中心，总是感觉自己优于他人。在恋爱关系中，自恋者追求的是恋人的倾慕与崇拜，对批评非常敏感；满足于恋人的单方面付出，有一定的剥削性。对于这样的人而言，恋爱关系并不是情感的相互支持和亲密感，只是其追求中心感觉和积极评价的一种方式。这种人格特点的人往往可能不是爱上了对方，而是爱上了自己的爱情的感觉。在他（她）感觉你非常爱他（她）的时候，表现得对你非常好。但是，一旦他（她）认为你对他（她）不足够好时，就表现为一种非常冷漠和距离感的态度。我们说，一个人对自己爱人的过分关注，是一种自恋的扩展。

依赖型人格，是一种极度缺乏安全感的人格类型。这种类型的人往往会低估自己被爱的程度，不信任恋人和双方的恋爱关系，对恋爱关系的发展总是抱着悲观的态度。在恋爱关系中，依赖型的人会引发不同的刺激（比如争吵、质问）来确认、保护自己的安全感受。依赖型人格的形成与下面所提到的依恋关系的发展有密切的联系。依赖型人格的形成同幼时父母的教育密切相关，如果父母没有给孩子足够的支持，很多事情替孩子做主，过分溺爱小孩，孩子长大后就有可能不能自己决策，对安全感的需求特别高。

其他的一些人格特点，如焦虑、负面情绪等都可能会引起恋爱双方的不满并导致恋爱关系中的一系列交往问题。

4.1.2 依恋关系

一个人在成长过程中建立的所有人际关系都起源于出生后建立的第一个亲密关系。"依恋"是心理学里最重要的概念之一。在前面的章节中我们提到过，这个概念最初来源于对婴儿与哺育者（一般是母亲）之间关系的描述。婴幼儿在最初的成长阶段会逐渐发展出两种最基本的态度。一种基本态度是对自我的评价，称做"自尊"，母亲的行为及情绪反应会给婴儿提供一些信息，使婴儿认为自己是有价值的、重要的、值得爱的；或认为自己是没有价值的、不重要的、不值得爱的。这种最初的自我的认识和评价会造成个性上的差异。另一种基本态度是对社会自我的评价，即与他人交往过程中建立的信任关系——"人际信任"。母亲和婴儿之间的交流会使婴儿对母亲形成可信的、可依赖的；或不可信的、不可依赖的印象。而这种最初的人际关系，会随着一个人的成长，逐渐推广到其他所有的人际关系中去。

研究者根据自尊的高低水平和人际信任的高低水平，形成四种组合，分别对应一种依恋关系类型。

①专注型。这是一种以低自尊、高人际信任为特点的依恋类型。这种人通常有强烈的想要建立亲密关系的渴望，但是同时又觉得自己对于对方来说是没有价值的，因此惧怕被拒绝，也容易因被拒绝而受到伤害。同这类人交往将会发现，他们很愿意讨好别人，在一件事情的处理上，更多地考虑对方的意见和感受，而忽略自己的感受。

②安全型。这是一种以高自尊、高人际信任为特点的依恋类型。安全型的人自尊心高，对他人的态度积极，因此他们希望拥有亲密的人际关系，在关系中也感到舒适。他们往往在交往中以成人对成人的态度进行交往，保持自己的自尊，同时能够替对方考虑。

③害怕—回避型。此类型的人对自己和他人的态度都不积极，是最不具有安全性和适应性的依恋关系类型。他们尽量减少人际交往、避免亲密关系，保护自己被他人拒绝的痛苦。和这样的人交往，往往会有一种感觉，总走不进这个人的内心，每当关系应该进一步的时候，他们往往会向后倒退，把关系维持在他们认为安全的距离上，似乎有一堵墙在你们的关系中。他们往往对关系的体验也比较浅，对事实更加关心一些。

④放弃型。此类型的人对自己的态度非常正面（有时甚至是很不现实的），他们的自我描述与其他人对他的评价有很大差异。他们会认为自己很有价值、独立性强，值得别人喜欢。这是一种矛盾、缺乏安全的依恋关系模式。他们认为自己很配拥有亲密关系，但是对他人不信任，往往会在人际交往中拒绝对方，避免成为被抛弃者。

我们在成长过程中形成的依恋关系会影响我们终生的同他人之间的亲密关系。无论男女，我们在这个世界上都在追求某种亲密关系，一种被他人深深理解和体会的关系。

4.1.3 移情能力

移情是推进恋爱关系顺利进行的重要能力之一。移情指的是对他人情感状态的感知能力，包括情感和认知两个层面。从情感层面来说，一个移情的人能够感受到他人的感觉和情绪，对他人的忧伤情绪产生同情，并尽力做一些事情来减少对方的痛苦；从认知层面来说，一个移情的人能够站在对方的角度考虑问题，也就是我们通常所说的"设身处地"。

移情能力强的人，不仅能从自己的角度出发，也能从对方的角度出发来理解双方的恋爱关系。因此，恋爱关系中的双方移情能力越强，这段关系就越能给双方带来情感上的满足感和幸福感，恋爱关系也能进行得越持久、越稳定。

移情能力也是情商的一个重要方面，移情能力高的人更容易理解他人，更容易给他人一种亲密的感受。

4.1.4 可能出现的问题

恋爱和婚姻关系在一个人的成长过程中占据了非常重要的位置。在咨询室的咨询中，同婚恋有关的问题往往占了将近三分之一。正如我们前面所说的，恋爱和婚姻是我们的本能需要，如果原始的问题不解决，一些外在的表面的问题也不会得到很好解决。

不同的身心发展时期和个性特点会面临不同的婚恋相关问题。青少年时期会有早恋冲突，青年时期可能会经历失恋的痛苦，结婚后会产生夫妻关系处理中的种种问题，婚姻中的矛盾冲突如果不能很好地解决，还会面临离婚的抉择。在这个章节里面，我们就集中来探讨一下恋爱和婚姻关系中可能会出现的这些问题，并结合具体的咨询案例对这些问题如何解决提供一些建议。

4.2 早恋

4.2.1 基本问题

早恋是指男女双方在生理、心理和社会化水平都未完全成熟的情况下建立恋爱关系的行为。这个词汇更像是家长、老师、社会学家常说的。但作为心理学家，我们会尊重每个人，包括每段感情。笔者认为，也许不应该有"早恋"这个名词。因为，任何一个人都可能会喜欢上另一个人，有比较强烈的依恋感受。而喜欢的感情不能够成为问题，只是这段感情从长远和现实的角度来说是有问题。

早恋现象出现在青春期，因为"早恋"这一说法的核心在于"早"，即男女双方处于生理、心理和社会化水平的不完全成熟阶段。正因为发展阶段的不成熟，所建立的恋爱关系也会有其相应的不成熟的特点。一般来说，早恋往往关注于恋爱关系本身的情感和激情体验，而较少考虑未来感情的发展以及恋爱和学业的关系，男女双方的恋爱动机和交往行为都不成熟，交往过程中很容易出现情绪波动，交往的稳定性也比较差。由于社会的发展和人们生活水平的提高，青春期的发生时间越来越早，早恋现象的出现时间也相应地提前了。时下不少中学生中，甚至小学生中都出现了早恋现象。由于网络、报纸、杂志、电视等各种宣传媒介对早恋的报道都和"学业成绩下降"、"未成年怀孕"、"离家出走"等极其消极的字眼联系在一起，家长和老师将早恋视为洪水猛兽，甚至到了杯弓蛇影的程度，往往采取加大宣传和说教的方式，希望能压制住早恋发展的势头。而青少年对此现象则采取了两种态度，处于恋爱关系中的青少年对此类说教往往持反对、抵触和叛逆的态度，未处于恋爱关系中的青少年对此类说教则漠不关心，认为和自己无关。

早恋现象究竟是如何产生的？到底是什么原因造成了一些由于早恋而导致的恶劣后果呢？

4.2.2 早恋问题相关的论述

4.2.2.1 青春期的身心变化

青春期指的是一个人从童年向成年过渡的时期，一般是指十一二岁至十七八岁，大致相当于小学高年级至高中阶段。在这一时期，个体的生理、心理和社会性特征都会发生巨大的变化，逐渐达到成熟的水平。

在生理上，性腺开始发育，随着性器官和第二性征的发展，出现了性好奇和性冲动。前面提到过，性欲是爱情产生的原动力，因此，随着生理上的逐渐成熟，青少年在这个时候开始萌发了对异性的渴望。此外，在心理特征和社会化程度上也有了相应的变化。

与身体上的迅速发育相比，青少年在心理发展水平上相对滞后，这种发展水平上的不一致使得青少年在心理上产生了巨大的冲突和矛盾。心理的冲突和矛盾主要体现在以下三个方面：

①心理的成人感和未成熟现状之间的矛盾。随着身体上的巨大变化，青少年逐渐意识到自己已经不再是个孩子，开始把自己看做成年人，认为自己可以独立解决所有的问题，对父母的说教不屑一顾，甚至表现出叛逆的行为，出现了心理学上所谓的"第二反抗期"。但是，心理上并没有如他们想象的那样成熟，在面对问题和困难的时候，他们往往缺乏理性思考，在心理上也还有很强的依赖性。

②心理的闭锁性和开放性之间的矛盾。青少年开始强调自己的空间，会把日记藏得

严严的，进房间后也开始锁门，逐渐减少与父母的沟通，认为父母不理解自己。但是在另一方面，这一时期的青少年又很渴望能够和其他人交流想法，倾诉自己内心的种种不安和好奇的体验。

③异性交往中吸引和回避之间的矛盾。在与异性的交往模式上，青少年在学习生活中与异性的界限开始分明，偶尔接触会显得腼腆、害羞。与异性的交往过程会经历从性意向萌动期对异性的有意疏远，到性成熟期对异性逐步感兴趣，不时产生与异性接近的渴望和需求的变化。然而，这种朦胧的好奇心和欲望又因为外界舆论的压力而不得不被压抑。这种压抑会使青少年处于莫名的烦躁与不安之中，如果处于恋爱的关系中，他们的行为往往会受到指责和非议，内心和外界的巨大冲突会引发情绪的过激反应，导致冲动事件。

4.2.2.2 自我意识的发展

按照艾里克森的观点，青春期的主要任务是发展角色同一性，防止角色混乱。心理上产生的种种矛盾给青少年带来了苦恼，使他们自觉或不自觉地将自己关注的焦点指向内心的主观世界，把自身作为思索的对象，不断地思考关于"我"的种种问题，这一时期也成为了个体自我意识发展的第二次飞跃。主要表现：

①强烈关注自己的外貌和体征

青少年在这一时期的关注点主要投向自身，因此会开始留意自己的外貌，比如注重自己的衣着打扮，经常照镜子等。此外，身体上发生的种种变化会让他们感到略微的不安或者兴奋。有些父母会将子女的这些变化视为"早恋"的先兆，甚至教育他们不要过于看重自己的外表。其实，青少年的这些举动仅仅是对自己的一种探索和关注，父母在这个时候要给予他们的不是简单的说教，而是充分的理解和接受。要让他们明白什么是成年的美，也要让他们明白身体上的种种变化究竟意味着什么。

②十分关心自己的人格特征和情绪特征

青少年的思维能力在这一时期也得到了新的发展，能够对自己的个性特点和情绪状态做反省式的评价。也正因为这个特点，青少年会开始热衷于各类小说，比如男生中流行武侠小说，女生中流行言情小说。在小说中，他们可以了解每个角色的个性特点，体会不同角色在故事情节中的喜怒哀乐，甚至把自己也融入其中。小说对于青少年来说就像是内心世界的舞台，他们可以在里面尽情地思考、探索和体验。此外，武侠小说和言情小说中对爱情的描写，也是他们寻求有关爱的疑惑的途径。父母和老师应该理解青少年在自我探索上的种种需求，不要简单地把看小说视为"不务正业"，甚至采用过激的手段，如有些父母会粗暴地把小说撕掉，有些老师会不分青红皂白严厉批评。这种做法无疑会使青少年产生对成年人的不信任感，在没有合理引导的情况下，甚至会导致青少年误入歧途。

③关注同龄群体中他人对自身的评价

对青少年而言，同龄人群体是最重要的人际交往群体，是他们认识自己的一个重要的社会途径。他们需要不断地调整自己与同龄人之间的关系，从而使自己在这个群体中占有一定的地位，受到他人的尊重和积极的评价。这个过程会影响他们对自己能力和在群体中社会地位以及自尊等情感的认识，并逐渐影响着自我的评价。此外，他们并不满足于仅仅过愉快的集体生活，他们要得到的除了别人的尊重之外，也力求找到自己的知心朋友，不管是同性还是异性，而且自觉地将自己与朋友比较，找出优点和缺点。这就为青少年的自我教育创造了最有利的条件，也是青少年成长的任务。

④对成年人或偶像的模仿

成年人的种种特征是青少年成长的目标，因此，这个阶段的青少年会不自觉地模仿成年人，尤其是父母。在与异性的交往方式上，青少年也会在很大程度上模仿父母。因此，父母要首先处理好和异性的接触方式，也不要对孩子接触异性表现出大惊小怪的态度，要让孩子觉得无论是和同性还是异性接触都是很正常的事情。青少年时期的"追星"现象特别突出，明星所到之处总能见到一大群疯狂的青少年"粉丝"。实际上，孩子在成长的阶段都是需要偶像的，尤其是对于青春期的孩子，处于一种人类本能的崇拜需求，很多女孩子喜欢模仿其他漂亮女孩或女明星的走路方式，而男孩子喜欢出名的运动员，喜欢模仿他们来展示自己的力量，其实这都是出于一种本能的模仿和希望得到自我被同性和异性认可的需求。家长和老师在这个时候不要盲目地阻止和打压，而是提供正确的引导。

4.2.3 早恋的类型

青少年在青春期产生的身心变化、内心冲突，以及自我意识的发展使这一时期所建立的恋爱关系有了自身的特点。首先，早恋中的青少年对于恋爱关系的发展目标并不明确，他们往往只是为了满足自身了解异性的好奇心和朦胧的冲动，对于爱情相关的现实问题，比如怎样发展长期的恋爱关系、未来如何组建家庭、怎么扮演好恋人的角色等都缺乏明确的认识。其次，在父母和老师的高压下，有早恋关系的青少年在内心充满了矛盾和压力，使早恋成为了"痛并快乐着"的过程。此外，在交往方式和交往程度上，早恋关系的差异性比较大。在交往方式上，青少年的早恋行为具有明显的差异性。有的青少年会采用短信、电话、传纸条的方式来隐蔽地表达感情；也有的青少年在许多公共场合出双人对，举止亲密，模仿成年人的交往行为。在交往程度上，有些青少年仅仅是在一起聊天、交流私密的感情；也有一些除了感情交流之外，发展得比较深入，甚至发生了性关系。

根据早恋产生的原因，可以将早恋分为以下六种类型：

①倾慕型。即青少年由于倾慕对方的仪表、学业成绩或相关能力而产生的早恋现象。在青春期，青少年会比较注重外表、学业成绩或者兴趣专长出色的异性，也更容易对他们产生好感。由于老师对于青少年而言，是一个权威的象征，因此倾慕型的早恋也往往将老师当做恋爱的对象。我们说倾慕型往往是自我的一种投射。

②好奇型。即由于对异性的好奇心而产生的早恋现象。对异性产生强烈的好奇心，是青春期的青少年随着性意识的萌发而自然产生的一种心理现象。为了满足这种好奇心，青少年就想尝试结交异性朋友，建立心目中认为的"恋爱"关系。

③模仿型。即因为模仿他人的行为而产生的早恋现象。由于青少年的自我意识的发展，他们往往倾向于通过社会学习来探索自我，而模仿是社会学习的主要手段之一。在这种情况下，成年人的异性交往模式，电视、小说等媒介上面关于两性交往的模式，或者其他同龄人的恋爱关系就成为了他们仿效的对象。

④从众型。即迫于周围人的压力而产生的早恋现象。这里的"周围人"主要是指所处的同年龄群体。初高中阶段，同班同学通常会故意开一些和早恋有关的玩笑，人为地"撮合"他们的同伴。话题的主角也许一开始并没有什么想法，但是久而久之会因为周围人的压力而真的走到一起。

⑤补偿型。即为了获得情感上的补偿或排解受挫的负性情绪而产生的早恋现象。所谓情感上的补偿是指青少年由于对爱的本能需要而将早恋作为疗伤的手段。爱的需要包括家庭的亲情温暖和同伴之间的友谊。这就是为什么家庭不和睦或人际关系不和谐的青少年往往更容易早恋。所谓排解受挫的负性情绪是指青少年为了排遣在学业上的挫折或出于争强好胜的心理，想用早恋的方式来获得补偿。

⑥逆反型。即由于青少年在与异性的正常交往中受到他人不恰当的干预所产生的早恋现象。由于青少年在青春期发生的种种身心变化，这一时期会出现"第二反抗期"，他们对家长和老师的说教往往有很强的逆反心理。当他们最初与异性交往时，如果遭受家长或老师的无故批评和指责，则很容易萌发"你们不许我这样做，我偏要这样做"的想法，在逆反心理的作用下，正常的异性交往反而会迅速向早恋关系发展。

在有关咨询中，一定要注意分析来访者或者孩子所处的属于哪种早恋类型，早恋满足了孩子哪些方面的需要，因为，人们往往会关注那些自己不具备的东西，自己缺乏的东西，然后去实现，这也是我们所谓的动力。

【案例1】

来访者A是一名高二女生，长得瘦弱文静。根据她的描述，上高中后和班里一名坐在她旁边的男生关系很好，两人经常一起讨论文学方面的问题，有许多共同语言，而且相互有好感。课余时间，他们也会约在一起吃饭、看电影或散步。高一的时候，他们互相鼓励，在学业上都有促进作用。高二之后，男生的成绩依然很出色，而且今年又考了第一，但是A的成绩却一落千丈，退步了三十几名。A因此非常苦恼，希望能获得咨询师的帮助。

来访者：我觉得很烦，不知道该怎么办。我不知道和他算不算早恋，反正和他在一起聊天什么的挺开心的，可以知道很多东西。高一的时候对成绩没什么影响，但是上了高二以后，我的成绩就退步了很多。今年的考试，我退步了三十几名，我该怎么办呢？

咨询师：你觉得怎样才叫早恋呢？

来访者：不知道啊，大概就是男生和女生走得比较近，互相喜欢吧。我挺喜欢他的，他成绩很好，在班里的人缘也很好，各方面都挺优秀的。我们是同桌，也都喜欢文学，我们会经常在一起聊文学方面的东西。我们下课以后会在一起吃饭、看电影或者散步之类的。不过，我们最多拉拉手而已，我也不知道这样算不算。

咨询师：为什么你觉得这样又不像是恋爱呢？

来访者：因为没有什么更亲密的接触吧，班上有些谈恋爱的同学很亲密的，老是在一起。我们就是放学或者周末一起玩而已。

咨询师：你觉得他很优秀，挺欣赏他的，平时也有很多共同的话题可以讲，喜欢和他待在一起。对你来说，他是一个很好的朋友，对么？

来访者：嗯，是这样。

咨询师：想过将来也要和他这样在一起吗？

来访者：这个倒是没仔细想过，就觉得和他在一起挺开心的。但是现在烦的就是自己的成绩退步了很多。会不会是因为我和他在一起的原因，所以我才这样？我不知道自己要不要继续和他保持这样的关系。

咨询师：他影响你学习了吗？怎么影响的呢？

来访者：怎么说呢……好像也没什么影响。高一的时候，我们会互相讨论一些题目，他的理科比较好，可以请教他很多问题。但是高二以后，这个学期下来，他的成绩还是很优秀，可是我听课就很吃力，没法集中精神，考试成绩也越来越差。

咨询师：没法集中精神，在想什么呢？

来访者：就是想还要不要和他在一起，我的成绩变差了之后，我开始有意疏远他，但是又觉得和他在一起挺开心的，所以很矛盾。毕竟"早恋"是不好的。

咨询师：刚才我们就讨论过你们的关系，你说他是你很好的朋友。对吗？

来访者：嗯……可是我的成绩……

咨询师：上高二以后，课程难度上有什么变化吗？

来访者：嗯……理科的几门课都觉得难了很多，听课的时候觉得没办法"消化"。

……

【案例分析】

在这个案例中，学习成绩的退步让 A 很烦恼，她觉得自己成绩的退步和"早恋"有关系。因为成绩的退步，所以她不断地思考要不要和那个男生断绝关系，但是又舍不得他们之间的感情，这种矛盾的心理一直分散她的注意力，结果造成了一个恶性循环。根据 A 的描述和前面对爱情的定义，我们会发现她和那个男生之间的关系并没有到达恋爱关系，他们仅仅是很好的朋友。是因为周围人的眼光（不管是父母、老师、同学还是社会舆论）让来访者 A 产生了自己在"早恋"的想法，而且把成绩下降的原因归因于自己错误的"早恋"。正因为这样的归因，让她产生了强烈的内心冲突，一方面希望和那个男生继续保持这样的关系，一方面又希望断绝这种关系来提高成绩。这种内心冲突最终导致了注意力的分散和内心的焦虑。我们需要做的就是改变她这种错误的归因，成绩下降由很多原因造成，不要因为处于青春期这个敏感时期，就把所有的错都归于"早恋"。找到真正的原因所在，既能解决青少年的烦恼，又能让他们对"早恋"有新的认识，引导他们保持男女同学之间纯洁而宝贵的友谊。因此，家长和老师在发现孩子成绩下降的时候也不要盲目找原因，这样会强化孩子的错误观念，把"早恋"看成是诱人的恶魔。

家长和老师不要对早恋过于敏感，将所有关于异性交往的现象都归于早恋。要合理区分友谊和爱情。在宣传教育的时候，不要太多地强调早恋的危害，回避青少年关于爱情的种种问题，要揭开早恋的神秘面纱，倡导青少年异性之间的正常交往。对于学业成绩的波动，要适时发现，找到原因所在。

【案例 2】

来访者 B 是一名初一男生，看上去整个人没什么精神。根据他的描述，最近三个月以来，上课总是开小差，很难集中注意力。上课经常会偷偷看一些色情小说和杂志，心里觉得自己很坏，但是又忍不住。喜欢班上一个女生，很想接近那个女生，做梦也梦过那个女生，觉得自己的想法很下流。这个状态严重影响了他的学习和生活，每天都没什么精神。

来访者：最近总是没什么精神，不想上课，脑子里老是开小差。

咨询师：想些什么呢？可以说说吗？

来访者：觉得很不好意思，不知道怎么说。

咨询师：没关系，说出来心里会舒服一点，我会替你保密的。

来访者：大概三个月之前，我在家里偶然看到了一张碟片，打开以后是一些很暴露的画面，我知道自己不应该看，但是就是忍不住。从那之后，我会偷偷买这样的小说和杂志来看，上课的时候也会偷偷地看。我知道这是不对的……

咨询师：嗯，上课看小说确实是不对的。但是买有关性方面的小说和杂志来看，并不是不对的，这也是一个学习的过程，关键是看你自己怎么把握看书的时间和方式。

来访者：嗯……总觉得是不对的，心里很自责……

咨询师：为什么会这样觉得呢？

来访者：我也不知道，就是觉得不好，不能让父母和老师知道。可是，还是很想知道，很好奇。

咨询师：好奇是很正常的，这是每一个人都会经历的阶段，也是长大必然要经历的过程。

【案例分析】

青春期由于生理上的变化，青少年产生了对异性的渴望，对有关性的知识非常敏感。尤其是在女生初潮、男生遗精之后，体征也发生了种种改变。青少年尤其是男生会体验到性冲动，还会产生对性的幻想。如果之前家长一直给孩子灌输性是下流、恶劣的类似观点，那么在这个过程中，青少年的内心冲突会很大，一方面出于本能的需要，对性有好奇和渴望，另一方面在道德上又接受不了这样的自己。如果家长不能在这个时候加以合理解释和引导，则很有可能造成孩子的困惑和苦恼，严重时会影响日常学习生活的精神状况。

家长和老师不要回避对性知识的解答。青春期需要家长和老师对青少年进行科学正确的性教育，而不是让青少年自己去偷偷探索。首先，家长要把合理的性要求和流氓行为区别开来，不要一提到性就泛化成下流和低俗，这样才能减少子女性意识觉醒期的内心冲突。其次，在发现子女有看色情小说或杂志等的痕迹时，不要盲目批评。而是要将此作为性教育的机会，以朋友的方式和子女探讨他们的困惑，解答他们的问题。最后，老师在学校教育中，也应该逐渐重视性知识和性安全教育。

【案例3】

来访者 C 是一名初二女生，来咨询室的时候情绪很低落。根据她的描述，从初一下半学期开始，她开始和一个高年级学长谈恋爱，觉得和他一起相处的时候很开心。一星期前母亲从老师那里知道了这件事之后，坚决反对她和那个男生继续交往，并且到学校教育了那个男生，让她觉得特别丢脸。她现在很害怕去上学，也不想见同学。

来访者：我不想去上学了，我怕见到学校的任何人。这件事情大家都知道了，我觉得很丢脸。我恨妈妈，我觉得她做得太过分了！我不知道该怎么办，甚至有点绝望……

咨询师：你和妈妈谈过这件事情吗？

来访者：没有，我没办法和她谈这件事情。她肯定不理解，她就是这样，一天到晚就说学习学习，我快烦死了。其实，我知道如果这件事情被她发现了，她肯定会反应很大，因为她对我的期望一直很高，希望我能为她争口气。

咨询师：父母的关系好不好？

来访者：其实，在我六岁的时候，爸妈就离婚了。也因为这样，妈妈对我寄予特别高的期望。自从上了初中以后，她对我抓得更紧了。我觉得压力很大，对学习也越来越没有兴趣了……

咨询师：压力大的时候和妈妈说过吗？

来访者：她不理解我，在家里我很少和她说话，因为谈不到一块儿。她只关心我的学习，学习好就一切都好。我所有的心里话都只能和学长说，我觉得只有他能理解我。

咨询师：能谈谈你和学长的情况吗？

来访者：我和学长是在一次运动会上认识的，当时也是偶然在一起聊天，觉得挺谈得来的。后来……在学校里碰到过几次，我对他蛮有好感的，他也喜欢我。初一下半学期，他提出想和我交往，我就答应了。

咨询师：和学长交往得怎么样呢？

来访者：因为我们都是住校的，平常有很多时间可以在一起，比如吃完饭后在操场上边走边聊天，就像小说里描写的美好的恋爱一样，我觉得挺幸福的，可以说很多心里话，把压力和困难都说出来，心里也就感觉舒服多了。但是又很不安。

咨询师：为什么不安呢？

来访者：因为总怕被老师和妈妈发现，他们总是对这种事情大惊小怪，其实在学校经常会有这样的同学，只不过大家都偷偷的罢了。

咨询师：你希望妈妈能理解你吗？

来访者：当然希望。我虽然刚才说恨她，但我知道她毕竟是为了我好，关心我。可是，她的做法我真的没办法接受。我想逃离这一切，那个男生肯定也不会再理我了。

【案例分析】

在这个案例中，来访者 C 的苦恼主要源自早恋状态下内心需要和外在压力造成的心理冲突。C 谈恋爱的原因是情感上爱的缺乏和学业的压力。父母离婚给 C 造成了巨大的心理创伤，六岁以后的生活，对她来说是缺少父爱的。母亲由于婚姻的失败，对 C 寄托了很高的期望，这样的期望对于她来说，显然是太过沉重了。如果在青春期的反抗期，家长没有处理好和孩子之间的关系，就容易让孩子产生家长不理解他们的想法，他们的内心就会越来越对家长闭锁。子女本身对爱的渴望，母亲给她的压力，还有青春期的倾诉需要让她把爱情当做了寄托，因为这时候只有爱情才能让她感到安全和满足。来访者 C 的母亲在处理这个问题上，采取了非常极端的手段，不仅进一步破坏了母女之间的关系，还制造了另一个问题，就是青春期重要他人的评价。处于青春期的青少年，非常在意他人对自己的看法和评价，如果处理得不好，会导致青少年采取非理智的方法来维护自己的尊严。比如厌学、离家出走等。等到恶果酿成的时候，无论家长怎么后悔都晚了。

建议：对早恋关系处理的问题上，建议采用家庭咨询，因为家人和老师对孩子早恋的态度和处理方式非常重要。所谓"大禹治水，疏而不堵"，对早恋关系的处理也是宜疏不宜堵。家长和老师应了解青春期青少年的心理特点，站在他们的立场上去考虑问题，有了理解和沟通的基础之后，找到问题的原因所在，合理引导，缓解矛盾。

【案例 4】

来访者 D 是被母亲带到咨询室来接受咨询的。D 是一名高一男生，中考的时候由于成绩优异，父母送给他一台电脑作为奖励。有了电脑之后，D 经常上网。一个月前，母亲发现 D 登录了一个网络同居的网站，和另一名小网友在网上登记结婚，过起了两个人的小日子，从此之后，D 一放学就泡在网上。母亲担心儿子沉迷网络结婚游戏，没收了他的电脑，并将他带到咨询师这里寻求帮助。

来访者：我只是对这种东西（网婚）很好奇，想体验一下，很好玩。在上面可以聊很多话题，很自由。

咨询师：什么时候开始的呢？

来访者：大概一个月前吧，同学介绍的这个网站，说很好玩，上去试了一下，果然很有意思。

咨询师：对上面的什么很好奇呢？

来访者：结婚的形式吧……呵呵，不知道结婚是怎么样的，也不知道和另外一个人一起生活是怎么样的。这些答案只有它（网婚）才能告诉我。

咨询师：在上面过了一个月，可以谈谈你的想法吗？

来访者：觉得和另一个人一起生活和想象的不太一样，有些时候需要考虑对方的要求，这个对我还蛮有启发的，以前都没想过这些。上面和我"同居"的女生是一个比我高一年的学生，我们也会聊很多学习和生活的话题，感觉不错。

咨询师：父母和你讨论过这些问题吗？

来访者：他们觉得没意思，而且还没收了电脑，觉得我不务正业。其实并不是像他们想象的那样的，但是我不知道该怎么说，总觉得他们不能理解，哎……

咨询师：开始"网婚"以后，学习情况有变化吗？

来访者：嗯……可能对网络比较关心吧，所以……时间花得比较多。上课有时候会开小差。

咨询师：既然过了"网婚"的生活，是不是也要像成年人那样，好好做好自己的学习"工作"呢？

来访者：嗯，呵呵，是啊。

【案例分析】

"网婚"是随着互联网的普及而悄然兴起的一种新型交友方式，起初流行于成年人之间，近几年"网婚"呈现低龄化的发展趋势，成为了困扰家长和老师的又一大问题。可以说，"网婚"与早恋有类似的地方，青少年可以在上面找到一个和自己"住在同一屋檐下"的恋人，不同之处只是交友的渠道转移到了网上，此外，在内容上，青少年也提前体验了一下成人式的夫妻生活。因此，对于"网婚"现象，家长和老师也应该采取宜疏不宜堵的方式，防止粗暴干预。因为，处于青春期的青少年都有叛逆心理，他们渴望独立、渴望交流，也渴望体验成人的生活。青春期青少年的身心特点决定了"网婚"必然会受到青少年的青睐，"网婚"提供了青少年模仿成人生活的实践地，"网婚"也满足了青少年探索恋爱和婚姻的需求，"网婚"还为独生子女提供了认识新朋友、倾诉心里话的场所。根据网上的调查，一部分中学生把"网婚"当成了一种过家家的形式，只是为了满足自己的好奇心；另一部分中学生把"网婚"当做了一个情感的交流渠道，在上面吐露心声。

针对这一现况，家长和老师不必过于担心，最关键在于如何有效地利用这个形式。家长和老师应该因势利导，不妨将"网婚"作为很好的一个关于恋爱婚姻知识的教育机会，和青少年交流自己的看法，给他们建议。顺应青少年的身心发展特点，只有充分理解了他们的想法，才能够有力量去说服和引导。

4.3 失恋

4.3.1 基本问题

失恋是指在建立恋爱关系的过程中或处于恋爱状态下，恋爱的一方否认或终止恋爱关系后给另一方造成的一种心理挫折感。从失恋的定义来看，失恋包括两种情况：一种情况是在建立恋爱关系的过程中，追求的一方受到挫折，即被心仪的对象拒绝；另一种情况是处于恋爱状态下由于恋爱的一方终止恋爱关系，另一方感受到的心理挫折，即恋人分手。在恋爱关系中，恋人双方可能会由于舆论或双方家庭等外界原因而产生情感纠纷，甚至导致分手。但是外界原因造成的挫折远不如失恋对个人造成的伤害。因为外界原因造成的压力是由恋爱双方共同承担的，恋爱双方的逆反心理往往还会促使两人的感情更加坚定牢固。而失恋是一方失去了另一方的爱情，所造成的心理挫折是很难用其他感情来弥补的。既然失恋是一种心理的挫折感，它必然给失恋者造成痛苦。痛苦可能来源于感情本身对失恋者的伤害，也可能来源于外界舆论给失恋者带来的压力。失恋的一个突出特点是"旁观者清，当局者迷"，对于失恋者周围的人而言，可能很难真正理解失恋者内心的痛苦和压力。失恋者往往会困在自己内心的怪圈里出不来，要么是明知问题所在而不愿接受现实，借用一些麻痹自己的方法来忘记现状；要么是根本不愿承认事实，执迷不悟。不同的痛苦和不同的应对方式会产生不同的情绪反应：失落、悲伤、愤怒、孤独、空虚、绝望等等，可谓是"百般滋味在心头"。这些负性情绪如果得不到及时的排解和开导，失恋者可能会沉溺其中无法自拔，导致失恋者变得忧郁、自卑，对下一次恋爱关系的建立造成阴影，更有甚者会采取报复或自杀的极端方式来发泄心中的不满。

4.3.2 失恋问题相关的论述

4.3.2.1 晕轮效应

晕轮效应（halo effect）是社会心理学中一个有关人际交互过程的重要概念。晕轮效应又叫光环效应，是指我们对某些人的印象会由于他的某种特征或表现突出时，将这种积极或消极的印象推广到对他的其他特征的认识中，从而产生以点概面的现象，这种情况就犹如月晕的逐步扩散而形成一个更大的光环。比如，人们往往会认为长得漂亮的人拥有更高的学历和更好的品行。这种心理现象在恋爱关系中表现得更加显著，所谓"情人眼中出西施"，处于恋爱状态中的双方会将对方完美化，夸大地将对方看做最适合自己的、独一无二的伴侣。这样的心理状态在恋爱关系顺利的时候，能促进恋爱双方情感的深入和稳定，然而当失恋的时候，晕轮效应是造成失恋者沉迷于过去情感回忆或痴迷恋爱对象的一个重要因素。旁观者往往会劝说失恋者"天涯何处无芳草，何必单恋一枝花"，然而，对于失恋者而言，他心中的这枝花在晕轮效应的作用下，优点被夸大，缺点被蒙蔽，变得尤其与众不同。这就是为什么失恋者会固守着原来的恋人而很难从失恋的深渊中走出来的原因。

4.3.2.2 失恋者的个体差异

失恋是一个心理创伤经历，个体差异会使失恋者对失恋采取不同的应对方式。个体差异包括性格特征、恋爱动机、周围的人际资源等等。一般来说，外向的人通常会通过各种渠道和方式来排解心中的烦闷，而内向的人则多表现为把痛苦隐藏得更深，郁郁寡欢。换句话说，相比于外向的人，失恋对于内向性格的人而言打击可能会更大，需要的心理调节过程也可能更长。自卑的人容易在失恋后把失恋的消极情绪泛化，加重自卑甚至抑郁的倾向。在气质类型中，粘液质和抑郁质的人容易在失恋后产生焦虑和冷漠的反应。此外，周围的人际支持和资源对于经受了心理创伤的人而言也尤为重要，对失恋者也是如此。外向的人之所以比内向的人容易从失恋阴影中走出来，是因为外向的人往往拥有更多的社会资源，他们会有比较多的交友圈子，有更多可以倾诉烦恼、发泄情绪的对象，从而也会给他们更多的建议和想法。每个人都有爱的基本需要，爱除了爱情之外，还有亲情和友情。虽然亲情和友情没有办法取代爱情的地位，但是对于在爱情中受伤的失恋者而言，它们可以给予最好的情感补偿。除了性格特征和人际支持资源之外，失恋者在建立恋爱关系时的动机也会影响其失恋后的反应，如果之前是为了爱面子、贪慕虚荣等功利性目的而建立恋爱关系，那么一旦这样的关系破裂，则心理上就很容易失衡，或者全方面地否定自己，从而有可能导致一系列原本与恋爱没有关系的过激反应或行为。

4.3.2.3 失恋的心理误区

爱情是世界上最美好、最浪漫和最迷人的情感体验，当爱情暂时离开时，当事人合理的解释和心理调整会重新迎来新的爱情，但是，如果走入了失恋的误区，爱情所带来的杀伤力则是无法想象的。失恋的心理误区主要有下面四种形式：

①爱情复仇

在这个误区中，失恋者往往"因爱成恨"，做不了恋人就成仇人，把失恋的挫折感迁怒于对方。主要有三种情况：第一种是将爱情的成功视为自身实现自我价值、证明自我魅力、提高自信心的一种方式，这种情况一般发生在青少年阶段，他们渴望成功、渴望得到异性和周围人的尊重，但是对自我又没有很全面和客观的认识。恋爱的成功是他们自我证明的一种方式，会大大提高他们的自我评价水平，一旦恋爱失败，则对于自我和他人的认识就会产生极大的偏差，在这样的心态下，失恋就很容易让他们失去理智，产生报复心理，从而做出一些伤害恋爱对象或者恋爱竞争对手的冲动行为。第二种情况是因为对恋人的强烈占有欲而唤起的报复心理。这种情况一般发生在极度自卑或者缺乏安全感的失恋者身上，由于自卑或缺乏安全感，他们希望能牢牢地掌控恋人，将其视为自己的私有物，一旦感情破裂，则会产生极强的毁灭心理，即所谓的"我不能得到的，别人也别想拥有"。这种扭曲的心理很容易对恋人造成恶性伤害，比如毁容或杀害对方。第三种情况是因为失恋者失去理智而产生的报复心理。有些失恋者由于强烈的挫折感会采取一系列的非理智的行动来补偿心理的不平衡。非理智的行动主要包括对恋爱对象的贬低、侵害和恶性伤害。在进行这一系列的复仇行动中，失恋者会陷入一种疯狂的状态，可能最终酿成毁灭性的后果。

②自我否认

在这个误区中，失恋者并不是把矛头指向对方，而是否定自己。这个情况多见于初恋受挫。初恋是一个人第一次全身心地投入于情感世界，第一次体会恋爱的滋味，就像琼瑶小说那样轰轰烈烈，海誓山盟。在这种浪漫主义气氛下，容易使恋爱双方萌发宿命论的主观愿望，比如"遇到的就是真命天子"，"一辈子只谈一次恋爱"等等。一旦这样的恋爱失败，则会严重影响当事人对自己恋爱能力的认识，对爱情真实性的认识。这种极端的想法会使失恋者仅仅从一次恋爱经历中就否定了所有，终日沉浸在失恋的伤痛之中，时间长了之后会使失恋者性格变得内向古怪、感情脆弱、让人难以理解和接近，更有甚者会因为初恋的打击而彻底失去了对异性的兴趣。在这个误区中，失恋者的感受过于主观和消极，喜欢走极端，把所有的过错都推到自己的身上。

③孤独自闭

在这个误区中，失恋者在经历失恋之后会回避与外界的接触，独自舔舐失恋的伤口。这种情况多见于虚荣心和自卑心比较强的人。虚荣心强的人通常会向周围的人炫耀恋爱关系的甜蜜或恋人的身份和地位。一旦恋爱关系破裂，他们引以为傲的面子就不复存在了，之前的炫耀经历会成为他们巨大的压力来源，他们会觉得无法向家人和朋友交代。这类人在失恋后往往采取不承认现实或回避社交的方式。自卑心强的人通常将失恋的原因归于对方觉得自己条件不够好，配不上。完全是因为自己的不足才导致对方离开。这类人在失恋后往往陷入更加自卑的境地，心灰意冷、羞愧难当，严重的甚至会造成抑郁和自杀倾向。对于这样的误区，失恋者首先应该端正自己的恋爱出发点，恋爱和面子无关，失恋也是正常现象，不存在谁抛弃谁的问题，只是两个人彼此不合适而已。其次，要客观地看待恋人。不妨用列清单的方式把恋人的优缺点列出来，看看是否真的合适自己。

④渺茫无望

在这个误区中，失恋者把爱情看成了自己生活的全部，一旦爱情离开，整个生活的重心就崩塌了。这种现象常见于女性。在这种情况下，很容易产生抑郁感，即觉得从此生活黯淡无光，对任何事情都提不起兴趣，仿佛自己失去了一切。出现这种情况的原因是失恋者将爱情看得太重而忽视了生活的其他方面，这个时候不妨把失恋作为一个重拾自我的机会。首先，要正确地放好爱情在生活中的位置，强调自我存在对于生命的意义。其次，再次努力把精力投到自己的工作、生活和兴趣爱好上去。很多历史名人都经历过失恋的痛苦，但是他们将这种痛苦积极转移之后，在自己的事业上收获了成功，当然也最终收获了爱情。如果产生的抑郁感的严重程度已经到达了抑郁症的程度，那么应该接受一些心理咨询的行为治疗和辅助的药物治疗。

4.3.2.4 失恋的"想法—感受—行为"改变模型

失恋后，伴随着强烈的情绪反应，当事人会产生各种各样的想法。有时候这种情绪反应和想法会像海浪一样，一波一波地涌上心头；有时候它们又会像一块大石头，压得当事人喘不过气来。在这种杂乱无章的想法和感受的困扰下，失恋者通常会采取一些消极的行为方式，希望能暂时摆脱烦恼，但是往往事与愿违，所谓"借酒消愁愁更愁"。其实，在这种情况下，仅仅用回避矛盾的应对方式是没有效果的。不妨列个单子，把自己的感受、想法和行为一项一项地列出来。比如：

感受：很愤怒

想法：我很恨他/她！他/她怎么能这样对待我！

行为：失眠、胸闷

列单子的过程，是一个自我审视和整理的过程，可以使失恋者不再困扰于烦乱的想法和感受，也将负性情绪充分发泄出来。此外，通过这个单子，我们可以发现感受、想法和行为之间的联系。如下图所示：

想法和感受是态度中相辅相成的两个部分，想法属于认知成分，感受属于情感成分。态度能够在很大程度上决定人们的行为，因此，想法和感受可以共同影响一个人的行为。根据认知—行为理论，改变认知成分、情感成分和行为的任何一项，其余两项也会相应地发生改变。通常认知成分和行为是相对容易改变的。因此，要改变失恋者的状态，可以先对想法和行为做出积极的改变，那么主观感受也会随之逐渐好转。

从想法的改变上来看，失恋者可以对自己进行理智的疏导和自我安慰。所谓理智疏导是指客观地分析自己和恋爱对象。首先，要考虑自己在恋爱方法上是否存在一些不足，自己的个性特点和生活方式是否适合对方。若自身存在缺点，则将失恋的经历作为经验

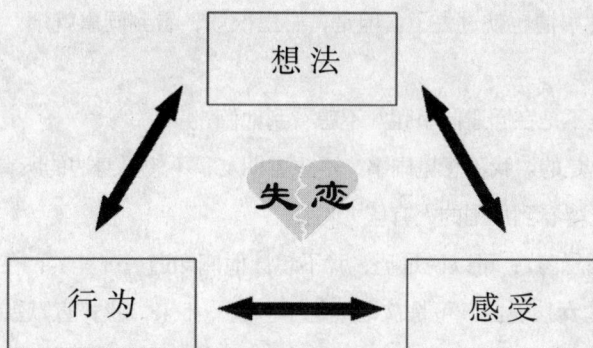

失恋的想法—感受—行为改变模型

[资料来源：北京心理危机研究与干预中心]

教训；若自己的个性特点和对方不符合，则结束恋情也可以帮助自己找到更合适的对象。其次，要客观考虑对方的优缺点，不要盲目放大优点，或者为了恋爱而恋爱。所谓自我安慰是指要抱着"塞翁失马，焉知非福"的积极心态，不要觉得自己失去的才是最好的。

从行为的改变上来看，失恋者一开始可以为了做事而做事，先动起来。因为很多人在失恋之后都处于一种委靡不振的状态，工作、学习和兴趣统统抛开，或者沉溺于酒精和游戏。长此以往的话，精神会更加恶劣，造成恶性循环。所以，一开始不妨强迫自己行动，做一些行动上的积极改变。比如参加一些朋友的聚会，报一个感兴趣的培训班等等。

一旦失恋者在想法和行为上做出改变，情绪状态也会不知不觉地随之好转，最终跳出失恋的圈子，重新找回自我。其实，失恋是成长道路上非常重要和宝贵的经验，它能让人懂得如何更好地处理恋爱关系，如何平衡爱情与生活、工作的关系，如何排解自己内心的压力和烦恼。成功走出失恋的阴影就是向成熟又迈进了一步。

【案例1】

来访者 A，男性，二十七岁，是一名国企职员。根据他的描述，最近他老是感到情绪低落、意志消沉，有时会觉得头皮发麻、头痛。前两天，他因为在工作上和同事有点小争执而产生矛盾，他忍让了同事，但是心中总觉得很不舒服，非常敏感。其实，他在一星期前向一位自己喜欢了一年的女孩表白了自己的感情，但遭到了拒绝。于是这几天总是郁郁寡欢，反应也有点迟钝，但是又怕同事和朋友看出来，心里很紧张。

来访者：最近心情很差，没什么精神，而且晚上睡觉的时候会头痛。

咨询师：最近发生了什么事情吗？能不能谈谈具体的情况呢？

来访者：前两天和一个同事因为工作上的分歧而产生了点小矛盾。不过，我忍着自己的不高兴，这件事情也就过去了。但是，心里很烦，看到同事就烦。我知道我最近脾气不太好……

咨询师：你是不是在回避同事呢？不想看到他们？

来访者：嗯，是的。我不想见同事，不想见朋友，不想见身边的所有人。

咨询师：你觉得看到周围的人有压力吗？

来访者（停顿思考）：可以说是吧，我不想让他们知道……其实，在上星期，我向一位我喜欢了一年的女孩表白，可是被她拒绝了。这一年来，我一直默默地关注她，她对于我来说就像是一个美好的神话，之前我也犹豫过是否要向她表白，很怕她拒绝。最担心的事情还是发生了……

咨询师：发生这样的事情，一定是很痛苦。

来访者：对，不仅仅是痛苦，我觉得我的整个世界好像都空了，精神上也没有了寄托。慢慢等待，迎来的不过是一场空。

咨询师：在过去一年中，你和那个女孩平常接触频繁吗？

来访者：没有，基本没说过话。虽然是在同一个单位，但是找不到什么说话的机会。而且因为我很少和女孩子打交道，也不知道该怎么开口，尤其是遇到自己喜欢的女孩，我就更不会说话了。

咨询师：你喜欢她什么呢？

来访者：……可能……就是一种感觉吧。

咨询师：她吸引你的是外表的一种感觉，换句话说，你不是很了解她，对吗？

来访者：嗯……可以这么说。我其实不怎么了解她，或者说，完全不了解。

咨询师：你觉得她为什么要拒绝你呢？你想过这个问题吗？

来访者：之前我因为被拒绝而感到巨大的打击，根本就没有想过这些问题。现在想起来，也许是我当时表白得太唐突了，她很吃惊，她觉得我和她太陌生了。的确是这样……

【案例分析】

在这个案例中，来访者 A 一开始是因为情绪低落问题来求助的，经过咨询师的深入询问之后，才发现真正的问题所在。有时候，人们会因为遇到不顺心的事情而影响自己的情绪状态，有时候却是因为情绪不好而在生活工作中屡屡碰壁。在咨询的过程中，咨询师一定要抓住真正的问题所在，在这个案例中就是对失恋心理的调节。这个案例的失恋是一种单恋式的失恋。单恋是一个将恋爱的快乐融于痛苦和焦急中的状态，单恋者往往属于性格比较内向，不知道如何与异性交往的一类人。单恋的对象对于单恋者而言其实只是一种美好的幻想，并不具有现实性。对于这样的情况，可以应用前面提到的想法—感受—行为改变模型。首先，要让单恋者从主观的世界中走出来，让其明白单恋对象并不一定像他（她）想象的那样美好，此外，由于在现实中缺乏彼此的了解，单恋者本身也不一定适合这个单恋对象。通过客观理性的认识，减少失恋者心理上的落差。其次，要让单恋者尝试互动的异性交往方式，而不要停留于原有的行为方式。有个别单恋者是属于病态的，比如有恋物、幻想和错觉。对于这样的单恋者，可以进行心理治疗或转介到精神专科门诊。

对于单恋式的失恋者而言，不要把受压抑的情感挫折拼命地压在心底，否则即使求得暂时心情的平静，时间长了也会通过另外的方式发泄出来，而那时的发泄形式往往倾向于病态的心理扭曲；但是，也不要自暴自弃，企图通过外部冲突的形式来求得心理平衡，这样只能带来更大的破坏。

【案例 2】

来访者 B，男性，二十五岁，是某研究机构三年级的研究生。根据他的描述，近一个月来经常失眠、没有食欲；同时心情烦闷，觉得生活中很多问题自己都没办法解决，认为自己没什么能力，活着也没太大意思，甚至萌发过自杀的念头。原来在一个月之前，来访者的女友因为移情别恋而中断了和他长达三年的恋爱关系。来访者本来打算毕业就结婚，但是没想到出了这样的变故，没有办法接受。情绪非常低落，什么事情都不想干，在失恋的谜团中越陷越深，到了不能自拔的地步，以至于影响到了自己毕业论文的写作，变得更加焦虑和抑郁，甚至想"破罐子破摔"。

来访者：我失恋了……三年的女友喜欢上了别人。我这一个月来都没有办法正常生活，很沮丧、烦闷、愤怒。我对生活失去了信心，觉得活着没什么太大意思。我不知道该怎么办，前途一片昏暗。现在虽然面临着毕业，我根本就没有心思和精力去完成毕业论文，我的一切都很乱，很乱……

咨询师：我很理解你现在的心情，每一个和你有类似经历的人都可能会有像你现在这样的感受。但是，你好像比别人陷得更深一点，你觉得是什么原因导致的呢？

来访者：嗯，我读过弗洛伊德的一些书，我觉得可能和我自己的幼年经历有关，我有很强的恋母情结。

咨询师：这是精神分析理论中的一些看法，我们可以在其他时间讨论这个问题。但是，现在让我们关注你的心里感受好吗？你很爱她吗？

来访者：是的，我很爱她。这三年我一直都很爱她，付出了很深的感情，否则我现在也不会这么痛苦。

咨询师：她也爱你吗？

来访者：我以前认为她也爱我，只不过也许没有我爱她那么深罢了。现在，她为了别人要和我分手，她也许根本就不爱我……

咨询师：你觉得你们之间是否还有挽回的余地呢？

来访者：不可能了吧。她的心里已经有了别人，我早就已经没有了位置。

咨询师：三年中你们的相处愉快吗？

来访者：怎么说呢……没有我想象中的那么好吧。

咨询师：你是觉得她没有你期望的那样那么爱你，对吗？

来访者：可以这么说。我们在三年的相处过程中，总是会有这样那样的矛盾，我们经常吵架。

咨询师：在你认识她之前，你是否也像现在这个样子呢？

来访者（沉思了一会儿）：我想不是的。我那时候好像更快乐，生活更充实，对自己也充满了信心。

咨询师：既然你在认识她之前生活得很好，和她在一起却经常发生矛盾，为什么现在离开她还会那么痛苦呢？

来访者（沉默）

咨询师：除了她之外，和其他女生交往过吗？

来访者：其实，在认识她之前，有很多女生追我。我当时觉得她很漂亮，很有吸引力，就主动追求她了，也没考虑其他的。

咨询师：是否可以尝试和其他女生交往呢？

来访者：我觉得自己和以前那个充满自信的自己已经完全不一样了，我的能力和吸引力已经远远不如以前了，做任何事情都不顺心，也很难再和别人好好相处了。

咨询师：你有这样的想法，是因为你目前还处在失恋的阴影中，只要你能勇敢地从里面走出来，这个世界就会完全不一样了。你还是你自己，如果结束一段自己并不是那么满意的恋爱关系，未必不是一件坏事。

来访者（沉思）

咨询师：我们退一步想，如果你和女友继续走下去，后来结婚成家了，你觉得你会开心和满意吗？

来访者：……我觉得并不开心。也许现在我只是无法接受自己被人抛弃的感觉。

咨询师：结束一段感情并不存在谁抛弃谁的问题，而是你们之间不合适，现在她离开了你，而你并没有失去将来幸福生活的权利，你觉得呢？

来访者（沉默了一会儿）：我想是这样的。

【案例分析】

从上面的咨询记录来看，这位来访者承受了巨大的失恋痛苦，已经出现了抑郁状态。当失恋者处于抑郁状态时，想法和情感往往会变得极端而狭隘。此外，在长期恋爱关系突然中止的案例中，失恋者通常会有一种"亏本心理"，即失恋者会计算自己的时间成本和感情的投入成本，而忽略了自己本身的想法和感受。在这种情况下，就可以像本案例那样来处理，我们可以看到咨询师所提的这些问题大都是基于失恋者可见的事实，很容易被验证，因此也比较有说服力。主要目的就是为了引导来访者重新思考自己所忽略的想法和感受。对于一些抑郁情绪比较严重的来访者，则要进行适当的危机干预，对来访者的自杀倾向进行评估。在这种情况下，除了在认知和情感上支持之外，还需要调动来访者身边的所有资源来支持帮助来访者渡过失恋的难关。

对于失恋者而言，首先要认清自己所处的状态，了解自己所有的负性情绪都是来源于情感伤害，而不要随意地贬低自己。如果失恋者能进一步了解导致情感痛苦的真正原因，则会帮助其更好地度过这个时期。如果把情感伤害对一个人的影响和躯体的痛苦相比较，可以更好地理解情感伤害对一个人在想法和感受上的影响。如果一个人的手划破了，那么在这一刹那，所有的疼痛都集聚在手上，所有的注意力也都放在这个疼痛点上了。这种疼痛的强烈感觉会阻碍这个人身体其他感觉的灵敏程度。那么，失恋者也是如此，当感情痛苦时，会阻碍一个人的思考能力，干扰正常的生活，而并不是失恋者本身的能力问题。针对这个情况，失恋者应该尝试用理性的方式来分析自己的处境，比如前面提过的列表法。在行为上做出适当的改变，最终走出失恋阴影。

【案例3】

来访者C，女性，二十二岁，是一名在校大学四年级的本科生。根据她的描述，她和男友在大二的时候建立恋爱关系，但是由于毕业后找的工作在不同的地方，前几天男友提出了分手。因为这段感情是她的初恋，她没办法面对这样的结果。自从知道了分手的消息之后，连续几天都没有吃饭，精神委靡，伤心之余也萌发过报复的念头。

来访者：我很痛苦，原来以为最美好的爱情就这样破灭了……我和他认识的情景很浪漫，他是我的初恋。可是，只是因为毕业工作的一点点矛盾，他就提出了分手，之前所有的美好在瞬间就不复存在了，他怎么能这样不负责任……（开始哭泣）

咨询师（停顿一段时间）：我理解你的感受，很痛苦，很伤心，甚至会有一点绝望。除了情感上的伤害之外，你还有一点愤怒，对吗？

来访者：是的，我有点恨他。是他一手破坏了我对爱情最美好的想象和愿望。我知道我很爱他，在过去两年和他的相处过程中，我真的很爱他。但是现在，我除了伤心，更多的是对他的恨。

咨询师：你恨他是因为他破坏了你心目中的爱情，你心目中的爱情是怎样的呢？

来访者：就是投入最多的感情，两个人无论如何都在一起。我之前一直都相信要把初恋的爱情经营到底。

咨询师：初恋的确是人生最美好的体验之一，在初恋中，我们会尝试如何和一个喜欢的人相处，体验爱情的滋味。初恋是一个成长的过程，而不是为了初恋而初恋，你觉得呢？

来访者：不是为了初恋而初恋……也许吧……（思考）

咨询师：初恋的意义在于让一个人能更清楚自己需要什么样的感情，让一个人更成熟。

来访者：嗯……我确实太在乎初恋的形式了。

【案例分析】

根据调查，在经历过恋爱的大学生中，有过半数的大学生遭受过失恋的痛苦。可以说，失恋是大学生求学期间受到的严重心理挫折之一。失恋之所以给大学生造成如此大的打击和挫折感，是因为在大学期间建立的恋爱关系对于大多数人而言是初恋体验。初恋是一个人首次全身心地投入一段恋爱关系。每个人在第一次建立恋爱关系的时候，总会对爱情充满了浪漫而非理性的幻想。由于不切实际的恋爱期望，丰富热烈的恋爱热情和懵懵懂懂的好奇感，一旦初恋的关系破裂，给恋爱双方的打击也是非常残酷的，失败的初恋体验甚至会对一个人以后的恋爱关系产生消极的影响。这个案例中，来访者对失恋的强烈情绪反应并不仅仅是因为失恋的痛苦，而是因为之前对初恋的不合理信念和过高的期望，在心理上产生了巨大的落差，如果不能让来访者意识到这种不合理的信念和看法，那么它们就会一直困扰来访者，造成无法排除的负性情绪，严重的还会让来访者迁怒于恋爱对象，采取过激的报复行为。

对于那些经历初恋失败的失恋者而言，首先要理性地认识初恋的意义，初恋并不是一个符号象征，它是一个人尝试恋爱关系的第一步，是一个学习和体验的过程。此外，失恋并不是对一个人的否认，从某种意义上来说，失恋让我们向未来的幸福又进了一步，因为只有通过感情上的磨合和体验，我们才能找到什么是适合自己的，什么是不适合自己的。其次，要纠正"爱情至上"的观点。一个人的生活除了爱情之外，还有事业、家人和朋友。给自己多一些和外界接触的机会。最后，失恋者还应该客观地分析自己的优缺点，为下一次成功恋爱积累经验。

【案例 4】

来访者 D，女性，二十四岁，是一名事业单位行政人员。根据她的描述，她觉得自己很多愁善感，很内向。因为从小受到父母的宠爱，依赖性很强。在处理人际关系方面，做得很不好，不知道如何和别人打交道，所以那么多年都没有什么朋友。她最近总是注意力不太集中，精神有点恍惚。两个月前，她在网上认识了一个大她几岁的男性，她觉得和对方有很多话可以说，渐渐地就对他产生了好感，喜欢上了他。前几天忍不住表白之后，才知道对方已经结婚了，为此，她痛苦万分。

来访者：我失恋了，我甚至连喜欢的人都没见过就失恋了，我很痛苦。

咨询师：可以和我具体谈谈你的感情吗？

来访者：我和他是在网上认识的，大概两个月以前吧。一开始，我和他只是普通的网友。我和他很谈得来，我可以和他说很多心里话，让我觉得很舒服，很放松。不知不觉，我就深深地喜欢上他了，我觉得这应该就是爱吧。我每天都会上网，希望碰到他。我前几天告诉了他我心里的感觉，但是他却告诉我，他已经结婚了，只是把我当成一般的朋友。我特别伤心，这几天都精神恍惚。

咨询师：他最吸引你的地方是什么呢？

来访者：他人很温和，让我觉得很放松，我可以和他说很多心里话。我觉得他应该是我倾诉最多的一个人。

咨询师：你在自己的生活圈子里有很好的朋友吗？

来访者：没有。我身边没什么朋友。我是一个很多愁善感，而且很内向的一个人，不怎么和别人说话。也许是从小一直待在父母身边，他们很宠我，我可以很放心地依赖他们。工作以后，我的人际关系一直不好，我不知道怎么和别人相处。

咨询师：你身边没有什么可以让你倾吐心里话的对象，所以网上的他成为了你唯一的听众，可以这么理解吗？

来访者：嗯，可以这么说吧。而且认识了他之后，我和周围人的交流就更少了，因为我觉得只有他才能理解我，我把所有的热情和感情都放在了他的身上，可是没想到……哎……

咨询师：他对于你而言已经成为一个习惯，你可以向他倾诉你所有心里的秘密，满足你交流的需要。你对他产生的喜欢和依赖是因为他具有这样的一种功能。你对他的感觉真的是爱情吗？如果换一个人，同样能满足你这些需要，你还会喜欢他吗？

来访者（沉默）：如果换一个人……我没有考虑过我和他之间的关系，但是，现在我觉得……他可能只是满足了我倾诉的需要吧。

咨询师：你没有见过他，也没有和他真正地相处过。你除了喜欢和他在网上交流之外，还喜欢他什么呢？

来访者：我知道了。我需要的是一种交流。只是碰巧遇到了他，所以才会对他产生这样的感情。这种感情可能更多的是依赖。

【案例分析】

随着网络的流行和普及，网恋这种特殊的恋爱方式由于其自身的特点，受到社会大众，尤其是年轻人的欢迎。相比较于传统的恋爱方式，网恋具备其独特的吸引力。首先，网络留给人们广阔的想象空间，而且突破了时间和空间的限制，增加了爱情的神秘和浪漫。其次，网络里身份的隐匿性，给那些内向、自卑、缺乏社会交往的人提供了一个倾吐心声的场所。在本案例中就是这样一个情况，来访者因为性格内向，在人际关系的处理上存在一些障碍。在现实生活中受压抑的交流和倾诉的需要通过网络的渠道得以实现，而且在网络中得到的满足感对网恋的行为进行了强化。由于这种原因而产生的恋爱体验并不同于真正的恋爱。因此，在咨询时，首先要让来访者通过自省的方式弄清楚是真正的恋爱还是仅仅为了沟通。如果是后者，那么咨询师帮助来访者解决的问题应该是如何在现实生活中建立良好的人际关系，而不仅仅停留在对失恋情绪的调节上。

网络可以作为扩大交友范围的一个渠道，而不能作为谈情说爱的平台。网络交友形式由于空间距离差和隐匿性，容易让恋爱双方产生不切实际的幻想，缺乏现实的基础。这就是为什么很多网友在见面之后就"见光死"了。真正的恋爱一定要通过现实的接触和交流。性格内向、不善交际的人也不要过分依赖于网络这种虚幻的方式，因为这种交流方式不仅不能解决根本的问题，而且还会更加缩小现实的社交范围，甚至有可能错过现实生活中的爱情。此外，在网络世界中，人们以匿名的方式出现，容易因为去个体化特征而诱发人性恶的一面，有些不良分子会利用网络的形式故意搞情感欺骗，甚至利用网络的间接性实施诈骗。由于缺乏判断力的网恋而导致的恶性事件在各种媒体中屡见不鲜，应该引起社会大众，尤其是青少年的警惕。

4.4 夫妻关系

4.4.1 基本问题

夫妻关系是建立在婚姻基础上特定的人际关系和社会关系，是亲密关系的最终形式。根据这个定义，夫妻关系实际上包含了人际关系、社会关系和亲密关系三重属性。因此，它既要符合人际关系中的互动原则和沟通原则，又要符合社会关系中的社会角色意识和社会责任意识，还要符合亲密关系中的激情浪漫和性的吸引力条件。这三重属性中的任何一个出现问题，则夫妻关系就会出现紧张，甚至导致破裂。有人将婚姻视为恋爱的"坟墓"，认为热恋中的情侣走入婚姻的殿堂之后，往往产生各种各样的矛盾而离原先的爱情越来越远。其实，这并不是婚姻本身的问题，而是夫妻关系的复杂性所致。在国外，随着离婚率的不断攀升，婚前有关夫妻关系的专业咨询和培训日益受到人们的关注和欢迎，对婚姻关系中夫妻角色的认识、夫妻相处的技巧和感情危机的识别等对营造幸福美满的家庭生活非常重要。和谐的夫妻关系可以使家庭和睦，夫妻双方身心愉快；而糟糕的夫妻关系不仅仅造成家庭生活的紧张，还会影响到家庭以外的事业和人际关系，给双方都带来意想不到的损失。既然良好的夫妻关系如此重要，那么夫妻关系到底涉及哪些具体的问题？如何建立和谐美满的夫妻关系？当夫妻关系亮红灯时，要如何及时化解矛盾？这些都是这个部分要分析解答的问题。

4.4.2 夫妻关系问题的相关论述

4.4.2.1 婚姻的四大特点

在了解夫妻关系的具体内容之前，首先要了解夫妻关系建立的基础——婚姻到底有哪些自身的特点。尽管婚姻和恋爱都是以爱情为基础的，但是两者存在很大的差异。它们的差异主要体现在社会契约性、家庭责任感、生活现实性和人际开放性四个方面：

①社会契约性

恋爱关系的确定往往并没有经过恋爱双方的深思熟虑，恋人们总是在不经意之间就坠入了情网；而婚姻是一种双方履行义务的社会契约形式，不仅仅是感情的产物，它需要结婚双方的社会意识，即了解自己在婚姻中享有的权利和承担的义务，不能够在厌倦了之后就单方面撕毁。

②家庭责任感

在恋爱关系中，恋爱双方将彼此确定为恋爱对象是一种心理上的承认，恋爱的重点在于感情上的自由交流和内心的相互依赖，恋爱双方有各自相对的独立性。而且恋爱关系是一种以"拒绝、被拒"这两种可能性为前提的关系，是一种相对不稳定的异性联系。而婚姻就不是这么一回事了，夫妻双方在决定结婚的时候，就已经订下了白头偕老的信约，离婚的可能性并不作为结婚的前提条件。夫妻双方共同分享财产、住所、生活空间，并且把各自的人生也作为共同的资本投放到婚姻生活中，因而夫妻双方是要为彼此负责，两人是休戚相关、荣辱与共的。从婚姻的这个特点来说，要确立婚姻关系就要求夫妻双方具有相当的社会生活能力和成熟的人格品质，否则，婚姻的责任对于稚气十足的人而言，只能是一个负担。

③生活现实性

恋爱关系的最大吸引力在于激情和浪漫。在恋爱关系中，恋爱双方可以忽略所有的现实问题，跟着自己的感觉走，所有疯狂的举动和大胆的想法都可以增添恋爱的魅力。然而婚姻却不同，婚姻是实实在在的生活，非常细节，非常琐碎，所谓的"柴米油盐"。可以说，婚姻是一种为"日常琐事"而操劳的家庭生活，是一种极为现实的社会经营。

④人际开放性

"恋爱是两个人的事，结婚是两个家庭的事"，这句话很好地说明了婚姻与恋爱的一个重要区别。恋爱是封闭式的人际关系。在恋爱的时候，恋人双方就进入了与世隔绝的自我封闭的世界，仿佛甚至希望世界上只有彼此两个人，无拘无束。而婚姻则是开放式的人际关系。婚姻实质上是通过选择一位特定的对象而形成和众多相关的人交往的一种人际交往模式，是开放的。婚姻关系中的人际关系变得复杂，结婚以后的感情世界存在着爱情与亲情的分配。其中包括子女与爱人之间的感情分配，父母与爱人之间的感情分配等等。两点一线的简单爱情模式在结婚以后变成了多角之间的感情牵绊。

4.4.2.2 沟通方式的选择

在夫妻关系的定义中，我们了解到人际关系是其属性之一，因此，人际关系的理论也可以应用到对夫妻关系的处理上，尤其针对如何沟通的问题。对于夫妻关系中的沟通，有两种不恰当的观点：一种认为夫妻双方必须把心里的想法全部讲出来；另一种认为夫妻双方应该要过滤说话的内容，讲应该讲的，隐瞒不应该讲的。实际上，夫妻双方有效沟通的关键在于让对方真正了解自己想表达的东西，而不是仅从自己的角度出发来考虑表达什么。最好的沟通效果就是让对方真正理解自己内心的想法，用一种对方能接受的方式来表达自己内心最真实、最坦诚的东西，不要有所隐瞒，也不要像倒垃圾一样发牢骚。

有关人际沟通的理论中，艾律克·伯恩提出的"交互作用理论"对两人的相互交往状态做了阐述。该理论认为，人们在相互交往的过程中，会采取三种自我心态的定位。这些自我心态分别是家长、成人和孩童的心理状态，人们在沟通的过程中会运用其中的任何一种。在家长式的心理状态下，人们会表现出控制、批评或指导的倾向，体现出自己的权威性，通常采用"你应该……"、"你必须……"的口吻。在成人式的心理状态下，人们会表现出理性的，尊重事实和平等的行为方式。对遇到的问题采用寻找事实，估计可能性和展开对事实的讨论来做出决定。在儿童式的心理状态下，人们会表现出感性、依赖性和叛逆性的特点，体现出如孩童般的心态，希望得到他人的呵护和赞扬，更喜欢即时性的回报。往往可以从一个人易动感情的语调中辨别出这种心态，比如在一个人抱怨时采取的方式"为什么你……"、"我想要……"。在两人交往的过程中，如果采用相互匹配的心理状态来沟通，那么可以保证较好的沟通效果；如果两人的心理状态出现了错位，那么很容易造成矛盾，导致沟通的失败。比如，一个人采用家长式的沟通方式，而另一个采用的是成人式的沟通方式，则家长式的那方就很容易给另一方造成压力；一个人采用成人式的沟通方式，而另一个人采用儿童式的沟通方式，则儿童式的那方所表达的情感就无法被成人式的那方理解。所谓沟通方式的匹配是指均采用家长式、均采用成人式，或者均采用儿童式。还有一种情况是一方采用家长式，而另一方采用儿童式，以一种互补的方式进行沟通，也可以在心理上相互补充和支持。在夫妻关系中，一般来说，家长式的沟通方式很容易出现问题，因为权威感和控制感的运用是要很小心的。在没有完全明白另一方所处的心理状态时，不要随意采用自己喜欢的方式沟通，这样往往会导致沟通的不畅。在一方需要情绪宣泄和理解的时候，应采用感性的儿童式；当一方需要合理的开导和建议的时候，最好采用理智的成人式；当一方觉得孤立无援，不知道该怎么办时，可以采用指导性的家长式。

美国家庭婚姻咨询师萨提尔女士曾经说过，在夫妻关系中有几种常见的沟通方式，每一种都存在问题。我们可以结合刚才提到的理论，审视这几种日常生活中常犯的沟通错误。它们分别是：无故指责、竭力讨好、超理智、游离话题。无故指责是一方把所有的过错和责任全盘推到对方的身上，丝毫不接受对方给出的理由，固执而极端地认为要不是对方的原因，自己的生活会更好。在心理上容易产生疑神疑鬼、无事生非的倾向。这种情况常见于夫妻对于某个错误进行讨论时相互推卸责任。竭力讨好的人总是想取悦对方，当看到对方略显愁容时，就奉献自己的时间和精力，主动承担所有的错误，希望对方开心和喜欢自己。这种讨好的方式往往缺乏针对性，表面上看是为对方着想，实质上是为了满足自己的不安全感和取悦的需要。在心理上一旦受到挫折很容易产生神经质和抑郁的倾向。这种情况常见于夫妻一方为了对方"做牛做马"，而对方仍然不领情，甚至夫妻关系处于紧张的状态。超理智的人最突出的特点是毫无感情的客观，不注意对方的感受，对对方的反应往往只是长篇大论的说教，看起来充满了智慧和权威，实际上给对方刻板、沉闷的感觉，是前面提到的家长式沟通的一种极端方式。这种情况常见于妻子一方为了表现自己的权威和理智所采取的对丈夫的说教形式。游离话题的人总是试图在对方讨论问题时分散对方的注意力，找一些无关的话题来逃避讨论。这种方式很容易让对方产生不被理解的挫折感，是最无效的沟通方式。

尽管每一种沟通方式都存在一定的问题，但是每种方式又有其有利的一面。无故指责的人很自信，竭力讨好的人很善良，超理智的人很理性，游离话题的人很灵活。要改变这些沟通方式并不是要全盘否定它们，关键是在夫妻沟通的时候同时顾及对方和自己。在指责对方的时候多一些替对方考虑，宽容体谅；在讨好对方的时候，多一些表达自己；在超理智说教的时候多一些情感上的体察；而在试图游离话题的时候，多一些对对方反应的关注。

4.4.2.3 夫妻关系的类型

建立婚姻关系时，由于结婚动机的差异、婚姻期望的差异，以及生活方式的差异，会构成不同的夫妻关系类型。

①爱情型

爱情型的夫妻关系又可以分为两类。一类是以外貌与性吸引而结合，这一类型的夫妻关系在热恋期和结婚初期会如胶似漆、充满激情。然而随着岁月的流逝，外貌因素和性的吸引力会随之减弱，夫妻的感情也会逐渐冷却，甚至会出现婚外情的可能。因此，此类关系潜伏着很大的风险。另一类是以人格的相似性或互补性为基础而结合的人格型夫妻，夫妻之间的态度、价值观、兴趣和其他等方面均具有相似性，这类关系基于的人格因素和相似性因素都比较稳定，因此夫妻的关系也会比较稳定，并且会随着时间的推移而日渐亲密。

②功利型

功利型的婚姻关系有很强的目的性，男女双方是以爱情之外的家庭背景、学历、财产、社会关系等条件为基础进行的结合。结婚以后，双方在各自的收益与成本基本平衡时，婚姻能勉强持续，双方感到满足。若任意一方的收益与成本出现了不平衡，就会导致不满，甚至出现分裂危机。在夫妻关系中，如果理性的成分过重，太看重爱情之外的物质层面，则双方难以获得情感上爱情的享受，在这类关系中非常容易出现婚外情。

③合作型

这一类型的夫妻关系中，双方都很看重家庭的责任感和婚姻生活的现实性，因此双方能够设定共同的家庭目标，平等分担家务或根据各自特点分工，彼此都能认识到双方在家庭中的作用。因此，总体来说，家庭生活较为和谐、稳定。在这种类型中，如果双方过于看重家庭生活的目标和日常琐事，缺乏足够的精神生活和沟通，那么当达到彼此的生活目标之后，一方可能变得懒散，可能出现感情的裂痕。

④空想型

在空想型的夫妻关系中，夫妻双方对婚姻生活有很高的期望，在新婚时百般努力，但是结婚后发现婚姻有种种不满意，对婚姻迅速感到失望，然而又不愿意去发现需要解决的问题，不愿进行修复婚姻关系的尝试，迅速对婚姻失去热情。

⑤一体型

在一体型的夫妻关系中，夫妻双方在婚前往往有比较深厚的感情基础，常见于"青梅竹马"的情况。结婚后，在较长的共同生活中相互体贴、合作，在性格、爱好和习惯上彼此熟知，彼此适应，融为一体。双方均把对方看成是自己的一部分。这类夫妻关系很稳定、美满。而这类夫妻关系中比较突出的一点也是不足之处，在于双方的人际关系较为封闭，如果一方离去，则另一方寂寞难忍，痛苦万分。

除了这种分类之外，夫妻关系的类型还可以根据双方在婚姻生活中扮演的角色来划分，分为支配型、独立型和互助型。互助型关系中，夫妻双方平等互助，相互尊重，相互商量，相互支持，它既建立在爱情的基础上又有利于爱情的巩固和发展，所以互助型的夫妻是最理想的。

不管用哪一种分类方法，在夫妻关系中更强调夫妻双方性格上的相互匹配、双方的分工合作和社会支持、相互信任并具有较高的承诺水平的夫妻关系类型更容易获得成功的婚姻。

4.4.3 夫妻关系中出现的问题及处理

到底是因为什么原因，使得一段原本充满爱的亲密关系变得让人不幸福、不快乐，甚至比陌生人还冷漠？

4.4.3.1 夫妻双方的关系处理

首先要明白关系的现实性，在恋爱的时候，我们会因为"晕轮效应"而放大对方的优点，忽略对方的缺点。实际上，没有一个人是完美的。无论对方一开始看上去多么地完美，多么地符合自己的心意，总有一天会被发现有些缺点。比如，我们会失望为什么两个人共同生活之后，原本认为如此相似的两个人实际上并没有那么多共同点。并且，随着相处时间的增加，个性中的缺点会越来越变得无法忍受，甚至讨厌。国外的相关研究发现，如果当初是被对方的独特性而吸引的话，那么最终导致对这种独特性不欣赏的可能性会很大。那些曾经看上去可爱、与众不同的个性会慢慢变得不再令人喜欢。其次，要明白关系的妥协性，既然和另一个人建立了亲密关系，那么就应该将另一个人的想法和感受也纳入自己的考虑范围。如果只是一个人，你想做什么就可以做什么，并且可以按照自己的方式去做。但当两个人一起生活时，就必须共同决定做什么，怎么做，有时候还要进行必要的妥协，这些问题大到房屋的购买、家具的选择、子女的教育方式，小到看什么电视节目、谁负责洗碗、到哪里吃饭等等。因为要同时考虑两个人的需要，独立和亲密关系之间必然会存在冲突。根据全国的统计数据来看，夫妻争吵的频率几个月一次的比例最大，占了 60.7%（数据来自《全国家庭暴力现状和态度调查报告》）。此外，还要了解亲密关系的懈怠性。在处于恋爱阶段时，人们往往倾向于展现自己最美好的一面来吸引对方，并把关注点放在对方身上，了解对方的所思所感。而当两人建立了婚姻关系之后，朝夕相处，有很多缺点就不自觉地逐渐暴露出来，并且对对方的关注也日益懈怠。这就是为什么有很多男士抱怨妻子没有婚前那么善解人意，很多女士也抱怨丈夫结婚之后就像换了一个人似的。

除了了解夫妻关系中的现实性、妥协性和懈怠性，婚姻还面临着其他的一些挑战，比如一方生病、失业，出现了重大事故，婚外情等，此时夫妻双方的情感支持和对问题的解决能力就显得尤为重要了。

在夫妻关系出现问题时，仅仅关注输赢或者对错是没有任何意义的，不能解决任何问题。因为婚姻中的矛盾并不是一场必须要分出谁胜谁负的比赛，就像在一则笑话里说的颇具代表性的一句话："家不是讲道理的地方。"当夫妻出现冲突的时候，男人会更喜欢避开引起冲突的话题；而女人则更喜欢用敌对、尖刻的话语来向对方表达自己的不满，这两种方式是最常见也是最不恰当的。这时，如果双方都能够冷静下来，仔细思考自己选择的行为方式会给对方带来什么后果，并运用自己的移情能力来体察对方的心情，那么就很容易将夫妻关系引向建设性的方向。一般来说，在一次冲突中，如果有人能退一步为对方着想，那么往往就能平息这次争端。不妨尝试着去做那个最先退一步的人。在夫妻关系中，没有对错，也没有面子，最重要的就是相互的理解和支持。

4.4.3.2 大家庭背景下的人际关系因素

两个人一旦建立了婚姻关系，除了两个人之间的关系之外，还会涉及与双方父母的关系，以及在子女出生之后，子女与爱人的关系。夫妻关系也会受到大家庭背景下其他人际关系因素的影响。如下图所示：

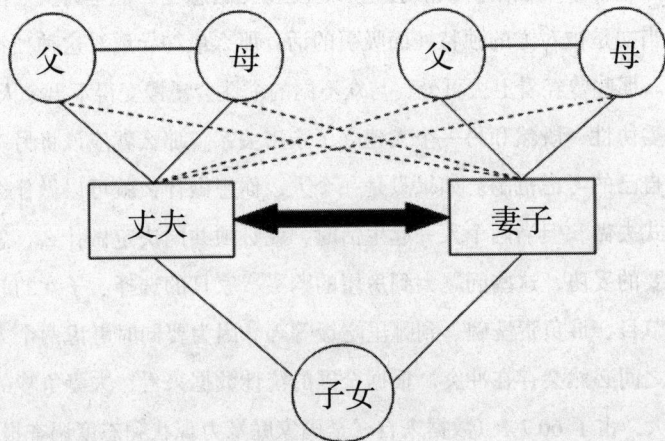

大家庭背景下的人际关系框架

婚姻中两人的感情与恋爱中的感情有所区别，除了爱情之外，还有亲情。费孝通教授在《生育制度》中认为，夫和妻各为一个点，两个点只能连成一条线。当子女降生时，则出现了第三个点，三个点组成了一个面，形成了一个稳固的三角形。说明子女的降生可以稳固夫妻关系，当夫妻发生冲突的时候，子女可以成为化解冲突的关键。但是，在某些时候，夫妻双方如果没有很好地分配爱情和亲情，则会分散夫妻之间的爱情。尤其是当女性成为了母亲之后，她们把爱都倾注在了孩子身上，而忽略了对丈夫的爱。爱情不等同于亲情，长期过分地关注孩子，会淡化夫妻之间的感情。若夫妻之间的感情出现了问题，则必然会波及孩子的健康成长。

爱情和亲情的分配还包括对双方父母的照顾。现代家庭中，由于独生子女的关系，一对夫妇要照顾四个老人。对双方父母平等地关心和照顾，能增进夫妻之间的感情。明智的妻子总是能兼顾娘家和婆家，赢得丈夫的感激和爱；明智的丈夫也能均衡好两者的关系，让夫妻之间的关系更加紧密。

【案例 1】

来访者 A，女性，三十五岁，是某大学的老师。根据她的描述，她和丈夫结婚五年，感情一直很好。去年她生完小孩，又碰上丈夫调动工作，为了让丈夫更安心地工作，她带着小孩回娘家住了一段时间。在这段时间内，她隐约感到丈夫和以前相比有了差异，种种迹象表明，丈夫可能有了外遇。她为此感到非常苦恼，但是又不知道怎么办，于是带着这个问题来求助咨询师。

来访者：我很难受，但是不知道该怎么办？

咨询师：为什么难受呢？什么事情让你觉得为难？

来访者：我觉得我丈夫有外遇了。

咨询师：你觉得丈夫有外遇了，你是怎么得出这个结论的呢？仅仅是猜测还是有具体的证据？

来访者：我确定他有。我和他分居两地，前一阵子我到他住的地方看他，发现有别的女人住过的痕迹。我翻了家里的电话记录，有一个重复出现的号码。这些证据我觉得都非常地明显。

咨询师：你和丈夫谈过你的怀疑吗？

来访者：我问过他，他不承认，但是从他的表情中可以看出来他有事情瞒着我。

咨询师：能谈谈你和丈夫之间的关系吗？

来访者：我和丈夫结婚五年了，感情一直很好，去年我们还有了孩子。我坐完月子后，刚巧碰到丈夫调动工作到外地，我觉得带着孩子不太方便，就没有和丈夫一起到外地，而是和小孩一起住在娘家，打算等孩子大一点了再过去和丈夫一起住。

咨询师：你觉得什么时候你们之间的感情产生变化了？

来访者：具体什么时候我也说不上来，好像就是他到外地工作以后吧。

咨询师：发生了什么变化？

来访者：觉得他对我没有以前那么关心了，虽然他仍然会定期给我打电话，但是打电话的时候话越来越少，有时候会心不在焉。刚调过去那阵子，他几乎每天都会给我和孩子打电话，那个时候记得他和我说过公司里有个女的总是缠着他，他觉得挺烦的。后来，他就再也没和我提过了。刚调过去的那阵子，他很希望我和孩子也一起过去，但是后来，他再也没说过这样的话。我最近说要去看他的时候，他似乎很不希望我过去。我觉得我们之间有了问题。

咨询师：从你的描述中，我能感觉到你和你丈夫的感情很好，他调职的时候很希望能和你们住在一起，对吗？

来访者：是的，那个时候他很希望，但是现在，他好像对我们很冷淡了。

咨询师：那个时候，为什么你要把孩子带回娘家呢？你和丈夫商量过吗？

来访者：嗯……没有和他商量过……可是，我觉得我和孩子会妨碍他的工作。

咨询师：当时你告诉他你的决定的时候，你丈夫是怎么反应的呢？

来访者：他不是很理解，但是我一再强调是为了他好，我想他应该理解了吧，于是就让他一个人去外地了。

咨询师：他真的理解了吗？

来访者（沉默）：也许……他没有完全理解，他第一次打电话给我的时候，说他一个人挺孤单的……

咨询师：还有其他的表现吗？

来访者：嗯……他还说不想一个人在外地工作。

咨询师：那当时你的反应呢？

来访者：我就是说明了我的想法，为了他好，让他安心工作，我就没说什么了。但是，无论怎样，他也不能背叛我和孩子啊，我为这个家付出了那么多，他凭什么这样对我们？我真的很难受。

咨询师：你觉得很失望，很痛心，对他不再相信了，是吗？

来访者：对，就是这样的感觉，我觉得我无法再相信他了，我不知道他现在对我说的是真话还是假话。

咨询师：嗯，我理解你的感受，但是，你有没有尝试着站在你丈夫的角度去想一想呢？

来访者：我不知道他有没有外遇，我觉得他一定有了。

咨询师：我们先不去求证他到底有没有外遇，我们也没有必要去求证这一点。假设你真的求证了丈夫有外遇，你打算怎么办呢？这对你们的关系有帮助吗？

来访者：我也不知道怎么办，我知道求证出来对我们的关系也没有帮助……的确是这样的。

咨询师：我知道你今天来这里的目的就是为了让你们的关系回到以前的状态，对吗？

来访者：是的。我想让我们的感情回到以前的状态，我不知道该怎么办。

咨询师：你有没有尝试着站在你丈夫的角度体会一下他的感受呢？我们来做一个假设，你要到外地工作，你很希望丈夫和孩子都能和你一起生活，可是你丈夫却说为了让你安心工作，而把孩子带回了家，让你一个人在一个陌生的城市打拼，你有什么感觉？

来访者（沉默、思考）：我会感到很孤单，很难过，甚至会有一点气愤……我知道了，我当时真的没有用心去理解丈夫的感受，我只是从我自己出发来考虑问题，我以为是为他好，其实，他需要的可能并不是这些。

咨询师：夫妻之间的相互理解是有效沟通的第一步，你现在已经做到了。

来访者：那接下来我该怎么做呢？他可能已经不喜欢我了。

咨询师：你们有五年的感情基础，而且你们还有属于你们的孩子，你觉得你怎样做会促进你们之间的关系呢？

来访者：嗯，我知道我该怎么做了，事情并没有我想的那么糟糕，我今天第一次从他的角度考虑了问题。

【案例分析】

"第三者"是指与有夫之妇或有妇之夫发生暧昧关系的异性。"第三者"插足是婚姻的主要危机源之一，然而，"第三者"之所以能插足，还是因为夫妻关系中有了可乘之机。因此，在对此类问题进行咨询的时候，关注点并不在于求证"第三者"是否插足的疑惑，也不在于探讨如何赶走"第三者"的技巧，关键是发现夫妻关系中的裂痕所在，并致力去修复这种裂痕。国内外婚恋专家的调查研究结果表明，夫妻关系中由于缺乏沟通或相互的体谅而导致的寂寞感和孤独感是导致婚外恋的主要诱因之一。比如在这个案例中，丈夫在调职时，妻子的不理解举动给丈夫带来了心理上的伤害。这就是一个关键心理事件，也是两人产生心理隔阂的开始。对于这样的问题，首先，要让来访者意识到她对丈夫情感的忽略，可以用角色转换的方法加以引导。其次，要调动来访者本身具有的资源，用她自己的方式去解决问题。在这个案例中，来访者显然意识到了自己的问题，并且有能力去解决这个问题。

当夫妻关系中出现第三者痕迹或者危机的时候，当事人首先要做的就是冷静，不要因为情绪的冲动而采取不理智的行为。不分青红皂白的责骂和过激行为不仅对夫妻关系的修补没有任何作用，反而会将两人的距离越拉越远，增加了关系冲突的严重程度。其次就是要找出造成夫妻之间隔阂的关键事件，只有找到了关键事件，才能了解引发现状的根本原因。最后就是根据根本原因来寻找解决问题的对策。具体的做法可以参考前面提到的沟通技巧。

【案例2】

来访者B，男性，三十岁，是某公司职员。根据他的描述，他和妻子结婚三年，结婚一年后时有摩擦发生。他觉得妻子和结婚之前相比变了很多，变得容易发怒、遇到小问题就纠缠不清、在公共场合不给他面子。前两天一起出门的时候，妻子又在公共场合冲他发脾气。他怒不可遏，打了妻子一巴掌，妻子就和他闹翻了。现在两人处于极其紧张的冷战阶段。

来访者：我对现在的婚姻状况很不满意。我结婚三年了，从结婚的第二年开始，我和妻子之间的小矛盾就不断，总是吵架。结婚之前，她很善解人意，也很体贴人。但是，近两年来，就像变了一个人似的，总是因为一点点小问题就发火，很小一件事情就抓住不放。而且，在争吵的时候很不给我面子，我真的忍了她很久。

咨询师：为什么今天想到来咨询呢？其中发生了什么事情吗？

来访者：是发生了一件事情，导致我和她之间的关系彻底破裂了，我们现在在家就像陌生人一样。

咨询师：发生了什么事情呢？可以谈谈吗？

来访者：前两天我和她一起出门，就是因为很小的一件事情，她就在大街上和我争吵起来，而且声音越来越大。我真的是受够她了！当时，我简直生气得失去理智，就打了她一巴掌，转身就走。这件事情是我们关系破裂的导火线，接下来几天，我们就彻底不说话了。

咨询师：你很生气、心烦。觉得她没有理解你的心情，没有在公共场合给你面子，对吗？

来访者：对啊。她一点都不考虑我的感受。

咨询师：你有没有把你的感受告诉过她呢？

来访者：她一对我唠叨，我就心烦。我觉得我即使告诉她也没用，她就是那样的一个人。

咨询师：你今天到这里来，一定是希望发现你们之间的问题，并且想去解决这个问题的，对吗？

来访者：是的。毕竟我和她在一起生活了三年，我们也是有感情基础的，现在关系那么糟糕，我不知道该怎么办才好。

咨询师：通常你们之间的争吵是怎么开始的？

来访者：基本上都是碰到一件很小的事情，比如选窗帘的颜色，她喜欢一种颜色，问我的意见，我就随意说了一个，她就觉得我没有认真考虑她的问题。其实我对这个根本就不在乎，然后从这个小问题，她就可以引发一系列针对我的意见，我觉得很烦。

咨询师：你有没有认真听过她的意见呢？

来访者：诚实地说是没有。我也不知道从什么时候开始，我们之间就有了隔阂，而且这种隔阂越来越大。

咨询师：也许她向你提意见的方式是不对，没有很好地把她想表达的意思传达给你。但是，你对她所采取的反应更加消极，你要么忽略她的感受，要么就随意处理她的问题。你觉得站在她的角度来说，你会满意吗？

来访者：可是结婚之前，她并不是这样的，她很善解人意。

咨询师：结婚之前，你们并不会涉及这么细节和琐碎的事情，她每天都是以最好的状态出现在你面前，你对于她来说，就是关注重心。而现在，她关注的是整个家庭。你觉得呢？

来访者（沉思）：的确是这样的，这个问题我之前还真是没考虑过。

咨询师：对于熟悉的人，人们往往容易关注最近发生的不开心的事情，忘记了以前在一起的开心时光。

来访者（沉默，思考）

咨询师：婚姻是一个容易习惯优点而放大缺点的过程。你能说说你妻子的优点吗？

来访者：说起优点……我想想……她的确也有她的优点，比如做事很仔细、非常勤快、挺关心我的……从这个角度来说的话，之前那个窗帘的颜色选择其实也是她做事仔细的一个体现。

咨询师：很好，你已经开始换了个角度考虑问题了。你可以再尝试体会一下妻子的内心感受。

来访者：嗯……我知道她一定也很痛苦，也很心烦。我知道前两天我不该这么打她，我不应该那么冲动……

咨询师：夫妻之间的问题并不是一天两天造成的，而是一个长期的过程。因此，夫妻之间问题的解决也需要一个过程。但是，最关键的就是每天尝试去发现对方一个优点，并且努力去理解对方的想法和感受。

来访者：我知道我该怎么做了。

【案例分析】

男女进入婚姻状态后，双方的角色从恋人转变为了夫妻。从前面提到的婚姻关系的特点来看，夫妻关系相比较于恋人关系少了激情和浪漫，多了实实在在的生活琐事。由于每天的朝夕相处，原本只呈现给对方美好的一面，现在也无法避免地暴露出背后的缺点。此外，"晕轮作用"的效力也会因为回归生活现实而降低，而且随着两个人逐渐熟悉，人们往往会关注最近发生的不开心的事情，而忽略了恋爱时彼此的美好，也就是说，优点被习惯，缺点被放大了。这就是为什么两个人一起生活了一段时间以后，会慢慢地产生摩擦。

在此类心理咨询过程中，夫妻双方在沟通和自我的认识上都会存在一定的问题。在对个体的咨询上，主要是引导个体重新构建婚姻角色中的自我认识，反思自己沟通方式中存在的不足，并引发个体回想过去两人经历的美好回忆，以此来冲淡因为两人之间的冲突而产生的负性情绪。在对夫妻关系中的情感问题的治疗上，尤其是那种到了严重感情危机程度的情感问题，还可以采用婚姻家庭治疗的方法。婚姻家庭治疗是一种常见而重要的整合式心理治疗方法，它讲求的是夫妻双方的人际互动，关注家庭的整体动力系统。在这类治疗中，咨询师可以让夫妻双方发掘他们自身的资源和相互的支持，可以给他们布置共同完成的作业。通过在认知上、情感上和行为上的改变，帮助他们最终度过夫妻关系的情感危机。

家庭生活的冲突和摩擦无法避免，对方的缺点也在不断地放大。如果面临这样的倾向，首先自己要引起重视，防患于未然，不要到了争吵白热化阶段才考虑如何做努力去缓解矛盾。因为矛盾到了一定阶段，可能会有更棘手的麻烦产生，比如"第三者"和其中一方的抑郁倾向。夫妻关系的严重情感问题可以求助专业的心理咨询师来帮助调节，但是一些轻度的情感问题，其实可以通过自我调节的方法得到缓解。首先，要了解在婚姻生活中产生冲突是必然的，冲突本身并不是一件坏事，关键是冲突产生的影响。国外有研究表明，建设性的冲突对婚姻的发展有促进作用。因此在每次冲突发生的时候，尝试站在对方的角度考虑问题，运用自己的移情能力去体察对方的心情，将冲突作为磨合的一个契机。其次，要了解每个人都不是完美的，就像每块宝石都有瑕疵一样。宝石上的瑕疵可以体现出它的独特，并衬托出宝石最真实的美，一个人身上的缺点也是如此。因此，要对伴侣怀着宽容和爱意的心，适时地表示对对方优点的赞美。此外，最好在冲突前能达成一个协调的契约，比如双方约定"战火"不超过半天，并轮流最先致歉。

【案例 3】

丈夫和妻子，对彼此都很失望，他们抱怨对方"当我生病的时候，不照顾我；一天结束了，不听听我的抱怨"。他们不仅都认为对方缺少关心，而且他们都认为自己对对方是支持和理解的。妻子的抱怨是典型的：

妻子：昨天真是一场噩梦。孩子发烧，很难照顾，我也得了严重的感冒。事情加倍困难，我需要加倍地努力。整天我都盼着你回来。但是，你回来之后，看起来并不关心我的感受。你只是听了一会儿，就开始说你办公室那些无聊的事情。

丈夫也是这么说的，只是角色颠倒过来了。

咨询师：你们分别来说说，你们和自己母亲的关系。

丈夫：我的母亲是一位沉默寡言的人，把自我信任、个人牺牲和不懈的努力看成是美德。虽然她爱我们，但是她不容许放任。她抑制自己的感情，以免我被宠坏了。然而，我渴望母亲的注意，并在不断寻求。自然，我经常得到回绝。我有一段特别痛苦的记忆。那是有一次，我在学校里被人欺负了，哭着回家，母亲不是像我期望的那样，给我安慰，而是责怪我"表现得像一个小孩"。这么多年来，通过发展正面的独立和力量，我学会了保护自己不受这些拒绝的伤害。

我生命中第二位重要的女人，就是我的妻子，她维持了我刻板的防御性。但因为我不断要求同情和理解，我埋怨妻子不让我说实话，所以我从不谈自己的问题。我要求支持的时候，不敢承受被拒绝的风险，这被认为是对自我实现的预言，证实了我的设想——她并不关心我。

妻子：我的父母是纵容的，喜欢发号施令的。他们溺爱我，我是他们唯一的孩子。他们通过表达对我健康的持续的焦虑的关心，来传达他们的爱。当我还是个小女孩的时候，最轻微的跌倒或者碰伤也是一次表达关注的机会。我结婚后，习惯于谈自己的问题，开始丈夫被我吸引。这是一个真正关心自我感受的人，他想。但是当他发现，我并不要求他谈他自己关心的东西的时候，他开始怨恨，渐渐少了感情。这让我更确信，他并不关心我。

【案例 4】

来访者 C，女性，二十八岁，是某公司职员。根据她的描述，她和丈夫结婚两年，婚后与婆婆同住，和婆婆抬头不见低头见，总是会因为一些家庭的小事产生分歧。尽管她和丈夫的感情很好，但是因为丈夫也很重视父母，她和婆婆之间的矛盾总是会让丈夫夹在其中很难做人。而且，因为这件事情，丈夫和她也开始产生了冲突，婆媳之间的矛盾演化成了夫妻之间的矛盾。

来访者：我和丈夫结婚两年了，结婚后和婆婆住在一起。我和丈夫之间的关系很好，生活应该说挺幸福的。只是退休在家的婆婆和我相处不好，让我特别伤心。也因为我和婆婆之间的问题，最近我和丈夫的关系也变得紧张了。

咨询师：你能具体说说你和婆婆相处的情况吗？

来访者：挺糟糕的。我觉得婆婆是故意不给我好脸色，她似乎很不喜欢我。我平时做的菜几乎没有一次是合她胃口的，她总会挑出一些毛病来。我每月身体不舒服的时候，丈夫会帮我洗碗，婆婆总是抢着去洗碗。丈夫出差的时候，刚巧到了我的生理期，婆婆动都不动一下。丈夫给我买了什么东西，每次被她看到，总是要被她数落几句。真的很讨厌，怎么会有这样的婆婆？你说这样的婆婆，我是对她孝顺呢，还是对她不好？

咨询师：你说了很多婆婆对你的不好，那么，你对婆婆怎么样呢？

来访者（沉默了一下）：我觉得我现在对婆婆也是越来越不好了，有时候甚至会想故意气气她。我心里很矛盾，我可以做到对婆婆很好，和丈夫刚结婚的时候我就是这么想的，当时给婆婆买了很多东西，婆婆不但不感谢我，还说我浪费，我很受打击。你说婆婆对我这样，我怎么对她好？我对她好了，我心里感觉就特别不平衡。而且，现在婆婆总是隔三岔五地到丈夫那里说我的不是，丈夫挺孝顺的，夹在两边也很难做。我们有时候会因为婆婆而吵架，我真的很怕再这样下去，我们的婚姻都会出问题。

咨询师：除了买东西之外，你觉得你还做了什么来表达你对婆婆的好呢？

来访者：我觉得买东西给她，说明了我关心她。她对我这样的态度，我还能用其他什么办法来对她好呢？

咨询师：你平常有没有时间和婆婆聊聊天呢？

来访者：这个倒是没有，因为我和丈夫上班都很忙，平常就婆婆一个人在家。

咨询师：也就是说，你和婆婆之间的交流并不多。

来访者：可以这么说。

咨询师：那么之前你用买东西的方式来表达对她的感情，你知不知道她需要什么呢？

来访者：这个……我倒是没想过，我只是觉得她应该理解我。

咨询师：是不是尝试站在婆婆的角度来考虑一下，如果你有这样的一个媳妇，平常很少和你说话，唯一的交流方式就是给你买东西，而且买的东西又不是你需要的，你会怎么想？

来访者：我……我也会不太高兴。这个问题我以前真的没考虑过。

咨询师：老人在退休之后会尤其觉得孤单，在这种消极情绪的影响下，可能会对周围的事情都不太满意。对于儿子的宽容和体谅是出于母亲的本能，但是对于一个没有血缘关系而进入家庭的人，可能就没有那样的包容程度了。我想这个道理你应该明白，对吗？

来访者：嗯，是这样的。我和婆婆之间的交流确实太少了，我也没有从她的角度来想过这些问题。

【案例分析】

婆媳之间的矛盾一直以来都是大家庭生活中的主要问题之一。婆媳之间的问题如果不能很好地解决，轻则破坏家庭的气氛，重则影响夫妻之间的感情。从心理咨询的角度来说，要解决一个人际冲突，需要有力量的一方做出改变。比如在父母与未成年孩子的冲突中，需要父母做出改变；在成人与父母的冲突中，则需要子女做出改变。在婆媳关系的处理中也是这样一个原则。

世界上真的有那么多"恶婆婆"吗？为什么同一个人，在做妈妈的时候是"好妈妈"，做婆婆的时候就变成"恶婆婆"了呢？问题主要来源于两点：一是心理定位。在婚姻关系中，男女双方自然组成了一个家庭，无论是法律上还是心理上。但是，如果与男方的家人同住，对于男方而言，他和父母之间是自然的一个亲缘关系。女方往往会认为她与男方的家人也自然成为了家人。其实不然，或者说，在法律上是一家人，但是在心理上并没有到一家人的程度。女方要真正融入到这个大家庭中，还需要一段情感建构期，做到从心理上真正被对方的家人所接受。那么，在这个过程中，就不能想当然地要求男方家人对自己像对丈夫那样宽容和体贴。感情是一个投入产出的过程，要有产出必然要投入。二是自我中心。人有一种天然的自我中心倾向，即以为他人看到的东西与自己看到的是一样的，自己的想法总是对的。儿童时期的自我中心是把自己从客观世界区别出来的一种能力，是思维发展的一个进步。而成年人过度的自我中心，则会让人缺乏客观性，妨碍人际交往中的相互理解，进而会导致误解和交往障碍，许多婆媳关系问题都是这样形成的。要消除自我中心，可以采用心理换位的方法。在这个案例中，咨询师就诱导来访者换个角色来思考问题，设身处地地从对方所处的角色、位置中去思考和理解，体察对方的情绪反应。

婆媳的根本问题来源于心理定位误区和自我中心，要解决婆媳之间的冲突也要从这两方面入手。在心理定位上降低对对方的要求，日常生活中多注意婆媳之间感情的建立和培养。在自我意识上，减少自我中心倾向，多站在对方的角度考虑问题，从对方的角色、情境出发，而不要只考虑自己的感受。对一些细节上的冲突，多一些宽容和理解。婆媳关系的改善也会加强夫妻关系的和谐。

【案例5】

来访者 D，男性，三十一岁，某企业职员。根据来访者的描述，他和妻子结婚两年，日子过得越来越平淡。觉得心里很空虚，工作上也没什么劲头。不知道该怎样改善这种状况。

来访者：最近心里觉得空空的，整个人没什么精神，工作上也提不起劲头来。

咨询师：什么时候开始的呢？

来访者：不太清楚，好像慢慢地就这样了。如果要定个起始时间的话，应该是结婚以来吧。

咨询师：你们夫妻的感情怎么样？

来访者：感情倒是挺稳定的，也挺好。只是觉得日子过得越来越平淡，没意思。

咨询师：夫妻生活的各个方面都让你满意吗？

来访者：嗯……应该说有点不满意吧。

咨询师：能谈谈你不满意在哪里吗？

来访者（停顿了一下）：觉得夫妻关系没有了激情……这么说吧，对夫妻生活不是很满意。妻子好像对这个不太感兴趣，我想过夫妻生活的时候，她要么反应很沉闷，要么就是以身体太累为理由拒绝我。

咨询师：你有没有和妻子谈过你的感受呢？

来访者：没有，不知道该怎么谈。

咨询师：不妨试着把你心里的想法和妻子谈一谈，可以坦率地说说自己的想法和感受。另外，由于男性和女性在生理结构上的差异，对性生活的要求也有所不同，这是一个需要双方共同努力并适应的过程。

来访者：我该怎么样来改变这种情况呢？

咨询师：男性往往在性生活中处于主导的地位，感觉也来得比较快，而女性在这方面的需求比较慢热。不妨尝试通过环境和时间的选择来激发两个人的情趣，并给对方多一点时间进入状态。

来访者：嗯，很有可能是这样，我在提出这方面的要求的时候，没有很好地考虑到她的需求。在时间的选择上可能过于急了。

咨询师：你能意识到这一点很好。如果做了这些努力后仍然没有改善，建议你们夫妻两个人一起来咨询。

来访者：好的。

【案例分析】

在婚姻咨询工作者的调查中，性生活问题排在其他夫妻生活问题的首位。而相关的调查表明，夫妻性生活的不协调在造成夫妻矛盾的诸多因素中占大约50%的比例。在我国，由于传统思想观念的影响，人们往往对性的需求难以启齿，造成成年夫妻的性生活不满意人数的比例相当大。性生活的不和谐不仅影响夫妻之间的情感交流，降低家庭生活的主观幸福感，还会影响到生活工作的其他方面，比如本案例中对精神状态和工作状态的影响。对夫妻性生活问题的咨询主要是鼓励夫妻之间的交流，相互适应，并且让双方都意识到男女在性需求上的差异和特点。对此类问题的咨询，采用婚姻家庭治疗的模式效果会比较好。

健康和谐的性生活是亲密关系的催化剂，可以促进婚姻的幸福美满。在夫妻性生活中，首先，要尊重对方的意愿，不要仅从自己的需要出发而强迫对方。如果对方心情不好或者身体不适时，要懂得体谅。有些人对性生活过于冷淡，可能是生理方面的原因，也可能是心理原因。但是相关的研究表明，性生活的冷淡大部分是由于心理原因。有些人由于一些创伤性的经验或者受到了错误信息的恐吓而对性生活产生了恐惧心理，有些人由于没有与另一半很好地配合而产生了不良的体验，这些都会造成性生活的不和谐。这个时候就需要双方的相互理解和宽容，用温情来感化对方，消除疑虑。其次，要增加相关的性知识，对男女的生理构造和需求有所了解。丈夫应该在性生活中耐心引导，妻子也应该主动配合丈夫，不要一味地被动。夫妻双方可以坦诚地交流自己在性生活中的感受和体验，不断改善性生活状态。此外，夫妻双方要多一些理解和安慰，在性生活中没有达到满足时不要嘲笑或责怪对方，否则可能由于压力过大而造成心理上的性功能障碍。

性生活不是一个单纯的生物行为，它在很大程度上受到心理因素的影响。夫妻之间的感情亲密程度会影响性生活的质量，相互的理解和鼓励也会改善性生活的状态。

4.5 离婚和再婚

4.5.1 基本问题

离婚是指夫妻双方依法解除婚姻关系。夫妻在家庭生活中彼此心理的不协调和对立会造成双方的心理冲突。这种心理冲突如果不断积累、激化，就会导致离婚，因此，离婚是心理冲突恶化的结果。

尽管成功的婚姻可以通过双方的努力来实现，但是还是会有夫妻双方对婚姻生活适应不良而引发不同程度的问题和心理冲突，如果心理冲突达到了无法挽救的地步，或者夫妻双方没有在关系一开始出现问题的时候进行努力，就会最终导致关系的破裂。婚姻关系中的解体不同于一般人际关系的失败，两个普通朋友说散就散完全有可能，然而，夫妻之间的亲密关系一旦失败，就很容易产生强烈的不安与愤怒的情绪。夫妻关系的结束比友情难很多，主要原因是在一段亲密关系中，双方都花费了大量的时间和感情，而且对彼此做出了承诺。一旦这种关系解体，则在心理上会产生巨大的失落感，以及对对方的责怪。在许多方面，离婚的人和丧偶的人很类似。然而，在情绪反应上，两者有所差别。对于丧偶的人而言，活着的一方会因为死去的一方而感到悲痛，甚至愤怒，这种强烈的情绪反应可能被长期的抑郁情绪所取代。但在离婚中，愤怒的情绪比悲痛更加强烈，这种情绪会对一个人的心理健康状态以及未来的情感历程产生破坏性的影响。对于中年人而言，离婚在心理上造成的创伤甚至比失业或死亡还要强烈。在婚恋问题相关的心理咨询中，中年人很大一部分困扰是来源于情感上的压力。可见，离婚问题是中年人面临的主要危机之一，会对他们的心理状态产生很大的影响。

近几年来，中国的离婚率不断攀升，离婚率从二十年前的 0.7% 上升到现在的 5%，有些大城市的离婚率甚至达到了 39%；离婚的年龄分布呈低龄化趋势；从离婚的原因来看，与过去因夫妻一方的过错（如家庭暴力，不忠诚等）而导致离婚相比，如今造成离婚的原因往往是因为夫妻之间的情感矛盾或是对婚姻生活质量的不满意等心理层面的问题。

再婚是在夫妻离异或丧偶两种情况下，男女再度寻觅配偶建立夫妻关系的婚姻现象，是以前一次婚姻的结束为前提的又一次婚姻生活。离婚或丧偶的遭遇会给当事人带来巨大的心理创伤经历，因此，由于种种原因而选择再婚的人，必然要承受之前婚姻经历的压力，突破心理上的种种矛盾和冲突。此外，当他们建立新的夫妻关系之后，也要比前一次婚姻遇到更多的困难和阻力。根据调查显示，有再婚动机的人群中，再婚的成功率仅为 10% 左右。因此，探究再婚者的心理活动规律，做好再婚者的心理调节，也是一个值得重视的心理咨询任务。

4.5.2 离婚问题的相关论述

4.5.2.1 心理冲突类型

在婚姻生活中，如果双方没有很好地处理夫妻关系，就会产生各种各样的心理冲突，而这些心理冲突如果没有得到及时的排解，就会不断激化，导致婚姻危机。总体来说，夫妻关系中的心理冲突分为以下三大类：

①需求不满

根据马斯洛的需要层次理论，每个人都有生理的需要、安全的需要、社交的需要、尊重的需要和自我实现的需要。对应这五种基本需要，在婚姻生活中，每个人都希望能从中获得性欲的满足、家庭经济的保障、情感的交流、自我价值的承认和个人事业顺利发展。如果其中有一项基本需要不能通过婚姻生活得到满足，就会产生心理上的需求不满，从而导致心理冲突。

②信念分歧

如果建立婚姻关系的男女双方在婚前对彼此了解不够，则在人生观、价值观和对幸福、成就的看法等核心信念上就可能存在差异。一旦结婚后，因为基本的观点和信念会无时无刻不表示在语言和行为中，这些差异就可能造成冲突。此外，夫妻双方在共同生活的过程中，如果不能在思想和观念上共同发展，可能在结婚初期双方的观念相符，随着时间的流逝，发展的不同步会造成观念上的差距越来越大，最终导致分歧。若夫妻双方产生信念分歧，则双方都会认为自己是对的，无法彼此理解，在言行上也会互相指责，背道而驰。

③独立自我

男女双方在建立婚姻关系时，如果动机都是利己的，比如功利性夫妻关系，那么在结婚以后，双方都只为自己的利益着想，很容易发生冲突。在遇到分歧的时候，利己的夫妻往往不懂得互相体谅，而是各执己见、互不相让，从而让矛盾不断升温。此外，在一方遭受挫折时，利己型的夫妻不懂得安慰和相互的扶持，这种行为会降低双方的亲密感。婚姻关系中，夫妻双方如果过于独立，则很难在发生冲突的时候以温和的方式解决，而会将冲突进一步激化，不利于夫妻关系的发展。

根据这些心理冲突类型，心理学专家认为，符合以下特征的人群相对于其他人群有更高的离婚率：

①结婚年龄较小的夫妻容易离婚。因为年龄小，往往思想不够成熟，考虑问题的理性不够，容易冲动结婚。此外，年龄小在价值观和人生观上容易发生变化，结婚以后容易因为信念的分歧而产生冲突。

②有婚前性行为或者未婚先孕的夫妻容易离婚。此类夫妻在结婚前过于关注性欲的满足，在结婚以后更倾向于寻找婚外性生活，而且夫妻双方在性格上可能缺乏足够的了解。有些未婚先孕的夫妻是"奉子"成婚，因此结婚的决定过于仓促。

③父母离过婚的，子女也容易离婚。家庭对一个人的成长有很大的影响。子女与异性的交往方式在很大程度上是模仿学习父母的交往方式，因此，如果父母在处理夫妻关系上产生了问题，那么子女往往也更容易产生问题。

④夫妻角色不平等的容易离婚。在婚姻关系中，如果其中一方过于强势，在家庭中占据了过多的心理资源，则很容易造成另一方需求的不满和内心的压抑。这样的夫妻关系在遭遇冲突后容易破裂。

⑤对性生活不满意的夫妻容易离婚。性欲是爱情的基本成分之一，也是家庭生活幸

福的基本条件之一。性生活不满意会使当事人主观幸福感降低，也会造成夫妻双方亲密感的疏离。在婚姻关系中，容易出现第三者，最终导致婚姻的破裂。

4.5.2.2 离婚的心理发展历程

从离婚想法的产生到离婚行为的最终实施会经历一段过程。其中每一个阶段夫妻双方都会有相应的心理反应和行为表现，只有通过对离婚心理全过程的剖析，才能深入了解离婚的心理发展历程，以及在每一个阶段可能采取的相应的补救措施和干预手段。

一般来说，将离婚的心理发展过程划分为五个阶段：

①冲突期

婚姻生活中夫妻双方的冲突是不可避免的，大多数夫妻通过一定时间的心理调适和相互的沟通能够缓解这种冲突，但是也会有一些夫妻无法很好地解决冲突，使夫妻之间的矛盾加剧，如果这种矛盾和冲突没有及时解决而不断地累加，就会形成积怨，从而将夫妻关系推入冷战期。从冲突的表现形式上来看，可以分为外显型冲突和内郁型冲突两类。外显型冲突往往表现为正面冲撞，如吵架、殴斗或摔打物品等。内郁型冲突的表现形式是情感淡漠，互不理会，甚至分居。冲突类型通常与夫妻双方的个性特征以及所受的文化教育程度有关。一般来说，性格急躁、外向的人通常采取外显型的冲突方式，而性格内向、少言的人通常采取内郁型的冲突方式。由于内郁型冲突中夫妻双方将不满隐藏在心底，无法将内心的情绪和压力宣泄出来，因此内郁型比外显型冲突在情感上对双方的伤害更大，而且不容易干预。

②冷战期

夫妻间的矛盾与冲突如果不断地积累而不能及时排解，则关系会进入冷战期。这个阶段夫妻双方的心理表现主要为心理距离拉大，亲密感逐渐降低，并产生相互之间的戒备心理。戒备心理主要体现在对对方的不信任和排斥，所谓"同床异梦"、"貌合神离"，描述的就是这样的状态。戒备的形式会根据不同的夫妻关系类型而有不同的行为表现，比如，功利型夫妻会在财产和收入上相互隐瞒；爱情型、空想型夫妻会在与其他异性的交往上互相隐瞒。

③裂痕期

夫妻之间各种形式的戒备总会让对方有所察觉，一旦被发现，则会增加矛盾冲突的严重程度，矛盾加深后夫妻双方在心理上又形成进一步的戒备，如此恶性循环，两个人在心理上越走越远，形成心理裂痕。进入裂痕期后，夫妻双方的心理特点主要表现为：认知上的分歧扩大，两个人各抱着不同的价值观和信念；情感上的反感加深，互相躲着，眼不见心不烦；行为上互相背离，你做你的，我做我的，互不干涉，成为"同一屋檐下的陌生人"。在这个阶段，夫妻之间的亲密感进一步降低。

④抉择期

在这个阶段，夫妻关系中的裂痕已经出现，而且很明显。究竟是保持原状还是彻底分离？这是离婚者必然要经历的心理过程。抉择期的时间长短会根据夫妻的文化教育程度、心理成熟水平而不同。文化程度高、心理比较成熟的夫妻往往在抉择期的停留时间相对较长，因为这样的夫妻面对问题比较冷静，考虑问题理智而慎重。而文化程度低、心理不成熟的夫妻会很快地度过抉择期，做出离婚的决策。在这一阶段，夫妻双方会考虑子女问题，财产分割问题，并广泛征求亲友的意见。总的来说，离婚者在抉择期停留的时间越长，越有可能做出理智的决策，也有一些会在这一时期求助专业心理咨询而使夫妻关系得以恢复。抉择期停留的时间越短，则越容易做出盲目的决策。

⑤分离期

这个阶段是夫妻双方走到婚姻尽头的心理时期。夫妻双方的心理裂痕已经达到了很难修复的程度，亲密感已经降低为零，感情完全破裂。到了这个阶段，一般来说婚姻是很难挽回了。除非由于一些特殊事件，使双方的感情发生逆转，则还有和好的可能，但是发生这种事件的几率非常地小。

这五个阶段是离婚者从产生离婚想法到做出离婚决策所经历的一系列心理过程，心理冲突的程度不断加大。在对离婚倾向者进行心理干预时，首先要明确当事人处于哪个心理阶段，然后针对这个阶段的心理特征来采取相应的咨询策略。心理咨询和心理干预的复杂程度和难度都随之提高。

4.5.2.3 离婚的不良后果

离婚是一个比较复杂的社会现象和心理现象。离婚会对当事人自身的生理状况、心理状况，以及子女都会产生消极的影响。对当事人心理状态的影响在前面的叙述中我们已经有了一定的了解。

在生理上，由于离婚给当事人造成的巨大精神刺激和心理压力，这种心理应激作用于躯体上，会产生多种不良反应。比如，大多数离婚者在离婚后近期有思维混乱、精神涣散、失眠和经常性头痛等症状；许多离婚者的精神状态呈抑郁倾向，甚至还会有少数人精神崩溃，发展为精神疾病。

在夫妻关系破裂和离婚中，最无辜的受害者就是子女。如果子女正处于人格尚未完全成熟的阶段或是某些发展关键期，则对子女产生的危害就更大了。研究表明，在离婚或单亲家庭中，子女往往都会有较强的不安全感和情绪的压抑感。有些子女甚至会遭受继父或继母的虐待，给他们幼小的心灵留下创伤性的心理阴影。

尽管离婚者希望通过离婚手段来摆脱情感困扰，过新的生活。然而在离婚事件中内心遭受的冲突和伤害、对对方的愤怒和憎恨是很难随着离婚而戛然而止的，因此，每个人做出离婚的决定时必须要非常的慎重，并且尽量把不良后果降到最小。

4.5.3 再婚问题的相关论述

4.5.3.1 再婚者的心理特征

再婚者的突出心理特征是矛盾性。矛盾性主要体现在两个方面。一是自身需求与社会压力的矛盾。对于有过婚姻经历的单身者而言，再婚有利于满足其生理上和心理上的需要。在生理上，他们渴望满足性的需要和安全的需要，在心理上，单身的孤独很需要有一个人来满足他们对于爱和交流的渴望。然而，离婚者往往都处于中年阶段，这个时候上有老下有小，尽管从个体层面上来说，他们有再婚的需要，但是考虑新旧家庭的整合，老人与小孩的赡养问题，以及社会舆论的压力，这些矛盾冲突会让再婚者彷徨、犹豫，容易产生心理压抑和焦虑。二是期望与现实的矛盾。离婚者在婚姻失败后，对理想婚姻的渴望就更为强烈。然而，由于社会的一些偏见和舆论，各方面条件不错的初婚者不愿意选择再婚者，因此再婚者的求偶范围比结婚之前会小很多，对于女性而言尤其如此。即使有幸实现再婚的愿望，也会因为对理想婚姻的期望过高而导致婚姻的再度失败。

4.5.3.2 离婚者再婚的消极心理

有过婚姻经历的单身者在建立新的婚姻关系时会比初婚者体验到更多的心理冲突和矛盾。有些冲突能使离婚者更谨慎、理智地对待婚姻，帮助其做出更成熟的决策。而有些心理冲突则对于离婚者建立新的亲密关系而言是不利的。经调查研究发现，离婚者再婚时一般会出现以下五种消极心理：

①自我贬低

这是中年女性再婚过程中较为普遍的心理现象。尽管女性在现代社会中已经获得了解放，然而中国几千年的传统文化仍然对人们的观念和行为产生着潜移默化的影响。离过婚的女性一方面是因为社会的舆论压力而自我贬低，否认自身的价值；另一方面是因为前一段婚姻中的心理创伤，有些女性将婚姻的失败归于自己，认为是自己做得不够好，产生了不同程度的自卑心理。这种消极心理会使她们在再次择偶时盲目降低条件，妨碍了她们对幸福的追求。

②消极泛化

离婚的某些创伤性事件，比如爱人出轨、家庭暴力等，会让当事人不自觉地将这种负性情绪带到他的择偶过程中，并进一步将这种负面形象泛化。比如，遭遇丈夫出轨而离婚的女性会认为天下没有好男人，不相信有真正的爱情。这种消极泛化心理会使离婚者在建立新关系的时候过于小心翼翼，处处戒备，生怕再次受到伤害。由于在人际交往过程中，双方的交往模式会相互作用，这种消极防备的心理非常不利于新关系的建立。

③心理对比

心理对比指的是当事人将新的婚姻生活与之前的婚姻生活相互比较，这种比较可能是有意的，也可能是无意的。这是再婚者常见的一种心理现象。婚姻生活中肯定会有相类似的情境出现，当出现这种情境的时候，再婚者会自觉不自觉地将新的婚姻关系与之前的婚姻关系相比较。有些比较是积极的，有些却是消极的。积极的对比是指将新婚姻生活中的幸福美满的一面与过去的冲突、矛盾相对比，这种对比会使当事人更加珍惜眼前的生活和配偶，有利于巩固新的婚姻关系。消极的对比是指在新婚姻生活产生纠纷的时候，与过去和谐的一面对比，当事人会产生懊悔、失望的心理体验，其结果往往是破坏了新的夫妻关系，严重的甚至会导致婚姻关系的再度破裂。

④妒忌心理

妒忌心理一般出现在一方为再婚，而另一方为初婚的情况下。此类妒忌的突出特点是追溯往事。初婚者尽管在恋爱时并不计较再婚者的婚史，然而，一旦两人确立了婚姻关系，并且在家庭生活中发生冲突时，初婚者就有可能翻再婚者的旧账，不断地提起再婚者的婚姻经历。这种行为很容易导致婚姻的紧张状态，对再婚者的心理产生极大的伤害。

⑤怀旧心理

怀旧心理往往出现在新的婚姻生活不如人意，而再婚者又与前配偶因为子女的关系还保持着联系的情况。俗话说"一日夫妻百日恩"，尽管在离婚的时候，男女双方的感情已经破裂，然而，毕竟曾经有过美好的时光。之前，我们曾经说过人们对于熟悉的人倾向于关注最近的行为，对于不熟悉的人倾向于关注长期以来的行为。新配偶对于再婚者而言从不熟悉的人变为熟悉的人，而原配偶对于再婚者而言则从熟悉的人变成了不熟悉的人。因此，在新的婚姻关系中，如果产生了矛盾，则再婚者会倾向于责怪新配偶，而联想到原配偶过去种种的好。这种怀旧心理常常会影响新的婚姻生活，伤害新配偶的感情。

【案例1】

来访者A，女性，二十九岁，某事业单位职员。根据来访者的描述，她和丈夫结婚四年，他们是大学校友，刚毕业就结婚了。结了婚以后才发现丈夫是一个敏感多疑，极度缺乏安全感和信任感的人，限制她所有的活动和交际范围，要求她暴露自己所有的隐私，甚至跟踪她。她实在受不了，想要离婚。但是，因为考虑到三岁小孩的成长，又在犹豫，不知道该怎么做。

来访者：我想离婚，但是我的孩子才三岁，我不知道是该离还是不该离。

咨询师：能谈谈你们的婚姻状况吗？

来访者：我们结婚四年了，我和他是大学校友，毕业了之后，我们就结婚了。结婚之后，我才发现丈夫是一个非常小气、敏感的人。他对我缺乏基本的信任感，时刻处于一种不安全的状态中。这几年来，他一直限制我的活动和交际范围，而且我的所有的个人物品都要被他检查，比如短信、手机号码、邮件等等。有一次，我参加同学聚会，他居然跟踪我。我觉得家里的气氛都快让我窒息了。我想离婚，真的想逃离他。

咨询师：丈夫的这种情况是从什么时候开始的？

来访者：大概结婚后一年吧。

咨询师：你有没有和丈夫谈过你的感受和想法呢？

来访者：我很讨厌无缘无故地暴露隐私，但是他却觉得我如果爱他，就应该把所有都暴露在他面前。在这个问题上，我和他有很大的分歧。所以每次他做一些要窥探我隐私的事情，我们就会吵架。虽然，我拗不过他，还是给他看来证明我的清白，但是我的心里很不好受。

咨询师：你们在如何对待各自隐私的问题上有很大的分歧，是吗？

来访者：是的。应该就是这个分歧才导致我们到了今天的地步。

咨询师：你有没有尝试让他建立对你的基本信任呢？

来访者：我……好像每次他提出要看短信之类的，我就拒绝，然后吵架，然后没办法给他看，然后我就很难受。如此的恶性循环。

咨询师：之前从来都没有心平气和地满足他的要求吗？

来访者：这么说起来，好像真的没有过。

咨询师：有的人确实会有这样的想法，就是认为夫妻两个人应该没有任何的秘密，他们会把隐私和秘密等同起来。他们会觉得爱就要暴露所有。其实，他们缺乏的是一种安全感，你觉得呢？

来访者：非常正确，就是这样，我丈夫就是一个特别缺乏安全感的人。

咨询师：既然你知道他缺乏安全感，为什么不尝试满足他一下呢？

来访者：对啊，我以前没有想到过这点，就是觉得他这种行为方式让我很烦。

咨询师：信任的建立需要一个过程，对于缺乏安全感的人来说尤其是这样。虽然他的这个做法让你很难接受，但是他也在表达对你的依赖呀，你觉得呢？

来访者：的确是这样的。也许我应该改变一下我对待他的方式。

【案例分析】

男女双方在结婚以后有可能会发现想法和观念上存在着巨大的分歧。在这个时候如果都从自己的思考框架出发来处理问题，那么往往会造成"硬碰硬"的僵持局面，这种局面如果一直没有得到改善，就会引发情感的裂痕，甚至到达想要结束婚姻关系的程度。这个案例就是一个很好的例子，夫妻双方在对待隐私问题上有着各自不同的看法，妻子的拒绝造成了丈夫心理上进一步的不安全感，而丈夫的咄咄逼人，又加深了妻子的反感，如此恶性循环，最终导致了两人面临离婚的境地。面对这样的情况，咨询师要做的就是引导来访者将夫妻关系的解决引向建设性的方向。

夫妻关系如果出现看法或者观念的冲突，首先要做的并不是互相说服，也不是强迫对方接受自己的观点。而是尝试去理解对方的想法和感受。在满足对方需要的基础上，提出自己的合理要求。在这种情况下，这种要求就很容易被对方所接受，夫妻之间也达到了进一步的磨合。

【案例 2】

来访者 B，男性，五十五岁，无业。根据来访者的描述，他觉得生活没有兴奋点，好像任何事情都无法让他真正地快乐。他不知道如何摆脱这样的状态。

来访者：我觉得生活没什么意思，好像没有什么事情能真正让我快乐。不像以前，整个人很有精神。

咨询师：以前是指什么时候？

来访者：年轻的时候吧。做什么事情都有希望，现在我连工作都没有。

咨询师：没有工作，觉得心里很空虚，不知道该做些什么事情来填补，是吗？

来访者：对，是有这样的感觉。让我觉得自己很没价值。

咨询师：这种状态从什么时候开始的？

来访者：就是最近吧。

咨询师：最近有什么事情发生吗？

来访者：（沉默）我离婚了。

咨询师：能具体谈谈吗？

来访者：妻子背叛了我，和别人走了。我知道在这段婚姻的处理上，我过于冲动了，当时也没有做什么补救的措施。但是，现在已经没有办法挽回了。

咨询师：确定已经没有任何可能了吗？

来访者：是的，我确定。她已经有了自己的生活。而我，不知道该怎么去面对这些。我觉得自己很失败。

咨询师：你觉得自己失败是因为没有在这段婚姻上做一些补救措施，是吗？

来访者：也不完全是。我觉得离婚本身就是一种失败。

咨询师：离婚的确是婚姻的失败，但是，如果困在这个失败中而不去改变，就又是一个失败了。

来访者：（思考）是啊。我该做什么改变呢？我觉得现在没什么劲头，没有希望。我想做我喜欢做的事情。

咨询师：你喜欢做什么事情呢？

来访者：看看书，学些东西。

咨询师：不错啊。可以尝试去做些改变。你有做尝试吗？

来访者：还没有。

咨询师：在行动上有改变了之后，会让你的其他方面都发生一些改变的，你可以先行动起来。

来访者：嗯，我也是这么想的。我确实该做些事情了。

【案例分析】

离婚对于中老年人而言是一个很大的心理危机，生活和工作等各个方面都会受到消极的影响。在本案例中，来访者持续的低落情绪就是来源于离婚的打击。从来访者不断地强调失败来看，他是一个有很强成就动机的人，他把婚姻的成功与否看做对自己能力的一种度量和认可。因此，婚姻的失败对于他来说，就是一种自我的否定。因此，咨询师要做的就是让他意识到，如果一味地保持现状，可能是一个更大的失败，以此来激发他的改变。由于改变中老年人的想法很难，从行为入手会比较有效，因此咨询师将关注点放在了行为的改变上。

建议：面对离婚的现实，应该把离婚的消极影响降到最低。对于中老年时期遭遇离婚的人而言，不妨暂且尝试去适应单身的生活，找到自己的兴趣点所在，专注地做一些事情，分散注意力。行动起来非常重要，行动了以后也可以扩大自己的交际范围，得到更多的支持和沟通交流的渠道，从而缓解由于离婚而带来的心理上的失落和压力。

【案例 3】

来访者 C，女性，三十五岁，某事业单位职员。根据来访者的描述，她和丈夫离婚三年了，可是一直都无法走出婚姻失败的阴影。因为前夫的出轨，离婚后，她对男人极度不信任，没有安全感。她总觉得心里有块疙瘩没有解开，而无法和其他异性建立新的亲密关系。

来访者：我已经离婚三年了，但是还是没有走出前一次婚姻失败的阴影，我不知道该如何解开心里的这个疙瘩。

咨询师：能具体说说心里的疙瘩吗？

来访者：前一次婚姻的失败是因为前夫的出轨，当时，我真的很难相信这个事实，我那么相信他，但是他却这样伤害我。我是一个受害者。离婚以后，我再也不相信男人了。我觉得男人都是花心的，没有一个会真心对待自己的妻子。

咨询师：在发现你丈夫有外遇之前，你从来都没有过这样的想法，对吗？

来访者：是啊。

咨询师：所以，这种想法是由于过去的这段经历带给你的，你现在把所有的男人都和你丈夫等同起来了。

来访者：我知道是我的想法有问题，但是我总是忍不住这样去怀疑。

咨询师：你把过去婚姻的失败都归因于丈夫的个人原因，对吗？

来访者：是啊，是他有了外遇，背叛了我，我是受害者。

咨询师：婚姻关系是两个人共同作用的结果，婚姻的失败和两个人都有关系，因为如果两个人之间没有可以离间的机会，外人是很难进入的。

来访者：这个问题我以前没有想过，我一直都觉得是丈夫个人的问题。不过，这么看起来的话，确实在丈夫有外遇之前，我和他之间就已经产生问题了。

咨询师：任何一对夫妻知道对方出轨，都会有很强烈的情绪反应，会很伤心，很愤怒，同时也觉得很委屈。

来访者：对，就是这样的感觉。

咨询师：当你过于关注自己的感觉时，判断问题的时候就没有那么客观了。尝试用旁人的眼光来看待你们之间的关系，你会发现什么？

来访者：嗯，我知道了。我们之间没有很好地沟通，所以导致了我和他之间的距离越来越远。

咨询师：很好，你已经看到了问题所在。过去的婚姻不是阴影，也不会妨碍你寻找下一个幸福。通过对前一段亲密关系的分析，你应该更懂得如何经营婚姻了，对吗？

来访者：是的，是这样的。我感觉好多了。

【案例分析】

这个案例就是一个再婚者消极泛化的典型例子。产生这种泛化的原因主要是因为在婚姻中受害的一方将婚姻失败的原因归咎于另一方的错误行为，比如出轨，从而将对方的消极印象推广到所有的异性身上，对婚姻，对异性都产生了恐惧和防备的心态。要解决这个问题，首先要纠正当事人的错误认知，在本案例中，咨询师首先让来访者意识到她的这种认知是错误的，明确了这一点之后，咨询师又进一步让来访者对过去的婚姻经历进行了自我分析和反省，把这种错误认知彻底扭转过来，并将事物消极的一面转为了积极的一面。

　　经历了一段失败的婚姻之后，对婚姻的认知方式非常重要。首先要做的就是不要过于关注自己内心的悲伤、愤怒，而失去了对事物的理性分析。离婚者不要总是以受害者自居，因为婚姻关系是两个人共同构建的，婚姻的失败并不能完全地归咎于一个人的过错，双方都有责任。其次，要分析这段失败的感情经历说明了什么问题，从中可以得到怎样的经验教训。理性的分析对于当事人建立下一段成功的亲密关系非常有帮助。最后，是用建设性的眼光来看待问题，时刻保持乐观的心态。

第五章 健康性心理问题

所谓健康性心理问题，是指我们即使心理非常正常的人，也有可能遇到一些事件，从而表现为焦虑、紧张、恐怖、抑郁等问题，甚至出现一些行为问题，这个时候我们就说这个人出现了健康性心理问题。

1 心理障碍

在临床上，常采用"心理病理学"的概念，将范围广泛的心理异常或行为异常统称为"心理障碍"，或称为异常行为。当然，这里的"行为"一词是广义的，泛指一切可观察的动作或活动，包含了人类功能的几乎所有方面。其所以采用"可观察的"这种字眼，是为了使心理或行为的研究成为客观的科学研究。

通常所说的"心理障碍"有一个比较一般的定义，指没有能力按社会认为适宜的方式行动，以致其行为后果对本人或社会是不适应的。

人们承认心理有正常和异常之分，因为在许多情况下，两者有着实质性的差异，不能不加以区分。比如坚信自己的行为、情感受到"最先进电子仪器控制"，断言"思想被窃听"的人不能被认为心理仍然正常。因此，在心理正常和异常之间必然存在一种界限，这是确定无疑的。但是，心理正常却没有一个固定不变的、到处适用的绝对标准，心理正常和异常的界限随时代的变迁与社会文化的差异而变动，是不能绝对确定的。换言之，这种界限是相对的，是相比较而言的。要判断一个人的心理是否变态，只有把他的心理状态和行为表现放到当时的客观环境、社会文化背景中加以考虑，通过和社会认可的行为常模比较，并和其本人一贯的心理状态和人格特征加以比较，才能判断他有无心理变态以及心理变态的程度如何。如果一个人能够按社会认为适宜的方式行动，其心理状态和行为方式能为常人所理解，即使他有时出现轻度情绪焦虑或抑郁现象，也不能认为他的心理已超出正常范围。换言之，心理正常是一个常态范围，在这个范围内还允许不同程度的差异存在。

心理异常的表现可以是严重的，也可以是轻微的。据世界卫生组织估计，在同一时刻里，几乎 20%—30% 的人有不同程度的心理异常。心理异常的表现是多种多样的，在目前，判断心理障碍的轻重，一般仍按下述标准对其进行判定。

首先，最重要的标准，就是现实检验能力，它涉及一个人对事物的主观判断与客观现实的吻合度，主观判断与客观吻合度越差，现实检验能力越弱，他的心理病也就越重。重症精神病人对事物的判断被幻觉和妄想所控制，严重脱离现实，是现实检验能力最差的人，所以，他们属于最重的心理障碍。判断心理障碍轻重的第二条标准，就是他对人际关系和压力的适应能力。适应能力越差，心理障碍就越重。重症精神病人的适应性明显退化，只能躲在"自恋"的小圈子里，他的生活只能和自己、以及自己的幻觉和妄想进行；边缘障碍的患者只能适应非常有限的人际交往，处于半自恋、半公开的"边缘生活"状态；神经症患者通常都可以适应一般的人际交往和压力，只不过适应能力打了折扣。第三条标准，就是心理发育受损的阶段，受损越早，障碍越重。在出生后六个月内，心理发育受损，精神障碍在重症的范畴，可以出现精神分裂；六至十八个月期间受损，属于重症心理障碍，可以出现边缘型心理障碍、癔症；两至三岁期间受损，容易产生强迫或自恋障碍；三至五岁受损，容易出现社交恐怖等神经官能症和性心理障碍。把三条标准综合起来，就能对心理障碍的轻重，做出比较准确的判断了。

人类精神活动是有机的、协调的、统一的。从接受外界刺激，一直到做出反应，是一系列相互联系不可分割的活动。精神活动包括感觉、知觉、记忆、思维、情绪、注意、意志、智能、人格、意识等，其中任何一方面的变化均可表现为精神活动障碍，即精神活动的各个方面互不协调或精神活动与环境不协调，均可表现为精神异常。最常见的心理障碍为人格障碍、抑郁症、强迫症、焦虑症、厌食／暴食症、多动症、儿童孤独症／儿童自闭症等。

1.1 人格障碍

1.1.1 基本问题

1.1.1.1 有关概念

"世上没有两片一模一样的树叶，同样，世上也没有一模一样的人。"从前面的章节中，我们已经了解到"人格"这一概念的基本含义，即每个人都具有自己的独特性，这种独特性在个人身上会比较稳定，决定了人们在各种情境下会表现出特定的心理和行为反应模式，我们将每个人的这种独特性称为人格。

人格通过价值观、情感、态度、习惯、行为方式等来体现。但是如果人格的各种表现走向了极端，失去了平衡，人在各种情境下的反应就会偏离正常，造成自己的痛苦或伤害了他人，我们将其称之为人格障碍。尺有所短，寸有所长，每个人都应该认识到自己的不足和错误。但是总有一种人绝对不会承认自己的错：学习不好是因为父母；迟到是因为堵车；工作不好是因为环境；升职失败是因为小人作梗。在他们的世界里别人永远都是卑鄙龌龊，从来不体谅自己，自己永远是最委屈、最可怜、最受排挤的那个。碰到这种人，你可能会说"他真是个性有问题"，"那是个怪人"，在日常生活中对他是能躲则躲，能逃则逃，实际上，这就是一种人格障碍。有人格障碍的人很难对自己的社会角色做出正确评价，缺乏恰当的行为反应方式，因此，一般都无法维持良好的人际关系，在社会适应方面存在各种问题。

1.1.1.2 人格障碍的成因

一般情况下，人格障碍的起因有以下三个方面：

1.1.1.2.1 遗传因素

人生下来决不是白纸一张，有一些东西先天就已经注定，我们一般称之为遗传。我们有时候会说，"那家伙脾气可坏了，简直跟他爸爸一模一样"，这就是我们日常生活中意识到的遗传的作用。目前，有关双生子、人格障碍家庭家谱的调查表明，同卵双生子比异卵双生子的人格障碍方面的一致性更高，而血缘关系越近，人格障碍的发生率越高，亲生父母有人格障碍的，子女有病态人格的比率就比较高。因此，人格障碍中的有些因素，可能先天就已经决定了一部分。

1.1.1.2.2 生理因素

有关人格障碍患者的生理研究表明，人格障碍者在脑电波上与常人存在差异，比如反社会型人格障碍的人脑电图模式与常人不同，需要更多的刺激才能将其脑电波唤醒，这就解释了反社会人格障碍的人为什么要做出很多有悖法律和道德的事情，其目的仅仅是为了获得大脑的刺激。常人遇到一些内疚、尴尬的事情的时候可能会心跳加快，呼吸急促，而人格障碍者的皮肤电反应、心跳和呼吸等的反应都比正常人低，相对应的，也就没有正常人一般的焦虑、内疚心理，那么他们从社会实践中获得的经验教训就少，无法达到正常的社会适应水平。

1.1.1.2.3 社会因素

人区别于动物的本质在于他的社会性，每一个人都是在先天禀赋的基础上，在社会中学会如何正确地对待事物。比如，我们每个人出生的时候都带有先天的气质，但是这种气质如果后天没有加以正确的引导，就会导致人格结构上的某些方面过分或畸形发展或发展严重不足。人格障碍的异常行为和心理反应模式大多数是在个体儿童期学会的。

对儿童影响最大的社会环境莫过于家庭，家庭生活一般通过两种方式作用于儿童的人格，一种途径是父母的行为方式，比如父母离婚、感情破裂，父母过度溺爱或过度冷漠，教育方式不正确等，都会对儿童的心理造成伤害；另外一种途径就是儿童会主动学习模仿父母错误的行为反应模式，比如美国热播连续剧《神探阿蒙》中，阿蒙和他的哥哥都成为强迫型人格障碍的人，在很大程度上是由于他们有一个强迫型人格的妈妈。除了家庭之外，不恰当的学校教育，混乱的社区环境，或者一些生活突发事件的影响，也会造成人格的显著变异。

人格障碍的个体一般没有明显的病理性，在社会上也能够生存下去，所以缺乏明显的判断标准。一般情况下，在判断人格障碍的时候，应该注意以下几个特点：

意识性：人格障碍患者一般都具有清醒的意识，具有正常的智力，能够意识到他人对自己的评价，但是可能缺乏自知力，无法有效地控制自己的情感和行为，并且不能在人际挫折中吸取教训。

持续性：人格障碍的行为模式应该是从青少年期就有所征兆，并持续到成人阶段，并不是短时间内的行为暂时改变。比如，一个人失恋，可能难免会出现忧郁甚至自残的行为，但是随着时间流逝，伤口会慢慢愈合，当时异常的行为表现也会趋于正常，那么这只是暂时的挫折应对方式，而不是人格障碍。对于未成年人，一般不使用人格障碍的诊断。

广泛性：人格障碍的行为模式会在各种情境中皆有体现，具有广泛性，不是由于疾病或者突发的严重事件所引起的行为局部改变。比如，和某一个人发生了矛盾，采取了破口大骂甚至打架的方式，但是不代表和所有的人都这样，所有的情境都这样。

严重性：人格障碍的行为模式会严重影响到自己或他人的生活，造成患者无法良好地适应社会，无法正常地开展工作和生活。比如，对于强迫型人格障碍的洁癖行为来说，去一趟卫生间，便池脏了得好好洗洗，洗完了手脏了，得彻底洗洗手，等手洗完了，洗手池又脏了，洗手池洗完了，地又脏了，最后两个小时也没能走出来，还能正常地工作和生活吗？

世界卫生组织在ICD-10（《国际疾病分类》）里将人格障碍分成下列类型：

偏执型人格障碍、反社会型人格障碍、依赖型人格障碍、冲动型人格障碍、癔症型（表演型）人格障碍、强迫型人格障碍、回避型人格障碍、分裂型人格障碍、其他人格障碍、未特定人格障碍。

1.1.2 人格障碍的类型

1.1.2.1 偏执型人格障碍

通俗地说，偏执型人格障碍的人就像在眼睛前架起了一副瞄准他人的显微镜，事无巨细地关注别人的错误和缺点，猜疑别人的心思，嫉恨别人的成就，但是却忽视了自己身上的缺点和不足。

偏执型人格障碍患者在行为表现上会出现以自我为中心的倾向，对自己评价过高，而将过错全部推诿到他人身上，会不顾一切固执地追求不合理的"权利"或利益，为了一件微不足道的小事或利益持续不断地与人争辩甚至打官司或上访，对客观证据视而不见。

在人际关系上则会表现为忽视他人意见，为所欲为，无法和他人友好相处。比如，如果一个人在不同的工作环境中持续不断地出现人际困境，常人的反应一般是思考一下自己的行为方式是否有问题，但是偏执型人格障碍的人考虑到的肯定是别人如何嫉妒、故意为难、打击自己，而缺乏反思能力。

对于偏执型人格障碍的治疗，一般采用认知治疗的方式，改变其思维方式中不合理的方面，比如，别人反对我并不代表别人都带有恶意，可能确实是我有什么地方做得不足，世界并不是围绕着我转的，所以不可能事事都顺着我的意思。我也需要改变自己身上的某些缺点，以让别人接受，对于别人的批评，哭泣打闹并不是解决问题的好办法，以此来纠正自我为中心的倾向。

另外，偏执型人格障碍的人由于其人格因素，在人际关系上基本已经恶化，所以，还需要在日常的行为中实现改变，需要主动积极地进行交友活动，在实际行动中来体现自己认知态度的改变。

【案例1】

来访者：我觉得我一直都没有碰到过顺心的事情。

咨询师：能详细说说吗？

来访者：我大学的时候各方面的表现都非常不错，本来有资格留校的，可是我们学校的那些行政人员都是些小人，在读书的时候就处处为难我，我觉得不值得在那种环境中留下去，就自己找工作。后来找了一家公司，工作了一年时间吧，觉得公司的人越来越难相处，成天面对那些人简直成了煎熬。正好一个机会，有一个专业对口的事业单位在社会上公开招聘，我就竞聘上了，现在有一年时间了，可是我发现事业单位也没我想象的那么轻松，由于最近在搞评审，工作压力特别大，要求我们的表现尽量尽善尽美。可是你知道，北京的交通那么堵，现在我又有了孩子，哪可能表现得那么好，才迟到了几次，迟到一次，领导就一点不顾面子地批评我一次，这么点事，不至于吧。

咨询师：那在这几个环境当中，你觉得自己做得怎么样呢？

来访者：我在专业方面一直都是挺优秀的。读大学时我各个方面的成绩都很好，但是可能就是由于学习成绩比较好，能力也比较强，我忽略了和大家搞好关系，因此大家看我的眼光不是那么友好。后来，去了公司，我的工作能力挺不错，为公司攻克了好几个技术难题，可是木秀于林，风必摧之，可能是因为嫉妒吧，慢慢地感觉大家的眼神又不一样了，有时候觉得做人真累。

咨询师：除了不断地换工作外，你还采取了哪些方式应对同事、同学们的态度呢？

来访者：吵架，和领导也吵过，他们一个个都戴着有色眼镜看人，难道我应该忍着吗？

【案例2】

来访者：我总是觉得自己非常难过。

咨询师：为哪些事情难过呢？

来访者：我觉得自己做的事情得不到回报。

咨询师：你的意思是你觉得自己做了很多事情，但是别人没有给你期望的反应？

来访者：是啊，我去年在班级里担任班长，我为同学做了很多事情，可是同学好像都不理解。最后，我这个班长也被大家给改选下来，重新换了一个。

咨询师：那你都做了什么事情？

来访者：以前宿舍有人缺钱花，我就慷慨地把自己的生活费匀了一部分给他，可是到了第二个星期我缺钱花的时候，他们就没一个人借钱给我。还有，班级有时候上课的时候很多同学喜欢睡觉、看小说、打游戏，这是对老师的不尊重，我看不下去，有时候就会维持一下课堂纪律，可是，同学们对我负责任的行为都冷言冷语。

咨询师：你缺钱的时候主动开口寻求同学的帮助了吗？

来访者：这个倒没有，可是既然我都主动借给他了，他听到我说没钱，不是应该主动回报我吗？

咨询师：在这种情况下觉得难受挺正常的。可是我听到的都是你受到的委屈，那能说说同学对你的评价吗？

来访者：同学评价我太自私了。嗯，我承认有些情况下我是有点自私，可是我的自私都是他们逼的，是他们对我不好，所以我才自私。

咨询师：他们评价你自私主要是从哪些事情上得到的结论？

来访者：嗯，我记得上次班里有个同学得了绝症，要捐款，我觉得要是我多捐了的话，我出问题的时候他一定不会为我多捐的，所以，我最后捐了一块钱，这样我心里比较平衡，就算他不还我我也不会太难受。

咨询师：类似的事情还有吗？

来访者：上次班上一个女生上课的时候接电话，我一生气，就发生了冲突，我上前去把她的头发抓着往桌子上撞了一下，可是那是她老说话，我怎么说她都没用，才这么做的。

咨询师：那你上课说过话吗？客观地讲。

来访者：这个，也不是没说过，但我没她说得那么多。

咨询师：如果我们站在别的同学的立场上，你觉得你所做的一切真的是那么正确吗？

来访者：这个我倒没有想过，我觉得我做的是我应该做的，而且是正确的。我在家里就觉得特别有成就感，因为父母基本上都听我的。

咨询师：每个人是不一样的，站在不同的角度上考虑问题也是不一样的。你听过金盾牌银盾牌的故事吧？从我这一面看，是金色的盾牌，你从另外一面看，是银色的盾牌。你和同学们看问题的观点就不可能一样，你总是觉得正确的事情，对于同学来说可能就是错误的呢？比如，你现在剪这种发型，你觉得很酷，帅气，老师是怎么评价你的？

来访者：老师说这种发型跟冲天炮似的，不好看。

咨询师：所以同学说你自私应该不是凭空说的，肯定是有原因的。

来访者：好像是这样，我自己也没能做到完全地遵守所有的规章制度，但是却用那么粗暴的方法对待那个女生；虽然说我借钱给了别人，可是我没开口让别人帮助我，只是觉得别人就是应该知道我有困难，既然我帮助过你，你就得主动帮助我。别人可能想的不一样。

咨询师：跟父母交往可能与同学的交往是不一样的……可是有些误解已经形成了，我们可以分析一下你与同学交往的一个场景，看看是哪些想法影响了你的行为……

1.1.2.2 反社会型人格障碍

曾经有一个新闻报道写道，一个男青年在二十岁左右的时候认识了一名女性，陷入爱河准备结婚时发现对方是个卖淫女，分手两年后，该男子和另外一名女性结婚，却发现自己虽然拥有了新的婚姻，却还是无法忘怀被人欺骗的仇恨，在四年时间里采取各种残忍手法杀害了十四名年轻女子。当时心理专家分析了他的成长经历和犯罪事实后，诊断他为反社会型人格障碍。

反社会型是人格障碍中威胁比较大的一种类型，在极端的犯罪分子当中，有很多人便是反社会型人格障碍患者。人们做一些违反道德法律的事情可能都是为了某些利益，比如偷东西是为了倒卖赚钱，打架斗殴是为了嫉妒报复，每一个犯罪分子都会精明地算计自己的付出与收获是否值得。但是反社会型人格障碍的人则是为了违反道德法律而违反道德法律，仅仅是出于刺激就可能去攻击和伤害他人，从不考虑行为的后果，也不会造成内心的愧疚和羞耻。我们对自己的亲人或多或少的都会抱有一定的感情，而反社会型人格障碍的人对亲人比如父母、妻子、儿女，缺乏应有的亲情，缺乏家庭责任感，可能会出现虐待家人的情况。反社会型人格障碍者在儿童青少年期就会表现出违反社会道德和法律的诸多事宜，比如对他人和父母缺乏应有的感情、虐待动物、伤害他人、打架斗殴、习惯性的说谎、偷窃、逃学等。总的来说，反社会型人格障碍的特点可以归结为以下几点：

①情感上，反社会型人格障碍患者比较冷漠无情，无责任心，缺乏一般人违反法纪时所具有的焦虑、内疚、羞愧，所以不能吸取惩罚所带来的教训。

②行为上，从小时候开始就多有违法乱纪的行为，有一部分人还具有较高的攻击性。在行为上无计划性，受本能的愿望和情绪冲动驱使，不能够持久地从事某项事务，比如上学、工作和婚姻。性生活随便，常因为微小的事情引发冲动及暴力攻击，因为缺乏反省能力，会将一切责任归罪于他人。但是，反社会型人格障碍的人的行为表现并不一定都那么外显，在外表上他们并不是我们想象的那种穷凶极恶的坏人，有很多反社会型人格障碍者都给别人留下极好的印象，显得很有魅力，甚至有些人会做到企业家、演员等成功人士。但是，随着时间的流逝，他们的那种撒谎、坑人、冷酷、没有人类情感、不负责任的特点就会显露出来。

③成长经历上，反社会型人格障碍的人一般都有痛苦的童年经历，遭受过抛弃、虐待或者冷落，没有与父母亲建立起依恋关系。

反社会型人格障碍一般采用药物治疗、精神外科治疗和心理治疗，在矫正反社会型人格障碍的时候，往往会发生的情况是患者会采取"欺骗"的方式来控制治疗情境，觉得矫正对自己有利，就配合，觉得无利，就开始无理取闹。如果使用认知疗法无效，而且患者违犯了国家法律，咨询师可以将其送入少管所或者成人劳动教养机构。也可以采取厌恶疗法，当患者出现反社会行为时，给予强制性的惩罚，使其获得痛苦的体验，从而达到让其主动改正的目的。反社会型人格障碍的人一般都不会主动寻求治疗，矫正起来比较困难，而且效果一般不会很好，所以对于各种人格障碍来说，都是预防重于治疗。

【案例1】

王某，男，十九岁，半文盲，独子，因为家中几代单传，幼时父母对其极其溺爱。他小时候在家里是人人头疼的小霸王，小学只上过一年级就辍学，不管父母如何打骂，都没有再返回学校。与父母、邻居发生多次肢体和语言冲突，在冲突严重时会离家出走，一般一两天后返回。经常偷盗邻居财物，但是因为是未成年人和父母的祖护，邻居一直未曾报案。十八岁时曾经长时间离家出走一次，长达二十天，回家之后，症状有明显的改变。原因是在离家出走期间，由于身上未带钱财，被困于某大城市，在该城市中靠乞讨和睡桥洞过了半个月，饱受饥寒之苦，才体会到自己行为造成的后果，有所收敛。

【案例2】

来访者：我妈让我来接受咨询，她觉得我可能有问题。

咨询师：妈妈想让你来咨询什么问题呢？

来访者：她觉得我经常撒谎，还有经常离家出走，她帮我找了好几份工作，我也没干下去，还有，她反对我和一些男的交往。反正她看不惯我的地方可多了，我也是被逼的没办法了，再不来她说她不养我了。

咨询师：都在哪些情况下撒谎和离家出走呢？

来访者：就是要钱呗，家里又不是很富裕，有很多东西我想要，可是我妈她死小气，从来就舍不得给我，没办法我只好自己想办法了。

咨询师：想的什么办法？

来访者：以前小的时候从我叔叔婶婶那里说我要买学习用品，骗了一些，还偷偷拿了我舅舅舅妈家的东西卖了，也拿过邻居的东西和钱。现在是从我的那些男朋友那里弄。

咨询师：那你拿到的钱都做什么了？

来访者：出去玩啊，买吃的喝的用了。

咨询师：那你妈妈是如何处理你的这种行为的？

来访者：我妈就会打我呗，你看我这腿上，还有她打的疤呢，我都恨死她了，有时候被她打急了我就离家出走。

咨询师：去什么地方？

来访者：去我爸爸家，我爸和我妈在我很小的时候就离婚了，是我妈先有外遇的，不要脸，我老这么骂她，她差点没把我给打死，要不是我现在打不过她……

咨询师：那你为什么没有和爸爸一起住呢？

来访者：我爸更穷，跟他一起我什么都没有，没钱干吗要跟他在一起啊？他们俩都不是好东西，从小到大我净看他们打架了。

1.1.2.3 自恋型人格障碍

有时候我们可能会有一点爱臭美，或者为了给予自己鼓励，会站在镜子前对自己说：哎呀，我长得可真漂亮（帅）啊。可是绝对没有一个人会像古希腊神话中的美少年纳喀索斯，因为美貌举世无双，无意中在水中发现了自己的倒影，一见倾心，再也无法注意到其他人和事，在水边一直看着倒影不肯离去，郁郁而终。倘若爱自己爱成这样，认为自己的美貌、才学是世界上举世无双，无与伦比的，人人都该拜倒在脚下，我们便会称之为纳喀索斯，也就是自恋型人格障碍的人。

对自身的评价，自恋型人格障碍的人最典型的表现是夸大自己的美貌和才能，认为自己所拥有的东西是独一无二的，不能承受失败，对于成功、权力、荣誉以及爱情等有非分的幻想。比如，如果一位自恋型人格障碍患者自恋自己的容貌，那么她可能会幻想有很多人被她的容貌打动，放弃一切来追求她，别人为她所做的一切是理所当然的。如果自恋自己的才能，可能会认为自己写出来的毫无创新的文章举世无双，对不能赏识的人痛恨入骨，觉得是别人用尽一切方法妨碍自己才干的发挥。

与他人相处上，自恋型人格障碍的人喜欢指使他人，希望他人围绕着自己为中心来做事，渴望得到他人持久的关注和赞美，无法容忍别人的批评，对别人持有很强的嫉妒心。

不管自恋型人格障碍的人在行为表现上有何差异，其本质的原因都是为了获得他人的关注和赞赏，但是这种目的是通过对他人的藐视和忽略来达到的，错误的行为方式必然让他们走入人际拒绝的恶性循环。自恋型人格障碍一般通过咨询和教育，能够取得比较大的改善。针对自恋型人格障碍，一般采用认知疗法，让患者克服自我中心观，在生活中学会去欣赏他人、体谅他人。在行为上，增加患者追求成功的实际行动，减少幻想成分，改变人际关系中颐指气使的习惯。在情绪上，需要训练控制自己生气或愤怒的能力。

【案例 1】

这是一对一起来咨询室的情侣。

来访者女：我是因为失恋过来找您的，我拖着他来的，我就不明白我有什么不好，他要跟我分手，早知道当初别死乞白赖地追我呀。

来访者男：我就受不了她的那种自以为是，她以为自己好，自己好在哪儿啊？不就是长得稍微漂亮点，长得漂亮的人多的是，不缺你一个。死乞白赖追你怎么了？那死乞白赖求婚了的还有离婚的呢。

来访者女的眼泪立马就流了下来。

咨询师（递给来访者女纸巾）：那你当初和她在一起仅仅是为了她长得漂亮吗？

来访者男：当然不是了，还有觉得她性格挺可爱的，有些刁蛮，有些骄傲，是我心目中的那种公主型。

咨询师：那后来又怎么发觉她的不好呢？

来访者男：她太任性了，我受不了她的任性。比如，说好了晚上 8 点钟约会，我等到十点她还不来，我实在等不及走了，她得知我没有在原地等她，就会劈头盖脸地臭骂我一顿。走在路上一句话说得不开心了，就能给我一耳光。其实如果仅仅是这样我也忍了，可是她发现了我有前女友之后，不依不饶到现在，她自己却和别的男孩子保持着联系，跟着别的男生出去唱歌、跳舞。只许州官放火，不许百姓点灯，凭什么呀?!

来访者女：凭什么呀? 凭我是你的女朋友，难道为我做这些事情还不是应该的吗? 难道这点信任你都不能给我吗?

咨询师：你是怎么看待你和他的感情的?

来访者女：我觉得男朋友就应该是这样的，其实我从小到大没有什么好朋友，就是妈妈对我特别好。现在有了男朋友，我觉得他就是我唯一的依靠，所以应该和我妈妈一样对我好。

咨询师：你提到没什么好朋友，为什么没有好朋友呢?

来访者男：你问她为什么没有好朋友? 她跟谁在一起就把别人当仆人，谁能跟她做朋友? 就是她妈把她惯坏了，她吃鸡肉不吃鸡皮，不喜欢啃骨头，她妈妈就能一块块地把肉撕下来，再放在她碗里……

来访者女：这是我妈爱我，你就是嫉妒。

来访者男：可是关键不是每个人都是你妈妈，都能把你当做人生的中心。她在宿舍就这样，晚上她可以和别人说话说到很晚，别人要说话就不行，就甩脸色。早上她早起从来不顾忌别人，叮叮当当，吵得别人都无法睡，别人早起要是吵了她一点，她就能动真格去报复别人，我是听了她同寝室的女生这么说她，才下决心要分手的，她不是在考验我，她是个性有问题……

【案例2】

林某，女，二十五岁，刚进单位的时候和一位女性关系不错，后来发现这位女性和另一位同事关系较好，便从中破坏。不久认识了这位女性同事的男朋友，便背着同事与其联系并约会，回来之后便吹嘘自己与同事男友的关系多么亲密，随之与该同事关系恶化。时常向同事回忆自己高中、大学的浪漫爱情，述说自己的衣物价格昂贵，但后经核实，都属于谎言。解释自己高中、大学没有交到一个好朋友的原因是别人对其浪漫爱情和家庭富有的嫉妒，觉得自己对他人也抱有强烈的嫉妒心，难以忍受别人比她好，当别人出现比较好的东西，比如爱情、友情时，会想方设法地破坏而占为己有。

【案例3】

J，男，作家，三十多岁。因为关注自己的写作能力，关注自己的不愉快，要求做精神分析。他的梦，是他夸大的一种体现。他描述自己的梦的时候，用的是极其夸张的口气。在他的梦里，他会飞。经过一段时间的分析，他在梦里不再飞翔了，而是改为行走。但是，在行走的梦中，他清楚自己的脚根本就没有挨着地面。可以看出，他的夸大减少了，但是仍然存在。

【案例 4】

来访者，女，医疗技师，是在大家的建议下来治疗的。工作上出现了问题，人际关系差，有违章驾驶记录。

她相信自己是"可爱的女孩"。和其他魅力较少的人相比，她具有优越感。母亲和奶奶不惜一切地支持她参加选美比赛，并为她取得的成绩感到骄傲。很小的时候，父亲死于车祸，随后母亲就改嫁了，继父发誓要宠爱她和她母亲，以弥补不幸遭遇对她们造成的损失，并提供了物质条件。母女俩对生活充满了期望，把继父理想化，并认为她们俩是继父成功的依据。后来，他们生了两个儿子，这使得来访者仍然在这个家庭中充当"特别的女孩"。可是，两个弟弟是"很聪明的孩子"，他们经常欺负来访者，叫她傻瓜。实际上，她是一个普通的学生。母亲忙于家务和社交，不怎么关注孩子们互相竞争的关系。

治疗中，来访者花了很多时间讲述自己参加选美比赛的经历和约会的技巧，却避而不谈自己的财政问题、人际关系和法律问题。她把自己超速驾驶和心不在焉开车归咎于不公平的环境造成的。她抱怨说："那儿只有太多不知道如何开车的人，他们挡住了我的路。"

来访者以容貌、名声、比赛成绩作为评价一个人是否优秀的一般标准。她只与那些"阔绰"的人或者"胜利者"交往，热衷于寻找证实她比其他人更漂亮的竞赛机会。如果被男性拒绝，她会感到羞耻，并认为会可怕地失去她的社会地位。

来访者和外科医生发生争执的时候，同事们没有支持她，为此她感到非常不舒服，"我知道是怎么回事，那个医生根本不知道他在讲什么"。

来访者认为，如果她要约会某个人，那个人就应该宠她，给她礼物、珠宝、现金，供她旅行等等。她对自己具有"玩弄男性自尊"的能力感到骄傲。她告诉约会者，以前别人送给她的礼物，以及她期望得到什么礼物，以激发对方用更大更好的礼物来宠她，而根本不管自己是不是真的喜欢这个男友。如果男友拒绝，她就会传播嘲讽男友性表现的谎言来报复。

来访者住在奶奶家里，不但不付租金，还要奶奶给她零花钱，她好去买化妆品、参加聚会等等。奶奶因此不得不忍受关节炎的疼痛，出去工作赚钱。来访者说，奶奶"需要"通过给她钱，而感到自己是有用的和快乐的。

一开始，她就表示，自己没什么需要改变的。后来是因为看到杂志上报道，一个著名演员"依靠婚姻治疗来维持正常的生活"，忽然喜欢起治疗来的。

咨询师：你在开始治疗的时候，表现得很出色，我希望以后能给你提供更好的服务。

来访者：谢谢。

咨询师：记下让我们感觉很好的事情，从中学习成功的经验，这一点对我们而言很有帮助。今天我们需要足够的时间，至少解决一个问题，你选择哪一个？

来访者：好的，我想说说星期六的经历。

咨询师：好极了，如果你说的内容不能自动进入我们的主题，我会花十分钟时间来调整，以便进入主题。你觉得怎样？

来访者：好的，星期六……

　　……

咨询师：所以，你奶奶有时候在晚上发脾气，特别是你不回家吃晚饭的时候。我们试着想象一下，当时她正在想什么。你能想象自己变成奶奶，然后告诉你，你为什么会胡思乱想吗？

来访者：我工作很累，还有关节炎，腿脚不灵活。我几乎走不动了，不能做晚饭，我只想去睡觉。

咨询师：你奶奶年纪这么大还去工作，而且你很多事情都要依赖她，有没有可能，她会感到压力很大？

来访者：她喜欢宠我，并且因为让我快乐而快乐。

咨询师：我相信，她很爱你，并因为你快乐而快乐，但有可能在她筋疲力尽、疼痛、需要钱时，工作上的压力会造成她身体或情感上的伤害？

来访者：我不知道，可能会吧。

咨询师：你愿意收集一些证据来检验这个假设吗？也许可以通过询问她更多的感受来获得。

来访者：我想可以。

咨询师：好的，我们来讨论一下具体的操作步骤。

1.1.2.4 表演型人格障碍

当演员在舞台上时，起承转合，媚眼如丝，通过丰富的肢体和口头语言吸引大家的关注。当演员走下舞台时，我们看到的是一个真实的人。角色和演员之间的差别越大，越表示他／她的演技出众，没有谁会戴着舞台上的面具生活。可是，生活中却有这样一种人，把自己的生活弄得像戏剧，一招一式都是为了获取别人的关注，希望自己是舞台上最耀眼的明星，成为大家注意的中心，这就是表演型人格障碍，又称寻求注意型人格障碍。其典型的行为表现是言行夸张，好表现自己，对一些微不足道的小事反应过分，有时候会夸大与别人关系的亲密度，有不适当的煽动和性诱惑，从外人的眼光看来就像生活在戏剧中一样，缺乏生活的平淡和真实性。

在情绪表现上，容易冲动，感情表达较快但是缺乏深度，容易变化。

在人际相处上，表面上显得热情而讨人喜欢，但是无法与他人建立深厚的情感，总是希望得到他人的关注、赞扬，但是却从来不考虑他人的感受。表演型人格障碍和自恋型人格障碍有类似之处，不同之处在于自恋型人格障碍的人表现比较内向，而表演型人格障碍的人则外向、夸张，而且多见于中青年女性。

对于表演型人格障碍的治疗，一般采取的是认知疗法，对一些不正确的观念要进行纠正，另外，表演型人格障碍的患者一般都具有比较好的艺术表演才能，可以对其特长另行发挥，多参加一些文体活动，有利于其注意力的转移，这也是一种对社会难以接受的个性特点的升华。

【案例1】

咨询师：你的辅导员推荐你来咨询，你有什么想跟我说的？

来访者：辅导员可能觉得我跟同学相处上有些问题吧。

咨询师：什么问题呢？

来访者：其实我也说不好，可能说的是我和系里一些男生的关系吧。

咨询师：什么样的关系？

来访者：暗恋的关系。

咨询师：谁暗恋谁呢？

来访者：当然是他们暗恋我。不过辅导员和我谈过，他说我是自作多情，那些男生并没有暗恋我，而且我的行为还给那些男生带来苦恼，也让别人看低我。

咨询师：你是怎么看待辅导员的评价呢？

来访者：我也不知道，我觉得他们或多或少对我还是有意思的，不然就不会给我那么多的暗示。

咨询师：他们都给了你什么样的暗示？

来访者：我们班的一位男生，由于我们经常坐在一块儿，班里别的同学经常开我们的玩笑，如果他没那意思就应该否认了啊，他也没否认，不仅没有否认，有时候我们出去集体聚餐，他还挺照顾我，给我夹菜，要是不喜欢我，干吗在别人面前表现得跟情侣一样。还有比如上届的师兄，由于学生工作，我们经常在一起，他还请过我看电影，我也请过他，他也没有拒绝。

咨询师：仅仅是这样，同学和辅导员怎么会找你呢？

来访者：我把我和这些男生的事儿说给我们宿舍的人听了。她们可能觉得难以接受吧。

第一次咨询当中，来访者基本上没有说出任何有价值的事情，通过后期与辅导员的沟通，才了解到来访者的一些其他情况。来访者是家中独女，父母是大龄得女，对其一直非常娇惯溺爱。来访者的语言表达能力很强，善于模仿，在宿舍中一直是大家的开心果。但是由于来访者的外貌条件不是很好，在宿舍同学纷纷恋爱的情况下，开始幻想与其他男生的爱情故事，并将这些故事不厌其烦地讲给宿舍同学听。并且由于其故事中的一个男主角与同宿舍另一个女孩恋爱，嫉恨之下，将宿舍同学的值钱财物毁坏，发泄心头之恨。为此，辅导员才劝其来进行心理咨询。

【案例 2】

来访者，二十六岁，时尚服饰店的售货员，因惊恐障碍伴广场恐怖而求治。

来访者衣着华丽，梳着精心设计且富有戏剧性的发型，装束令人吃惊，个头很矮，不足一米五，而起码超重三十四公斤。戴着太阳镜，不停拨弄，紧张得一会儿取下来，一会儿又戴上，说话的时候则不断地挥动眼镜。谈话中，她大声哭泣，戏剧性地用掉了大量的纸巾，一遍又一遍地问："我正常吗？我能好吗？"她不停地说啊说，当被缓和地打断的时候，她连声道歉，笑着说："我知道我讲得太多了。"但是依然喋喋不休。

来访者有过与男士狂热交往的经历。在她还是一个懵懂少女的时候，就有一个男孩爱上她并热烈地追求她。虽然这份感情以遗憾的方式宣布告终，但是在开始治疗的时候，她仍然在断断续续地与男友约会。在她二十岁出头的时候，男友突然不再打电话给她，她随即找到了新的男朋友，并"因怨恨而结婚"。当问及婚姻有什么好处的时候，她说夫妻之所以能和平相处，是因为"我们都像衣服"。她说，结婚前两人的关系非常好，但结婚后很快"他就控制了我"。然而，她的陈述与后来的描述自相矛盾，后来她说，在结婚前夕，她常求男朋友不要娶她，男友则威胁说，如果不结婚就杀了她。在仔细问到男友控制她是什么意思时，来访者才承认男友嗜酒，无休止地赌博，并经常对她进行身体上的虐待，对她不忠，几个月后，他们离婚了。

来访者还是婴儿的时候，父母就离婚了。后来父亲搬到外地，开始进入表演行业。孩提时，她每年才能见父亲一次，清晰地记得当时不得不去和父亲的同事及他身边的女人竞争。父亲总是要她做"完美无缺的小女孩"，于是她不停地担心自己是否会让父亲失望。

咨询师对来访者的情感很复杂。一方面，觉得来访者很讨人喜欢，作为一个朋友，和她相处非常愉快；另一方面，作为一个治疗的对象，感到有挫败感。例如，咨询师试图挖掘来访者惊恐发作前及发作期间的思维和情感，但获悉的只有来访者一遍又一遍地说："我快要晕倒了。"显然，这样的思维很肤浅，咨询师有一种徒劳感，只想抬抬手表示自己要放弃了。咨询师想："为什么这么麻烦？无法和她深入交流，结果和以前完全一样，没有任何改变。"

来访者花了好几个月想得到各种费用上的优惠，不时地"越过"咨询师，直接与医院内的行政人员拉关系，在咨询师不知情的情况下进行特殊的交际。幸运的是，患者的种种努力立刻引起了咨询师的注意，所以咨询师一再重申，来访者的收费标准只能和其他病人一样。当来访者意识到自己遭到了拒绝时，情绪起伏不定，但不再期望获得费用上的优惠。她坚持说，自己付不起治疗费，准备每两周和咨询师约见一次。当咨询师同意了她的计划却没有表示希望她每周治疗一次时，来访者感到吃惊、气愤。在坚持了一段时间两周一次之后，她感到无望得到特殊照顾，又开始每周一次的治疗。在后来的过程中，她的收入增加了，她坚决要咨询师加价，咨询师表扬了她的果断行事，并将她的费用调整到合适的水平。

来访者刚开始来治疗时，有着很实际的目标：恢复工作、独立开车、在家独处。当目标进一步扩展，进入到立刻就能得到回报的场所时，她变得更加兴奋起来，如逛商店（特别是买鞋），欣赏摇滚音乐会，到餐馆吃饭。最强有力的推动是，她获得了一个乘坐飞机出国度假的机会。这个令人羡慕的目标实现以后，她在很短的时间内取得了很大的进步。

来访者把身体上的轻微变化归因为患有严重疾病，并立刻得出结论：她患了癌症或艾滋病，已经濒临死亡。对她而言，感到头晕、呼吸困难是由于房间太热、太拥挤或者是由于一次惊恐发作，二者之间并无差别。不管头晕的原因是什么，来访者立刻判断自己要晕倒了或者快要死了。

咨询师发现，在布置家庭作业的过程中，当引用来访者的戏剧化语言时，她比较专注。因此在一次治疗结束时，咨询师不再用一些大众的术语表达，而是用比较随意的语言。比如，以"去见那个讨厌的人"替代"去见老板"。来访者感到这样的角色扮演富有戏剧性，在表达自己对自主思维的反应时愈加趋于理性化。一个疗程之后，她能独自回家。

咨询师：看起来你最害怕的症状是头晕。

来访者：是的，我恨它，太可怕了，不是吗？

咨询师：我知道这是你的感觉，但我有些疑虑：仅仅有些不愉快的事情发生的时候，你就觉得可怕？能否告诉我，是什么让头晕变得这么可怕？

来访者：就是很糟糕。我感到自己快要晕倒了，觉得尴尬极了。

咨询师：所以，你认为头晕就意味着要昏倒。如果你真的昏倒了，你觉得是什么让你感到可怕?

来访者: 我脑子里面只有一个画面, 我爬起来, 又昏倒了, 一遍又一遍重复, 一直如此。

咨询师: 一直不间断发生吗? 持续了多久?

来访者: 永远, 好像我再也不能振作起来。(大笑)

咨询师: 说这些的时候你在笑, 你对你设想的画面有过怀疑吗?

来访者: 我知道这听起来有点好笑, 但在那时, 我确实是那种感觉。

咨询师: 所以, 在那一刻, 你的预想是建立在你的感情基础上的。你感到头晕了几次?

来访者: 哦, 成千上万次, 你知道的, 我一直在谈这个症状。

咨询师: 在成千上万次头晕中, 你昏倒了几次? 实际上, 你真的昏倒过吗?

来访者: 一次也没有, 但仅仅是因为我和头晕斗争了。我相信如果我不斗争, 就会昏倒。

咨询师: 这正是我们需要探讨的问题。依我看, 问题并不在于头晕本身, 而是与头晕有关的恐惧感。你的头晕症状接纳得越多, 你感受到的灾难就越少, 你的生活受广场恐怖的影响也越少。所以, 我们现在所要做的就是, 在你头晕的时候能感到舒服一些。你认为这有意义吗?

来访者: 我想是有意义的, 但我不知道怎么做。在这儿讨论这个问题, 我似乎只有提心吊胆的感觉。

咨询师: 对, 因为你需要客观依据来说明如果你感到头晕, 并未发生任何灾难。在这一点上, 我们的证据很少。你需要有目的地让自己暴露在头晕的现场中, 而不是让头晕不时来侵袭你。你愿意进行一次对你有用的实验吗?

来访者: 只要不是做荒唐的事情, 我就愿意。

咨询师: 到现在为止, 你同意我所说的一切吗?

来访者: 同意。

咨询师: 下面我想请你做一件事, 这件事看起来有一点好笑, 但对你很有意义, 我希望你走到中间来, 转圈, 直到你感到头晕。

来访者: 我不想那样做。

咨询师: 我来演示一下(起身, 转了几个圈), 就像这样, 我很快就感觉到头晕了。我小时候, 经常这样做, 你不做吗?

来访者: 小时候是, 但现在情况不同。这很可笑, 而且让我害怕。

咨询师：如果你不愿意转到头晕，只转几圈行不行？

来访者：两圈，不能再多了。

咨询师：很好！

来访者（很不情愿地站起来，犹豫不决地转了两圈）：我讨厌这种感觉。

咨询师：你直接面对了这种感觉，而且没有回避，我希望最终你能接受。今天有什么收获？

来访者：我没有晕倒。这可能是因为我在医院，而且正在接受帮助（笑）。

咨询师：这就是我让你每天练习转圈的原因。现实地面对头晕，然后就是下一次来治疗时，看看你是否能够转更多些？

来访者：你的意思是，下次我还必须转圈？

咨询师：我认为这是解决问题的最快办法。你的犹豫意味着，我们的随访很有必要，不过，我们可以在你能接受的地方继续练习。

来访者：听起来有点儿疯狂，不过我想这是有意义的。

1.1.2.5 依赖型人格障碍

做父母的可能都会有这样的体会，孩子穿衣服、吃东西、收拾东西肯定会比成人慢很多，有时候等不及了都恨不得自己动手替他们做。可是明智的父母会了解到要培养孩子的独立性，即使孩子做得再不好，也能够耐心地等待。可是有些父母可能过于性急，或者是太爱孩子，而让孩子对自己的依赖心越来越强，严重的就会形成依赖型人格障碍。

依赖型人格障碍的人在认知、情绪、能力上都与常人没有差异，也能够与他人建立良好的人际关系。但是就是生活中的许多事情，比如恋爱、考试、工作中依赖他人，需要他人来替自己做决定，一旦缺失了他人的主见，就无所适从，不知道如何开展自己的生活，陷入无休止的痛苦当中。

除此之外，依赖型人格障碍还有一种特别的表现形式，我们一般称之为"无私"的人。我们在社会新闻中有时候会看到类似这样的情节：一个妇女的丈夫有外遇，甚至将第三者带到家里同居，没有任何经济上和强迫的原因，该妇女就是可以容忍这种情况的发生，再委曲求全也能与第三者和丈夫和平共处。这种"无私"的典型表现就是由于缺乏独立感，为了能够依附他人（比如丈夫），情愿放弃自己的身份，可能会让正常人看起来觉得难以理解。依赖型人格障碍的人自尊心较低，容易抑郁，对自己的价值缺乏认识，害怕失去目前接纳自己的人，不会表达自己的反对意见。

依赖型人格障碍的治疗一般采取的是认知—行为疗法和系统脱敏法。

从认知上来说，将童年期留在心里的不良教育阴影去除掉，重建自信。然后，可以让依赖型人格障碍的患者尽量自主地安排自己的生活。从需要自主性低的事情做起，到慢慢地从事自主性高的工作，克服对他人意见的依赖，最终学会独立自主地安排自己的生活和工作。

【案例1】

来访者：我最近觉得太痛苦了，我觉得自己没办法坚持工作下去，你们怎么能够天天坚持在这里工作这么多年呢？

咨询师：那是什么原因让你觉得自己无法工作下去了呢？

来访者：工作太累了，我都没想到工作这么累，工作后什么都得靠自己，以前遇到什么事情还有妈妈帮我。现在工作的地方离家里比较远，我住单位宿舍，现在一遇到事情我就想打电话给我妈妈，让她帮我看该怎么办。而且现在住集体宿舍我根本就受不了，总是想回家住，回家住第二天肯定要迟到，要是天天赶早过来，起得太早工作的精力就会受影响，为了这个我已经被领导批评了。不回家住我就只能打电话给我妈妈，跟她说这一天的情况。同事看我天天给家里打电话，觉得我有点太不成熟，感觉在工作上也不太信任我。我觉得再这样下去，我的实习期就过不了了。

咨询师：你以前上大学的时候是什么情况？

来访者：我今年上半年刚毕业，在大学的时候，学校离家里挺近的，每天都是妈妈送我去上学，帮我把当天要带的东西带齐，如果遇到什么事情，我总是第一个想到让妈妈过来帮助我，跟老师或者同学来交涉。其实本来大学毕业的时候我准备考研的，但是妈妈说现在研究生太多了，也不好找工作，就利用关系早早地给我找了现在的工作，说是把地方先占下来。所以我就放弃读研究生，早知道工作这样还不如考研呢。

咨询师：你是认为你对妈妈的依赖造成了现在无法好好地工作？

来访者：恐怕是的，我已经习惯了妈妈替我考虑到一切，现在不能事事依靠她了，我觉得特别的恐慌，心里没有底。妈妈的性格比较强，又比较疼我，有什么事情做不好，都是她帮我，我记得小时候我自己收拾书包，但是速度太慢，妈妈等不及，就将我的书包抢过去帮我收拾，后来我再也没有自己收拾过书包了。

咨询师：你从小到大，有没有自己独自做过正确的决定呢？

来访者：嗯，就一次吧，我觉得特别骄傲的，就是大学的专业是我自己挑的。当时我就是想学商贸英语，家里面也没有反对。

咨询师：其实你还是可以自己来做决定的。

来访者：好像也是，选了这个专业之后，因为比较感兴趣，我的成绩一直不错。

咨询师：其实在学习上妈妈是没有办法给你帮助的，全靠你自己。那么你可不可以尝试从生活的小事上开始自己做决定呢？

来访者：我觉得可以尝试吧，但是不知道从什么事情上开始。

咨询师：我们可以来分析一下生活中的事件，看看哪些最需要你的主见，哪些事情不是特别需要主见……

【案例 2】

来访者，女，四十五岁，已婚。

医生建议她治疗惊恐障碍。另外，她至少有五年断断续续的有严重的抑郁，并且有严重的经前期综合征。每天还要喝好几杯烈酒。

来访者认为自己的婚姻就像地狱一样。第一次婚姻持续了十年。丈夫和很多女人发生了关系，还出言不逊。来访者多次想离开，都因为丈夫的反复恳求而放弃。最后，还是离婚了。不久，来访者认识了现在的丈夫。她说现在的丈夫善良、敏感，支持她。

来访者说，宁愿别人替她来做主，进行重大的决定。为了避免冲突，她总是同意别人的意见。她害怕孤独。没有人照顾她，没有他人保证，她会感到很迷茫。她感到自己很容易受伤害，所以总是努力工作，尽量不做让自己负责的事情。

来访者说，自己和父亲一直保持极好的关系。她说："我是他的小天使。"只有一次，因为一件小事，父亲被逼急了，但是他们之间的其他事情都处理得很好。来访者描述，母亲比较盛气凌人，她们之间搞砸了很多事情，但是，"我还是想让她为我做一切事情"。还是在学校的时候，来访者就知道自己"愚蠢、不好"。她习惯倒过来读书，老师有时候在同学面前嘲笑她。她时常生病，借故不上学，逃避去学校。

来访者结婚的时候还很年轻，从依赖父母直接过渡到依赖丈夫，没有经历过任何独自生活的阶段。她发现离开第一个丈夫很难，就算丈夫言语不恭、不忠诚，也是如此。有一次，他们真的分开了。来访者发现自己好像大难临头。离婚后不久，她就找到了新的关系。一旦有了新的人的照顾，她感到了巨大沉重的释放。

咨询师：即使控制得很好，你对此还是有一些复杂的感觉，你对上个星期发生的事有什么感觉？

来访者：我不知道上周我的感觉如何，我很困惑，我曾经想结束治疗。

咨询师：这让我有点惊讶。一方面，你控制得很好，焦虑迅速减轻了。另一方面，你突然想结束治疗，那你是如何看待现在这里进行的事情？

来访者：我不知道，上周发生了一些事情，难道我害怕它是因为我知道我能做它？我喜欢我丈夫照顾我。

咨询师：这看起来似乎很重要。不过，我想弄明白的是不是控制意味着你可以变得更加独立，或者涉及到你的什么了？

来访者：也许吧。

咨询师：如果你变得更加独立了，会发生什么呢？

来访者：我会失败。

咨询师：你这是什么意思？

来访者：独立的人要做事情，我可能会失败。我猜想，如果我依靠我丈夫，我就不会失败。

咨询师：所以，如果你能够控制，这就意味着你更加独立了，如果这样的事情发生了，你在一些事情上可能会失败。

来访者：我就是这样想的。

咨询师：好的，尽管这儿有很多要谈的，但是还是让我理解了你正在经受的事情。看起来你的成功威胁着你，因为这挑战着你自己如何看待自己。为了更好地搞明白，这到底是为什么，我们可以花一些时间讨论吗？

来访者：好的，我愿意。因为这正是困扰我的事情。

（咨询师和来访者探讨有关独立的认知体系……）

咨询师：好的，总结一下，看来你对更加独立可能带来的所有变化还没有准备好。我想是不是稍微放慢一点，事情会更有意义，这样你可以更好地控制你的变化，并且用属于你的处理速度来处理。

来访者：你认为我能够做到？我现在感觉舒服多了。我开始放松了。

咨询师：你能想些方法，将你的进步调至某一个使你更能接受的层次上来吗？

……

来访者：我再也不想做了。

咨询师：我觉得，你认为将来你可以控制。

来访者：是的，但是不是现在，我感觉你在怂恿我。

咨询师：你说着说着好像有点生气了。

来访者（停了一会儿）：也许是，我有罪。

咨询师：有罪？

来访者：就好像我应该要多做些，否则的话，如果我不做，你就会不安。

咨询师：你想做什么？

来访者（强硬地）：我想以我自己的节奏控制。

咨询师：听起来，你好像对这个很清楚，有什么问题吗？

来访者：我想没什么。但是过一会儿，我会想，我是不是已经取得什么进步了。

咨询师：你愿意花点时间看看自己的进步吗？这样就可以知道到底有什么证据说服我们，我从这儿到那儿又意味着什么？

来访者：是啊，那是个好主意，我感觉已经接受了，我想你会生我的气。

咨询师：你感觉到一些取悦我的压力？

来访者：是的，但是我想，这是来自于我，而不是你。（咨询师和来访者讨论进步的步骤，来访者感觉到她的八个目标中，有七个都已经取得了重大的进步）我现在放松很多了，我没有意识到我进步这么快。

咨询师：证据表明，你已经取得了进步，从这儿，你看看你自己想干什么？

来访者：我仅仅想自己独立控制，我知道我必须做到。

咨询师：你愿意花点时间讨论你如何去做吗？并且看看，在继续前进的路上，还会得到什么？（来访者独立控制的计划讨论了十五分钟）好的，现在看起来，你已经对如何继续你的进步有了清楚的计划，以及如果问题突然出现，又有什么办法对付，那你的感觉如何？

来访者：真的很好，我想我早该摆脱沮丧的现在了，我知道这正是我想的。

咨询师：当然你知道，如果你决定你想得到更多的帮助，或表示出想慢一些的意图，给我打电话是最好的，这样我们可以想出最好的行为课程应该是怎样的。

1.1.2.6 强迫型人格障碍

每个人生活中可能都有这样的经历，明明已经锁好了门，可是总是觉得好像没锁，要浪费几分钟回来检查一下：哦，原来我锁了。明明已经做得很好的策划案，非要一遍遍地检查是否有错误，到了最后期限交上去了，心里还是觉得惴惴不安，仿佛要大祸临头。一般碰到这种情况的时候，我们可能会说没什么大不了的，只是有点十全十美的倾向！但是这种十全十美的倾向如果从小时候持续到成年，在生活各方面演化到极致，就成了强迫型人格的典型症状。

强迫型人格障碍的人在行为表现上的一个典型症状是追求完美化，对细枝末节问题有非常严谨的要求，会反复检查自己的工作和生活，必须要做到十全十美，倘若有一些细节没有做好，就会陷入焦躁不安中，无法继续进行正常的学习或工作。比如，我们家里的衣橱可能会挂放很多衣服，但是对于衣服挂放的顺序和衣架的方向则没有太多的注意，可是如果是强迫型人格障碍的人来挂衣服，他/她会让衣架一致朝向外，而且绝对不能用不同颜色的衣架，每一种类型的衣服一定要挂在一起，不能有一丝杂乱。想想我们生活中有多少类似于挂衣服这样的小事，如果每件事都要做到如此一丝不苟，那我们还有多少精力用来工作，用来做有开创性的事情呢？

强迫型人格障碍最常见的两种强迫行为分别为检查癖和洁癖，前面提到的挂衣服中不断地检查衣服的整齐性就是属于检查癖。有洁癖的人可能会认为身上某一处地方，比如手不干净就反复不断地洗手，有一个住院治疗的强迫型人格障碍患者就有洁癖行为，每天反复不断地用香皂洗手，两只手的表皮都已被洗掉，露出红色真皮，极其吓人，而且该患者吃饭也会觉得饭碗周围脏，而只吃饭碗中心的一小撮饭。

在情绪表现上，强迫型人格障碍的人容易对生活中的一些细枝末节过分焦虑，总是担心自己没有做好或者发生意外。他们之所以反复做出一些别人看起来难以理解而他们自己觉得必不可少的事情，目的就是为了消除强迫观念引起的焦虑。

在人际相处上，这类人会将自己追求完美的倾向泛化到别人身上，要求别人按照自己的方式做事，否则就会觉得极不愉快。

对于强迫型人格障碍的治疗，一般会采用认知领悟疗法，首先，让患者丢掉强迫行为背后所代表的意义，树立合理观念，改变不合理的思维方式和完美主义的心态，对人对事有一个客观的评价。其次，一般强迫性行为的改变是需要时间的，所以对于短期内无法改变的症状，不能操之过急，可以接受自己现在担忧的现状，比如下面案例之中的担忧自己的妆容出了问题，那就让它出问题吧，担心自己的手脏，那就让它脏吧，是人的意志导致了强迫行为的发生，那么也可由意志来克服强迫行为的发生，在接受的基础上，慢慢地将注意力转到其他应该做的事情上，比如认真地工作、学习等。

【案例 1】

来访者：我比较喜欢化妆，每天早上大概都会花两个小时左右来化妆，这一两个月来情况更严重了，每天早上我五点钟就得起床，收拾到八点钟左右去上班，中间得花三个小时化妆，而且走在路上我总是忍不住掏出镜子看看自己的妆有没有花，脸上有没有什么不合适的地方。在上班开会的时候我也忍不住，总是想去补妆。如果不让我掏出镜子看一看，我会觉得坐立不安，没办法进行工作。

咨询师：这种情况确实挺苦恼的。你什么时候学会化妆的？

来访者：大概是高中的时候吧，具体什么时间我记不住了，但是能记得是高中。

咨询师：当时在什么情况下学会的化妆？

来访者：当时我也不是特别清楚，好像就是突然之间学会了。那时候我成绩不是很好，不像那些尖子生，都要好好学习来考重点大学，我属于老师眼中那种可管可不管的人吧，挺无聊的，后来跟几个和我一样情况的同学在一起玩，就学会化妆了。

咨询师：化妆之后别人对你的评价是否发生了改变？

来访者：感觉男生看我的眼光不一样了，而且还有主动来找我搭讪的。女生则有些嫉妒吧，但是有时候也会跟我聊怎么样让自己看了更漂亮点。

咨询师：别人的评价对你后来持续不断的化妆起了鼓励作用？

来访者：还是有的，那个时候我们上高中，像我这样成绩不好的女孩子是很难得到大家的关注的。我觉得自己的学习无法和大家相媲美，那只能用别的来弥补，当时外貌上的美丽确实让我获得了学习之外的满足。后来我就习惯天天化妆，随身带着化妆包，每时每刻都想检查自己的妆容，害怕自己唯一值得骄傲的东西从此就没有了。

咨询师：现在的情况越来越严重，与你现在的工作状况有没有关系？

来访者：可能我觉得在工作上没有做得特别好，用工作成绩来获取大家的关注和欣赏不容易吧，所以高中的那种症状又回来了……

咨询师：是不是觉得只有让自己的外表完美无缺了，才能缓解自己对工作的焦虑？

来访者：好像是的，从小到大自己在家里可骄傲的只有这张脸，父母有时候也经常说我，别的不行，还好长得比较漂亮……

【案例2】

男，三十岁，本科学历，未婚。父母为小学教师，从小对其家教甚严，上小学时学校里有一个老校长，在课间查操或者行走时只要看到校园里有垃圾，就会捡起来扔到垃圾箱里。患者在小学时期耳濡目染，平常走在路上有时间也会这么做。从上高中后，同学不能理解其行为，对其进行了嘲笑打击，但是患者并没有因此停止捡拾垃圾，反而状况加重，在路上行走的时候会抑制不住自己捡拾垃圾，自我描述说越是难过的时候越喜欢这么做，仿佛只有坚持这么做才能表明自己真的是一个表里如一、品德崇高的人。不仅希望自己在各个方面表现优异，绝对遵守社会道德和各项纪律，还要求周围人和他一样。比如，上大学的时候他主动要求当班干，并要求班里的同学百分之百地遵守学校的校纪校规，一点不能违反，又遭到同学的反对和打击。毕业之后应聘到单位也同样如此，因为其行为方式不能为同学和同事接受，又惯常以自己的标准要求别人，所以人际关系较差。

【案例3】

来访者，男，四十五岁，工程师，因为最近背部、颈部和肩部严重的慢性肌肉疼痛，前来进行认知治疗。

来访者从二十多岁开始就有了这样的症状。因为他一开始就以为这种疼痛是生理问题，所以一直在物理咨询师、按摩医生那里进行治疗，还服用了各种各样的肌肉松弛药物和消炎药物。这些治疗在某种程度上起到了一点作用。在他三十多岁的时候，又一次疼痛发作，他只好休假了三个星期。当时，他正在从事一项重要的复杂的工程。从那时开始，他开始认真地考虑，自己的疼痛可能和自己的心理压力有关系。

来访者在一个中等城市长大，在一个保守的中等家庭长大。在家排行老二，有一个比自己大七岁的姐姐。来访者把父亲描述为一个不错但是有些焦虑的人，来访者和父亲的关系好，但是并不密切。母亲很关心来访者，来访者也很在乎母亲对自己的看法。当来访者是小孩的时候，母亲非常关心他。他喜欢这种关注，同时也感到母亲是一个喜好批评的女人，并且对人的行为有很多很多的清规戒律。来访者记得小时候的一件事情，当时他在读小学一年级，一个朋友获得了一个奖励，但来访者没得到。虽然母亲没有明说，但是来访者却有一个印象，那就是母亲对他很不满意，认为"你的朋友得了一个奖，为什么你就不能得一个呢?"

来访者说，自己的童年相当快乐。但是从六年级开始，他开始关注自己的分数和声望。在学校，他是这样做的，或者学习非常用功（尽管老担心自己做得不够好），或者拖延并且不愿意去思考该做的事情。社交上，他变得内向、回避和情感压抑。就这样，很少和同学交往，不善于表达自己，机会对他越来越少，而他面临的却是别人的议论和排斥，这些行为模式逐渐增多，贯穿于整个青少年期。

大学二年级的时候，来访者因为学业成绩没能如愿以偿，出现了更多的焦虑。尤其是完成写作任务时，变得越来越困难，因为他担心自己做得不够好。另外，来访者感到非常的孤独和隔离，因为他远在外地上学，没有能力发展朋友，也没有女朋友。他对自己和未来变得越来越悲观，终于患上了抑郁症。发作期间，他丧失了对大多数活动的兴趣，整天把时间花在睡觉上面。抑郁持续了两个月，他不得不退学，参了军。部队的有序的生活对他很有帮助，在服役期间，表现很好。退伍后，他又重新上大学，最后拿到了本科学位。

来访者从二十多岁开始就是工程师了，在工作中小有成就。来治疗的时候，他正在从事一些行政和督导工作。这些工作对他来说，还不如他之前干的机械的、技术的工程师的烦琐工作来得舒服。

来访者对约会从来没感到舒服和成就感。三十多岁的时候，他被介绍给一个女孩，他们本就认识。女孩记得他，这让他感到又惊奇又兴奋，于是他们就开始约会。一年之后，他们结婚了，两年后，有了孩子。来访者将自己的婚姻描述成美好的但是不如自己希望的那样亲密。他感到自己对妻子在情绪和性方面都很拘束，并且认为，这都是自己的原因。来访者没有亲密的朋友。

咨询师：所以，当你完成一项作业的时候，你发现自己体验到的是巨大的压力，因为你相信不管你做得多好，还是不能接受，对吗？

来访者：是的，我想，那就是为什么我不做决策或者拖拉的原因了，因为只有那样，我才不用应对这些情绪。

咨询师：所以你回避和拖拉都是为了减少自己的压力？

来访者：是的，我就是这样想的。

咨询师：这是你的一种减压的方法，在你身上有作用吗？

来访者：不，拖拉通常只能把事情搞得更加糟糕。我想我是一个相当有责任心的人，不把事情做完，的确让我感到很烦。我在拖拉了一个星期之后，背痛得非常厉害。

咨询师：你在表格中写道，你对自己所做的无法接受。如果你所做的让其他人也无法接受，那会怎么样？是什么让你发脾气的？

来访者：你的意思是？

咨询师：你是否认为可能会出现这样的情况：某些人做的事情，对其他人来说无法接受，但是你没有对这个发火？

来访者：是的，我知道有些人会喜欢我这样处理。我想，如果我达不到一个在我自己看来是不可能达到的水平，我会感觉我是不能被接受的，或者说是愚蠢的。

……

咨询师：所以仍然认为，绝大多数人不同意你，即使当你有充分的证据证明这是正确的，你也很少去想？

来访者：是的，我仍然经常会想，别人不满意我做的，然后我在他们看来很不舒服。

咨询师：你认为你是如何发现这些想法是正确的还是不正确的？

来访者：我不知道。

咨询师：总之，如果你想知道其他人在想什么，你会怎么办？

来访者：我想我会问他们。

咨询师：那对你来说可能吗？下次，当你认为别人不同意你的时候，你是否认为可以问问他们呢？

来访者：我不知道。他们可能不喜欢我问他们，或者，他们可能不会告诉我有关的真相。

咨询师：有这样的可能，可能以后我们得想一种解决各个问题的方法。如果我们和一个你相信是相当诚实，并不挑剔的人交往会怎么样？你认为谁适合那样的描述？

来访者：我的上司是一个体面的家伙，我当然不想让自己老担心上司无时无刻不在对我品头论足。

咨询师：你能否想出一种相当安全的办法，问问你的上司，他对你以及你的工作的印象？

来访者：我想我会这样说："你看起来好像在想什么事。是不是我的计划运行碍了您的路？"

咨询师：这话听起来很好。你下周把这个当做你的家庭作业，好吗？你是不是愿意这个星期当你认为上司不同意你时，立刻问问他的想法，并且记录你猜想他会说的和他最后实际说的话？

来访者：好的，我会试试看的。

1.1.2.7 边缘型人格障碍

人们常以"六月天，孩儿脸"来形容天气的善变，那么如果人的脾气善变，你会如何形容他呢？如果前一秒钟你还和他像朋友一样愉快地聊天，后一秒钟因为一句话他一板砖就冲你拍了过来，而且这种行为反复出现，你会是什么感受？你还能与他/她维持良好的人际关系吗？当我们排除了抑郁、精神疾病等症状，发现一个人无法控制自己的情绪和行为，就可能要界定他/她为边缘型人格障碍。这类人格障碍者通常无法控制自己的情绪，在情绪的两个极端之间快速变化，并相应地表现在行为上，从而非常容易与他人产生矛盾和纠纷，导致人际关系紧张恶化。这种冲动性的行为不仅会表现在对他人上，有时还会针对自己，极容易出现自残、自杀的行为，这是边缘型人格障碍的标志性表现。

边缘型人格障碍患者的善变还不仅仅表现在情绪上，从性格、兴趣爱好、理想价值观、职业、人际的亲密感等都可能是频繁转换的，让人无从捉摸他们的心思到底是什么，即使他们对自己的认知也是模糊的，不能清楚地说明自己到底是个什么样的人，自己的需要到底是什么，这种歇斯底里的痛苦又是为了什么。

一般情况下，对于边缘型人格障碍的患者，不仅需要进行长期、定期的心理咨询，还需要临床医师的介入。

【案例1】

李某，女，二十一岁，大学退学在家。根据其父母回忆，其幼年时是困难气质儿童，情绪上经常郁郁寡欢，但有时候因为一句话又会暴跳如雷，随着年龄增大，情况一直不见改善，但父母一直认为孩子只是脾气不好，在家里尽量让着她，没有重视。初中时，因为老师的一句批评与老师发生激烈冲突，并因此休学一年。上大学后，人际关系冷漠，暗恋班上一名男生未果后，情绪出现较大波动。据宿舍同学反映，经常在宿舍床上一坐就是几个小时，呆坐过后会自己莫名其妙地狂笑，或者自言自语：我要杀了你，我要杀了你。多次提出要自杀，或者说要杀了别人后自杀，在手腕上用刀刻出多道伤痕。后退学回家接受临床治疗。下面为该患者在症状严重时与学校心理辅导人员的对话记录：

咨询师：知道老师为什么让你来这儿吗？

来访者：知道，因为我在宿舍说我要杀人，宿舍同学肯定怕我了，所以让我来这儿。

咨询师：为什么要说杀人？

来访者：我就是觉得很不开心，我喜欢班里一个男孩子，可是他不喜欢我，拒绝了我，后来每次走进班里只要看见他我就难受，做什么都做不下去。我很恨他，如果不是他，我的大学生活也不至于过得这么失败，我想杀了他。有时候脑子里面想得厉害了，就会忍不住说出来了，其实我没说多大声，是同学们太大惊小怪了。

咨询师：我看你手上有伤痕，是怎么回事？

来访者：就是想他想得太痛苦了，就用刀划的。

咨询师：如果让你用一个形容词来形容一下你最近的情绪状态，你会用什么词？

来访者：波峰波谷吧，我是学工科的，只能想到这个，就是觉得有时候心情郁闷得不能自已，陷入一个念头里面拔不出来，就想把自己杀了，这样就清净了。可是有的时候又觉得烦躁得很，恨不得拿把刀把这个世界都砍了，尤其砍了那些在背后议论、看我的人。

咨询师：这是你第一次出现这种情况吗？

来访者：不是，我中学的时候曾经休学过，和老师发生冲突，现在我觉得我又退回去了……

在和家长沟通了该女生的成长经历后，咨询师建议其寻求专业治疗，后退学回家。

【案例2】

毕某，男，二十四岁，中专毕业。父母为普通工人，家中还有一个相差一岁的弟弟。弟弟提前入学与其同年级上课，成绩和各方面表现都比他好，父母、亲戚经常对比他和弟弟的差别，言谈之间也会经常通过对比来打击他。中专时，刚入学表现比较积极，要求担当班上的团支部书记，当上之后，另外一名同学也想担当此职务，便组织起一帮同学在日常工作中处处为难他。半个学期之后，他的脾气开始越变越差，经常郁郁寡欢，经常陷入一种莫名其妙的想法中不能自拔，有时候会莫名其妙地冲同学、老师发脾气。曾经在宿舍藏过一把刀，做出自残行为，经常流露出自杀的想法。曾经休学一年治疗，状况有所减轻，将中专学业继续完成。工作后同样表现出相应症状。

【案例3】

R，男，商人，四十多岁。他来咨询是因为阳痿，而这只发生在同样社会地位的女人之间；而和妓女，或者社会地位较低的女人在一起时，并不会这样。他担心自己是同性恋，担心这会影响到工作中的关系。当他想到自己在女人前的这种表现的时候，会变得特别焦虑，会喝很多酒。他的父亲有虐待倾向，常常打孩子；母亲忧郁、爱埋怨，但又顺从，R 觉得母亲没有能力保护自己的孩子不被父亲打。病人是家里五个孩子中的第二个，他感觉自己是最不幸的人，他是父亲攻击的主要目标，也是哥哥戏弄和抛弃的主要对象。对他进行的诊断评估结果是，他有明显的偏执人格和边缘型人格，而且同性恋的趋向很重、很压抑。最后咨询师决定进行精神分析性治疗，每周三次。

在一次治疗中，他用一种含混不清的方式反复地说，在这次治疗开始之前，我们在街上遇到的情景。他说，我向他打招呼的时候，非常不友好。他觉得我很不高兴，因为不得不每周治疗他。

另一次，他采取了直接的方式，而不再含糊不清，话语中充满了愤怒。他说，他在人行道上看到我在另一边的人行道上对他吐口水。我问他，是否确认这是事实。他很生气地说，就是事实，还让我不要假装了。他生气地说，他对我的动机没兴趣，但是的确是发生这样的事情了，他觉得这很不公平，觉得我很残忍。在这之前，我曾经解释过他的这种移情。他和父亲的关系影响无处不在，让他感觉到我对他不喜欢、不赞同，甚至是讨厌。当时，他很愤怒地说，你现在可以随便虐待我了，就像我父亲一样，就像我办公室的同事一样。这次，我表达了我的诧异，主要是用语调和动作，这让他非常愤怒。他说，他有很大的冲动想要打我，当时我真的担心了，担心他真的会这么做。我告诉他，他的印象绝对是错的，我没有看到他，更不记得做过吐口水这样的动作。我还说，他可以去判断、去选择，我是在说谎还是在说实话，但我坚决地告诉他，我说的是事实。

【案例 4】

来访者，女，三十九岁。

她对前两个咨询师不满，要求转诊。

她童年的时候，发生了一件大事，让她失去了父亲和姐姐。母亲彻底崩溃。从此，她多次受到性虐待。

来的时候，正在服用抗抑郁药物，经常因为自杀的行为，被送到医院。她经常给自己的咨询师打电话。

前面的咨询师为了她设置了严格的界限。我反其道而行，允许在我们之间发展关系和治疗同盟。有一次，我到外地休假的时候，我还主动给她打电话，问她的情况好不好。她被我打动了。从此，自杀的想法再也没有出现过，药物也停了，生活的好几个方面都开始转向积极的方向。

半年后，治疗结束，她给我写了一封信：

我常想起我们的治疗，这是我无法忘记的。我想起，我在你的咨询室里坐着，在给你说一些事情，你在听。我想起，你旅游的时候，还专门给我打来电话问候我。我想起，有一次，你专门开车回咨询室，找我的电话号码。每次，我给你电话留言，你都会打回来。这些，并不都有用，但是我感到你的存在。这正是一个小女孩希望从爸爸那里得到的，这就是我生活中缺少的东西，是我一直都非常渴望的。终于，在我三十九岁的时候，有人给了我……我高兴坏了，我终于体会到了，当有人这样对我的时候，是什么样的感觉。这是你给我的最好的礼物。

【案例 5】

来访者，女，二十八岁，家庭主妇。

从十多岁开始，她就开始治疗。她还因为吸毒和厌食症治疗过。很多次去医院，是因为她吃药自杀。

最近这次，她是因为抑郁，她觉得自己没有能力处理人际关系。有时候，她会变成别人的出气筒；有时候，她会做出不合时宜的事情，失去控制。治疗了两年。咨询师非常有名，特别是在人格障碍方面很有影响。两年中，她的生活发生了很多变化，当了妈妈，有了宗教信仰，和最好的朋友分手。但是她觉得不满意，决定结束治疗。一方面是因为她觉得没有任何改变，另一方面是因为有一次，咨询师建议她暂时不要去教书，说她还没有能力搞好人际关系，这让她很生气，让她又一次证明自己是无能的。

最后，她的一个教友帮她联系，转到我这里来。

最初在我们的谈话中，能明显地感受到她的强大的防御，治疗进展很艰难。

片段：

来访者（来咨询室之前，电话，怯生生）：我还是没找到人帮我照看孩子，我能不能带孩子一起来？会不会有问题？

咨询师：没问题，我也有个孩子，和你的差不多大。

有了孩子在咨询室里，她发现自己能轻松地想起咨询室之外的生活。

来访者：有一次，也是因为孩子的事情，咨询师不让我带孩子过去，我们取消了一次治疗。我不喜欢让保姆带我的孩子。

咨询师：没问题，如果你愿意，以后你都可以带着女儿来。

这是治疗的一个转折点。她的态度不再紧张，开始放松。从此，她对治疗的态度明显变得积极起来了。

后来，她给我谈了当母亲和信教给她带来的快乐和责任，让她感到自己有能力，感到了自尊。她和好朋友分手，是因为朋友总是抓住机会嘲笑、奚落她。虽然失去了最好的朋友，挺伤心的，但是她还是为自己能这么做而感到自豪。

【案例6】

来访者，女，五十三岁。

经过多年的治疗，已经慢慢摆脱了孤独的感觉，从自杀的想法中走出来了。在对我感谢之后，又突然复发。

某次治疗，我迟到了十几分钟，她表现出生气和痛苦，但什么都不说。

我温和但是坚定地要求她说说她的感受。

来访者：好吧，我觉得你太傲慢了，冷漠、僵化，优越感太强了。我的工作很忙，你要知道。

咨询师：很好，你的这种感受，是不是符合你最近一年多来的情况？

来访者（沉默，思考）：不知道，好像是吧，有时候我对我母亲也有这样的感受。还有，我经常对我的手下，也有这样的感受。还有，最近几次治疗，我对你的感觉很好，这反倒引起了我的焦虑，让我很乱。

【案例7】

来访者，女，三十三岁，独身。

来访者感到极度困扰，根据外在标准来看的话，她可能会被诊断为精神病。治疗中，她总是带着深深的内疚感，很多都是围绕着和父亲的乱伦。她完全不能确定是否这件事情真的发生过还是只存在于她的头脑中。

第九次治疗：

来访者：今天早上我把我的外套挂在办公室的那边而不是这边。我告诉过你我喜欢你，我害怕要是你来帮我挂外套的话，我会转过身来吻你。

咨询师：你认为这些爱的情感会让你吻我，除非你能够保护自己不受情感的支配。

来访者：哦，我把衣服挂在那里的另外一个原因是，我希望依赖——但是我想向你显示我不是一定要依赖。

咨询师：你既希望依赖，又想证明你不是一定要依赖。

治疗结束前：

来访者：我从来没对任何人说过，他是我所见过的最好的人，但是我对你说了。这不仅仅是性，这超出了性。

咨询师：你真的感觉到你和我有很深的亲密感。

第十次治疗，治疗结束前：

来访者：我想情感上我会为了性交而去死，但是我什么也没做……我想做的事情是和你做爱。我不敢问你，因为我害怕你会是非指导的。

　　咨询师：你为此感到十分紧张，而且很想和我发生关系。

　　来访者（沉浸在情绪中，最后）：我们能来做些事情吗？这种紧张太可怕了！你想释放紧张吗……你能给我一个直接的答案吗？我想这对我俩都有帮助。

　　咨询师（温柔的）：答案是"不"。我能理解你有多么失望，但是我不愿意做那件事情。

　　来访者（停顿，放松的表现）：我想那会对我有帮助。只有在我心烦的时候我会喜欢做这事。你很坚强，这也给了我坚强。

　　第十二次治疗：

　　来访者（沉默两分钟。接着开始用生硬平坦的语调说话，和她平常的语调不一样。不看着咨询师。有很多的重复）：你感觉我想来，但是我不。我不会再来了。这对我没什么好处。我不喜欢你。我恨你！我希望你根本就没有生下来。

　　咨询师：你恨我恨得很厉害。

　　来访者：我想我会把你扔到湖里去。我会把你砍碎！你以为人们喜欢你，但是他们不……你以为你能吸引女人，但是你不能……我巴不得你死！

　　咨询师：你憎恨我，而且你真的想把我除掉。

　　来访者：你以为我父亲对我做了坏事，但是他没有！你以为他不是个好人，但是他是！

　　咨询师：你感觉我完全错误地转述了你的所有想法。

　　来访者：你以为你可以让人们来告诉你一切，你以为他们会认为他们得到了帮助，但是他们没有！你只是喜欢让他们受苦。你以为你可以把他们催眠，但是你不能！你以为你很好，但是你不是。我恨你，我恨你，我恨你！

　　咨询师：你感觉我真的喜欢让他们受苦，并且我没有帮助到他们。

　　来访者：你以为我不够直接，但是我会很直接的。我恨你。我得到的一些都是痛苦、痛苦、痛苦。你以为我不能指导我的生活，但是我能。你以为我不会好转，但是我可以。你以为我有幻觉，但是我没有。我恨你。（长时间停顿，靠在桌子上，精疲力竭的样子）你以为我疯了，但是我没疯。

　　咨询师：你很肯定我以为你疯了。

　　来访者（停顿）：我很累，但是我还是不能放松。（失望的语调，眼泪，停顿）我有幻觉，我必须消除它……（继续谈论她深层的冲突，说出她经历过的一个幻觉，声音非常紧张，态度和开始非常不同。）

　　治疗后期：

　　来访者：我知道在办公室我必须消除这些东西，我感觉我能来这里告诉你。我知道你会理解的。我不能说我恨我自己。这是真的，但是我不能说出来。所以我就把这些丑陋的东西说成是你的。

　　咨询师：你感觉到你自己的东西你不能说，但是你能把它们说成是我的。

　　来访者：我知道我们走到了最低点。

　　病人在第三十次治疗的时候，显示出很大的成长和进步，虽然她认识到自己还有很长的路要走。有十个月她都带着这些痛苦，又一次次因为自己的冲突而感到苦恼。她离开了城市几个月，为了得到更多的帮助。她试图以特殊的方式和咨询师联系，由于她所选择的方式，咨询师一点都不知道她的要求，而她也没有收到任何的回应。

【案例分析】

　　正如治疗体验设置的限制，这里完全是咨询师的责任，而他承担起了责任。他没有说"这不会对你有帮助"，来评价病人的体验。他只是承担起对自己行为的责任，同时表达了对病人那种情况下的体验的理解和接受。

　　咨询师说："我试图进入并由我自己的声音表达她倾泻出来的毁灭灵魂的愤怒的全部，但写下来的句子看起来让人难以置信的苍白，而在情景中这些她冷酷地、深刻地表达的话是充满了同样的感情的。"

　　病人认识到了自己所持有的对别人的态度，以及自己附加在这些态度上的品质，是驻扎在她自己的观念中，而不是在她态度的客体中。

【案例8】

　　来访者P，女，二十九岁，在不能工作一年以后来治疗。她抱怨太累了，无法工作，整天躺在床上。问题好像开始于工作相关的冲突。她和老板私通，但后来结束了，因为老板在这之前已经订婚，他不愿意放弃这个婚礼。来访者对老板感到强烈失望，并开始和另一个男人交往。来访者说，老板憎恨她的决定，给她的工作降级，多次在别人面前评论她"累坏了"。她描述，自己和丈夫的关系大都是以攻击和威胁为特征的，她对自己的家庭表示愤恨，大量使用大麻和酒精。她反复说，自己发现生活没有好处，不信任别人。当问及治疗中应该做什么的时候，她相当模糊，回答诸如"我必须独自在家感受"之类的话。咨询师认为来访者可能有严重的焦虑、悲哀和孤独。

　　来访者：这周，我要开一个三十岁生日派对，我想邀请你去，我想把你介绍给我的丈夫和朋友。

　　咨询师：邀请我参加你的生日派对真是太好了，但是我恐怕不能参加。

　　来访者：为什么？我真的希望你能来。

　　咨询师：我非常喜欢你，但我想和我的家人和朋友共度闲暇时光。

来访者（变得愤怒）：那么你不把我当做朋友？你不是说过，我可以把治疗当成一个特殊处境，唤起深刻的感情，并且你会扮演一个特殊角色并关心我吗？像一个父母对待一个孩子吗？现在，我请求你一些个人的事情，这对我非常重要，你却说不去，你对我说谎！信任你，我真傻！

咨询师：你是对的，我不想把你作为一个朋友，虽然我有点喜欢你，但是我需要时间弥补我的家庭和朋友，因此这是我个人的决定，我喜欢在这儿看到你并和你一起工作，但是我不想参加你的派对。

来访者：天啦，你不必重复了，你不必在伤口上撒盐，我知道你说的，我听到了（现在变得恐惧了）。哦，天啦，我不应该提出来的，我知道会是这样，我知道你会拒绝，你会对我要求这么一个不适当的事情对我表示愤恨，我要走了，我不会待在这里（站起来并离开）。

咨询师：不要走，请留步。我知道我的拒绝对你有很深的伤害，我也知道你现在非常恐惧我会更加伤害你，因为你敢于邀请我。我错了吗？让我们来谈谈，你现在离开，我感觉不好，我们能试试吗？

来访者（重新坐下来，开始哭泣）：好吧，但我感到很不好意思……

……

来访者想象了一个和母亲有关的童年期威胁性的记忆。

来访者：我不能做任何事情，我太害怕了。

咨询师：我和你一起来好吗？你能想象我站在你的身边吗？

来访者：是的，我能看见你在我的身边。

咨询师：好，我正在和小 P 说话……你需要的是什么？有什么我能做的吗？

来访者（不说任何事情，看上去很害怕）

咨询师：好，听听我和你的母亲说什么，然后……夫人，你是 P 的母亲，不是吗？我必须告诉你，你正在对你的女儿做可怕的事情，她的自行车被偷了，对此她无能为力，她对此已经很伤感了，那是很正常的，任何人在丢了重要的东西的时候，都会感到伤感。但是，你不顾她伤感，当着全家人的面羞辱她，还有更糟糕的，你指责她引起了失窃。你说她总是运气不好，总是引起问题，她是你痛苦的原因。但是，那不是真的，P 是一个好女孩，她应该得到你的同情和安慰，因为你是她的母亲，而她正深陷在痛苦之中。而假如你不能给她需要的，那些每个其他孩子所需要的，那足以成为一个问题。但无论如何，你不应该指责她，因为作为一个长辈，你在处理情绪上有问题，因此，停止对她的指责，并对此道歉！

咨询师：来访者，现在看看妈妈，她在做什么？她在说什么？

来访者：她看起来有一点惊奇……她不经常那样说话……她不知道说些什么……噢，她说，我应该上一堂课，因为我应该在事前知道我处置的自行车会发生什么事情。

咨询师：听我说，夫人，毫无道理。来访者事前并不知道，而且对于丢失自行车，她感到悲哀，而假如你不能安慰她，停止像这样说话或离开这里……

来访者，她现在在做什么？

来访者：我停止说话，正坐在她的椅子里面……

咨询师：小 P 现在感觉如何？

来访者：我害怕，当你走开的时候，她会惩罚我……

咨询师：有什么事情，我可以帮助你的吗？给我说！

来访者：我要你留下来关心我。

咨询师：好的，我会留下来照顾你……你现在需要什么？

来访者：你不仅要照顾我，还有我的妹妹……

咨询师：是我把你的母亲送走的，那我是不是要把你和妹妹带在我身边？

来访者：把我们带在你身边。

咨询师：好吧，我把你们两个带走，想象你带上你可爱的玩具及其他你想要的东西，我们和妹妹一起离开房子。我们开车来到我的住处，我们进了房子，你坐了下来，你想喝点什么吗？

来访者：我现在感到悲伤……（开始哭泣）

咨询师：好吧，你想要我安慰你？让我拥抱你一下……你能感受到吗？

来访者（哭得更厉害了）

1.1.2.8 回避型人格障碍

契诃夫的小说曾经描述了一个成天装在套中的人，害怕与世人的接触，"把自己包在壳里，给自己做一个所谓的套子，使他可以与世隔绝，不受外界的影响。现实生活令他懊丧、害怕，弄得他终日惶惶不安。也许是为自己的胆怯、为自己对现实的厌恶辩护吧，他总是赞扬过去，赞扬不曾有过的东西。就连他所教的古代语言，实际上也相当于他的套鞋和雨伞，他可以躲在里面逃避现实"。看过小说的人对这些词句肯定不陌生，作者的目的是想抨击那些因循守旧的人，但是套中人的某些行为表现就是回避型人格障碍的翻版。

回避型人格障碍患者在生活中的表现就是唯唯诺诺，唯恐犯错，为了避免批评，拒绝从事有风险性的工作，甚至大好机会放在眼前时，为了避免潜在的失败也会拒绝。在社会关系上，会害怕失败而拒绝社交活动，并且尽量不与别人保持亲密关系，以免被羞辱和嘲笑，或者说避免可能会出现的不如意。

他的不愿与人交往与分裂型人格障碍的区别在于他有明确的目的和理想，内心里有与人交流的强烈愿望，只是因为自卑害怕才不愿意在社交场合表现，这种退缩会引起患者内心的极度痛苦，只是难以克服。

对于回避型人格障碍，首先要做的就是克服自卑心理，通过一些实际的生活事件来加强自信心，也要让他们理解到生活中每一个人都会有不足和缺点，都有出丑、失败的时候，让他们知道权威人物的尴尬和失态事例，会对他们克服自卑心理有一定的作用。

其次要做的就是人际关系重建。对于回避型人格障碍的人来说，长时间的害怕与人交往，一般都存在不同程度的人际交往障碍，比如不知道如何与人交谈，交谈时可能说话不恰当等。对于这些人际交往障碍，可以通过逐步的交谈交往计划来纠正，比如，第一周每天的任务是与熟悉的人至少交谈十分钟，第二周是至少聊二十分钟，第三周能够随意谈心，第四周能够参加一些小型的社交活动，比如去别人家做客……

【案例1】

来访者：我是因为我的胆怯和懦弱而来咨询的。

咨询师：能具体说说在什么方面胆怯和懦弱吗？

来访者：我觉得生活的方方面面我都是一个懦弱的人，很多机会放在面前，可是我没有抓住，很多人放在我的眼前我感觉也没有抓住，所以到现在一事无成，也孤身一人。我想改变这种状况。

咨询师：是什么原因让你觉得自己要放弃放在眼前的机会呢？

来访者：我想是失败吧，虽然知道失败之后没什么，尝过失败滋味的人多得是，可是我就是受不了那种感觉。我也害怕在别人面前露出自己不好的一面，尤其是在遇到条件比较好，我又比较心动的男孩子面前，我害怕让他们知道我的不好。

咨询师：不管工作还是人际的害怕，其实都是害怕失败后的痛苦？

来访者：是吧，想到那种感觉我就没有勇气去面临挑战，总是挑着容易的工作做，和比自己差的人相处，仿佛那样才能找到我心理的平衡。

……

咨询师：能不能试着回忆一下对你印象最深刻的打击？或者说，让你觉得最痛苦的挫折？

来访者：让我最痛苦的打击，是我小学二年级的时候。那是课间的时候，同桌对我说坐我后面的同学带了许多棒棒糖在书包里,让我和他一起偷吃,我就和他一人偷了一颗。谁知道上课的时候后桌的同学数了一下他包里的糖,然后告诉老师说有人偷了他的糖。当时上课的那个老师非常严厉,把我和同学揪到讲台上,百般辱骂,当时他说的话我记得清清楚楚,他揪着我的绿色外套说:"穿得这么漂亮,却是个贼……"这句话我久久不能忘记,课后,同学们拼命地嘲笑我和同桌,说我们两个是小偷,不跟我们玩。另外还有一件事情发生在初一吧,我家特别穷,所以平常穿衣服无法和其他的女生比,开始我都不知道同学们看不起我,直到有一天同桌把我拦在教室里,说手表丢了,肯定是我拿的,说我平常穿得这么邋遢,一定是穷疯了,说了很多难听的话……我拼命地读书,就是想摆脱那个环境,不要让人知道这段往事。

咨询师:这段经历对你后来的生活有没有影响?

来访者:我就是觉得每次回想起来都不开心,极力想在别人面前维持一个好形象,所以我不愿意与人深交,也害怕从事有竞争性的工作,因为深交就意味着可能会暴露我身上最不光彩的经历,竞争也会让人看出来我不如人,最保险的方法就是无为而治,也不想多说话,因为言多必失。虽然我的外语特别好,可是我一次都没有在别人面前说过;我能看得懂原版的电影,可是单位有需要外语的场合,我就是没勇气站出来,我怕别人说我瞎逞能……

【案例 2】

来访者,女。如果同事忽视她,她就会变得紧张不安。尽量避免可能会被拒绝的场合,不愿意坐在认识的人的边上。

片段一:

咨询师:吃饭的时候,你想到了什么?

来访者:她不理我。

咨询师:那意味着什么?

来访者:我不能和别人相处。

咨询师:什么意思?

来访者:我没有朋友。

咨询师:没有朋友?什么意思?

来访者:我很孤独。

咨询师:孤独意味什么?

来访者:我一直不快乐。(开始哭)

片段二:

来访者：有几个女的在那里说着什么，很热闹，我坐到她们边上，感到心烦意乱。

咨询师：如果别人不张开手臂欢迎你，你怎么想？

来访者：我不知道。我想，她们不喜欢我。

咨询师：如果她们表现出来喜欢你呢？

来访者：不知道。我不觉得和她们有共同话题。我真的对她们说的事情不感兴趣。

咨询师：你会从中选一个来做好朋友吗？

来访者：可能不会。

咨询师：你的确没什么兴趣去和她们好好相处。听起来，并不是实际情况让你不知道该怎么办，而是"喜欢"和"不喜欢"的想法。

来访者：可能吧。

【案例3】

来访者，女。

选择一些低于自己能力的工作，回避走可能导致自己处于更好境地的路——和老板谈晋升的事情、调研其他工作的机会、与他人进行网络交流。她总是希望某些事情会发生，从而推动自己脱离现在的处境。

来访者：这部分，我不能告诉你。

咨询师：你不必那样，但我想知道，如果你说了，也许我们可以看看你所害怕的事情是否会发生。

来访者：你不想再见到我了。

咨询师：如果你不告诉我，你可以想到我会怎样？

来访者：这很难说，但是我不想让你知道关于我的糟糕的事情。

咨询师：你能设想，我会有其他的可能反应，而不是不想再见到你？举个例子，你所害怕告诉我的，可能事实上可以帮助我们更好地了解你，这有可能吗？

来访者和咨询师花了几分钟探讨这个问题，根据过去的合作，来访者认为咨询师可能会有某种反应，而不是拒绝，尽管对她来说，要想象这件事情很困难。他们达成协议，以小的步伐揭示这些信息。

来访者：你知道，我有一个相当可怕的童年。

咨询师：噢。

来访者：我妈妈……她经常打我。

咨询师：我很抱歉，你能多说说吗？

（以小的步骤，来访者揭示了一些她遭受的，显然是无缘无故的躯体上以及情感上的

虐待，接着大声哭了出来）

来访者：现在，你就知道，我事实上是多么的糟糕。（突然大哭）

咨询师：我糊涂了，你说，你是个坏孩子？你该受那些虐待吗？

来访者：是的，我肯定应该受虐待，还有什么原因让她会像这样对待我呢？

咨询师：我想想那可能是为什么。另一方面，我想是否你的母亲有某种严重的问题……无论如何，就算你是个坏孩子，为什么我希望不再见你呢？

来访者（停顿）：因为，你不再喜欢我了。

咨询师：噢，这很有意思。但是知道你苦难的童年，可能让我更想帮助你，这难道没有可能吗？

来访者（轻轻的）：我不知道。

咨询师：你会怎么确定我是怎么想的？

来访者：我不知道。

咨询师：你可以问我。

来访者（试探性的）：你想停止见我吗？

咨询师：不，当然不。事实上，刚好相反。我很高兴，你信任我，你能把你发生的事情告诉我。现在，我们能进一步明白，为什么你总是负性地看待自己……现在你相信多少？

来访者：我不知道……可能一半一半吧。

咨询师：那已经很好了，也许每次谈话，我们都可以攻克一点，直到你更加确信我能理解和帮助你，好吗？

……

来访者（在想象练习中）：我不再想谈这个了。

咨询师：现在你感觉如何？

来访者：抑郁……恐惧——真的恐惧。

咨询师：如果一直感觉这样，你认为会发生什么事情？

来访者：我会行为反常——变得疯狂，你会发现我就像一个球一样。

咨询师：就像我们前面谈到过的，你避免的这些感觉，可能会诱发出一些有用的信息。从现在起，试着和他们一起，持续想象你和你的朋友在餐厅，告诉我发生什么了？

来访者（很长的沉默，呜咽）：他会生我的气。我让他这么不高兴，我是个没用的人。

……

咨询师：我们已经说好，你会告诉你老板，星期五你要早点下班，我想让你花一分钟时间想象，你自己走进他的办公室之前的几分钟情况，看看是否有什么事情会阻碍你这么做。

来访者（停顿）：好的，我在我的办公室，我在想"等会儿我就去"。

咨询师：你将如何回答那样的想法？

来访者：我不知道，我可能不想回答。我可能不去。

咨询师：意志没有帮助你完成因为要旅行，所以希望早点休息的目标？

来访者：没有。

咨询师：为了让其更可能，你会去问他，你会做什么或者说什么？

来访者：我会读我今天写的卡片，提醒自己回避的每一个时刻，都是在加固我的老习惯，每个时刻我都跟随我的计划，加固我新的、更好的习惯。

咨询师：好的，想象你自己拿起这个卡片，下面发生什么了？

……

母亲（咨询师扮演）：你没有好的地方！我希望你没有出生！唯一的原因就是你爸离开了我们，也就是他不想要你。

来访者：不要这样说，妈妈，你为什么这样气愤呢？

母亲：我气愤是因为，你是这么糟糕的一个孩子！

来访者：我做了什么了，我哪里糟糕了？

母亲：每件事。你是个负担，你太糟糕了，别人不能照顾你。你爸不想让你在他身边。

来访者：父亲离开，我很伤心，你也伤心吗？

母亲：是的，我不知道，我们以后靠什么生活。

来访者：我希望你不要对我这么发火，我只是个孩子。我希望你对爸发火，他是那个离开的人，我只是那个和你在一起的人。

母亲：我知道，我知道，事实上这不是你的错，是你爸不负责任。

来访者：我真的很难过，妈妈，我希望你不要感到太难受，那样你就不会经常对我大喊大叫了。

母亲：我想，我对你喊，是因为我不开心。

1.1.2.9 分裂型人格障碍

如果向你描绘这样一幅画面：一个人夜以继日地在家里忙活着自己喜欢的东西，戴着一副黑框大眼镜，穿着邋遢，对人际关系木讷迟钝，过着苦修般的生活，除了自己工作的领域，对各种人际交往都不感兴趣，更不要说结婚了，可能结婚了也对性生活不感兴趣，最后还是以离婚收场。父母如果生病了，淡淡地来一句：你们自己去医院吧，我这事还没做完呢，父母要是摔跤了，没准还会说一句：别把我刚做好的东西压坏了！气得父母牙痒痒的，可是也觉得无可奈何，因为他一直都这样啊，要是责怪和批评有用的话，他不早改了吗。

其实这是一幅分裂型人格障碍者的画像，每一种人格障碍类型的特点基本上从名称上都能够看出来，但是分裂型人格障碍如果从字面上理解的话，很多人会想到精神分裂症，但是就目前的研究而言，精神分裂症和分裂型人格障碍之间的关系目前并没有确实的证据。这里的分裂不是指人格分裂成两个极端，而是指与现实社会环境的分裂。

分裂型人格障碍患者突出的表现就是情感疏远，情绪冷漠。心有灵犀一点通的爱情，儿女绕膝下的亲情，闲敲棋子落灯花的友情，这些我们人类看起来美好无比的情感，在他们的眼里都味同嚼蜡，仿佛是另外一个世界的事物。无法感知情感的一个后果就是不可能去对别人的情感反应做出反馈，比如面对别人的表扬或批评，均会无动于衷。就好比他们是生活在玻璃罩里，与我们这个世界的七情六欲俗世生活是隔绝开的。

在行为表现上，分裂型人格障碍的人一般只喜欢从事一些比较安静、肢体运动有限的活动，比如读书、音乐、思考等，有些人可能会终生沉醉在一样事物当中，不能自拔。

在人际关系上，根本不会有兴趣去维持一些人际关系，一般不会结婚，即使结婚，最终也都是以离婚为结局。这样的特征让他们无法良好地适应社会，但是有些时候他们是可以从事一些与人接触比较少的工作，比如录入员等。

对于分裂型人格障碍的治疗，一般采用兴趣培养法和社交训练法，在认知上让其意识到孤僻、退缩生活的危害，在社交训练上使用小步进行的方式，布置社交任务，给予适当奖励，由简到繁，从易到难，逐步纠正他们孤独离群、情感冷漠及周围环境的分离性。

【案例1】

男，五十五岁，半文盲，某偏远山区护林员，未婚。兄弟姐妹七个，家中排行第三。出生时候的年代背景决定了不可能有较好的亲情爱护。从小性格比较冷淡，不爱与人说话。九岁的时候，因为偷吃集体食物差点被管理人员一刀砍死，逃回家后大病一场。病好之后性格更加孤僻，不愿与人说话，上了两年学之后不愿再去学校，喜欢做木工，后来附近林场招看护人员，家人将其送去，基本上一年绝大部分时间待在山上，极少下山。父母去世时，也仅仅是回来看了一下，就淡淡地返回山上。兄弟姐妹均视其为怪人，平常也不会主动去答理他。

【案例2】

来访者：我不想上学了。

咨询师：为什么呢？

来访者：我讨厌与别人接触，我只想干自己想做的事情。

咨询师：你想做什么？

来访者：我对汽车特别感兴趣，不相信你只要报出你想买车的价位，我就能给你报出可以选择的车型、性能对比……

咨询师：可是你的这个爱好难免要与人接触啊？

来访者：这就是我的苦恼所在，我真的不喜欢与人接触，包括我的爸爸妈妈我都不喜欢与他们多说话。我从小就不爱与人说话，爸爸妈妈经常批评我，可是我改不过来。好不容易考上大学，我以为从此可以追求自己的梦想了，可是不是这样，大学里面还是需要与各种各样的人打交道，根本不是我想象的那样，我就是喜欢一个人。

咨询师：你最长一个人待过多长时间？

来访者：将近三个月，高考结束后，到大学报到，没有出过门，父母上班，我一直在家看有关汽车的书。

咨询师：没有觉得寂寞吗？

来访者：我觉得那是我最幸福的时光，到现在还怀念……

……

咨询师：这里有一个现实问题，你必须在这个世界上生存下去，靠父母的力量没有办法照顾你一辈子。

来访者：这就是我最痛苦的地方，我不知道该如何克服我现在的问题，我知道我必须要和别人交往，我这样是不正常的，也无法适应这个社会。可是我觉得我无法理解别人的感情，也没兴趣与别人交流。

咨询师：那要是交流汽车的相关知识呢？

来访者：这个我觉得还行，可是我只会聊这个，宿舍的人早就受不了我了……

咨询师：这样，我可以联系你班里的同学和父母，共同制订一份社交训练计划，你同意吗？

……

1.1.2.10 攻击型人格障碍

在我们的生活里，有一类人我们经常会碰到：年龄不小，可还是像青春期的孩子那样充满了好斗精神，为了一点小事就可以拼得头破血流，拿起板子就能与你玩命。

攻击型人格障碍又称爆发性人格障碍，从字面意义上，就可以看出此类人的情绪特点是不稳定，如同汽油，一点火星子就能燃起熊熊大火。这种情绪通常都是用暴力攻击他人的方式来进行宣泄，且不计后果，比较容易受他人的唆使利用。这种行为表面的背后原因，生理上可能是小脑成熟迟缓、内分泌腺和雄激素分泌过多。心理上可能是自尊心过强或内心的自卑情绪，在社会环境因素上可能是父母的错误行为方式、不良的同伴影响。

对于攻击型人格障碍，可以采取系统脱敏的方法，让患者学会正确地放松自己的紧张情绪，通过角色扮演等方式，让患者学会正确地处理各种情境。

【案例 1】

女，四十岁，中专学历，已婚，有两个双胞胎女儿。母亲性格比较泼辣，碰到事情经常的处理方式就是一哭二闹三上吊。在上学期间，曾经因为别的女生不愿与其结拜姐妹而与别人发生肢体冲突。该女结婚后，与丈夫的关系迅速恶化，经常为一些小事与丈夫大打出手，家中的笤帚、拖把等更新换代频繁，皆因经常用来作为打架工具，毁坏迅速。与周围邻居和同事的关系也是通过这种方式来处理，得知邻居可能在背后批评过她脾气不好，就找到邻居家里和邻居大打出手。如果怀疑谁有可能不利于她，就会破口大骂。两个女儿因为父母的关系，变成两个阵营，一个站在妈妈一边，性格泼辣，一个站在爸爸一边，性格内向，姐妹之间互相仇视。

【案例 2】

男，二十五岁，专科学历，未婚。从小脾气暴躁，在小学的时候，曾经因为与人发生冲突，纠结同学在半路上将别人门牙打掉。高中的时候，因为不服班主任的批评教育，白天发生冲突之后，趁天黑又埋伏在班主任家附近，将班主任打得头破血流。多次参与打架斗殴。曾经谈过恋爱，但是在发生冲突时扇了女朋友耳光，后断绝关系。考虑到前途问题，在上大专后，学校从来不敢让其参加竞赛性质的活动，因为其一参加比赛，一定会与对方同学或者裁判发生肢体冲突。同学了解他的脾气后，不与他多接触，有时候碰到不如意的事情之后，心情郁闷无从发泄，他的冲动性便会从外在的爆发转为对自己的内在爆发，会用手捶墙，多次将自己的手捶伤。

【案例 3】

来访者，男，四十七岁，银行职员。因为忘记银行资料的截止日期，抵制高年资职员的监督，并且对客户不友好，由主管介绍来治疗。

来访者行为表现抑郁、焦虑和严重易激惹症状。他认为银行管理很不公平，而且，他们误解了他的意思。他相信自己为录入数据创造了一种更有效的方法，但是他的努力没有得到认可，所以非常沮丧。为了证明自己的观点，他表面上唯唯诺诺，实际上，继续用自己的方法处理数据。他完全没有意识到自己的行为已经违规了。他对主管介绍他来治疗感到非常愤怒。他陶醉于幻想中，认为主管最终会认识到他的天分。

来访者在尊重权威人物、主管和规章制度方面有严重问题。他基本是个"孤独者"，很少有朋友、社会关系或户外活动。他很容易通过恼人的、作对和挖苦他人的交往方式来疏远他人，又很少意识到自己的行为对他人产生的影响。来访者会对自己设定长期目标和计划，但总是半途而废。

咨询师：你在治疗中，是否还有其他想说的问题？

来访者：……找到生活的方向……发现我到底是什么样的一个人……我的童年很孤独，总是在搬家，有很多变故。我父母离婚了，母亲把我带大，我和父亲没什么接触。

他的情绪记忆集中在愤怒、不满和沮丧上。

来访者：我记得完成家庭作业对我来说很困难，但是考试都及格了。我的社会境遇很不幸。没有人真正理解我。女孩子对我来说，非常神秘。我很少有约会，也从来没有结过婚。我母亲最近去世了，我开始思考未来生活的方向。我曾经想照顾我母亲一直到她七十岁。可是，现在不需要了，我突然失去了生活的方向。

……

咨询师：那么，你同意我们已经列出的目标吗？（来访者选择了三个特定要进行的主题）

来访者：这好像是一个适当的行动过程。但是，以后我可能会改变主意。

咨询师：那好，只要我们能讨论这些变化。那它就会影响我们的治疗计划。

来访者：你指的是，你的疗程安排？

咨询师：等等。我很困惑，我们列出的表，是你已经同意了的？

来访者：是的。

咨询师：你想重看一下这个目录吗？或者，你是否对有些事情不能肯定？

……

咨询师：你愿意多谈一些你不同的交往方式吗？

来访者：好的，就是那些其他的方式。

咨询师：在一段时间内做一件事，是专注于某个问题的唯一途径。你同意吗？

来访者：是的，我同意，但是进入我头脑的思想是无意识的，我真的想改变吗？

咨询师：你愿意探讨哪些问题？

来访者：那些能够改善与其他人关系的部分。

咨询师：你是如何看待你自己和他人的关系的？

来访者：我想成为我能做到的最棒的人，但是我不知道自己想成为什么样的人。我想解决这个问题，并且我知道你会帮助我。但是我又有点想溜走，这不是有意的。

咨询师：你说溜走，指的是什么？

来访者：因为我想，你要解决我的问题，这并不是一件容易的事情。

咨询师：为什么觉得这很不容易呢？

来访者：我不知道，但是我总是这么想的。可能是，尽管我说，我想改变，但是，事实上，我还是不愿意去改变吧。

咨询师：我们再回到人际关系的问题上来，好吗？人和人交往时的相互作用，你同意吗？

来访者：我同意。

咨询师：如果你改变了你的交往方式，会有什么好处？

来访者：那么，我会交到一些新朋友，我会变得快乐。这可能会让我的生活变得更加轻松。

咨询师：你怎样才能变得快乐呢？

来访者：嗯，我想，如果我们讲礼貌，如果你很友好，那么，在我们的社会中，我觉得多数情况下，人和人之间都能和睦相处。如果你讲礼貌，而不是又挑剔又好斗，那么你就会生活得稍微轻松一点。

咨询师：这是如何直接或者间接地帮助你改变的呢？

来访者：我认为，这直接对我有好处。

咨询师：那么，我解决你的问题，为什么会不容易呢？

【案例4】

刚开始治疗时，病人注意到咨询室的墙上有一张联合国人权的海报。据此，病人认为治疗者在政治上是开明的，而自己则是保守的。询问之后，治疗者发现，病人担心治疗者会不同意他对外交政策的观点，担心治疗者会把他看成是一个缺乏感情、残忍好战的人。治疗者默默地听着，不理会病人所说的细节，终于发现病人其实是担心自己的攻击冲动会遭到反对。

治疗者向病人指出，可能是他担心治疗者会反对他的攻击性。病人回答说，他母亲就不同意他的攻击性，因而他为治疗者对他的态度而担心。治疗者提醒自己，病人可能还会以这种反应来对待她（治疗者），而且，随着治疗的进行，这种移情会变得越来越突出。这种在治疗开始阶段的相互作用，可以作为病人和治疗者共同协作的基础，并且随着治疗的进展，随着病人的理解，去探索更深的感情。

1.2 抑郁症

抑郁症是一种情绪障碍性疾病，也有人称之为"心境障碍"，表现为"抑郁心境"。基本特征是情绪低落、兴趣索然，自感思维迟缓、反应慢，不愿与朋友、同事交往，严重时有悲观绝望、痛苦难熬、生不如死的感觉。心境抑郁者常用活着没意思、高兴不起来描述其内心的体验。有时会有自责自罪感，觉得自己是家人的累赘，是社会的废物和寄生虫，常把过去的一般性缺点或错误夸大成不可饶恕的罪行，甚至通过自杀来了结自己无用的生命。

1.2.1 病因分析

1.2.1.1 心理和社会因素

目前，我们谈论的"心境抑郁"大多是由心理和社会因素引起的。随着现代生活节奏的日趋加快，人们的竞争意识越来越强，人际关系也变得日渐复杂、冷漠了。客观上的精神压力以及随之而来的榜上无名、失业、失恋、工作变动、家庭矛盾、离婚、失去亲人、经济损失等心理打击都会导致人的情绪低落。"人非草木，孰能无情"，多数人的一生都会有一两次上述的经历，情绪低落是正常的，随着时间的推移和自我调适，这种情绪很快就消失了。但是如果这种低落情绪长时间挥之不去，并已妨碍了自身的心理功能（如注意力、记忆、思考、抉择等）或社会功能（如上学、上班、家务、社交等），而且"心境抑郁"的特征十分明显，那么就会发展成为"抑郁症"。严重者在抑郁的状态下不能自拔，容易酿成自杀的悲剧，像海明威、三毛等。

对于抑郁症的治疗，一般是当成为重症抑郁症的时候，应该及时转诊。

1.2.1.2 内源性

内源性的抑郁症与遗传有直接关系，多数人莫名其妙地发病，有时与季节性有关，这种情况的治疗以吃药为主；占抑郁症的70%。还有些抑郁症患者可能有一定的遗传基础，在五羟色胺转运体酶存在一定的缺陷。

1.2.1.3 药源性

药源性的抑郁症是一种临床常见的抑郁症，一些治疗高血压的药物，如利血平等能引起有些人出现抑郁发作，还有癌症治疗和肝炎治疗中的免疫制剂，如细胞因子等的应用也能导致抑郁症的发作。对于这一类抑郁症多立即停药即可使抑郁症状消失。

1.2.2 临床表现

抑郁症的表现可分为：核心症状、心理症状群、躯体症状群三方面。

1.2.2.1 核心症状

抑郁的核心症状包括心境或情绪低落、兴趣缺乏以及乐趣丧失。这是抑郁的关键症状，诊断抑郁状态时至少应包括此三种症状中的一个。

1.2.2.1.1 情绪低落

病人体验到情绪低、悲伤。情绪的基调是低沉、灰暗的。病人常常诉说自己心情不好，高兴不起来。抑郁症病人常常可以将自己在抑郁状态下所体验的悲观、悲伤情绪与丧亲所致的悲哀区别，这就是在抑郁症诊断中提到的"抑郁的特殊性质"，它是区别"内源性"和"反应性"抑郁的症状之一。

绝望：对前途感到失望，认为自己无出路。此症状与自杀观念密切相关，在临床上应注意鉴别。

无助：是与绝望密切相关的症状，对自己的现状缺乏改变的信心和决心。常见的叙述是感到自己的现状，如疾病状态无法好转，对治疗失去信心。

无用：认为自己生活毫无价值，充满了失败，一无是处。认为自己给别人带来的只有麻烦，不会对任何人有用。认为别人也不会在乎自己。

1.2.2.1.2 兴趣缺乏

是指病人对各种以前喜爱的活动缺乏乐趣，如文娱、体育活动、业余爱好等。典型者对任何事情无论好坏都缺乏兴趣，离群索居，不愿见人。

1.2.2.1.3 乐趣丧失

是指病人无法从生活中体验到乐趣，或曰快感缺失（anhedonia）。常表述为：活着没有意思，干什么都没有乐趣。

以上三种主征是相互联系的，可以在一个病人身上同时出现，互为因果。但也有不少病人只以其中某一两种突出。有的病人不认为情绪不好，但却对周围事物不感兴趣。有些抑郁症患者有时可以在百无聊赖的情况下参加一些活动，主要是由自己单独参与的活动，如看书、看电影、电视、从事体育活动等，因此表面上看来病人的兴趣仍存在，但进一步询问可以发现病人无法在这些活动中获得乐趣，从事这些活动主要目的是为了消磨时间，或希望能从悲观失望中摆脱出来。

1.2.2.2 心理症状群

抑郁发作包含许多心理学症状，分为心理学伴随症状（焦虑、自责自罪、精神病性症状、认知症状以及自杀观念和行为、自知力等）和精神运动性症状（精神运动性兴奋与精神运动性激越等）。

1.2.2.2.1 焦虑

焦虑与抑郁常常伴发，而且经常成为抑郁症的主要症状之一。主观的焦虑症状可以伴发一些躯体症状，如胸闷、心跳加快、尿频、出汗等，躯体症状可以掩盖主观的焦虑体验而成为临床主诉。

1.2.2.2.2 自责自罪

病人对自己既往的一些轻微过失或错误痛加责备，认为自己的一些作为让别人感到失望。认为自己患病给家庭、社会带来巨大的负担。严重时病人会对自己的过失无限制地"上纲上线"，达到妄想程度。

1.2.2.2.3 精神病性症状

主要是妄想或幻觉。内容与抑郁症状和谐的称为与心境相和谐的（mood-congruent）妄想，如罪恶妄想、无价值妄想、躯体疾病或灾难妄想、嘲弄性或谴责性的听幻觉等；而内容与抑郁状态不和谐的称为心境不和谐的（mood-incongruent）妄想，如被害或自我援引妄想，没有情感色彩的幻听等。这些妄想一般不具有精神分裂症妄想的特征，如原发性、荒谬性等。

1.2.2.2.4 认知症状

抑郁症伴发的认知症状主要是注意力和记忆力的下降。这类症状属于可逆性，随治疗的有效而缓解。认知扭曲也是重要特征之一，如对各种事物均作出悲观的解释，将周围一切都看成灰色的。

1.2.2.2.5 自杀观念和行为

抑郁症患者半数左右会出现自杀观念。轻者常常会想到与死亡有关的内容，或感到活着没意思，没劲；再重会有生不如死，希望毫无痛苦地死去；之后则会主动寻找自杀的方法，并反复寻求自杀。抑郁症病人最终会有 10%—15%死于自杀。偶尔病人会出现所谓"扩大性自杀"，病人可在杀死数人后再自杀，导致极严重的后果。因此它绝非一种可治可不治的"良性"疾病，积极的治疗干预是十分必要的。

1.2.2.2.6 自知力

相当一部分抑郁症病人自知力完整，主动求治。存在明显自杀倾向者自知力可能有所扭曲，甚至缺乏对自己当前症状的清醒认识，甚至完全失去求治愿望。伴有精神病性症状者自知力不完整，甚至完全丧失自知力的比例增高。双相障碍抑郁发作患者自知力保持完整的程度不如单相抑郁症患者。

1.2.2.2.7 精神运动性迟缓或激越

多见于所谓"内源性抑郁"病人。精神运动性迟缓的病人在心理上表现为思维发动的迟缓和思流的缓慢，病人将之表述为"脑子像是没有上润滑油"。同时会伴有注意力和记忆力的下降。在行为上表现为运动迟缓，工作效率下降。严重者可以达到木僵的程度。激越病人则与之相反，脑中反复思考一些没有目的的事情，思维内容无条理，大脑持续处于紧张状态。但由于无法集中注意力来思考一个中心议题，因此思维效率下降，无法进行创造性思考。在行为上则表现为烦躁不安，紧张激越，有时不能控制自己的动作，但又不知道自己因何烦躁。

1.2.2.3 躯体症状群

睡眠紊乱、食欲紊乱、性功能减退、精力丧失、非特异性躯体症状，如疼痛、周身不适、植物神经功能紊乱等。

1.2.2.3.1 睡眠紊乱

是抑郁状态最常伴随的症状之一，也是不少病人的主诉。表现为早段失眠、中段失眠、末段失眠、睡眠感缺失等。其中以早段失眠最为多见。

1.2.2.3.2 食欲紊乱

食欲紊乱是常见的伴随症状之一，很多病人表现为完全没有胃口，食欲降低，体重下降，但也有少数病人表现为暴食。

1.2.2.3.3 性欲减退

性欲减退是抑郁症常见的躯体症状之一，常有病人抱怨对性生活失去兴趣，配偶诉说性生活次数和质量下降。

【案例 1】

范某，中年女性，本人来咨询。自述近三个月来心境不好，情绪很低落，开心不起来。对生活提不起兴趣，不想看电视，也很少看报。以前很喜欢听音乐，但现在也没兴趣了。怕与人交往，基本上很少和亲朋好友走动，人也变得懒多了，家务也懒得做，还常常很想哭，感到身体乏力，周身不舒服。经常失眠，后半夜会突然醒来，以后就胡思乱想，没有主题，常常是等天亮。有时还会感到做人没有意思，常常在想活着有何意义。曾经有过想死的念头，但因为觉得对不起家人，所以没有去做。

两年前她进入股市，是偷偷地动用了家里的一些积蓄，背着丈夫在炒股。开始也赢了一些，觉得很容易，所以就一下子投入了家庭的全部积蓄五万元。今年股市很差，亏了两万多。她觉得对不起丈夫。现在丈夫仍不知道这事情。

【案例分析】

范女士的问题可能是属于抑郁症。需要进一步分析，持续时间为三个月以上的弥散性消极心境，主要表现为对生活提不起兴趣，伴有负向的自我评价，且有睡眠障碍、身体乏力等躯体症状，并有自杀倾向，但顾虑重重，此可能是神经性抑郁症症状，需要排除是否存在其他精神病性症状，如幻觉、妄想等等，并了解其是否有自知力。

咨询思路：首先需要对范女士给予同感，理解她痛苦的情绪。对于她能够主动寻求帮助，应当给予积极关注。同时收集资料，包括个人信息、家庭背景、工作环境等内容，并询问抑郁开始的时间，此是排除抑郁症和抑郁型人格障碍的关键信息，后者常常伴随成长过程，没有明确的发病时间。另外，抑郁症患者往往在倾诉时可能会遇到一定的阻抗，可以使用立即性技术进行处理："我知道你现在一定很痛苦，你的眼神告诉我，你很期待能够获得帮助。我相信你一定有自己的困惑，我很愿意和你一起努力，可以告诉我你在三个月前到底遇到了什么事吗？"

如果来访者仍有顾虑，可以适当强调心理咨询的保密原则。等来访者愿意说出自己抑郁的症结，则应给予其宣泄的机会，并可以在同感的基础上就当时发生的事件进行探讨，比如两年前她进入股市的初衷是什么？是出于什么原因没有和家人说明（慎用"为什么"，以免让来访者感到逼迫的语气）？给予尽可能的积极关注，比如她的目标是为了让家庭能够过上更好的生活、能够更快地改善自己和家人的条件等等。然后，进一步分析股市的风险，质疑"今年有多少人被套牢了？""一般股市的赢利概率是多少？"并了解范女士本身对于股市的认识程度以及风险投资的经营能力等等，从中与股市本身的特点进行比较，以找到范女士亏损的客观原因，而非一味地归咎于自身。并可以通过对其过去经历的了解，从中质疑范女士的认知偏误，即任何风险投资都不可能一帆风顺。如果遇到熊市就寻短见，那么股市岂不是成了杀人的机器？

此外，范女士不愿意向家人公开自己的挫折，而宁愿选择压抑的方式自我承受，可能存在一定的客观理由，比如丈夫的脾气暴躁等等，进一步了解其社会支持系统，寻找适当的生活支持，并鼓励她多参加各种业余活动，以融入社会，减轻抑郁带来的固步自封。必要时，在不违背心理咨询专业原则的前提下，可以请其丈夫一同前来，与其交流，促使能更进一步理解妻子，在此基础上，由来访者自行决定是否向丈夫公开事实。

对于抑郁症产生的各种躯体化反应、自主神经症状，可以转介相关医学机构进行治疗，适当服用百忧解等药物缓解抑郁症的生理疾状。

【案例 2】

某女，一个月前生一女，酷似其姨奶奶，并此女身上有一胎记，与姨奶奶的胎记很相似，某女认为此女是姨奶奶转世投胎。姨奶奶刚刚去世，生前在某女家中居住过一个月。现在心情很烦，老是想姨奶奶投胎这件事。孩子一哭，就想把孩子丢到窗外去。

【案例分析】

通过案例文字的分析很难确认来访者具体的问题类别，需要进一步进行具体事实的认定。了解来访者相关症状发生和持续的时间，以及具体表现等等。特别是其认为女儿是姨奶奶转世的观念本身的具体性质等等。

咨询思路：首先应当对来访者生产的痛苦再加上内心的困扰表示同感，给予其宣泄的渠道，同时适时澄清相关事实，例如来访者的不良情绪是否是源自女儿出生以后看到其胎记与姨奶奶的相似？之前有没有其他症状等等，并询问在此过程中的其他自主神经症状和躯体化反应及其严重程度等等。

然后，就来访者针对的具体事件进行分析，特别是其对于"认为此女是姨奶奶转世投胎"观念的自我认识，是否自己认为是属于无意义的想法但无法改变？还是坚持认定这个想法是正确的？以认定来访者是否属于强迫观念，或者只是一种不合理的观念。在此基础上，可以对来访者进一步了解，比如和姨奶奶生前的关系等等，以找到相关的深层原委。然后进行认知上的干预，以合理处理来访者的认知偏误，并确定来访者的抑郁产生的根源，是属于心因性为主还是与其产后的内分泌造成的生理状况有关？另外，对于来访者想把孩子扔出去的冲动，向来访者澄清其具体动机，并质疑其合理性，并排除其他精神障碍的可能。通过以上过程，可以分析来访者是否属于产后抑郁症，同时必要时应当转介相关医学机构诊治。

【案例3】

来访者，正在离婚，情绪抑郁。

咨询师：嗯，你来这里找我，也是你改善情绪的一种努力吧？

来访者：肯定的呀，我不知道这会不会真对我有帮助，但是我想，哪怕是能好一点点，我都满意了。

咨询师：你想，坏的感觉少一点，好的感觉多一点，这样你就解脱了。

来访者：嗯……（犹豫片刻）差不多吧。

咨询师：这是你的又一个努力。好，我们把这个加到你的表里面去。这是你为了让自己感觉好起来，已经做过的又一件事情。

来访者：为了能好受一点点，能做的我都做过了。

咨询师：我知道你真的做过了。这不，你来找我治疗，这是你的又一次努力。

来访者：你是说，还有别的？

咨询师：哦。这个，我不知道。现在，我只想弄清楚，你已经做过了什么，效果怎么样。

【案例分析】

抑郁症患者有一个特点，就是很难真正地去做一件事情。他们在做计划的时候，常常会对事情的结果有着灾难性的预判，从而会仔细地考虑实施过程中的每个细节会遭遇到的不可克服的困难。这就使得他们很难迈出第一步。这段对话中，咨询师很好地运用来访者来求助的契机，运用积极强化的机制，进一步推动患者，使他向着积极的方向发展。

【案例4】

病人，女。第一次来咨询室时，一进门就直接躺到了躺椅上，说自己好像躺在棺材里一样，棺材板马上就会吱嘎一声关上……她的抑郁程度非常重，在后面的治疗中，有时候我觉得会失去她，觉得她总会找点什么方法来脱离痛苦，觉得她很可能自杀。大概在我们的分析性治疗持续了一年半之后，有一次，正是她状况特别糟糕的时候，我突然对她说："你愿意在说话的时候抓住我的手指吗？这说不定会有帮助。"我不明白我是出于什么动机。我不主张这样做，但是当时我很绝望。我非常担心。于是我稍微移动了一下沙发，靠近她，伸出两根手指递给她。这时，奇迹发生了。她抓住我的手指，我立刻有这样一种感觉，当然不是对她，而是对我自己。这就像没长牙的婴儿咬着空奶嘴。这就是当时的感觉。当时，我什么都没有说……我当时的反应，就好像咨询室里面坐着一个我的分析师。我不敢说这个举动对我们的治疗有决定性的意义，但是这的确克服了一个非常艰难的僵局，度过了一个非常危险的时刻，为我们的治疗赢得了时间。此后，我们又继续进行了几年的分析性治疗，不断取得了一个个成功。

【案例分析】

咨询师在这个案例的处理中，已经意识到促进咨询前进的是一个下意识的举动，并意识到这一举动的风险性。在咨询中，常常会发生一些意外的细节，从而导致意想不到的结果。但是，并不主张轻易去尝试冒险。

【案例5】

来访者，教师，三个孩子的母亲，因为繁重的家务而抑郁、厌烦。在一年的分析性治疗中，做了一系列的梦。

通常，在梦的分析中，系列梦能够提供更多的信息。来访者做了一系列关于房子的梦。

分析治疗后的第一年左右，她梦到："我有一幢很大很漂亮的房子，但是我并不满意。我的房子空间很大，可以装下所有的东西。但是房子在一个山坡上。我走出房子，顺着山坡往上爬，去看下面的风景。我不明白，为什么我什么都有了，自己还是不能休息?"这个梦说明，她已经有了很多改变（新房子），而且有了幸福生活的所有元素，但是她仍然必须把自己的精神和别人联系在一起。

又过了四个月，她梦到："我们换了一套房子。还是在原来的那个地方，但是房子不同了。空间更大了，这让我很高兴。"这个梦显示，她已经获得了更多，有了更大的空间。

两个月后，来访者能够从容地处理身边的事情了，抑郁也减轻了。她越来越想重新回到教师的岗位上去。她开始做了好几个梦。在梦中，她参加了几次面试，并且有一个学校雇用了她。

【案例分析】

梦是心理咨询过程中经常谈论到的话题。抛开弗洛伊德关于梦的潜意识的揭示作用而外，梦的谈论也是心理咨询过程中很好的一种治疗方式。谈论梦，可以让患者更有效地安静下来，能够更快地进入自我领悟的状态。有时候，梦的严格意义上的解析并不重要；重要的是，患者从梦出发，想到了什么，感受到了什么。从这个意义上来说，梦的地位类同于艺术治疗中的绘画、舞蹈和音乐。

【案例6】

来访者，女，三十三岁，未婚，抑郁症。

在之前，她已经进行了多年的心理治疗。

青春期之前，她和父亲有乱伦的关系，这让她觉得自己是"裂开的"。她的症状还包括自卑、睡眠困难、腹泻、消瘦。父母早已离婚，又都再婚了。她还有一个哥哥，也已经结婚，在和父亲一起做生意。

第一次治疗：

咨询师：如果你没有这些症状，你会做什么?

来访者：换个工作，学点有意思的东西，多交些朋友，结婚，让自己更像个人那样生活，画点画、读点书，做点运动。

接下来，来访者谈她和父亲乱伦的经历，并且对父亲表达很大的愤怒。

看到她对父亲这么愤怒，咨询师建议她一步步地从父亲那里弄钱过来，作为对他的报复。（阿德勒疗法：有时候在初始访谈时，我会让病人有很深的印象，说一些新奇的话或是建议。我想让他们在离开咨询室的时候会思考些什么。）

四个月的治疗之后，来访者的抑郁更重了，开始用药。治疗中，她谈到了想要自杀，提到了总会无法控制地大哭。她非常关注自己的症状，但是从来不愿意检查引起抑郁的原因。

这时，咨询师决定开始进行正式的家庭分析，把分析告诉来访者。

来访者是家中孩子较小的一个，是唯一的女孩，这是一个由父亲独裁的家庭，女儿和家庭的唯一连接就是这个独裁者。同时，大家都以不同的方式来回应他的独裁。母亲扮演了一个卑微的角色，这样可以最少地招来父亲的威胁；母亲还扭曲自己的女人特质，用这样的方法来建立自己的领地。哥哥模仿父亲，但是这导致了父子之间的冲突，哥哥成为家里的小独裁者。但是哥哥有妈妈纵容他，支持他。来访者则模仿母亲，包括外显的顺从和内心的怨恨。她认为对他人的权力是最有价值的，无论是抢来还是骗来的，她还贬低自己女性的特质。

来访者发现自己处在一个次要的地位，因为自己的性别，因为自己是第二个孩子，因为这个家庭没有个人发展的空间。为了争夺属于自己的位置，她不惜去抢去骗。虽然自己最小最弱，但是她发现，如果她服从于父亲，她就可以得到父亲的喜欢，就可以得到父亲的部分权力。

在这个家庭中，成员相互不信任，充满了竞争。

除了家庭动力学的分析，咨询师还把前几个月收集的早年经历进行了整理。

一岁：我站在婴儿床里，哥哥的床在屋子的另一边。我看到了屋里有一个玩具，我想要，但是我够不到。我就哭。我感到挫败。我在这个屋子里是孤独的。

两岁：我在客厅跑来跑去。大家就在客厅里坐着，电视开着。我跑几步，然后停下来，四处张望。大家都在看电视。我感到我是孤独的。

五岁：在房间里。爸爸妈妈从外地回来了。他们带回来一条狗。我感觉到真的高兴。他们回来了，真是太兴奋了，太好了。

六岁：我上了一年级。我打了邻居的一个小男孩。他叫我滚开，所以我抓住他的胳膊，把他摔倒在地，他的头撞到了一根柱子上。后来来了一些人来看他。我站在那里，感觉非常糟糕，就像一个罪犯一样，我对自己说："你怎么能这样？"

咨询师分析道：我太小了，我得不到我想要的，也没有人帮我。虽然周围都是人，但是我还是很孤独。在和别人的交往中，我还是表现得好一些，这样才可以让我感觉好一些。我从别人那里得不到好的感觉。

咨询师总结她的错误为：

她的经历让她消极地看待自己。

她认为自己的目标是达不到的，自己也对此无能为力。

她所能做的就是忍受和抱怨。

听了这些分析，来访者表示同意，但是她不想去处理。

在第一年的治疗中，来访者还是不断地抱怨自己，抱怨别人。慢慢地，她开始进行内省。治疗两年后，她开始给父亲写信，还去看望了他。她还决定应该做点什么，不要再这么抑郁了。

治疗一年后，咨询师又对她的童年经历进行了一次整理。发现和之前整理过的不太一样了。虽然还是发现来访者在找自己的问题，但是没有看到再有拒绝的事情了。

【案例分析】

心理决定论原则是精神动力中得到充分证实的两个基本假设之一。这个原则提到，心理现象和我们的躯体现象一样，没有任何事情是偶然的或碰巧发生的。抑郁症也一样，每个患者的现状，都是一些先前的事件所决定的。

有一个研究对照了抑郁症药物治疗和心理治疗的疗效，发现心理治疗的效果更好。药物治疗能够迅速改变抑郁症患者的生理状况，但是对于过去的不愉快经历是不得不去处理、疏通的。

【案例 7】

来访者，女，五十岁，因为严重的抑郁来诊。

来访者结婚三十二年，对丈夫心怀怨恨。其实，她很早之前就想过要来做心理治疗，但是又害怕。她担心心理治疗会让她开始体察自己，这样会导致离婚。而她没有办法面对离婚的后果，包括孤独、痛苦、丢脸、经济困难、失败感。但是，最后，因为状态实在是太不好了，她终于说服自己，前来治疗。虽然她的身体来到了咨询室，但是阻抗却很强，不愿意把自己托付给治疗。治疗几乎没什么进展。

有一天，她谈到年华老去，谈到了对死亡的焦虑。

咨询师：你想象一下，当你临终之前，你回顾自己的一生，你有什么感受？

来访者（脱口而出）：后悔！

咨询师：后悔什么？

来访者：后悔浪费了一生，从来不知道自己能拥有什么。

这次是治疗的转折点。以后的治疗进展很好。她开始体察自己，而且就像她说的那样，也离婚了。但是她没有后悔。

【案例分析】

心理咨询是一门非常讲究提问技巧的学问。提问的类型有很多种，在什么情境下应该使用哪种提问方式，这需要对咨询保持清醒的阅读能力。开放式提问，是咨询中使用得最多的提问方式，目的是鼓励来访者进行自我探索。要做好咨询，对于其他的提问方式也要熟练掌握。比如，需要控制谈话的时候，应该使用封闭式提问；表达关注时，运用刺探性提问；鼓励表达时，运用反射性提问。

【案例8】

有一个二十多岁的女性病人在很远的城市找到一份工作。犹豫了一年之后，她终于搬了过去，离开了家乡及亲朋好友。不久，她感到情绪低沉、焦躁不安，于是来到精神科就诊。经过一段时间的评估之后，她开始了精神分析治疗，每周来诊两次。第二个月，她感到情绪更为低沉，从而认为给她做治疗对她不会有什么帮助了。

治疗者为此进一步地询问。病人想到在搬家前几个月她征求过父母的意见，但是不论他们怎么劝说，她还是搬走了，当然心里并不痛快。治疗者认为，她离家表明了她独立的愿望，希望在心理上成熟起来，同时也产生了对独自生活以及前程的担忧。病人同意这个分析。对治疗者来说，这是个好开端。因为，病人不再发愁治疗者对她不够关心，没有给她足够的劝告，从而能促使治疗者和病人一同探索病人成长的愿望，以及她对成长带来的挑战存有什么样的担心害怕。

【案例分析】

在心理咨询中，节制和给予是一对矛盾。二者都是很重要的疗效因子，但是要掌握好之间的分寸并非易事。节制能够让来访者更多地去发掘，帮助自己理解自身，能够更有助于来访者的自我成长。但是，不是每个来访者都能耐受这样的节制。他们可能会对咨询失望，从而放弃咨询。这个时候，给予也许对他们来说是更需要的东西。有的心理咨询师会在每次访谈中都会给予一些分析，这也不失为一种方式。但是千万不能使用过度，这样会让来访者产生依赖、自我没有成熟的感觉，这也是脱落的另一个原因。

【案例9】

病人是一位新近离婚的年轻女性，由于抑郁、焦虑而每周两次来做精神分析治疗。第三周时，她说，来治疗的前一天晚上，她躺在床上考虑着第二天的治疗，充满感情地想着自己的女治疗者，不久就睡着了。梦中，她看见两架飞机在蓝天上高高地飞翔，当那架小飞机燃料快要用尽时，另一架比它大得多的飞机抛出了一条燃料添加管伸进小飞机里。但是，添加燃料的装置出了故障。病人因担心那架小飞机会坠毁而急醒。

【案例分析】

当来访者给咨询师汇报了一个梦的时候，咨询师一定要谨慎，不能莽撞地进行野蛮分析，尤其是在咨询初期了解还不全面的时候。因为梦充满了象征，不可能在一开始就能够深入地理解。咨询师可以是做一些不同的假设，但并不急于和来访者分享这些假设。而是可以解释说，梦是睡眠中的一种思维方式，可能代表一个人现在和过去所关心的事情。也就是说，不应探讨梦的本意，而应引导来访者对潜意识过程发生兴趣。

【案例 10】

来访者，女，年轻。

几次治疗之后，对自己感到失望。在这次治疗中，她几乎一直在说自己个人价值感的缺失。中间，常常用手指在空中无目的地乱画。

来访者：我想离开所有的人，和所有人都不再有任何关系。

（沉默，长时间）

来访者：我从来没给其他人说过这件事情，但我早就想说了，这件事很可怕，嗯（苦笑，停了一下），如果我看到我的生活里有什么值得我骄傲的，那我一定很高兴。但我不能做我想做的那种人。我可能没有勇气，或者是力气来自杀；如果大家同意我可以不负责，要不就是遇到意外情况，我，我，我不想活了。

咨询师：你看到的全部都是黑暗，黑得让你不能看到生活的好多方面……

来访者：是，要是没来治疗就好了。我原来在我梦想的世界里活得挺开心的。原来，我想是谁，我就可以是谁。但是现在，有这么宽的一条沟，一边是我的理想，一边是我的现实。我想大家恨我，我想让他们恨我。这样，我就可以离开他们了，可以臭骂他们。但是我做不到，这就是生活。我一边不接受这个毫无价值的事实，一边又不和让我冲突的事情斗争。

如果，我接受了这个一文不值的事实，我想，我会去某个地方，买间小房子，做点技术工作，回到我的梦幻世界去。在那里，我感到安全，在那里，我能做事情，有聪明的朋友，我可以成为一个漂亮的优秀的人……

咨询师：深入看清你自己的本来面目，真是困难。你的梦幻世界让人觉得更吸引人，更舒服。

来访者：我的梦想世界，或者自杀……

咨询师：你的梦想世界，或者比梦还要持久的东西……

来访者：是的。（停顿，很长。然后完全变了一种声音）我搞不清楚我为什么要来浪费你的时间，一个星期两次，我不值，你觉得是不是？

咨询师：这个，由你自己来定。我不觉得是浪费时间，见到你我很高兴。不管你什么时候来，不管你每周来两次，还是来一次，都由你来定。

（沉默，长时间）

来访者：你不会是想让我来得更勤吧？你不怕吗，如果我每天都来，直到我好为止？

咨询师：我相信你有能力自己做决定。不管你什么时候来，我都会见你。

来访者（语调透露出明显的敬畏）：我觉得，你还没注意到，我知道，我害怕我自

己，而你不害怕我。（站起来，表情怪异）

咨询师：你说你害怕自己，而且不明白为什么我不害怕你？

来访者（笑，稍纵即逝）：你比我对我更有信心。我下周会来见你，（短笑）也许。

来访者走的时候，看起来紧张、抑郁、愁眉苦脸、垂头丧气。

【案例分析】

在这位来访者的谈话中，明显表现了抑郁症三个核心症状中的"情绪低落"。表现为绝望（我接受了这个一文不值的事实）、无助（要是没来治疗就好了）和无用（我不能做我想做的那种人；我可能没有勇气，或者是力气来自杀；我搞不清楚我为什么要来浪费你的时间）。咨询师的处理非常有弹性，伸缩有度。前半段，咨询师几乎没有做任何的评价，而只是简单而精练地提炼、复述。这有效地让来访者平静下来，关注自己所说的内容。在后半段，来访者习惯性地依靠咨询师，咨询师的处理是把担子还给来访者，建立她的自我评价。非常到位的对话过程。

【案例 11】

来访者，女，二十九岁，已婚，有两个孩子。

高中毕业之后，就没再继续读书。结婚后就没有再工作了。在过去的几年里，经历了抑郁，在和孩子相处时存在困难，有婚姻冲突，感觉被丈夫欺骗了。她觉得自己的婚姻很糟糕，因为丈夫刚刚从药物滥用治疗中心结束强制治疗。更糟糕的是，丈夫刚被解雇，目前正在失业中。丈夫拒绝和她一起来做婚姻治疗。

她说，在童年和少年时期，她都有正常的社会交往，但是在结婚之后，她就几乎与世隔绝了。她认为自己没有能够管好孩子以及丈夫的吸毒问题，造成了邻居的女人都看不起她。这是她没有和她们交往的一个主要原因。

她最主要的抑郁症状是内疚感、自我责备、缺乏乐趣、易激惹、社会退缩、不能做决定、易疲劳、缺乏完成每天所要做的事情的动力、孤独感和缺乏性欲。

【案例 12】

来访者，男，四十八岁，已婚，肉厂冷库工人。

来访者想要刺杀一个同事，于是他不得不辞掉了工作。

来访者最初的症状包括早晨易醒、流泪、无兴趣、缺乏动力，体重在四个月之内增加了十公斤。他一天睡十四个小时，并且觉得前途无望。他不能想象再回去工作，并且和家人、朋友渐渐疏远了。他为自己没有尽自己的职责，以及有悲观想自杀的念头感到非常羞耻。

辞职之前，他有一个"冰外套"的想象，就是让自己在工作的冷库里冷冻自己，直到死去。但是，"这样做会对家庭有影响"，他不相信自己真的能杀死自己。他发现集中注意力很难。他过去是个很喜欢读书的人，而现在，他不能读完一份报纸或杂志里的一篇文章。他对性也失去了兴趣，他和妻子已经好几个月没有性生活了。

抑郁发作之前，他和妻子的关系很好。在半年前，妻子过了自己的四十五岁生日，而后回到学校，重新开始教书，开始了新的生活，并常在周末和朋友一起聚会。

来访者说，妻子善良，他很爱妻子，但是抱怨她不在自己的身边，同时他又因为这样的抱怨而感到内疚。他再也不打算去见妻子了，现在，他们的关系越来越远了。两个孩子也相继离开了家，到外地上学去了。

【案例分析】

来访者对自己既往的过失和错误痛加指责，甚至还对自己的自杀想法也产生了自责自罪感，认为自己的一些作为会让别人感到失望。这是来访者比较明显的一个表现。

另外，自杀观念在他身上也很显著。值得注意的是，他还曾经想要刺杀自己的一个同事，这叫做"扩大性自杀"。所以，需要明确，抑郁症绝对不是一种可治可不治的良性疾病，积极的治疗干预十分必要。咨询师在工作过程中要注意评估这样的情况，以避免恶性后果。

【案例13】

来访者：

第一印象，七十岁，皱纹满脸，下巴微颤，泛白的头发稀疏蓬乱，手上布满瘦巴巴的青筋。十分拘谨，拒人千里的态度，面无表情。

第一次治疗：

来访者（一坐下，深呼吸）：我陷入情网，不可救药，不能自拔。八年前，我和我的心理医生有过一段情。从那以后，他一直没有离开过我的心头。有一次我差点自杀，下一次一定会成功的。我把希望全寄托在你身上。

如果你觉得我说得难以置信，我拿给你看。

（来访者递给咨询师两张自己的照片）那一张，大概是八年前照的。你看到了吧，我已经不在乎外表了。

十一年前，我开始在他那里治疗。我喜欢他。他对我关怀备至，充满爱心。我没见过别的心理医生满怀温情，让你如沐春风，但是他就是不一样。他真的是在关心我，诚心诚意接纳我，不论我做什么，不论我想到什么讨厌的事情，我知道他都听得进去，而且还——怎么说才好呢——证实我的话——不对，还确认我说的话。他是按照心理医生的正常渠道来帮助我的，不过他做得更多。

咨询师：比方说？

来访者：他引导我去体验生命的真谛，是宗教的层面。也教导我去喜欢一切有生命的东西。他教导我去思考我活在世上的理由。他不是那种高高在上，不管别人死活的人。他始终陪着我。我喜欢看他跟我斗嘴的模样。不论什么事，他都不会轻易放过我。

我们的治疗结束之后一年，一次我们在街上遇到。我们聊了一会儿，然后一起喝咖啡、散步，一起去了他家。

那天晚上其他的事情，我就不太记得了。事情是怎么发生的，谁先碰谁，怎么说要上床的，想不起来了。我们也没有说决定要怎么样，反正就是水到渠成。我记得最清楚的是，躺在他手臂里面，真是心荡神驰，是我生平最美妙的时刻。

咨询师：告诉我接着发生的事情。

来访者：接下来的二十七天，真过瘾。一天要通好几个电话，又见了十四次面。我无牵无挂，走起路来轻飘飘的，就像跳舞一样。

那是我生命的巅峰。在那以前或者以后，我都不曾那么快乐过。不论以后发生什么事，我永生永世忘不了他当时带给我的。

咨询师：在那以后还有什么事？

来访者：我最后一次看到他，是有一天，我一连打了两天电话，都找不到他，只好去他的咨询室，让他措手不及。他正在吃饭，还有二十分钟就要去主持一个团体治疗。我问他，为什么不回电话。他只是轻描淡写地说："那样不对，你我都知道。"（哭起来）

咨询师：能不能往下说？

来访者：我问他，如果我明年或是五年后打电话找你呢，你会见我吗？我们是不是可以再一起散步？我可以抱你吗？他不说话，只是拉着我的手，拉我坐在他的腿上，紧紧地抱着我几分钟。

后来我又打了很多电话给他，也在答录机上留言。开始他还回我几个电话，后来就没有消息了。他和我一刀两断，再也没有音讯了。

我一直不明白为什么，为什么事情就这样了。最后几次见面的时候，他有一次说，我们必须回到现实生活中，接着又说，他新结交了一个人，走得很近。

这之后，我的抑郁症状急剧恶化，有一次自杀，被丈夫发现了。

我再也没有见过他。每逢重要的日子，我都打电话给他。每次我换新的心理医生，我也打电话让他知道。但是他从来没有给我回过电话。

八年了，我无时无刻不想他。早上七点钟，我就想他醒了没有；八点，我就想象他在吃早餐。走在路上，我盼望能遇到他。我常常认错人，以为看到的是他，跑过去和人打招呼。我做梦也梦到他。在心里我会回味那二十七天我们相处的情景。事实上，我的生活大部分是在这些白日梦里面度过的，很少理会眼前的事情。我的人生一直活在八年前。

咨询师：告诉我，这八年来，你接受心理治疗的情形，你自杀以后的情形。

来访者：我一直在看医生，没有断过。吃了很多抗抑郁的药，没有什么作用，只能帮我睡觉。心理治疗的效果也有限。谈话治疗，不提也罢。我打定主意要保护他，在其他心理医生面前，我绝对不提我们的事情。

咨询师：你是说，这八年的治疗中，你从来没有提过他？

……（时间快到了）

来访者：（看看表）我知道我的五十分钟时间到了，如果没别的事情，我就不耽搁了，这样才不会讨人嫌。

第二次治疗：

来访者：这个星期过得真可怕。我知道我有必要看医生，不看医生会要我的命的。可是每一次谈到以前的事情，接下来的那个星期就惨了。治疗就是搬石头砸自己的脚。成事不足，败事有余。

这个星期真是度日如年，是哭过来的。整天就是想着他。我不可能和先生说，因为我脑袋里就两件事情——他和自杀，都是不能说出来的。我永远不会和我先生谈他的事情。

我先生是个大老粗，因为他，很多喜欢我的男人不敢接触我。

还有一件事，我只能想不能说，就是自杀。我迟早会自杀，只有这样才能摆脱。可是我不曾露什么口风。上次自杀，几乎要了先生的命。当我醒过来的时候，想了很多我带给家人的不幸，当时就下了几个决心。

咨询师：什么决心？

来访者：我决定永远不说也不做任何可能造成先生痛苦的事情。我决定一切都顺着他。自从我知道我最后还是要自杀开始，我就不想和别人打交道了。结交新朋友不过是说更多的再见，伤害更多的人。

（又谈到那个咨询师）他的一言一行都是文质彬彬的，谁见到都会心动。他的助手都爱他，他对每个人都关怀备至，叫得出她们孩子的名字，常常带小吃给她们。我们出去吃饭，他总是说一些让服务员开心的话。你知道打坐吗？

咨询师：知道。事实上，我……

来访者（打断）：他天天打坐，还教我，所以我想不通，他怎么会那么绝情。教我要放得开的人，竟然想得出更可怕的惩罚。这几天，我越来越相信他存心逼我自杀。我这个想法是不是太疯狂了？

咨询师：我不知道是不是疯狂，但是听起来像是万念俱灰的想法。

来访者：他在逼我自杀，要彻底甩掉我。只能这么解释。

咨询师：可是，你想归想，这些年来，还是处处为他着想，为什么？

来访者：因为我要给他留个好印象，这是最重要的。只有他能给我快乐，我不想连这个机会都没有了。

咨询师：但是，已经八年了，你已经八年没有他的音讯了。

来访者：还是有机会的，只是不大。但是，百分之二，百分之一的机会，也比没有好。我不奢望他会再爱我，我只是要他关心我还活在这个世界上。只要他一年给我一个电话，哪怕只有五分钟也好，问问我的情况，让我知道他在关心我。这个要求过分吗？

第三次治疗：

咨询师：你的心思老是在他身上打转，我们就叫做强迫观念吧……

来访者：那二十七天是福从天降。这就是我为什么在别的心理医生面前从来不说，我不要他们把好事说成是病。

咨询师：你误会了，我说的不是八年前的事情，而是现在。你现在不能好好生活，因为你不断重播过去发生的事情。我猜，你来看我，是因为你不想再这样折磨自己了。

来访者（闭目，点头）

咨询师：我想说，这个强迫观念……既然你不喜欢，我们换个好一点的说法……

来访者：不用了，没关系。我现在明白你在说什么了。

咨询师：好吧。这个强迫观念，八年来一直是你心灵的主要部分。要卸下这个担子，不简单。我得盘问你的种种想法，而且接受治疗可能要承受相当的压力。我希望你能保证贯彻始终。

来访者：我保证。我只要下了决心，不会反悔。

咨询师：还有，如果自杀的威胁悬在你的心头，我也不可能把事情办好。我希望你郑重答应我，今后半年之内，你不会做出任何伤害自己身体的行为。如果你有自杀的冲动，打电话给我，任何时间都可以，我一定会赶来。如果你做了，不管多轻微，我们的协议就破坏了。我也不会再治疗你了。这一点，我通常都要立字据做凭证，还有签名。你签了名，我绝对信任。

来访者（摇头）：我不可能答应。找不到生路的时候，我就顺其自然。我不打算把这一条路也给堵死。

咨询师：我说的只是今后的六个月。我不会要求更长的保证。但是，没有得到你的保证，我也不想开始。你要不要多考虑一下，我们可以安排下星期再见一次面？

来访者（态度软下来）：我不能再等一个星期，现在就决定，马上开始治疗。我尽力就是了。

咨询师（没说话，只是眉毛扬了一下）

来访者（停了一会儿）：我答应你。

第六次治疗：

咨询师：你一直觉得给他留个好印象是唯一关系重大的事情，把你所知道的这种感觉统统告诉我吧。

来访者：很难说出来。如果说，有一天他会恨我，一想到这个念头我就受不了。只有他知道我的一切。所以，他可能仍旧爱我这件事实，不管他怎么认为，对我却意义重大。

咨询师：但是，他只是个人。你八年没见过的人了。他对你如何看待与你有什么关系？

来访者：我说不上来。我知道这种感觉不可理喻，但是我打心眼里相信，只要他对我有好感，我就不会有事，我就可以活得快乐。

咨询师：你是你，是为你自己而活的，时时刻刻，日复一日，你一直就是你自己。基本上，你个人的存在是顶天立地的，转眼即逝的想法能奈你何？难道人脑海里的电磁波能吹皱你的心潭？仔细想一想我说的话。他具备的本事，全是你给他的，没有一点例外。

来访者：想到他会瞧不起我，我就什么都不想吃。

咨询师：一个你连身影都看不到的人，甚至都不知道你是否还活在这个世界上，一个困在自己的人生挣扎中的人，这样的一个人，改变不了你的。

来访者：唉，他应该知道我还活着，当然知道。我给他在电话中留了言。事实上，上个星期我刚留过，让他知道我来看你。我想他应该知道我对你谈到他。这些年来，我换了新医生都会打电话给他。

咨询师：但是，我想你并没有和这些医生谈过他。

来访者：对。我答应过他。就算他从来不问，我还是信守诺言，直到现在。这么多年，我都没跟他谈过话，但是我仍然认为他应该知道我在看哪个医生。其中有好几个是他的校友。他们甚至可能认识他。

咨询师：但是，回到我先前说的。难道你不明白你这么做是针对自己？他的想法真的改变不了你。是你自己让他来影响你。他只是一个人，跟你，跟我没什么两样。如果你对一个老死不相往来的人没有好感，你的想法，在你的脑海里面盘旋，只有你一个人知道的那些，会影响到那一个人吗？为什么你要放弃自己的力量，平白送给他？他也是一个普通人，为生活奔波，也会老，也会放屁，也会死。

来访者（沉默）

咨询师：你说过，涉及伤害你的行为莫过于此。你认为，他可能是在逼你自杀。他没有为你着想。那么，你把他捧上天，有什么道理？你相信生命中没有比他对你的好感更重要的事，又为什么？

来访者：我不是真的相信他在逼我自杀。只是有时候这样想想而已。我对他的情感反反复复，说变就变。大多数时候，重要的是，他会希望我好。

咨询师：为什么他的希望这么重要？你把他捧成超人了。可是，你自己更像个干萝卜。他违反了最基本的职业道德。看看他给你的苦恼。

来访者：只有在专业上，他伤害了我。但是在生活里面，我们相爱，他给我最宝贵的礼物。

【案例分析】

这个案例充分展示了咨询中的移情。发展移情和理解移情是很重要的一种手段。通过移情，能够使来访者的困难问题重现，能了解来访者的内心世界。案例中，来访者对第一个咨询师发生了强烈的色情移情，这种力量严重地破坏了咨询关系。咨询中的移情并不可怕，反倒是咨询中重要的工具。没有移情的咨询，意味着咨询还没有开始；但是移情不是用来展示的，最终是要去修通，没有移情修通，意味着咨询没有结束。

1.3 强迫症

1.3.1 理解"强迫"

1.3.1.1 不可或缺的强迫

从"心理治疗复兴"到今天，已经走过了十多个年头。对于复兴的受众，"强迫症"早已算不上什么新新词汇了。反复洗手、数梯子、检查门窗等等，这就是人们对强迫症最直观的印象和理解。几乎每个人在接受强迫症的讲解时，都会脱口而出："啊?! 我就有强迫症！"这样的对号入座，倒是会让彼此相视一笑，算是幽上一默，谁都明白了"你不是一个人"。此种对号入座倘若成立，普天之下莫非强迫，当初搞出"强迫症"这么一种说法之人倒是留下了一个千古笑柄。

其实，"强迫"之所以能让每个人都找到对号入座的点，至少可以说，每个人身上其实都存在或多或少的强迫的痕迹。

1.3.1.2 调查研究

从强迫症共病（同一个人身上同时具有的病症）的调查研究中，我们同样可以找到佐证来支持。我们来看调查研究的如下数据：强迫症通常与抑郁症、恐怖回避和过度忧虑共病；30%的强迫症患者患有抑郁症共病；40%的患者睡眠受到干扰；30%患有特定的恐惧症；20%患有社交恐惧症；15%患有惊恐障碍；10%左右的女性强迫症患者患有神经性厌食症；33%患有暴食症；20%—30%强迫症个体报告自己或者是以前曾经有过抽动行为；抽动秽语综合征与强迫症的共病率为36%—52%之间；5%—7%的强迫症病人认为深受抽动秽语综合征折磨。

【案例1】

李是一位二十五岁的未婚女士，因为暴食症前来求助。她有暴食行为已经五年了。"这是我调整坏心情的最好方法。"暴食行为的发生，通常和一些特定的事件发生有关，比如学业、工作压力特别大时，与男朋友争吵之后，长时间独处时，回到父母身边生活时等等。长期的暴食，以及暴食之后的禁食，已经使得李女士出现了躯体上的改变——月经紊乱、感受不到性生活的快感、贫血等。

除了暴食的症状之外，李女士同时存在强迫的表现。她从小就对清洁有着非常高的要求。每天要不断地清洁卧室的地板，直到一尘不染才能入睡。如果地板上有一点污渍无法去除，李女士的权宜之计就是用一块地毯或是毛巾盖住。

【案例2】

王是一位二十岁的高中生。他坚信总有人要害他。怀疑的对象广泛，包括父母、亲属、同学、老师、医生、路人。当然，不可避免的是，心理咨询师本人也在其列。

小王还存在一个行为——强迫性手淫。从小学五年级开始手淫，每天数次。因为过于频繁，生殖器发生了炎症，经久不治。小王在父母的陪同下，从外地来求治。即使是和父母一起睡在宾馆的同一个屋子里，也要悄悄地捂在被子里手淫。在心理治疗的过程中，小王已无晨勃，但是还是控制不住自己的手淫行为，虽然几乎一碰就射精，感受不到任何的快感。

小王从小生活在一个缺乏信任、鼓励，充满指责、贬低的家庭环境中。另外，值得一提的一个细节是，从小他妈妈每天都要给他洗一次头，担心会长虫子。

从上面的内容，我们能清晰地看到，强迫是组成人这个个体的一个元素。强迫，好比是人体血管中流动的红细胞一样，其本身并无好坏之分，且是人体所不能或缺的部分。而不同的表现来源于其数量的多与寡。过寡，则贫血；过多，则血液过于黏稠。所以，我们每个人其实都是在强迫的一个连续谱上。略微带些强迫，反倒是我们的健康必不可少的。很难想象，缺少了这样的元素，一个人的功能会是什么样，也许根本无法生存。而当强迫元素稍微多一些时，我们发现这样的人就具备了"强迫型的人格特点"，这也是在适应良好之列，只是显现出与其他类型人格特点不同的色彩出来。再多一些，也许就可以算得上是"强迫型人格障碍"了，开始影响到个人的某些社会功能。再重，这才能被诊断为"强迫症"了。

1.3.2 理解强迫症

什么是强迫症？美国精神病学会制定的《精神疾病诊断与统计手册》第四版（DSM–IV）对强迫症的定义为：强迫症是严重影响个体日常生活的周期性强迫思维或者是强迫动作。

1.3.2.1 "严重"——强迫症有多严重

强迫症给患者带来的痛苦是非同寻常的。强迫症患者和其他患者相比，最大的特点是"避苦"。比如，和抑郁症相比，抑郁者承认思维的内容，强迫者却要努力去回避。抑郁者常常认为治疗是无效的，强迫者却或自行寻找解决的途径，或是抱有强烈的动机，积极地投入到治疗关系中去。抑郁者是悲观的，消极的；强迫者是乐观的，积极的。强迫症患者是最痛苦的，他们在自己的症状中较劲，抑郁的患者却会在自己的症状中寻找到合理性。从另一方面来说，这也算得上强迫症在治疗上的一个资源。

1.3.2.2 "影响日常生活"——强迫症影响了日常的哪些生活

强迫症患者常常把很多的精力投入到周期性的思维和动作中去，这要花去他们很多的能量。他们为了给强迫思维和强迫动作保留能量，常常减少自己的其他活动。这样使得他们的普通功能受到严重而广泛，甚至是全面的影响。而明确被关注到的，自然是本身在生活中分量最重的三个方面：工作和学习、夫妻关系和人际关系。

1.3.2.3 "强迫思维"——强迫症患者都在想什么

强迫思维是在某一时间所体验过的思想、冲动意向或想象，会反复地或持久地闯入头脑，以致引起显著的焦虑或痛苦烦恼。通常强迫思维症状是反复考虑或怀疑是否被污染/不洁、导致别人受到伤害，或者怀疑是否锁门等。

强迫思维是产生痛苦的过程。那么，强迫症患者究竟都在想些什么呢？他们想的内容一般都是虚构的，病人自己觉得是不合适的，觉得不应该出现这些念头。比如担心疾病的病菌（孩子身上的感冒病毒会大批滋生）、将来会感染什么疾病等等。Carr 在 1974年提出，强迫症患者更加关注的问题包括：健康、死亡、他人的福利、性、宗教等等。可以看出，他们担心的目标是未来会发生的事情，而不是现在正在遭遇的事情。

我们从下面的案例中，来看看强迫症患者都在想什么。

【案例1】

咨询师：你给我说一下那些让你难受的想法吧。

来访者：我觉得可怕，说出来是不好的。

咨询师：这个对于我们来说很重要，这可以帮助我去充分理解你，理解你的困扰是什么。所以，我还是鼓励你来说说。如果你不告诉我，我没有办法来帮助你。你可以一点一点来试试看。

来访者：我连想都不愿意去想。这样的想法太不好了，不应该去想。这是一种道德上的错误。

咨询师：那些想法和宗教有关吗？

来访者：有关，说出来就是一种罪恶。

咨询师：和祷告有关？

来访者：我已经无法去教堂了。

咨询师：因为这些方法，所以你回避去教堂？

来访者：是的。

咨询师：有的强迫症病人在教堂祷告的时候，会有一些想法闯进他们的头脑。他们痛恨这些想法，因为这些想法是很坏的，是要遭天谴的，可是他们不知道怎样停下来不想。他们为此感到很羞愧。你是不是也有相似的经历？

来访者：是的。

咨询师：只有祷告的时候发生这样的事情吗？

来访者：不是的，只要我在教堂附近，或是看到宗教的图画之类的情况，就会有这样的想法。

咨询师：如果你能把你的想法告诉我，我才可能帮助到你。

来访者：我不能说出整个想法，但是，那个，有时候我会想到一个不应该的词语，比如说，我在交通工具里，或者是我开车经过教堂。

咨询师：什么样的词语？你看，我们现在并没有在教堂，也许你可以举个例子给我听。

来访者：好吧，嗯，傻……，傻……，傻字开头的。

咨询师：傻b？

来访者（眼帘下垂，点了一下头）

【案例2】

咨询师：当你在厨房洗碗的时候，你想到了什么？

来访者：我洗碗的时候，我担心我会拿起两个杯子来撞，然后玻璃碎片就可能弄到饭菜里面去。这样，家里人可能会弄伤肠胃。

【案例3】

咨询师：是什么让你无法再去教堂了？

来访者：只要我一到教堂，我脑袋里面就会出现一幅画——耶稣和魔鬼在做爱。

【案例4】

咨询师：当你的肠子蠕动的时候，你想到了什么？

来访者：我感到肠子里面还有些什么，一定是我没有拉干净，所以我不得不坐在马桶上，用力地去挤，直到我觉得肠子里面什么都没有了为止。

咨询师：当你的肠子蠕动的时候，如果你不把所有的大便拉干净，你认为会怎样呢？

来访者：我听说，那样会得肠癌的。

咨询师：如果大便之后不冲洗，你觉得会怎样呢？

来访者：我担心，如果我不冲洗干净了，我会把疾病传给无辜的人的。

另外，强迫症患者常见的核心信念包括：

* 一个人必须在各个方面都很有能力，这样的人才是有价值的。

* 不完美，会受到惩罚的。

* 神奇的仪式行为可以阻止灾难的发生。

* 自己应对威胁的能力是不够的。

* 只有坏人才有性交的想法。

* 想了和做了，罪过是一样的。

* 想到什么行为，这个行为就可能会被做出来。

* 如果不能够制止对自己或者是对他人的伤害，罪过与实施伤害的元凶相等。

* 其他因素（比如事情发生的可能性很小）不会削弱自己所担负的责任。

* 如果一个闯入性想法发生了而没有压制下去，就等同于希望那样的事情发生。

* 人应该学会控制自己的思想。

从这些信念中，我们看得出，强迫症患者是具有明显的完美主义倾向的。他们是绝顶聪明的人。可以看出，他们具有夸大的责任感和自责。他们具有过于强大的超我。可以想象，他们成长的环境一定是一个超理性的环境，一定会有一个严厉的父母客体。

1.3.2.4 "强迫动作"——强迫症患者都在做什么

强迫动作指的是通过反复的行为或者精神活动来阻止或者降低焦虑和痛苦。常见的强迫动作包括反复洗手、检查和计算。

强迫动作是减轻痛苦的过程。强迫思维都具有"闯入性",不能轻易地回避掉。所以,个体就采取更为主动的方式,比如仪式动作,来缓解焦虑。又因为其有效地克服了焦虑,得到正性强化还保留下来。强迫动作就是在减少责任感,阻止自责。

强迫症患者都在做什么样的无聊而无害的事情呢?

【案例1】

咨询师:你能讲讲,因为你的强迫性的想法,让你回避了哪些场合呢?我讲的回避,不只是说离开某种场合,也包括拖延、耽搁、抵抗,或者是在那种场合尽量什么都不做。我先给你举个例子。有一个特别关注细菌的人,他尽一切可能不用公共马桶。这包括,他不能出去就餐或是长途旅行,因为这些都必须使用公共马桶。他还有另一种回避的方式,就是尽量地忍受便意,这样就可以不用公共马桶。你呢,你的情况是怎么样的?

来访者:我会随身带上自己的卫生纸。如果我实在是需要用公共马桶,我就会使用自己的卫生纸,不会用那里的。如果我没有带卫生纸,我也不会用那里的。

【案例2】

来访者:我从来不穿袜子,因为穿和脱的时候,都会碰到脚。还有,我只穿拖鞋或者是矮帮鞋。我从来不穿系鞋带的鞋子,否则就要碰到鞋子。穿矮帮鞋,无论是穿的时候,还是脱的时候,只要在什么东西上一蹭,就行了。还有,鞋不能太紧了。我从来不按照自己的尺码买鞋,总要大一些,这样我就不需要碰鞋子了。

【案例3】

咨询师:你说你早晨刮脸的时候遇到了麻烦,所以我让你把刮脸的工具带来,刮给我看。好,现在,你一边刮,一边告诉我你遇到的麻烦是什么,或者演示给我看。

来访者甲:好的。麻烦出现在早晨我第一次用卫生间。首先,我要把马桶以及马桶周围都打扫得很干净,不能让上面溅上一点水。然后开始彻底地洗手,一直要洗到胳膊肘。然后清洁浴缸和淋浴喷头,保证洗一个干净的澡。在刮脸之前,我先要这样把自己彻底地清洁一遍。然后,我开始洗香皂,确保香皂上没有任何的污点、头发或者其他东西。我使劲搓香皂,弄出很多泡沫,然后涂到脸上。然后,我从塑料口袋里面拿出剃须刀,放到烫水中浸泡,我必须在刮脸的时候泡剃须刀。我刮脸非常缓慢,这样才不会刮伤自己。如果刮伤了,我必须马上在伤口上抹上酒精。通常,我并不会刮伤自己,但是因为太认真,需要花掉很长的时间。刮完之后,我会在脸上全方位地抹一遍酒精,因为可能会有一些我没有注意到的小伤口。然后,我把剃须刀和塑料袋子都放到酒精中浸泡。最后再把剃须刀装回袋子中,拉上拉锁。这样,我才算是结束了早晨的洗漱。

来访者乙:我用的是电动剃须刀。因为这比用剃刀刮脸要干净。脸部的每个部分,我需要刮十次，然后检查是否刮干净了。如果不够干净，这个部分我还会再刮十次。刮完一部分，我就必须彻底清洁剃须刀。我关掉电源，把剃须刀分解开来。用手在水槽上磕十下。然后再拍十下，再磕十下。然后检查是否清洁干净了，如果干净了，我就把剃须刀重新组装好，继续刮下一部分。

1.3.2.5 强迫思维和强迫动作的关系

强迫思维和强迫动作是相互联系的。调查中，90%的强迫症患者陈述，他们的强迫动作就是为了预防强迫思维的出现或是减少强迫思维带来的痛苦烦恼；90%以上的强迫症患者同时具有强迫思维和强迫动作方面的症状；而只有2%的患者，他们陈述，自己存在的是纯粹的强迫思维，而无强迫动作。

简单地说，强迫思维是防御机制崩溃之后，让患者意识到的、原欲的，让患者自己无法面对的想法和冲动；而为了抵抗、压制这样的想法，个体发展出来了简单无聊又无害的想法或行为来替换，或者说是占据思考的空间。所以，可以说，前者是第一级的反应，后者是第二级的反应。

强迫动作包括行为和精神活动两方面。仪式动作并不仅仅限于字面意义上的"动作"。动作包括了"行为"和"精神活动"两个方面。这样的定义，让我们不难发现，强迫思维只是精神方面的活动，而强迫动作中，除了行为以外，也包含了精神方面的活动。同是精神活动，如何来区分呢？关键在于分析精神活动是属于原发性，还是继发性，是否具有回避的功能。

1.3.2.6 强迫症的内省能力

内省能力即我们通常所说的自知力，也叫洞悟力。通俗地说，指的就是，患者对自身疾病的情况是否有清楚的认识。大多数神经症患者都有较好的内省能力，是鉴别于精神疾病的主要根据。

强迫症属于神经症的范畴，而又以强大的内省能力为特征，使得其区别于恐惧症、焦虑症等其他的神经症。正是因为强大的内省能力，才产生强大的回避性，才最终形成了强迫症。所以，内省能力曾经是强迫症诊断的重要方面。但是从临床的案例中，我们发现并不尽然。

病人的内省程度其实是个连续体，从绝对不内省到绝对内省都包括在内。长期的痛苦，会让病人抑制自己的内省。

1.3.2.7 为什么女性多于男性

流行病学的调查发现，强迫症成人患者中，一多半是女性。强迫症和性别有什么关系吗？其实，在儿童患者中，我们发现相反的一个现象——男性反而占了大多数，是女性的两倍。另外，从发病年龄上，男性偏早，为十三至十五岁，女性偏晚，在二十至二十四岁。

另外，值得一提的还有，强迫症在每个患者的身上，症状严重程度的发展线大概呈倒 U 字形。症状逐渐发展严重，而随着时间推移，大部分患者的症状会逐渐消退。

所以，总体来说，造成女性患者偏多，有两方面原因。一个是男女的发病阶段不同，另一个则是强迫症的自愈性。两方面原因造成了随着年龄的增长，女性患病率逐渐上升，男性下降。

为什么男女发病的阶段不同？

我们不难发现，男性发病的年龄正是青春期阶段，是小学升入初中的几年；而女性的发病年龄却是在大学到工作的几年，或者说是开始恋爱婚嫁的年龄。完全不同的发展阶段，可以粗略地说，男女的病因是不同的。而具体原因还有待进一步研究。

1.3.2.8 为什么强迫症具有自愈性

随着时间的推移，除了 10% 左右的患者会进一步恶化，大部分患者的症状会逐渐消退。消退的机理是什么？是一种妥协吗？

强迫症的出现，是源于防御机制不能处理好强迫性格形成的焦虑。处在症状之中的强迫症患者，最显著的防御机制就是置换。他们把内心巨大的冲动置换成微不足道的无聊的想法或动作。那么，当患者自愈之时，一定自然发展出另一种防御机制。新的防御机制从何而来？是顿悟吗？

无论是求助于心理治疗，还是艰难地自愈，强迫症大多数还是在向着太阳走。

强迫症患者对待治疗的期望比起抑郁症来说，是积极的。但恐怕，很多强迫症患者对治疗的前途的感觉会是"苍蝇撞玻璃——前途是光明的、道路是没有的"。这个新歇后语非常形象地描述了强迫症给患者带来的痛苦和无助感。

1.3.3 处理强迫症

1.3.3.1 基本疗效因子

强迫症给患者带来的痛苦是非同寻常的，即使是一次不完整的治疗也能够帮助患者缓解很多痛苦。在心理治疗的过程中，我们常常发现自己做得不是太好，有时甚至完全违背了所谓"正确的理解"。可是，令我们惊喜的是，患者居然并没有停下他们好转的步伐。那么，究竟是什么因子在发挥疗效的作用呢？科学的心理治疗不过发展了百年，而强迫这样的现象亘古就已存在，已经伴随人类走了好长好长的进化之路。虽则无数的心理工作者前赴后继，努力探讨强迫症，但仍然是微不足道的，也许连这个大果子的最外壳都没有打开呢。可喜的是，在科学研究进行的同时，有着大量的临床工作者能够容忍这样的不确定性，陪伴患者去面对强迫症。也许这很像原始时代，古人无心之中服食了某种草木果实，竟然治好了奇怪的疾病。但是这已经弥足珍贵，好过于把患者孤零零地扔在一边，任其自生自灭。

1.3.3.2 靶目标的界定

治疗之初，我们对治疗目标的界定需要明确，不能简单地把特定的某一种强迫思维或行为定为靶目标。强迫的症状就好像我们在游乐场玩过的"棒打猫头鹰"游戏一样，当我们把其中一个打回洞中的同时，另一个猫头鹰几乎会同时蹿出来。如果咨询师只是把目光局限在患者来诊时的症状上，很容易误以为自己的治疗很成功、很漂亮。

我们常常遇到沾沾自喜的咨询师来报道他们成功治疗强迫症的案例。患者的原症状是消失了，但是，又发展出来了新强迫性的症状；有的新症状，甚至是经过咨询师精心培养出来的。

曾经有个咨询师，给强迫症患者布置回家作业，让其记录生活日记。经过一段时间的治疗，患者的原强迫症状消失了。但是，当咨询师翻看其日记时，发现，日记的记录非常的整洁。可以想象到其花费到日记上的精力。同样，社会功能并没有任何的改变。只是，以前不太好理解的症状现在更改为咨询师规定的看上去很美的日记记录。

因此，我们要把靶目标定位在强迫思维和动作对患者日常生活影响的程度上。要看患者有没有减少在症状上耗去的能量，把精力恢复到日常的生活中去。

1.3.3.3 防御机制的工作

防御机制是强迫症治疗的核心。

患者在罹患强迫症之前，就具有较强的强迫性格，只是自身形成的防御机制有效地防止症状的出现。当脆弱的防御机制不堪焦虑的连续冲击之后，终于城门洞开，很多原始的冲动汹涌而出，形成了强迫性思维。

这些原始的思维和欲望，不是患者本身能接受的，所以患者觉得是罪恶的。于是，患者会迅速形成新的防御机制——置换。发展出自己能接受的思维或动作，并将能量大把大把地扔进去，让自己无暇念及原始的欲望。虽经治疗，患者仍然会长期使用置换的防御机制，在不同的症状之间游走。

当患者真正发展出了一种新的防御机制，而不是发展出了一种新的强迫症状时，我们才能说，强迫症的治疗可以告一段落了。这种新的防御机制会是什么呢？恐怕因人而异吧，但是，一定是一种新的防御机制，而且很可能是一种高级的防御机制。

1.3.3.4 感冒对强迫症治疗的启示

"强迫症具有自愈性。"自愈性首先让人联想到的是感冒。医书上讲，感冒是自限性疾病，无须治疗，通常一周自己就会痊愈。也许，我们能够从感冒的治疗中，得到强迫症治疗的一些启示。

自愈性观点的教育，对于患者来说也许犹如福音。可以减轻患者的痛苦，增加对治疗的期望。

当前，人们对感冒的治疗倾向于，一旦发烧、喷嚏、鼻涕出现，马上把敌人一棍子打死，坚决不给敌人留下一丝机会。所以，通常一周的病程，被各种先进的感冒药、抗生素缩到了最短。有时，甚至感冒才冒了个头，就死得无影无踪。抗生素时代，把人们一个个练就成为三不会人员——不会出汗、不会打喷嚏、不会咳嗽。可是这样的治疗观点，却让人体失去了自身免疫的机会。有研究发现，偶尔发生感冒，可以增加人体的免疫力，甚至有预防癌症的功效。此研究绝非胡言乱语。其实，我们身边不乏这样的例子，一个从来不生病，甚至连感冒都不得的人，会突然死于癌症或是一些严重的病。

所以，生病本来就是人类不可或缺的一部分，生病具有积极的意义。同样的道理，我们回到强迫症的治疗中来。我们假想，如果出现了这么一位优秀的咨询师，或者是这么有效的一种治疗方法，让强迫症患者一夜之间彻底治愈，这对于患者本人来说，究竟是件好事，还是坏事？

心理治疗的训练中，常常会提到这样一个故事：有一个小孩子很喜欢观察动物。有一天，他在花园里发现了一个蝴蝶茧，于是他决定要细细地观察化茧成蝶的过程。于是他每天都很耐心地来到茧前观察，并做了详细的观察记录。日子一天天过去了，茧没有发生多大的变化，但是小孩一直耐心地陪在边上。终于有一天，小孩惊异地发现，茧的顶端破了一个口子——蝴蝶要出来了！兴奋的小孩睁大了眼睛，生怕漏掉哪怕是最微小的细节。小口子被里面的蝴蝶越咬越大了。然后小孩清楚地看到蝴蝶用头拼命地从小口往外挤。小孩几乎快要不敢呼吸了，就等着蝴蝶飞出来。可是过了很久，蝴蝶还在使劲地往外挤，似乎并没有任何的进展。小孩子实在无法忍受了，他冲回屋子，取出一个刀片，细心地把茧口弄大。在他的帮助下，蝴蝶顺利地钻出来了。小孩微笑着蹲在地上看着悬在花枝上的美丽的蝴蝶，有些兴奋，也有些自豪。可是一两个小时过去了，蝴蝶都没有飞起来。小孩慢慢地发现，蝴蝶的翅膀根本张不开。

这个生动的故事虽然很多细节都不符合真实情况，有臆造之嫌，但是仍然丝毫没有抹杀其启示意义。蝴蝶痛苦的挣扎过程，正是其张开翅膀的基础，任何人都无法代替，任何人无权剥夺。

在强迫症的治疗中，我们同样要清楚，治愈是有过程的。这种挣扎是我们无法替代患者的。

当然，我们也不能完全坐视不理。强迫症的自然病程是很长的，心理治疗的意义就是在于，我们可以帮助患者提高生命的效率，而不是缩短挣扎的时间；我们治疗的目的是增加患者生活的乐趣，而不是减少成长的痛苦。

【案例1】

咨询师：你已经给我讲了你做过的很多事情了，在我看来，你做的都是，从逻辑上讲，应该做的事情。你做的都是合理的事情，这谁都能看出来。你努力地想，努力地做。你探索问题的各个方面。现在你来找我做治疗……这也是一种努力。既然你找到我，我就要为你工作。所以我有责任指出："这没什么用，嗯?!"

来访者：啊? 什么意思?

咨询师：换个说法，就是：就算弄明白了也没用。

来访者：还是没懂。

咨询师：还是没懂。也许永远不会懂? 如果整件事情本身就是个圈套局，你感觉怎样?

来访者：圈套?

咨询师：对啊，要是在其他方面，你这么努力，你不早就成功得一塌糊涂了? 你难道不是这样认为的吗，以你的经验? 你越是与坏情绪和烦人的想法奋争，你就越想干掉它们，就会变得越困难。它们好像对有意的控制没什么反应。结果是，这些害怕没有变少，反倒更多了。

来访者：我不知道怎么干掉它们。我希望你能帮我。我应该如何干掉它们? 我是不是做错了什么?

咨询师：这些问题很重要，因为这显示发生了什么，但我们先不要开始这个问题。让我们直接从你所知道的开始。你感到进退维谷。

来访者：对极了。

咨询师：下面要做什么并不清楚，但是好像没有出路。

来访者：没错。

咨询师：那我现在说："你被困住了。没有出路。"……在你努力的系统中，只有一件事情会发生：其一直都在发生。考虑那是种可能……看，你知道其并没起作用。现在让我们想想其没起作用的可能性。并不是你不够聪明，也不是你不够努力。这是一个局。一个陷阱。你陷进去了。

来访者：那我没有希望了。我应该放弃。那我干吗要来这里?

咨询师：我不知道。现在，让我们来看看是什么没有起作用。不论如何，我并没有说你没有希望，我说的是这个没有希望。说的是一直在进行的整件事情。这种挣扎是没有希望的。是的，如果挣扎是无望的，那就该放弃挣扎。

来访者：那么我应该做什么？

咨询师：好……让我们先从这里开始。如果整件事是个骗局，是个陷阱。我们需要开放自己，面对事实，这样就会有不一样的事情发生。你来这里期望我会有某种办法。你一直在寻找办法，并且认为也许我会有。但也许这些所谓的办法正是问题的一部分。检查看看是不是这样——也许对于你不是这样的，但是只需看看是否这样：其实你并不相信有什么办法。如果我再抛出一个聪明的点子，你的部分意识会想："哦，是的。当然。对。"你的直接经验说这是没有希望的。你的心里说："当然，有办法的。一定会有办法的。"这里我问一个简单的问题：你会相信什么——是想法还是经验？

又一次治疗，咨询师处理病人的无望感：

来访者：听你这么说，我再也好不起来了。那我干吗来看你？

咨询师：我的目标不是帮你赢得挣扎。但那并不意味你没有希望了，也不意味你好不起来了。事实上，我的目标在于帮你把生活运转起来。如果你愿意面对你一直在逃离的这些怪物，那我百分之百地相信能帮到你。

来访者：如果运转（我的）生活那么容易，为什么我做不到呢？

咨询师：我从没说过容易。这很难。不是难在需要努力上——而是很难处理。这是个危险的陷阱——能逮住我们所有人。看，事情对我来说很清楚，如果你知道要做什么，早就做了。我根本不相信你有问题，不相信你是离奇的、反常的，不相信你在自我破坏。你已经做得绝对是最好的了。你拥有所需要的一切，这能让你离开这里，去过充满活力的、具有责任感的、有意义的生活。我们要做的正是从这里开始——从你这里开始。你看看，你会发现你的经验是否没有告诉你，你被似乎不可能赢得的挣扎给困住了。你愿意信任经验吗？让其影响你？然后离开这里？那是你的生活在邀请你。

【案例分析】

咨询师开始的语气非常的温和，让来访者感觉到咨询师对于自己所做的一切是理解的，是合情合理的。这让来访者没有受到太快、太直接、太强的质问。最后咨询师还是用温柔的方式转折，开始工作。当然，仅从字面上是看不出来温柔还是强硬的，这和不同的咨询师的语气有关，所以不是照着书本的内容说话就可以做一个好的咨询师的。

咨询师几近武断地判断了来访者的情况。咨询师成功地激发了来访者的无望感。咨询师将来访者的无望从自身转移到方法上，好像把人投入深渊，又从中往外捞。难道这就是创造性无望的实质，可是目的是什么？好像在带着别人坐过山车一样，把其情绪调动到最高，才开始处理。

　　最后一段才是咨询师的点睛之笔，来访者虽然一直在寻找办法，但是他压根就不相信会有什么办法。总体感觉，ACT（"接受与实际疗法"的简称）的这段治疗过于武断，很容易引起来访者的阻抗。或者，ACT就是建立在经验上的，认为人的内部思想都是这样的规律？

　　在经过创造性无望阶段之后，来访者陷入了彻底的无望中。看上去风险是挺大的。转折很好，能够有效地让来访者有豁然开朗的感觉。强调难度是必要的，这样可以调动来访者更好地在治疗中合作，付出努力。的确是个危险的陷阱，咨询师在治疗中很容易和来访者一起陷入其中。这段话中有明显的人本痕迹，这也是让来访者迅速有效地摆脱无望感的方法。其中提到的"经验"目前看来还是比较模糊的概念，不知道具体指的是什么。

【案例2】

　　来访者，二十七岁，迷人，白领女性。单身，独自住在CBD区的高档住宅。但是她几乎没有什么朋友，社交活动少之又少。每天，她都会工作到很晚，然后回到家中，做点晚饭自己享用，然后看看书，看看电视，直到困了上床睡觉。她常常需要借着酒精的作用来入睡，或者吃点睡眠的药物。当她还是个孩子的时候，大概十岁吧，她的父母离婚了。她主要是靠苛刻的母亲来抚养，和父亲几乎没有联系。来访者是一家大企业的会计，她花了很多的时间在工作上。她是一个完美主义者，当然，这会适合做会计工作。

　　母亲常常表达对她的爱，花很多时间来陪她。有时，似乎在她的生活中，没有其他什么事情能够让她感觉到有意义。但是，她并不能记得母亲给予她的这些温馨和愉快的时刻。实际情况是，母亲把时间都花来"提高、完善"来访者。母亲坚持不懈地为她设置课程，并常常评估来访者是否用了功。在家里，母亲不断地给来访者强调干净和整齐的价值。母亲常常因为女儿没有把自己房间里的某件东西按照顺序放置而喋喋不休。来访者会按照母亲的吩咐来归置东西，但只要母亲一不注意，来访者就又会弄得乱七八糟。母亲不停地强调，这样的态度会在来访者长大以后对来访者有不好的影响，可是直到现在，母亲也没有说清楚为什么。

　　母亲对清洁表现了一种极端的关注。来访者每次上了厕所之后，或者是无论因为什么原因摸到生殖器周围，母亲都一定要督促来访者要彻底地把手洗干净。母亲非常厌恶洗手间的味道，她收集了很多消除臭味的薰香和除臭剂。任何腐烂和脏的东西都会被母亲立刻清除掉，然后进行除味。

　　和很多孩子一样，来访者的童年中，有时会不快乐。每次当她告诉母亲自己不快乐时，母亲都会让女儿立刻打消这种念头。她的主要想法是："我这么爱你，花这么多时间陪你，你怎么能不快乐呢?"如果来访者坚持表达自己的不快乐，这就会让母亲非常的不愉快。

来访者非常享受看望父亲的时光。父亲的生活态度更放松，虽然他并不成功，而且常常会丢掉工作。父亲是一个快乐的人，女儿来看望他的时候，他会花很多时间来陪女儿，虽然女儿不在的时候，他也不会去主动联系。母亲很不喜欢女儿去看望父亲，只要可能，她就会阻碍这种会面。母亲总是不失时机地告诉女儿，父亲太懒了，所以他什么收获都没有；而且，他没有尽到一个父亲应尽的职责。

来访者在家里的时候，通过各种方式来对抗母亲，但是在学校里却完全按照母亲的价值观念来办事。因为她很聪明，学习成绩总是很好。同时，她被大家称为"不切实际的社会改良家"，在同学中并不受欢迎。她从不参加班级的活动，她几乎把所有的时间都花在功课和家务上。

到了青春期，来访者常常会被色情的幻想困扰。为了控制这种幻想，她借助一些重复性的工作，或是其他类型的事情来分散精力。慢慢地，她迷恋上数独游戏。她常常会一玩就是好几个小时，母亲也支持。但是当没有这些方法来防御的时候，偶尔还是会出现色情的幻想，她就会在幻想中放荡地反复手淫。

来访者和男孩交朋友的时候，没有遇到什么困难。但是，她似乎从来不懂得如何和男孩子发生浪漫的关系。她从来没有和某个男孩有长期的约会。高中的时候，她爱上了一个男同学。男孩不断地提出性要求，都被她拒绝了。但是有一次在同学的生日聚会上，他们喝醉后，她没再拒绝。接下来的两个星期，他们每天都做爱。来访者开始担心自己会怀孕。母亲觉察到女儿的担心，立刻安排了流产，不管女儿是不是需要。流产后，母亲带着女儿出国旅行去了，一直陪在女儿的身边。当她们回国的时候，男孩子已经有了新的女朋友了，正如母亲预料和想要的那样。

在学校的时候，来访者是大家公认的"好学生"，工作后自认也成为"好员工"。她在工作上投入了大量的时间。工作后，来访者仍然对约会、结婚、组成家庭等事情感到焦虑。她通过更加努力地工作，来克服这些焦虑。同时，她还发展出了很多关于清洁的症状，和母亲非常类似。

对清洁的关注，渐渐发展成为一种仪式，通常都是发生在她触碰到生殖器或肛门或周围区域之后。仪式的最开始，她会按照特定的顺序脱掉衣服，然后把每一件衣物放到床上特定的位置上，逐件检查有没有弄脏了，然后彻底地清洗自己的身体。清洗从脚开始，小心翼翼地直到头顶。身体的每个部分都有专门的毛巾来清洗。看起来像是弄脏的衣服都会被送到洗衣房去洗，干净的则会放回原位。然后把脱下来的衣服穿回去，只是顺序和脱下来的顺序刚好相反。如果顺序出现了什么差错，或者是她怀疑还有什么没弄干净的地方，她就会从新来一次。一个晚上，她重复这样的仪式四五次，这还不算多。

　　随着时间的推移，她发展出了其他的仪式和强迫思维，通常都和马桶的使用、做爱、公共设施的污染等有关系。随着仪式波及范围的增大，她的生活受到了很大的影响，仪式耗掉了她的很多时间和精力。她意识到自己这些行为的荒谬性，但又无法控制自己，又不断对自己提出疑问。最后，这些行为开始侵入到工作中去，这是她仅存的生活的意义所在。当工作也受到影响时，她就不得不来求助了。

【案例3】

　　来访者，女，三十六岁，已婚，没有孩子。强迫恐惧和仪式行为十五年。过去，她一直害怕自己会犯错误，会忘记事情，在身体或者心灵上伤害别人，从而使得她花大量的时间来审视自己的行为，检查自己是否犯错误。前来治疗的时候，她很担心自己感染了一种她自己也不清楚的病菌，而且她会把这种病菌传染给别人，使得这些人生病甚至死亡，她觉得自己绝对应该对这些人的死亡负责。这种恐惧从她还是一个外科护士的时候就开始发展。在手术的时候，她害怕自己会感染手术室，引发病人感染，导致病人非常严重的后果。因为强迫症，她辞掉了工作，每天花很多时间来清洗自己的房间和房子内外的东西。她害怕和那些她认为有细菌的东西接触，包括浴缸、某些食品，以及医院的一些东西。另外，她不敢和其他人交往，特别是小孩，因为担心他们携带病菌。

【案例4】

　　来访者，女，二十六岁，已婚，刚刚获得护理学学士学位，因为严重的强迫清洗问题前来求助。在第一次治疗中，她非常激动，说自己在过去的六个星期之内几乎一直都在哭泣。六个月前，她进入了丈夫和小姑合开的公司工作。她和小姑是好朋友。前来治疗之前，曾经进行过系统脱敏，服用过抗抑郁和镇定药物，并进行过认识重建治疗，但是都没有什么效果。因为她的问题，到现在为止，还没能找到一份护士的工作。

　　咨询师：你说你在清洗方面遇到了些困难，你能和我多谈谈这些问题吗？

　　来访者：最近我觉得我越来越难以控制自己了。我洗得太多了。我每次花很长的时间洗澡，我的丈夫很烦我。他和他妹妹想要帮助我，但是我还是控制不了自己。我总是很烦躁，我这一段时间几乎总是在哭（快掉泪了），什么都无济于事。

　　咨询师：我明白，你现在看上去很难受。你能说说最近你清洗自己的情况吗？这样我能更加清楚一些。你洗过多少次呢？

　　来访者：太多太多了。我几乎把所有的热水都洗光了。我必须洗手，几乎是所有的时间，我都在做这件事情。我从来没有觉得干净过。

咨询师：你每次洗澡花多长时间？多少小时或者是多少分钟？

来访者：大概是四十五分钟吧，我猜是这么多。我想早点出来，有时候我让我爱人把我叫出来。

咨询师：你每天洗澡几次呢？

来访者：通常是两次，一次是在早上，一次是在晚上睡觉之前。但是如果有时间，我被什么事情弄得特别心烦的时候，我就专门洗一次。

咨询师：那么你每次洗手大概花多长时间，然后一天之中大概要洗手多少次？

来访者：嗯……大概一天二十次。每次大概五分钟，或者更长一点。我总是觉得我的手不是真正干净。就像我洗完手的时候，一不小心碰到了水池边上，我觉得我的手又脏了。

……

咨询师：除了清洗自己以外，你还做其他什么让你感觉干净的事情吗？

来访者：有，我还用酒精擦洗东西，比如我上车之前，用酒精擦车座。

咨询师：你用酒精擦自己吗？

来访者：不，只擦那些我觉得脏的东西。

咨询师：你能告诉我，你用多少酒精吗？

来访者：大概一周一瓶。

……

咨询师：好，能告诉我，你还做其他什么事情让自己干净一点，或者是做哪些事情把你周围的脏东西弄干净一些？

来访者：我想想。

咨询师：有没有其他我们称之为"强迫动作"的行为？你反复检查你的东西吗？

来访者：没有，除非我觉得我没有洗干净，然后我就再洗。

咨询师：除了清洗之外，没有别的重复性的行为？

……

咨询师：哪些东西会让你觉得想要去清洗自己？比如，为什么你要擦洗你的车座？

来访者：我想我可能在以前把一些脏东西带到座位上了。

咨询师：是鞋子带来的吗？

来访者：对，我还很担心我的衣服边缘会接触座位，而我的鞋子也可以踢到我裙子的边缘，另外在上台阶的时候，我还怕我的外套会擦着楼梯。

咨询师：像这样的衣服？（来访者穿的外套刚过膝盖，看起来要接触到鞋底和阶梯是不大可能的。）

来访者：对。

咨询师：你裙子上沾过狗屎吗？

来访者：我没有这么想过，不过我觉得我的裙子上可能有，虽然这种情况很难发生，是吗？

......

咨询师：狗屎是最让你受不了的东西吗？

来访者：可能吧。对，我觉得是，但是浴缸里面的细菌更加让我觉得可怕。

咨询师：什么样的细菌？

来访者：从洗手间带来的细菌。你去过浴室，你是知道的。

咨询师：尿和屎？

来访者：对，尿没有像另外一种（屎）那样让我难受。

咨询师：为什么？

来访者：因为我在学校学习护理的时候，我知道那个几乎都是废物。我在学习微生物学的时候很难受，因为让我学习那些微生物和细菌实在是让我很痛苦。我学得不好，我是尽量不让自己去想那些东西的。

......

咨询师：你害怕你会因为粪便生病吗？

来访者：是的，我觉得是这样。就是这么回事，虽然我知道别人不会像我这样害怕。你知道，对他们来讲，他们平时走到浴室里面，然后洗澡，什么都不会想。但是我做不到，我觉得我没有把它弄得足够干净。

咨询师：如果你没有充分清洗自己，你会生病吗？或者你会使得别人生病吗？

来访者：我主要担心自己会生病，有时候我也担心我爱人会生病。

咨询师：你担心会生什么病呢？

来访者：我不清楚，某些病吧。

......

咨询师：假如说，你不小心碰到了人或者狗的粪便，而且你一点都不知道，你也没有弄掉。那么，你觉得会发生什么不好的事情吗，你或者你爱人会生病吗？

来访者：会啊，我真的觉得会有可能发生的。

咨询师：我知道，如果这样的事情发生了，我能够理解你会感到难受，就像真的生病了一样。不过我现在想让你客观地评估一下，你觉得你如果接触了粪便，你生病的可能性有多大？举个例子，假如你接触过粪便十次，你有多少次会生病？

来访者：哦，我知道可能性不大，不过有时候我觉得真的会生病。

咨询师：你能估计一下吗？如果你接触到一点粪便，你大概有多大的概率会生病？

来访者：我觉得不高，不会超过 25%。

咨询师：这意味，每四次就会得一次病。

来访者：没有没有，我觉得可能性不会超过 1%。

······

咨询师：好。那么如果你沾上了粪便，除了生病之外，还可能发生什么不好的事情呢？

来访者：我觉得如果我把狗屎或者粪便弄到裙子上，我还担心别人对我有不好的看法。其他人可能会看到或者闻到，他们肯定会觉得很恶心，而且他们还会觉得我是一个很脏的人。我想我害怕别人会觉得我不好。

······

咨询师：除了人和狗的粪便，以及厕所以外，你还觉得什么东西会弄脏你？我用弄脏这个词，对你来讲，准确吗？

来访者：我觉得准确。我觉得它在我的皮肤上，虽然我看不见。另外，我看见我车上的鸟粪，我也觉得很难受。

咨询师：鸟粪，就是一小摊白的鸟粪。

来访者：对，我弄紧我的裙子，免得沾上那个东西。

咨询师：好，鸟粪，还有别的什么东西吗？

来访者：死的动物，死在路边的那种。我觉得有些细菌或者类似的东西，会弥散在它周围的空气中，或者弥散在马路上。虽然我的车不会压到它，但是汽车轮子会沾上那些发散出来的细菌，把那些细菌带到车里。

咨询师：你看到死动物之后，会做什么呢？

来访者：我会远远绕开。有一次我刚刚下车，就看到一只死老鼠，就在车边。我不得不把我所有的衣服洗了个遍，而且我马上回去洗澡。那次我难受了整整一天。

咨询师：听起来，这是一件让你很难受的事情。除了死动物之外，你觉得还有什么东西可能弄脏你？

来访者：我想不起来了。有很多地方我不敢去，不过都是因为害怕我上面说的那些东西的缘故。

······

咨询师：那么垃圾呢？

来访者：对对对，也是我烦的东西，我还尽量避免靠近街边的水沟。

咨询师：你怕沟里的什么东西？

来访者：我觉得是死动物。而且一下雨，细菌就会沿着街面跑，还有那些腐烂的垃圾。有时候我觉得那些水沟很恶心。

咨询师：嗯，你害怕你会因为死动物和垃圾生病，是吗？

来访者：对，就像厕所和狗屎一样。

1.4 焦虑症

焦虑症又称焦虑型神经症，以焦虑、紧张、恐惧的情绪障碍，伴有神经系统症状和运动不安等为特征，并非由于实际的威胁所致。且其紧张惊恐的程度与现实情况很不相称。临床上分为广泛性焦虑症和惊恐发作，又称急性发作。

1.4.1 病因分析

1.4.1.1 生物学因素

①遗传因素。研究发现惊恐发作的病人一级亲属中约有 15%患有此类疾病，约为一般人的十倍。有人观察到惊恐者一级亲属的发病几率为 17.3%，而正常对照组为 1.8%；广泛性焦虑症一级亲属中发病几率并不增加，Torger-ren 发现惊恐发作和伴有广场恐怖的惊恐发作单卵双生子发病率为 45%，双卵双生子则为 15%，而广泛性焦虑症的孪生子研究未见有明显差异。这些数据是惊恐发作病人遗传效应在发病中的作用较广泛性焦虑症明显。最近华西医科大学调查也发现三十例焦虑症中，未见广泛性焦虑障碍病人有精神病家族史，而惊恐障碍病人有精神病家族史的占总数的 23.33%。值得进一步研究。

②乳酸盐与焦虑症。有人发现焦虑症患者运动后血中乳酸盐较对照组高。如果给患者注射乳酸钠则大部分患者可诱发惊恐发作。另有国内资料发现广泛性焦虑和惊恐发作的患者其血乳酸水平较正常对照组显著增高，而两种亚型间并无显著性差异。有人认为丙咪嗪治疗惊恐发作有效是由于阻断了乳酸盐的作用。

③去甲肾上腺素假说。焦虑症患者有去甲肾上腺素功能活动增加，Bullenger 等发现人处于焦虑状态时，脑脊液中去甲肾上腺素的代谢产物 3- 甲氧基 -4- 羟基 - 苯乙二醇（MHPG）增加。有人发现惊恐发作患者的 MHPG 比对照组高。去甲肾上腺素水平由蓝斑核的胞体及突触前 α2 自体受体调解，该受体为抑制性，当去甲肾上腺素含量增加时，可刺激该受体，则抑制去甲肾上腺素代谢。

④5- 羟色胺的作用。据研究发现，焦虑症可能与 5- 羟色胺功能增高有关，尤其是惊恐发作患者，如给予 5- 羟色胺的激动剂则会引起焦虑反应，但有人使用 5- 羟色胺的前

体尚有缓和焦虑的作用，所以 5- 羟色胺在焦虑中发生的作用尚待进一步研究。

1.4.1.2 心理社会因素

在本病的发生中，心理社会因素只能作为一诱发因素。有人提到广泛性焦虑症患者的发生常与紧张性事件相关，当社会、心理问题持续存在时可编程慢性病程。也有人报道惊恐发作患者起病前一段时间，生活实践显著多于正常人；最近的一项研究发现，广泛性焦虑症患者有明显的诱因，多于惊恐发作的患者。

1.4.2 临床表现

广泛性焦虑症又称为慢性焦虑症，占焦虑症的 57%。主要表现为：①心理障碍表现为客观上并不存在某种威胁或危险和坏的结局。而患者总是担心、紧张和害怕，尽管也知道这是一种主观的过虑。但患者不能控制时颇为苦恼。此外尚有易激惹、对声音过敏、注意力不集中、记忆力不好，又与焦虑常伴有运动性不安，如来回踱步，或不能静坐。常见病人疑惧、两眉紧蹙、两手颤抖、面色白、出汗等。②躯体症状植物神经功能以交感神经系统活动过度为主，如口干、上腹不适、恶心、吞咽困难、胀气、肠鸣、胸闷、呼吸困难或呼吸急促、心悸、胸痛、心动过速、尿频、尿急、阳痿、性冷淡、月经时不适或无月经，此外有出汗、面色潮红等。③运动症状与肌肉紧张有关。有紧张性头痛，常表现为项、枕区的紧压感，肌肉紧张感和强直，特别在背部和肩部，手有轻微震颤，精神紧张是更为明显，另外有不安宁、易疲乏，睡眠障碍，常表现为不易入睡，入睡后易醒，常诉有噩梦、梦惊等，醒后很恐惧，不知道为何害怕。

惊恐发作又称为急性焦虑症，据统计约占焦虑症的 41.3%，故并不少见。急性惊恐发作时，常伴有明显的植物神经症状，如心悸、有强烈的信条、心慌、呼吸困难、胸闷、胸痛、四肢发麻，甚至不能控制得发抖和出汗。因此患者惊恐万分，似有濒死之感。有时还怕自己完全失去控制而精神失常，因之大声呼救着，不乏其人。

【案例 1】

来访者，女，二十二岁，因心慌、手脚发冷，偶有惊恐感，小便增多两月余前来咨询，心内科检查排除心脏病可能。自述为某名牌大学应届毕业生，看到同学考研或出国，认为自己成绩优秀，前途也不能比别人差。因此，近半年来，加班加点写毕业论文；四处奔波寻找理想的工作，心力交瘁。

【案例分析】

来访者的问题初步分析可能属于广泛性焦虑，是一种没有明确对象和具体内容的焦虑症状，并同时伴有运动性焦虑，如坐立不安、来回走动等等，以及精神性焦虑，如无确定对象的不安和害怕、多汗等等，且带有其他自主神经症状，两种症状互相均衡，并且无明显足以引起焦虑的刺激，或其他精神障碍的继发性症状等等，确诊为焦虑症其症状需要持续六个月以上。另外来访者自身感到痛苦并有改变的愿望，以区别于焦虑型人格障碍。

咨询思路：首先进一步了解来访者的具体情况、目前的生活状况、家庭环境等等，从中掌握其生活的压力和强度，并适时给予同感，特别是对于其成绩优秀、名牌大学应届毕业等情况予以积极关注，并给予其宣泄和倾诉的渠道，缓解内心紧张的压力。对于广泛性焦虑症个案，适宜采取非指导性人本主义治疗，不断地给予倾听、支持、鼓励，以舒缓来访者的紧张、压力。

在此基础上，可以采取放松训练的形式。通过对身体各部位紧张—松弛的不断交替，以达到放松减压的目的，从而减少和消除心理上或躯体上的紧张。可以先尝试让来访者集中注意力，然后双手握拳紧绷，再放开，从中体会由紧张到松弛以后的放松感。接着可以从头—颈—双肩—上肢—躯干—下肢的大致顺序，按照此法进行想象放松训练。

对于来访者焦虑所产生的躯体症状，可以转介相关的医学机构进行药物治疗，如多塞平等等。

【案例 2】

来访者：有时候，我晚上躺在床上，会想很多乱七八糟的事情。比如，如果我生病了，会不会对我闺女有影响？谁来照顾她？又比如，如果我老公死了，那么我们就没钱了，那么闺女读书怎么办？还会不会发生什么不好的事情？我们会住到哪里去？我们怎么过日子？有时候，想多了，就会觉得心跳变得特别快，手心出好多汗，头昏得要命，觉得特别害怕。这个时候，我就必须停下来，不能再去想这些问题。其实要想停下来不想，都不可能。后来，我干脆直接就打开电视来看，这样我就可以不再想了。

咨询师：你的身体这样反应的时候，你有没有想过，下次会不会再发生？

来访者：这倒没有。虽然这样让人很不舒服，但是我关心的是我闺女，是我们以后的生活。

【案例 3】

来访者，广泛性焦虑障碍。

咨询师：你还做过什么？

来访者：嗯，有时我想劝自己，想对自己说："你个笨蛋，你这是小题大做。"

咨询师：哦，你这是在批评自己，惩罚自己。你这样做的目的是？

来访者：让自己停下来。

咨询师：你是想改变自己，不要再担心了。

来访者：对……我觉得我的担心，简直是蠢得要死。我想说的是，我脑袋里冒出来的有些东西简直，简直就是一坨屎。

咨询师：你是不是想说，如果你可以去掉这些担心，不再有这些想法，你就不会这样焦虑了？你就能过得更好？

来访者：没错。但是，说服自己其实挺难的。有时候，我做得到，有时候做不到。

咨询师：嗯，如果你可以说服自己，你就不用担心了，全部都会好起来。好了，现在看来，你批评、惩罚自己，还要说服自己停下来。你还做过什么？

另一次治疗（评估规则系统的起效方式）：

来访者：就是，说服自己就是挺难的。有时候做得到，有时候不行。

咨询师：你是不是想说，如果能说服自己，就会起作用？好，我来问你。你认为，如果你说服自己相信"你关心的事情是愚蠢的"，你就可以不再关心了，焦虑就会减轻些，你就会好起来。是这样吗？

来访者：是的。

咨询师：好，实际情况怎样？有没有用？

来访者：有时候有用。但是，我不是每次都能说服自己。

咨询师：好，就算是有用。如果我们把时间拉长，或者说，随着时间延长，如果你坚持你脑袋里的规则，你觉得，总体上，你关心的事情会变多还是会变少？

来访者：……总的来说，会更多吧。

咨询师：这像是个悖论，对吧？我想说，你做的正是你想的。有时候好像是有用了，有时候不知道又是怎么搞的，好像关心和担心变得更多了，而不是更少了，更重要了，而不是不重要了。

来访者：那我应该怎么办？

咨询师：你认为呢？

来访者：继续努力。

咨询师：有意思，你努力了吗？

来访者：有，越来越努力。

咨询师：效果怎么样？是起到了长期的本质的作用，情况得到了改变，问题不存在了呢？还是陷得更深了？

来访者：……我陷得更深了。

咨询师：你的想法带着你不懈地做着无谓的努力，一直在你边上不停地说废话，你想不努力都不行。除了你心里的这个声音让你做的以外，你还可以做点什么吗？也许，我们离问题的关键越来越近了，"你会选哪个？是想法还是经验？"目前看来，你的答案是"想法"。我想让你也注意到，经验的效果非常好。

【案例分析】

简单几个回合，已经将来访者采取的办法评估清楚了。

咨询师似乎一门心思要击溃来访者的做法，从单次的效果扩展到整体。

来访者实际上过于心急要解决问题了，而咨询师并没有马上给出答案，因为此时评估还没有结束。

最后，咨询师给出建议，总的来看，ACT 的指导性相当强。

【案例 4】

一个三十多岁单身男病人因工作时频频发作的焦虑而来精神科就诊。他虽然是一个受过高等教育的技术人员，却从来也没有跟精神科医生有过任何接触，也根本不懂得什么是精神分析治疗。经过评估，他开始了治疗。几个月过后，他对治疗者说："现在我明白了，为什么在评估时你不怎么跟我说话。你想给我更多的时间，让我说出心里的事情。当我这么做的时候，我总感到我过去的感情又重新出现了，感到在我成长过程中对朋友和大人们的感情又重现了。我想，如果你当时回答我所问的问题，或者对我的谈话立即做出反应，我们就不会知道我心中所想的事情，我们就不会知道这些感情。由于我们所做的一切，我更加了解我自己了，明白了我为什么会变成那个样子。"

【案例 5】

来访者，男，经理。

公司人力资源经理转介而来，心理测试发现过度疲劳和内心冲突。

第一次治疗片段：

来访者：他说，我过来，只要把给他说过的事情告诉你就行了。他说，你可以帮我解决问题。我不想浪费你的时间，也不想浪费我的时间，如果你要让我去学摄影什么的。

咨询师：哦，我不知道会占用你多少时间……

来访者：我需要把所有事情都给你说吗？还是只需要坐在这里，随意就好？我不知道，除了这些，还有什么好说的。

咨询师：如果你愿意，我还是想听听你的烦恼。

来访者：我是个容易担心的人。你可能会告诉我："回家去，别担心。"如果这就是答案的话，我可以让我的朋友告诉我，就不需要专门跑到这里来找你了。我可能对你，对你能做的事情，期望过高了。但我不知道，会不会那就是答案。或者，根本就没有答案。

【案例6】

M，三岁，女孩，聪明、漂亮、非常娇弱。常做噩梦，和小朋友玩耍时曾经有强烈的焦虑发作。内科医生建议她来做心理治疗。是妈妈带着来的，来前告诉她，是找个叔叔和她说说她的噩梦。

第一次治疗中，女孩最初一直抱着妈妈，目光逐渐地从其他地方慢慢移到咨询师身上。几分钟之后，妈妈离开了，女孩拿起了一个布娃娃，然后用这个布娃娃去碰屋里的其他玩具。她用布娃娃的头把一个玩具火车推到地上去，当火车翻倒到地板上的时候，女孩突然愣住了，面色苍白。女孩坐回到沙发上，紧紧地靠在里面，把布娃娃抱在肚子上，布娃娃滑落到地板上。然后她把布娃娃捡起来，再抱在肚子上，布娃娃又滑落；最后，女孩大叫着要妈妈。

【案例7】

来访者，男，未婚，三十多岁。

来访者：我受过良好的教育，工作积极。我有一个女朋友。我在工作上表现不错，有很多很好的同事，有很多朋友——男的女的都有。我来自一个快乐幸福的家庭。我们一共是哥仨，我是老二，我们的关系都很好，我们和爸妈的关系都很好。我的童年很快乐，有很多的朋友。虽然我不是那种出类拔萃的学生，但是学习对我来说也不是什么问题，一切都得心应手。因为我很有礼貌，与人为善，大学一毕业我就获得了很好的工作机会。

生活中，我和女人的关系处理得不错。高中的时候，我交往了第一个女朋友。我在高中过着约会频繁的生活。在高中，我就有了性经验。自然，上了大学之后，我也有让我很享受的性爱经历。

所有的事情发展都很顺利，直到一年前，我开始出现了焦虑的症状，我开始觉得不太对劲了。在这次突然的焦虑发作之前，其实我已经有好几个月睡眠不好了。我也不知道是什么原因造成的。

有一天，我在车里，堵车堵得很厉害。当时，我注意到呼吸有点沉闷，还有出汗、心跳加快的反应，当时我非常害怕。后来我去看了医生，医生没有发现什么不对的地方。医生说，这是一种焦虑症状，或者是惊恐发作。当时，医生问我，是不是有什么心事。我说，没有啊。医生告诉我，这可能只是偶尔发生的，可能不会再有，但是如果再发生的话，让我再去找他。

一个月之后，第二次发作了。我回去找了那个医生，他给我开了一种药，让我需要的时候服用。在几个月之内，我又发作了好几次。所以，就被转介到你这里来了。

咨询师：你对自己的生活史的描述非常详细，这给我很深的印象，还有就是，我觉得你的表达能力非常好。

来访者：谢谢。每次我吃这种药的时候，哪怕只是偶尔吃一次，我就觉得昏昏欲睡的。我对任何镇静的药物都非常敏感，所以，我现在都不喝酒了。

······

来访者：我想在商业界有所成就，想在社交活动上做得很好。

咨询师：你说，你和你女朋友交往三年了？

来访者：是的，她很有趣，很漂亮，我很享受和她在一起的时光，我们的性生活非常好，我们会一起去运动，夏天我们还会和一群要好的朋友去海边度假。

咨询师花了整整一次治疗的时间来讨论来访者和女朋友的关系，但是除此之外，再也没有任何新的信息。在后面的治疗中，咨询师想要更详细地了解来访者童年的情况时，也没有什么新的内容被叙述出来了。

【案例分析】

初听上去，病人对自己的生活史描述非常详细，但是实际上一点也不内省，他描述之前的生活是如此完美，让人觉得不真实。他提到的"昏昏欲睡"的现象是一种需要进一步调整药物的征兆，而不是需要去做精神动力治疗。基于这种设想，咨询师还是决定继续收集资料，来听听病人怎么说。

从驱力理论和自我心理学的观点来看，病人有明显的防御机制，他在对抗"自己要确认自己各种愿望的目的"这种想法。在病人把自己看做是一位强壮的、有能力的、有责任感的、性感的男性的时候——这些也正是他的愿望——他便产生了某种冲突。

【案例8】

姓名：略　性别：女　年龄：三十八

教育程度：大专毕业　社会经济地位：小学教师　婚姻状况：已婚

外在表现：患者显得急躁易激动

表现出的问题：患者头痛头昏、失眠、心烦意乱、坐卧不宁十多年。阵发性心悸、气促、惊恐，反复发作一年多。

既往生活史与当前生活情景：患者说患病已久，已记不清是从哪年哪月开始的，只记得素来就有些性急气躁，容易激动。有一点事就会心烦意乱，甚至头昏头痛，很少有心情安稳平静的时候。等公共汽车时总是不停地走下人行道翘首张望，即使没有什么急事也做不到像旁人那样悠闲自在地静待。拨电话或调收音机时心急手抖，极无耐性，如果电话一时未拨通或收音机一时未调好音即怒火中烧，恨不得砸烂机器。患者热心教育工作，打心底里爱护她的学生。因为缺少耐性，常为一点小事大发雷霆，事后自己后悔，学生和家长也有意见。患者似乎没有安全感，时时刻刻都有些提心吊胆，总担心有什么不幸将会来临。上课时担心家中被盗；放学后担心学生归家途中遇上车祸；学校总结工作时担心挨批评（实际上她经常被评为先进）。经常失眠、多梦，月经也不规律，一遇急事便要上厕所小便。家中反映患者脾气大，整日双眉紧锁，坐立不安，常诉胸痛。在某医院经多种检查未发现特殊异常，被诊断为神经衰弱，给服脑乐静、天麻丸及 ATP 等药，患者服用几次后，未见病情好转便自行停服。一年前，途经某菜市场时突然感到空气沉闷、呼吸困难，同时出现心慌、心悸。患者感到极度恐惧，好像周围没有空气了，天要塌下来了。于是大声大叫，抱头乱窜。最后抱住一根电杆死死不放，浑身战栗，大汗淋漓，持续十多分钟后渐渐瘫软下来。患者事后回忆起来也感到莫名其妙，不知为何会如此惊慌和恐惧。

心理社会发展历史：①先前因素。患者性格耿直、急躁、好胜心强，遇事急于求成。而且有一点儿事就会心烦意乱。②促使因素。一年前，途经某菜市场时突然感到空气沉闷，呼吸困难，同时出现心慌、心悸。患者感到极度恐惧。从此后症状产生。

既往健康状况与治疗史：在某医院经多种检查未发现特殊异常，被诊断为神经衰弱，给服脑乐静、天麻丸及 ATP 等药，未见病情好转便自行停服。

【案例分析】

患者症状多次类似发作，每次持续十多分钟，程度较首次发作轻，多为突然觉得心悸、胸闷，出现濒死感、窒息感和自我失控感，抓住身边人的手惊叫："不得了了，不得了了！"发作后面色苍白，疲乏无力。

家属反映患者性格耿直、急躁、好胜心强，遇事急于求成。结婚十七年，夫妻关系一般。丈夫原认为她是脾气坏，近一年来才觉得她可能有病。丈夫认为患者一家人都是急性子。

体查未发现特殊异常。内科检查未发现心血管和内分泌疾患证据。患者不饮酒，亦无某种物药的长期服用史。

精神状况检查中，患者意识清晰，面色略显憔悴。讲话急切，偶有口吃。情绪明显焦虑不安，一再询问："我会不会疯？""我会不会死？""治不治得好？"同时不断长吁短叹、搓拳顿足。

患者被诊断为在广泛性焦虑症基础上的惊恐发作。处方为肌电反馈治疗，同时给服安定和心得安等药物。

第一次治疗。首先向患者介绍肌电反馈仪的性能："这是一台帮助我们学习自我控制的机器，但它并不能直接作用于我们。虽然它的电极将安放在我们的身体上，但不会有任何电流传导到我们身上。相反，我们身体发出的微弱的电流会传导给它，使仪表上的指针摆动。"患者对反馈仪有了初步认识后，我们首先将电极安装在她的手臂上。因为手臂是最容易被随意控制的肌群。叫她用劲，然后她看见反馈仪上的指针朝高微伏方向移动。再叫她放松，她又看见指针朝低微伏方向移动。于是，患者说她已确信反馈仪的性能，也确信自己有能力改变自己的肌电水平。通过反复收缩和放松的训练，她对这台新鲜的治疗仪器产生兴趣，激发了她接受反馈训练的动机。这一点对她以后能否取得疗效非常重要。最后，我们将电极改放在患者额部，此时肌电持续在 15 微伏左右波动。我们告诉她，这个数字意味着她目前处于一种极度紧张焦虑的状态。但通过学习放松，这个数字是可以改变的，当额部肌电降低后她将会感觉到轻松和平静。

第一次治疗结束后布置家庭作业，让患者练习放松，仔细体会紧张和放松的区别。练习程序如下：先咬紧牙关，然后放松，反复练习，仔细体会紧张和放松的主观感觉。然后练习皱眉再舒展，仔细品味两者的不同感受。

第二次治疗。进入咨询室后休息五分钟。再将电极安放在前额，测量基线水平。患者一分钟内平均额部肌电为 13.8 微伏。我们将阳性强化阈值上限定在 13 微伏，并向患者解释："昨天你已经亲身体验到，肌电水平的高低完全可以由你自己控制。现在你的肌电水平比较高，应该降低一点，也完全可以降低一点。为了使你更好地放松，你可以闭上眼睛。你如果放松得很好，仪器就会发出悦耳柔和的声调，表示对你的奖励。如果你放松得不太好，当然就听不到这优美的声音了。"听完我们的介绍后，患者闭目放松，不一会儿，反馈仪传出了轻柔的反馈声，但很快就消失了。仪表指针摇摆几下后逐渐上升，竟居高不下。患者双眉紧皱，牙关绷紧，肢体呈曲状，原来患者听不到代表放松的反馈声，心里着急，正在"努力"地放松，结果适得其反。这个时候，我们做了如下指导："想一想什么是紧张、什么是放松，你在家里练习过，你能体会到它们的区别。呼吸要自然、缓慢、均匀。设想你的鼻子下面有一只兔子，你的呼吸千万别吹动兔毛……保持头脑清静，不专心考虑任何问题，任其浮想，随其自然……你好像躺在海边的沙滩上，听任海风吹拂……好像躺在乡村草地上……阳光明媚……春风和煦……"

随着我们沉稳而又缓慢的指导语，患者逐步放松，呼吸平稳，仪表指针回落。作为奖励的反馈声不时传出，先是断断续续，继之能长时间维持，偶有中止，很快又能恢复。表明患者已经领会到放松技巧。这次治疗结束时患者能将肌电随意地控制在 13 微伏以下。

家庭作业：按照患者自己的体会，结合我们的指导语在家里练习放松。

第三次治疗。稍事休息后测量额部肌电的基线水平，为 13 微伏。考虑到患者已有松弛的经验，而且上次学习成绩不错，将阳性强化阈值上限定为 11 微伏，期望患者进步快一点。但治疗前几分钟只有两次几乎一闪即过的反馈声，表明要求过高。遂将阈值调为11.5 微伏（定阈值、调阈值都由治疗者控制，患者不知道具体数值），但见反馈声渐渐频繁出现，不久即连续不断。然后再将反馈阈值下调到 11 微伏，反馈声经过一段响响停停之后，又连续成一段柔和的声调。

家庭作业：同前。

经过每日一次连续治疗四天之后，患者感觉到焦虑有所缓解，在药物的帮助下可维持六至七个小时的睡眠。为了巩固成绩，反馈治疗改为两至三天一次，其余时间在家里反复练习。又经过八次治疗，肌电一直呈下降趋势，停滞不动或回升的情况不多。最后几次在额部肌电基线水平控制在 4 微伏左右。患者反映，在松弛状态下，她觉得非常的舒适和轻松，仿佛进入一种心旷神怡、似睡而未眠的境界。且在没有仪器帮助的情况下，有时也能进入这一境界。

在近一个月的治疗中，未有惊恐发作，焦虑症状也有很大的缓解。为巩固疗效，仍然要求患者每周来医院做一次反馈治疗，共持续了三个多月。

【案例9】

来访者，女，惊恐障碍。

来访者：我在上一个医生那里接受过心理治疗，但我还是认为，是药物起了作用。感觉好了以后，我准备把药停了。开始有点担心，因为听其他人说，停药可能会复发。但是我想，只要我慢慢地停，应该没有问题的。

我慢慢把药停了，开始没有出什么事。有一天，差不多是一个月后，我去了一家餐厅。我坐在那里，感觉很好，因为这在以前是不可能做到的。但是就是这个时候，我突然觉得有点晕，我马上意识到"天啦，又来了"，接着就发作了一次。当时我真后悔停药了。

【案例10】

来访者，惊恐障碍。

第一次治疗：

咨询师：你在哪种情况下发作得最多？

来访者：在酒店，人多的时候。还有，在高速公路开车的时候，本来好好的，突然就发作了。还有在家里，也是好好的就发作了。我特别害怕，我都不知道到底怎么了。

咨询师：开车发作之前，发生了什么吗？你有什么感觉？

来访者：嗯，有，我发觉路上的车开得特别慢。

咨询师：在家发作的时候呢？

来访者：不真实，比如说……好像飘起来了。

咨询师：嗯，看来发作前并没有直接的原因，而是一些不真实的感觉，比如东西移动很慢？

来访者：嗯，对的。哦，对了，我会不会是把身体的反应当成惊恐发作了？其实，是身体反应引起的惊恐发作？

……

咨询师：你能具体说一说，上周你在家里发作时候的情况吗？

来访者：嗯，身体方面，我觉得头很轻，我的双手又冷。

【案例 11】

M，女，非常迷人，她因焦虑前来求诊的时候二十五岁，为一家时尚杂志做艺术指导。她来的原因是，最近一年发作频繁的"惊恐障碍"，常常一天会发生两到三次。这种发作不知道来自何处，像是一阵突然的强烈的"恐惧波"。有时候白天发作，有时候在睡梦中发作，让她醒过来。她开始颤抖、恶心、大汗淋漓，感觉要窒息，害怕自己会失去控制，做什么疯狂的事情，比如大叫着跑到街上去。

她记得这样的发作第一次发生在高中的时候。当时她正和一个男孩约会，父母不喜欢这个男孩，他们不得不偷偷摸摸的，避免被父母撞到……当时她是学校刊物的首席设计，学校已经把她报送到常青藤大学，这给了她很大的压力。她记得，第一次发作时，正值校刊要送去印刷，同时她接到了哈佛、耶鲁大学的录取通知书。发作只持续了几分钟，她只是坐在原地度过了这几分钟。她非常害怕，所以告诉了母亲，但是，她没有来求治。

八年以来，她偶尔会有发作，有时候连续好几个月都没有，而有时很多次，比如现在，每天好几次。发作的强度也不同，有时候很重，让她感觉消耗很大，不得不休息，一整天不工作。

M 各方面都很好，无论是在学校，在工作，还是在社交场合，只是发作时除外。同学和同事都说她是一个活泼友好的人。她从来不限制自己的活动，即使是发作频繁而严重的时候，即使是在多次发作之后，瘫在家里休息无法工作的时候。她的发作从来没有和某种特定的场合有什么联系。她的发作几乎都是在家里，在自己的床上。她是否有在地铁、超市发作过？她说："有，但是我忍住了。"

【案例 12】

来访者，女，三十九岁，已婚。

第一次见到来访者，看到她穿戴整齐，肥胖，不断摆弄衣服，躲避目光接触，说话很快。

来访者：我近来意识到自己一直都是在为别人而活着。我一直是付出的女人，直到没有什么东西可以付出了。我为我的丈夫付出。我一直是他希望的好妻子和好母亲。我知道我需要他。我担心如果我改变太多，他可能会离开我。我付出了一切，想让孩子正常长大。尽管我尽了最大的努力，我还是常常担心自己做得不够。

看待自己的生活时，必须承认，我不喜欢自己所看到的。我不喜欢现在的我，而且肯定不为自己的体形骄傲。我的体重超重很多，尽管很想减肥，但怎么也做不到。我总是喜欢吃，并总是吃得很多。在我还是个孩子的时候，我的家人就批评我，但是他们越是让我不要吃，我就越是吃得多，有时候还会吃出病来。我下决心开始锻炼并坚持节食，但还没有找到把计划坚持到底的方法。

我所盼望的就是能成为一名小学教师。我认为这会让我的生活变得有意义。现在我常常担心，当孩子离开家，只剩下我和丈夫的时候，我会变成什么样子。我知道至少应该从家里走出来，在我所希望的那所私立小学中得到代理老师的工作，学校已经同意了，但是我对那个计划的实现也一直在拖延。

让我感到担心的一件大事是，我越来越经常地感到恐慌的感觉。我不记得曾经有过这样糟的感觉。通常在白天里，当我努力在学校学习时，感到头晕，几乎要晕倒，呼吸困难。有时我坐在教室里感到浑身发热，然后大汗淋漓，这让我感到很尴尬。有时我的手开始颤抖，我很担心别人会注意到我，认为我很奇怪。有时我坐在教室里，甚至在买东西的时候，我的心跳就会非常快，我都担心会不会因为心梗而死。有时候，我半夜醒过来，心脏跳得很快，浑身冷汗，有时还会发抖。我感到非常可怕，但不知道是什么原因。这些感觉让我很害怕，在没有任何准备时，它们就会突然发生在我身上。这让我感到，如果不更好地控制自己，我会疯的。我知道我担心会死，对我的死，我很担心。也许我仍然害怕进地狱。在我很小的时候，我害怕火和硫黄。

我在读大学的时候，学习了心理咨询导论，这让我的眼界开阔了不少。给我们讲课的老师向我们介绍了心理咨询对心理障碍并不严重的人的价值。我开始考虑也许我能从咨询中得到收获。在那以前，我一直以为只有精神病人才需要心理医生。我看到，我可以对自己认真隐藏起来的许多事情进行工作。虽然我已经决定去心理治疗，心里还是感到很害怕。我不断问自己，如果发现自己不希望的事情怎么办？如果在我内心没有发现任何东西怎么办？如果在我变得好一些的过程中，我失去我的丈夫，怎么办？我多么需要这些重要的答案。在我的一生中，我对每一个问题都有很清楚的答案。但是，从很久以前开始，我变成了一个询问者，从此丢掉了这些清晰的答案。如果我打开了潘多拉的盒子，从里面出来太多的东西，搞得我比现在的问题还要多，我怎么办？

我从治疗中最希望得到的是，咨询师告诉我应该做什么，并督促我去做，让我在不太晚的时候，能够开始生活。问题是我想，我可以满足于现在的舒适生活，尽管很多事情让我烦恼。是的，生活枯燥无味，但我也不需要做任何决定。然而我现在的生活又并不舒适。但是我又非常害怕做新的决定。我害怕做出错误的决定，因为错误的决定毁灭的不只是我的一生，而且还有丈夫的一生，和孩子的未来。我认为我有责任保持这个婚姻。我想我是被困住了，找不到出路。我父亲如果发现我将心理治疗当做最后一根救命稻草，他会说我是愚蠢的。

我不知道前面有什么，我害怕，同时也很激动。

1.5 恐怖症

恐怖症是以对特殊物体、活动或情境产生强烈的惧怕为特征的一种焦虑障碍。

1.5.1 单纯恐怖症

【案例1】

M，三个孩子的妈妈，她第一次因为幽闭恐怖症和恐高症来求治的时候四十七岁。她说，从十几岁开始，她就非常害怕密闭的空间和高空。她记得小时候被哥哥姐姐关在橱柜里面；他们还把她捂在毯子里面吓唬她，还在把她从毯子里面放出来的一瞬间用蜘蛛的图片来吓唬她。她将幽闭恐惧症的发生追述到这些创伤性的事件上，但是她不清楚为什么自己害怕高空。她自己的孩子已经长大了，她成为真正的家庭主妇，她一直努力过上正常的生活，而不用去管这两种特殊恐惧症。但是，既然孩子已经长大，她需要走出去，离开家，找一份工作。但是事实证明，这非常难，她没有办法乘坐电梯，而且她最害怕在建筑的一楼待着。另外，她的丈夫多年来一直在为一家航空公司服务，他可以得到免费的机票。可是，因为恐高症，她根本没有办法乘坐飞机，这成为他们婚姻的一个难题。他们没有办法用掉这些免费的机票，去遥远的地方。虽然她有这样的问题很多年了，但是直到最近几年，问题才显现出来，因为环境和生活的变化。

治疗一共十三次，用的是逐渐暴露法。开始暴露的是温和的情景，然后慢慢加大恐惧的程度。也有家庭作业——自我暴露。生活中的暴露练习一直要维持到她的焦虑消失。开始的治疗集中在幽闭恐惧症上，让她开始乘坐电梯，上几层楼，先是咨询师陪伴，后来自己一个人。后来，她能一个人乘坐电梯上很高的楼。恐高症的治疗，在一个高的宾馆的顶层四周走动，往下看大厅，在山顶上看四周的风景。幽闭恐惧症最顶峰的治疗，去了一个地下的洞穴。经过十三次的治疗，她成功地和丈夫乘坐飞机去了欧洲，爬上了很多人向往的埃菲尔铁塔。

【案例2】

来访者，女，学校恐怖症。

进行两次家庭治疗之后，咨询师对这个家庭的动力有了一个初步的模型。除了对家庭成员基本情况的描述、存在的问题和发展历史，模型还包括对父母客体关系的评估和婚姻关系中共谋的、潜意识的交往模式。

父亲最初被母亲吸引，是母亲作为一个客体可以满足他的性幻想，包括他的窥阴癖。另一方面，他又有把妻子理想化的倾向。因此他具有很深层的冲突，在他们的性关系上也是模糊的。

在另一个层次上，父亲又潜意识地期望自己的妻子能够是像自己的母亲那样长期承受的、自我牺牲的一类人。因此他渴望母亲般的安慰。然而，这些依赖的渴望与他的男性化矛盾，因此他外在的行为是自主自立的，不需要任何人。他内在的依赖客体表现在当他的妻子和孩子生病时，他对他们温柔的关怀。但是他们不得不处于脆弱的地位，满足他的依赖需要。

母亲期望婚姻给她提供一个理想的父亲，她希望被作为一个小女孩保护，考虑到这个潜意识期望，对男性的性吸引对她来说是一种威胁。同她丈夫一样，她在性关系上也存在高度冲突。作为独生女，她期望自己始终是第一位的，她甚至嫉妒丈夫对来访者的关系，试图通过她自己对来访者的强烈依恋保持父女之间的距离。

在其早期的自我客体图像层次上，她是一个贪婪的、挑剔的小女孩。母亲的介入给她提供了一个如何对待父亲形象的模式。不幸的是，对她母亲适用的不一定适用于她。因此，在客体关系层次上，配偶双方都感到他们被孩子抛弃，每个人都希望被关心，不被要求。然而，这些可笑的愿望对很微小的刺激都会过度反应，爆发潜在的愤怒、可怕的争吵。

当来访者目睹了父母的激烈争吵时，她害怕自己的谋杀幻想可能会变成事实。虽然父母讨厌他们内在的"坏父母"形象，他们似乎还是在这样做。来访者被湮没在他们的冲突中，事实是她和父母之间的自我界限是模糊的——女儿和母亲几乎是共享一个人格。

戏剧化的是，来访者逃学在家被看成一种绝望的尝试，一面保护她的母亲免受父亲的攻击，一面为父母反对她自己投射的谋杀幻想而辩护。

【案例3】

来访者，三十多岁，男，因为多种害怕来治疗。

治疗一年多，每周一次，症状一直没有缓解。来访者害怕人群，害怕过桥，害怕坐飞机，还害怕开车遇到堵车，害怕坐电梯等。这些症状从儿童时期就开始了，或多或少，程度轻微地存在。但是最近几年恶化了。并且老是觉得焦虑情况一直增强，虽然没有急性的焦虑发作现象，但是有一种强迫性仪式会在他感到焦虑时被迫要去做，包括洗手，在开车之前必须小便（不管要开车的路程距离有多短，也不管离他上次小便的时间有多短），以及在他家前面的脏马路上一定要捡几块小石头——否则会害怕如果他没捡的话，其中的一颗就有可能在车子开过的时候压到弹飞起来，飞进开着一扇车窗的车子里，因而伤到某人。

这位病人已接受过精神科的评估，而且已经转介做了认识行为治疗，但还没有发挥效用。在几个月后，病人要求精神动力治疗。

他大约七岁的时候，第一次经验到强迫症的症状以及焦虑现象。他非常害怕去上学以及非常害怕在人行道上踩到地砖的裂缝，那些症状一直维持了多年，但它们自己就逐渐减弱了，纵使还遗留了一些上述已经比较轻微的害怕症状。而目前主诉开始于几年之前，但病人开始不能确认出引发的事件是什么。

咨询师：那时，家里是不是发生了什么事情？

来访者：（惊觉）的确有一些事情发生了，我父亲病倒了，他的背部病痛开始困扰他，之后他接受了背部的手术，手术还算成功。但是我母亲总是非常焦虑，变得非常容易受惊，经常向我寻求帮助，而我也能够提供某种形式的安心效果。

咨询师：说说你的家庭。你家庭目前的结构，还有过去史，以及你儿童时期和发展的情况。

来访者：以前，没有任何人问过我这方面的问题。我觉得或许这非常重要。

病人说到，他是家里唯一的小孩，他最近从家里搬走是因为他在一家大型的房地产开发公司工作，工作表现很不错。他现在和以前一样，和父母关系亲密，并且可以在星期天晚上和父母共进晚餐。他有一个女朋友，并准备订婚，父母也非常喜欢她。他的父母和外祖父母在他快出生前，从亚洲移民到美国，住在一起。一家人成功地经营连锁性的零售产业。病人出生时，每个人都倾注了很多感情在他身上。他甚至还记得，在他五岁生日的时候，他是大家注意的焦点。咨询师要求他说出他最早的记忆。而他陈述，他最早期鲜明的记忆是，在那次生日前不久，外祖母生了急病，救护车来把外祖母送到医院的情形。

然后病人自发地讲述，外祖母在那之后的几年间一直生病，首先是心脏的问题，然后又是淋巴癌。这段期间，母亲非常焦虑，病人补充说，但似乎没带太多感觉——或许这段时期，对他而言并不是快乐的时光吧。另外，也因为已经被外祖母"占有"的母亲渐渐变得较少让他和以前一样随手可得。咨询师请病人解释，他"那个已经被占有的母亲"的含义是什么。他解释道，母亲非常爱外祖母，随时都在担心她，并尽全心去亲自照顾她。

接着病人说，在他生命中，那段时间里，有某些重要的事情，在他的心里似乎还有点记忆。但咨询师要他尽量想这些事情的时候，他有点迟疑。或者，他会相信，那些事情是非常重要的，那是因为他"真的"有一个很好很快乐的童年。他的父母是如此不辞劳苦地打拼，并对他全心全意地照顾，所以他觉得也许他应该谈谈。在他七岁的某一天，他从学校回家，父母和外祖父正在工作，外祖母虽然生病，但是还算稳定，在他下校车的地方等他，并且给他牛奶和饼干吃。外祖母做完这些事情之后，回房间待在里面。大概半个小时之后，病人叫外祖母，没有人答应。叫了几次之后，他从桌子前面跑过去，发现外祖母倒在房间里。他回想起，他无法叫醒外祖母，他变得非常惊恐，跑出来求救。最后在邻居家里找到了父母。他们立刻跑回家，又叫了救护车，把外祖母送到医院去了。这次外祖母没有回来，几个星期之后去世了。在回想的时候，病人说，母亲在之后就变得非常不快乐，悲伤了好长一段时间。他猜想，就是从那时开始，自己得了学校恐惧症，还有了那种不愿意在人行道上踩到地砖裂缝的症状。

之后他就有了所谓的"古怪的想法"。就像一种儿时的打油诗一样，一直存在他心中："踩到地砖的裂痕，弄断你母亲的背。"咨询师问，这对他来说，意味着什么？病人说不出个所以然来。咨询师想知道是否病人现在在潜意识里，正害怕将会知道有关自己的一些事实：他这么害怕上学，然后回家时必须走在人行道上，而会踩到裂痕。这是因为在他意识层面的害怕底下，是那种潜意识层面的害怕——害怕他想要去伤害他的母亲，这是可能的。咨询师又说，因为纵使他成长在一个充满爱和奉献的家庭里面，在那时，他可能并不快乐，或许他还觉得相当愤怒。病人表示，他从来没有这样想过，但是觉得这是挺有意思的想法。事实上，他总是认为，他应该为外祖母的摔倒负一些责，甚至是为她的死亡负一些责。尽管他现在知道，这是不合情理的。然后他补充说，如果他觉得自己应该为这件事情负责的话，他认为也应该为母亲在外祖母死后，那么长时间持续不快乐的现象来负责。但是为什么会生气，这让他很不解。

针对这样的疑问，咨询师反而提出自己的问题："你能推测想象，为什么你可能在那段时间，对你的母亲生气呢？"病人回答说，他和外祖母非常亲近，他对于外祖母倒在地上，而自己无法帮助她而感到非常烦乱。他又说，他没有机会对任何人讲述他的烦乱。这种心情萦绕在他心中很多年。咨询师提出，可能是一种理由使他生妈妈的气：他期望能够跟母亲谈他的感受，但是这种期望是达不到的。在这点上，病人指出，或许那就是为什么他在七岁的时候，发展出学校恐惧症的症状，以及害怕踩到裂痕的现象：他不想离开母亲身边一步。这样做，对他是有意义的。正如外祖母倒下的时候，他可以留在她身边一样。而他对母亲这样生气，是因为他觉得他需要陪在母亲身边，来保护她，免于遭受一些他害怕的但又是其所希望的惩罚，他也持续希望母亲能开始倾听自己。

接着，病人说，总觉得自己对家中的每一个成员都有一种责任感，而且感觉自己现在的症状可能跟他小时候产生那些症状时的情景有关系。现在——正如那时候一样——有一位家庭成员生病了，而母亲非常烦乱，或许这时他又开始觉得生气，因为当一位家庭成员生病的时候，他也很担心，但他同样无法从母亲那里得到支持，而只能被指望自己给母亲支持。他表示自己的症状可能是一些象征性的方式，以表达他需要去控制住他对母亲的愤怒——需要去保护她免于一种潜意识愿望的应验，这个潜意识愿望指的是因为母亲没有照料好他，于是他想看到她受惩罚的愿望——纵使现在已是成人，而以现实世界的角度来看，那些需要是几乎完全不需存在的，但病人现在仍是如此。

【案例分析】

病人能够从心理学的角度来思考，能从情绪上的苦痛向后追溯思考，能够检视成长史中的各种情景是以什么方式制造出精神疾病的生成基础，也能觉察到象征性手法在产生症状时是怎样运作的。

1.5.2 广场恐怖症

广场恐怖症的原意是特别害怕到人多拥挤的公众场所去，后来引申到不敢乘坐公众交通工具，不敢单独离家外出，甚至害怕单独留在家里。

【案例1】

来访者，女，广场恐怖症。

来访者：我真搞不懂我老公是怎么回事，他居然说这些都是我没事乱编出来的。我每次不知道该怎么办的时候，他都会特别生气。他说我不坚强，逃避责任。他很不高兴开车接送我。他不高兴，以前该我做的事情，现在都变成他来做了。我们老是吵架，他每天回来都累死了，工作也不顺心，再加上我的事情，他都快疯了。我知道他不高兴，但是没有他，我什么都做不了。我怕我会崩溃，我怕没人帮我，我怕我孤零零地过下半辈子。虽然他对我冷冰冰的，但是和他在一起，我觉得安全。有他的时候，事情全部都很顺畅，他知道怎么处理这些事。

【案例 2】

来访者，女，广场恐怖症。

来访者：我男朋友特别照顾我，特别在乎我的感受，我做不了的事情，他从来不让我做。上班的时候，他经常会给我打电话，问我好不好。我害怕的时候，他就会来陪我，紧紧抓住我的手。只要我告诉他，我感觉不好，不管当时他在干什么，都会马上过来，送我回家。上个星期，我们去参加他的同学聚会，中间我们先走了，因为我的原因。

我特别内疚，因为我，好多我们以前喜欢的事情，现在都不能做了。比如，以前我们特别喜欢看电影，但是现在电影院让我很受不了。我特别感激他，如果没有他，我真不知道我会是什么样子。

【案例 3】

A，四十三岁，身材苗条，很有吸引力。她来治疗中心是在她二十二岁的女儿带领下来的。女儿说，自己快被母亲弄疯了，因为母亲要女儿时时刻刻都陪在边上。A说，自己一直是个紧张的人，断断续续出现广场恐怖症的症状，已经有七年了，最近半年加重了。

最近四年，A说自己得了"心脏病"，经常去医院看心脏科医生，说自己的心跳快，而且不规则。内科医生反复告诉她，没有发现任何病理性的证据，医生认为她这是焦虑和紧张的结果。医生建议她加强锻炼，还开了些镇静剂，让她在严重焦虑发作的时候服用。A只是偶尔服用这些镇静剂。有趣的是，她的这些症状的出现，从来不会发生在家里，即使是独自干了很重的活也不会。

广场恐惧症的表现在六个月前发生了重要的变化，那时正是冬天，A住在女儿家。女儿带着孩子去看电影了，把A一个人留在家里。头一天，正好下了一场暴风雪，车辆的行驶非常不方便，A开始担心自己被孤立了。A给住在附近的姐姐打电话，可是电话没有开机。这时，她开始惊恐发作，她觉得自己的心跳变得非常快，她想自己快要心脏病发作了。当女儿看完电影，又去买了点东西回来时，A非常疯狂了。她躺在沙发上哭泣、呻吟，因为喝酒，已经糊涂了。女儿回来后，她拿起酒瓶继续喝。在女儿的帮助和照顾下，A终于睡下了。第二天醒过来时，A感觉好多了，拒绝去看医生。在过去的半年中，A还有过多次类似的发作，都是当她感觉孤独的时候。

A的丈夫在一家制造厂工作，常常到外地出差。丈夫回到家里，很不愿意听妻子说这些情况。但是自从丈夫开始陪她散步之后，问题变得不是那么明显了。虽然她自己也知道自己的这些表现很荒谬，但是还是无法控制，还是不断重复出现这样的情况，因为对周围事件的控制的无助感。A除了广场恐惧症状之外，还伴发抑郁。这就是所谓的"习得性无助"。

A 的童年并没有创伤性事件。父亲非常独裁，不允许孩子对他反抗，虽然他很热情。父亲有中度的饮酒问题，喝醉的时候有可能会用鞭子打 A 的哥哥。哥哥是家里唯一公开反叛和独立的成员。母亲是一个被动顺从的人，也有明显的轻度的广场恐怖，但是父亲从来不允许母亲去看病。

在学生时代，A 被大家叫做"好学生"，或者是"老师的宠物"。她也曾经有一两个女性朋友，可以倾诉自己的烦恼，但是她从来不主动进行社交活动。她从来不参加学校组织的活动，也从不和同学到外面去玩。A 相貌平平，少数几个对她有兴趣的男生，也因为她的退缩作罢了。放学之后，做完家庭作业，A 就帮助母亲料理家务。

高中毕业后，A 找了一份秘书工作，想要赚够上大学的钱。因为没有赚够钱，她不得不留在家里。二十岁那年，她在教堂里遇到了她后来的丈夫，并在当年就结婚了。她继续做秘书工作，来维持丈夫的大学学业。丈夫稳重而含蓄，很像父亲，也有点独裁。A 自然变得被动、有依赖性。她还是怀着大学的梦想，但是从来没有为此做过什么努力。在生了这个女儿之后，A 还怀过一个孩子，但是流产了。这让她很不安，从此拒绝怀孕。多年来，她表现都没有太大的不同，只是偶尔表现出紧张和焦虑。只是最近，问题才明显加重。

1.5.3 社交恐怖

社交恐怖症是以害怕与人交往或当众说话，担心在别人面前出丑或处于难堪的境地，因而尽力回避为特征的一种恐怖障碍。

【案例1】

来访者：每次开会的时候，我总是特别慌，怎么办啊？我怕他们发觉到我慌。肯定大家都看到我的手在抖，看到我的脑门在出汗，最要命的就是，我的脸红得发烫。

咨询师：你真正担心的是什么？

来访者：嗯……（想了想）好像我担心……他们觉得我怪，觉得我不正常。

咨询师：如果你没有前面提到的那些身体反应，你还担心吗？

来访者：担心，我担心会做错事情，或者说错话。不是只有身体反应让我担心。

咨询师：你担心在其他地方也这样吗？

来访者：不担心。我只有在这种正规的场合才会这样，还有要和陌生人打交道的时候。

【案例2】

咨询师：你还注意到了什么？

来访者：嗯，当我正打算进去开会的时候，我发现我检查了好几次钱包中是否还有安定药瓶。我知道有——无论如何，我总是带着它——但是在开会前的五分钟之内我大概检查了四次。

咨询师：你认为检查安定药瓶能有什么作用？

来访者：我想，如果在，能让我放心。

咨询师：这样你就能……

来访者：是的，这样，如果事态不好，我总能够很快地偷吃一片。我已经学会用一只手打开瓶子，藏一片药在指关节里。然后咳嗽什么的，将药送进嘴里。味道很不好，但如果让其在嘴里溶解，实际上起效更快，所以我也不需要水什么的。

咨询师：所以你注意到的一件事是，在开会之前，你确定自己有处理焦虑的方法。你检查药瓶让自己安心，即使你不能离开房间，你也有办法处理。

来访者：是的。

咨询师：作用是，远离焦虑。

来访者：没错。

咨询师：我能这样说吗？镇静剂的使用也许就是你寻找的方法。

【案例3】

来访者，单身白人，第一次来求诊的时候三十多岁。他说自己是一个有十三年社交恐惧症的外科大夫。他几乎没有任何社会交往，因为他坚持认为，在社交场合，人们会注意到他的紧张，因此他很多年没有约会了。他确信，人们会认为他很蠢或者是疯子，他尤其担心人们会注意到，当有人在边上的时候，他的下巴会非常紧张。他通常在公共场合会嚼口香糖，因为他相信这样可以防止他的面部扭曲变形。可是，在专业场合和人们交流的时候，并没有这些问题。比如，在术前术后和病人交谈时，他非常平静。还有，在手术中，当他的脸用口罩遮住的时候，他一点问题都没有，能很好地完成工作，并能很好地和其他医生和护士交流。但是，问题在于，当他从离开手术室的那一瞬间开始，哪怕是只言片语，甚至只是眼神的交流，都会让他难受，无论是和医生、护士，还是病人的家属。在这样的社交场合，他经常发生惊恐障碍。发作时，他体验到心悸，害怕自己会"疯了"，感到自己的意识要"关闭"了。因为这样的发作只发生在社交场合，所以诊断为社交恐惧，而不是惊恐障碍。

他的社交恐惧和惊恐发作开始于十三年前，那时他正经受严重的压力。他的家族产业失败了，父母离婚，母亲心脏病发作。来自多方面的压力源，成为他人格的一种创伤事件，这启动了他的社交恐惧。有一天，他从医学院放学回家，发现自己最好的朋友和自己的未婚妻在床上。一个月之后，他有了第一次的惊恐发作，并开始回避社交场合。

自从十三年前第一次社交恐惧开始，来访者开始服用三环类抗抑郁药物。药物帮助他消除了惊恐发作，但是他还是害怕，并且回避社交场合。也就是说，药物对于他的社交恐惧根本没有起到作用。他还进行过支持性的心理治疗，这对于他的抑郁状态有帮助，但是无益于他的社交恐惧和惊恐发作。当他来焦虑门诊求治的时候，已经没有服用什么药物，也没有参加任何其他形式的心理治疗了。治疗运用的认识行为疗法，维持了十四周。治疗的后期，来访者已经没有惊恐发作，在之前他害怕的社交场合中，也能很舒服了。他开始去找那些因为焦虑还没有去找的老朋友，并开始约会了。实际上，在治疗的最后一次中，他居然向他的女咨询师提出约会的请求。虽然这样是不允许的，但是可以看出，他的进展是多么快。

【案例 4】

来访者，男，二十二岁，因为严重的社交恐怖，害怕自己会在别人面前做出一些难堪的事情，前来求助。

他在大学学的是新闻专业，学习之余还兼职做出纳和摄影师，大学宿舍有两个室友。他是独生子，每年会回家一两次看望父母。

来访者认为自己和其他人在一起的时候，非常沉默，他觉得自己从来没有被别人很好地了解过。来访者认为自己其实有机会与同事和室友交往，但是因为焦虑，他没有办法和女性正常交往，更不要说谈恋爱了，这让他觉得很挫败。如果他必须参加一些聚会之类的活动，他通常通过喝酒来缓解自己的焦虑。

社交问题影响他和别人建立更近的关系，还影响了他的学业和职业。几年前，来访者在餐厅里做过服务员，但是因为不善于和客人交往，而被解雇了。另外，每个学期，来访者都需要介绍他该学期的摄影作品，虽然每次都无法回避，但是他总会提前几个星期就开始焦虑，而在正式介绍的时候，更是紧张。

1.6 厌食 / 暴食症

1.6.1 基本问题

1.6.1.1 摄食行为

人类要生存、繁衍下去，需要不断摄入能量。我们从各种食物中获取蛋白质、碳水化合物、脂肪、微量元素等营养物质来维持生存，补充各种活动所消耗的能量。在能量的动态流动中，健康的身体会保持一个大体平衡，即消耗的能量与摄入的能量相当。相应的，体重也会维持在一定的范围之内。调节这种平衡的中枢结构是大脑中的下丘脑，例如，人在节食时，摄入能量减少，下丘脑会做出降低能量消耗的反应，这时人体基础代谢率会降低。所以，想运用节食来减肥的人会发现目的很难实现。但另一方面，运动可以增加基础代谢，也就可以增强节食人群的减肥效果。下丘脑的这种调节机制并不完善，所以有肥胖症的发生。许多因素都会对我们的摄食行为产生影响，包括生理因素、心理因素和社会因素，还有遗传因素造成的个体差异。

从生理层面来说，人体内有一种平衡机制，使神经系统努力保持各种生理因素的最佳条件，例如血糖水平、脂肪含量。当一些因素的尺度偏离设定点时，如血糖浓度降到了最佳水平以下，体内平衡机制就促使人们进食。

人体从食物中获取碳水化合物以供给能量消耗，多余的能量可以转化为肝糖原，贮存在肝脏中，或者转化为脂肪，储存在脂肪组织或脂肪细胞中，当机体需要的时候可以随时提供能量。蛋白质则被分解为氨基酸。氨基酸是体内其他物质所必需的基础，也可以被氧化来产生能量，过量的氨基酸可以被转化为脂肪。吸收的脂肪可以被分解为脂肪酸。脂肪酸可以被燃烧来提供能量，过量的脂肪酸也可以以脂肪的形式贮存。

但是，碳水化合物和蛋白质摄入的增多会导致糖类和氨基酸氧化的增多，也就是说，这两者摄入的增多并不一定导致脂肪贮存的增多。相反，如果脂肪摄入过多，脂肪的氧化反应并不增多，而是持续的贮存，即高脂肪含量的饮食会引起肥胖。所谓最佳的脂肪水平取决于很多因素，包括遗传。所以，一些人天生会比别人储存更多的脂肪。

当摄入的食物通过消化道的上端时，即通过口腔、咽喉和食道，然后再穿过胃和小肠，它们会将关于食物出现的信息传递到中枢神经系统，从而促使进食停止。当食物刺激胃部和十二指肠时，有很多激素被释放而促使摄食行为终止，包括十二指肠分泌的胆囊收缩素，还有胰腺制造的胰高血糖素和胰岛素。胰高血糖素将贮存于肝脏的肝糖原分解为葡萄糖从而升高血糖水平，而胰岛素通过把葡萄糖从血液运输到细胞内而降低血糖水平。随着进食的持续，血糖（及血胰岛素）水平升高，肝脏开始停止分解肝糖原，转而开始合成肝糖原。有关肝糖原合成的信息被传递到大脑，摄食被抑制，进食终止。但是，具有慢性的或长期的胰岛功能亢进，也就是长期分泌过多胰岛素的人，不再做出正常反应，就好像自身没有分泌胰岛素那样。1型糖尿病患者无法产生足够的胰岛素，而慢性胰岛功能亢进的2型糖尿病患者分泌胰岛素但是对胰岛素没有反应，因此，葡萄糖无法从血液进入细胞，患者难以停止进食，出现贪食的症状。

一些药物和神经递质也会影响摄食，比如，巴比妥类和苯二氮卓类药物，还有脑内分泌的内啡肽，都可以刺激摄食。它们似乎是通过提高食物的可口性来起作用的。而安非他明则能降低食欲，在副作用被发现之前的很多年，它都被用来当做减肥药物。

　　部分体内激素对摄食行为也会产生影响。由肾上腺分泌的类固醇激素能引起暴食和肥胖。甲状腺激素促进代谢，增加能量消耗。二十五岁后，随着年龄的增长，甲状腺激素分泌速率不断下降，水平降低，代谢变慢，释放出的能量减少。所以，年长的人需要摄取的食物量比起年轻人相对减少，因为他们的代谢速率变慢了。但是绝大多数人在上了年纪后并没有减少摄食量，因而造成体重增加。在女性体内，卵巢分泌的雌激素和黄体素贯穿于月经周期，对女性的摄食和食物选择具有影响。在经期前两种激素的水平达到最低，而对能量的摄入却最多。在排卵期即整个月经周期的中间阶段，雌激素的水平最高，能量摄入水平最低。因此，卵巢激素的水平似乎与摄食的多少呈负相关，即雌激素和黄体素抑制进食。

　　除了生理机制和遗传因素，个体摄食行为还受到心理因素和社会文化的影响。一般说来，我们并不等体内的能量耗尽，身体发出信号才开始进食，而是遵循相对固定的间隔规律进餐。那些每天吃早饭的人如果哪一天没有吃，上午便会十分饥饿，而那些不习惯于吃早饭的人直到中午才会感觉到饿。一些人有睡前吃宵夜的习惯，如果哪天没有吃，睡觉前就会觉得特别饿。个体面对不断改变的环境进行着学习和适应，形成个人的饮食习惯、对于食物的态度、选择食物的偏好等等。例如，在以瘦为美的社会审美标准影响下，许多人进行节食计划，而不顾身体的饥饿感。

　　这表明对摄食行为的调控是十分复杂的。在各种因素的作用下，如果个体摄食行为出现问题，将有可能发生进食障碍，从而对个体的身体、心理健康造成明显影响。

1.6.1.2 进食障碍的概念

　　进食障碍是一组以进食行为异常为主的精神障碍，主要包括神经性厌食和神经性贪食。人群中的患病率约为0.5%—3%，其中只有5%左右是男性。大约有3%—10%的女性（年龄在十五到二十九岁之间）患有进食障碍。其中，贪食症患者多于厌食症，两者的比例约为2：1。

　　对进食行为异常的零散记载可追溯到西方古文明时代，而首次对厌食症症状进行全面描述是英国的一位内科医生理查德·默顿。1694年，他在一篇题为《消耗症的治疗》的文章中详细描述了一位十八岁的女孩没有食欲、慢性消耗性病容及相应体征、情绪不佳、过度活动、闭经等表现，而且治疗很困难。在此后的两百年中，仅有个别类似病例报导。在19世纪后期，人们发现这类患者及其家庭、生活环境有某些心理学特点，首次有人使用"厌食"这一术语，使之作为一种心理障碍与其他疾病区分开，并归于癔病的一个亚型。此后，该类疾病的报道陆续增多，到20世纪30年代，有些学者发现病人怕体重增加，对体形极为关注，极度消瘦等是该病的主要特征，并对患者的心理特征进行了分析。在20世纪40年代后期，厌食症逐渐从癔病中分离出来成为独立的疾病单元。

在 20 世纪初有医生报道厌食症患者有暴食、呕吐、导泻等症状，到 1959 年，一篇题为《进食模式与肥胖》的文章里才出现"贪食"这一术语。后来大量的研究发现贪食行为在人群中是常见的。但其概念及诊断标准都很不一致，直到 1980 年，贪食症才首次被认可为进食障碍的一组综合征。

1979 年，拉塞尔·G.M 在一篇题为《贪食症：厌食症的变异吗？》的文章中提出贪食症是厌食症的慢性阶段，是不进行自我控制的厌食症。贪食症的特征为：反复发作的过量进食，为抵消食物的发胖作用而呕吐，极度害怕发胖或体重增加。由于社会文化的影响使该病在不同人群不同时期的症状表现不同。而另一种观点认为贪食症是完全有别于厌食症的一种独立疾病，将贪食症定义为：发作性不可控制的暴食，发作后伴有自责和内疚感的一组综合征，与厌食症毫无相关。

目前国际上，大多数学者较倾向将神经性贪食症视为持续的神经性厌食症的延续。1980 年美国《精神疾病诊断与统计手册》（简称为 DSM）第三版首先提出明确的、规范化的进食障碍诊断标准。目前，我国主要使用《中国精神障碍分类与诊断标准》第三版（CCMD-3）的诊断标准，后面将有详细介绍。

进食障碍的患病率在 20 世纪明显增高，并保持上升趋势。比如在美国，20 世纪 70 年代末厌食症的患病率是 20 世纪 60 年代初的两倍；而几乎在同一时期，英国的患病率增加了一倍半。进食障碍曾被认为是西方国家特有的疾病，但近年来日本、以色列、新加坡和中国的相关研究越来越多。我国对上海、重庆的相关研究资料显示，女大学生中，厌食症的患病率达到 1.1%，与西方国家的情况相近。

进食障碍的患病率还有明显的地域性差异，比如，发达国家患病率高，富裕阶层多见。日本在 20 世纪 80 年代以来患病率猛增，几乎和欧美接近。城市的患病率高于农村。另外，还有人群差异，患者以女性为主，高发人群包括胰岛素依赖型糖尿病患者、运动员、芭蕾舞演员和时装模特等。高危因素依次为：年龄较小、经常单独进食、经常阅读女性杂志或者听女性广播节目、父母婚姻状况不良等，其他危险因素包括童年期的性虐待、幼儿期肥胖、父母肥胖、父母酗酒、追求完美和自我评价低等。这些均表明社会文化因素与发病有密切关联。

神经性厌食症与贪食症相比，患者较为稀少。以摄食急剧减少为特征，由于脂肪流失（尤其是皮下脂肪）造成非常消瘦的体态。因为摄取的能量减少，厌食的人将丧失15%—60%的体重，而且他们的饮食是具有选择性的，避免一些"禁忌"食物，从而导致营养元素的缺乏和失调。部分患者有时也会如同贪食症那样急剧地进食，然后呕吐或者用其他的方式清除吃下去的食物。

厌食症伴随着很多的生理和神经化学异常。这些异常很像饥饿所产生的效应，包括代谢缓慢，体温偏低，异常脑电，消化系统、心血管系统和肾脏发生障碍。体温和代谢的变化可以反映出下丘脑功能的异常。其他下丘脑参与神经性厌食的病症有睡眠障碍，包括失眠和早醒；垂体功能的变化；性功能衰退，包括女性的闭经；以及抑郁。脂肪减少，与其他激素改变一起影响下丘脑的功能，进而影响垂体的活性。例如，脂肪的丧失会通过下丘脑—垂体—性腺通路干扰生殖功能。这本来是对饥饿状况的适应，它防止饥饿的女性怀孕以减少能量消耗。

神经性贪食症的发病率在人群中不到4%，发病的人群基本局限在处于青春期的女孩以及妇女。一般认为贪食症及其相关的障碍——厌食症，发生在那些对自身体形不满意并且采取极端手段控制体重的人群中。贪食症患者的体重一般在正常范围内。贪食症的特征是暴食，随之而来的是用自身诱导的呕吐和泻药来清除食物。尽管进食时间会延长，患有贪食症的人一般都在正常时间进食。但是，不可控制的暴食和清除的循环干扰了患者的生活，使他们感到沮丧和羞愧。在暴食阶段，他们吃下了大量的食物，包括高碳水化合物和高脂肪含量的食物，如蛋糕、冰激凌，有时一下子吃下了太多的食物甚至会导致胃的破裂。

由于呕吐方法的使用，贪食症会导致许多生理问题，比如牙釉质的腐蚀和包括胃、小肠以及大肠在内的消化系统障碍。呕吐和腹泻也会消耗血液中的钾，从而干扰心脏和肾脏的功能。

进食障碍可以是轻微而持续时间短暂或者程度严重而病程漫长，常伴有其他精神障碍，如抑郁症、物质滥用和焦虑症。脑成像研究显示患有神经性厌食症的青春期女生可能会遭到永久性的脑细胞缺失，并且不受治疗和康复的影响。在美国，大约0.5%—3.7%的女性患过厌食症，患者中每年的死亡率达到0.56%，大概比15—24岁女性总体死亡率高十二倍，最常见的死因是心搏停止、电解质不平衡等疾病，或者是因为自杀。神经性厌食症患者总的死亡率约为10%—20%。所以，认识到进食障碍是种疾病并且是可以治疗的，对进食障碍患者而言是非常重要的。

1.6.2 诊断标准

1.6.2.1 厌食症

根据《中国精神障碍分类与诊断标准》第三版（CCMD-3），神经性厌食是一种多见于青少年女性的进食行为异常，主要表现是故意限制饮食，使体重明显低于正常水平。经常采取过度运动、引吐、导泻等方法以减轻体重。并且常过分担心发胖，对自己体形的认识不现实，甚至在明显消瘦时仍自认为太胖，即使周围人进行解释也无效。部分病人会用胃胀不适、食欲下降等理由，来解释其限制饮食的原因。也有部分病人会掩饰自己限制饮食的行为。常伴有营养不良、代谢和内分泌紊乱，女性可出现月经初潮延迟或者闭经，男性可有性功能减退，青春期前的病人性器官呈幼稚型。有的病人可有间歇发作的暴饮暴食。本症并非躯体疾病所致，病人节食也不是其他精神障碍的继发症状。

本症的诊断标准包括：

①体重明显减轻，比正常平均体重（身高厘米数 –105= 正常平均体重公斤数）低15%以上，或者 Quetelet 体重指数为 17.5 或更低（Quetelet 体重指数 = 体重公斤数／[身高米数]²），或在青春期前不能达到所期望的躯体增长标准，并有发育延迟或停止现象。

②自己故意造成体重减轻，至少有下列一项：a.回避"导致发胖的食物"；b.自我诱发呕吐；c.自我引发排便；d.过度运动；e.服用厌食剂或利尿剂等。

③常可有病理性怕胖：指一种持续存在的异乎寻常地害怕发胖的观念，并且病人给自己制订一个过低的体重界限，这个界值远远低于其病前医生认为是适度的或健康的体重。

④常可有下丘脑—垂体—性腺轴的广泛内分泌紊乱。女性表现为闭经（停经至少已经三个连续月经周期，但妇女如用激素替代治疗可出现持续阴道出血，最常见的是用避孕药），男性表现为性兴趣丧失或性功能差。可有生长激素升高，皮质醇浓度上升，外周甲状腺素代谢异常，及胰岛素分泌异常。

⑤症状至少已三个月。

⑥可有间歇发作的暴饮暴食（此时只诊断为神经性厌食）。

⑦排除躯体疾病所致的体重减轻（如脑瘤、肠道疾病例如克隆病或吸收不良综合征等）。

1.6.2.2 贪食症

根据《中国精神障碍分类与诊断标准》第三版（CCMD-3），神经性贪食的特征为反复发作和不可抗拒的摄食欲望及暴食行为，病人有担心发胖的恐惧心理，常采取引吐、导泻、禁食等方法以消除暴食引起发胖的极端措施。贪食症可与神经性厌食交替出现，两者具有相似的病理心理机制及性别、年龄分布。多数病人是神经性厌食的延续者，发病年龄较神经性厌食晚。通常表现为以往患厌食症的病人开始出现体重增加，月经也可能恢复，随后便出现暴食及呕吐。反复呕吐会导致机体电解质紊乱和躯体并发症（手足搐搦、癫痫发作、心律失常、肌无力），以及随后体重的严重下降。病人有不可抗拒的进食欲望，难以克制的发作性暴食，在短时间内吃进大量食物，并试图以一种或多种手段抵消食物的发胖作用（如自我引吐，滥用泻药，间断禁食，使用某些药物如食欲抑制剂、甲状腺素制剂或利尿药)。病人常对肥胖具有病态性恐惧,并为自己制定的异常的体重限度远低于病前合宜的或医师认可的健康体重标准。常有神经性厌食发作的历史,两者间隔从数月至数年不等。

本症的诊断标准包括:

①存在一种持续的难以控制的进食和渴求食物的优势观念,并且病人屈从于短时间内摄入大量食物的贪食发作;

②至少用下列一种方法抵消食物的发胖作用:a.自我诱发呕吐;b.滥用泻药;c.间歇禁食;d.使用厌食剂、甲状腺素类制剂或利尿剂。如果是糖尿病人,可能会放弃胰岛素治疗;

③常有病理性怕胖;

④常有神经性厌食既往史,二者间隔数月至数年不等;

⑤发作性暴食至少每周两次,持续三个月;

⑥排除神经系统器质性病变所致的暴食,及癫痫、精神分裂症等精神障碍继发的暴食。

诊断神经性贪食必须排除导致反复呕吐的上消化道疾病。

以上标准是为了便于在临床上进行诊断与治疗。事实上,完全符合诊断标准的病人很少,很多人处于"亚临床"状态(美国完全达到诊断标准的人口比例:厌食症为0.5%—3.7%,贪食症为1.1%—4.2%,而处于"亚临床"状态的个体则达到了10%),只符合其中一部分标准,但他们的状况也是危险的,这样的"一般"人群需要密切注意。每个人都关注自己的体形,喜欢偶尔吃一次大餐,但如果成为强迫性的行为就需要注意了。如果你对食物和自己的身体长期有负性看法,不论行为是否达到临床标准,都说明你存在一些问题,而你要做的最好是去面对这些问题。

1.6.3 病因分析

虽然进食障碍集中表现为与进食相关的行为,以及对体重增加的恐惧,但实际上,进食障碍是一种应对个人困扰与情绪问题的手段。患者的注意力集中在食物以及体重上,从而逃避一些更严重的问题,而且限制进食、引吐、导泻等清除食物的行为使她能够重新获得控制感与安全感。

大多数患者解释自己患病的原因是由于低自尊、童年期冲突与社会文化压力的复合作用。以下我们将主要从社会文化压力、家庭影响以及个体因素三个方面对进食障碍患病的影响因素进行分析。

1.6.3.1 社会文化压力

在进食障碍的多发国家，社会价值观念崇尚的是"以瘦为美"，苗条是社会标榜的理想体形，它代表着具有自控力、富有吸引力、灵巧和可爱。厌食症患者中有 90%—95% 是女性，贪食症也是如此。社会压力使女性往往通过对苗条身材的追求来获得社会的认可和赞许，并把自己的失败归因于自己身体的肥胖。有研究发现，女性对社会文化认同程度越高，患进食障碍的可能性也越大。还有研究发现，双性化的个体有较高的自尊，较少的心理疾病，较好的社会适应能力。双性化及男性化个体在节食及进食方面比其他类型的性别角色者问题行为更少。

大众传媒也对进食障碍的发展起到一定作用。影视、报纸杂志上的女性身材几乎都是以苗条为主，瘦即是美。各种女性杂志也一再强调减肥、节食、运动。在这种主流意识形态的影响下，女性为追求理想体形，很容易走入进食障碍的误区。

同伴影响也是导致进食障碍形成的因素之一。处于青春期的女性迫切希望得到同伴的认可。同伴对体重、体形的评价和采取的进食行为都对她们极具影响力。在她们所处的小团体中，通常有共同的理想体形标准，如果追求的理想体形不健康，就容易发生进食障碍。

此外，不同种族文化的理想体形标准也是社会文化因素影响的一个方面。有研究表明，在体重相同的情况下，黑人妇女较少对自己的体形不满，且患进食障碍的人数也较白人妇女少。在某些职业（芭蕾舞演员、时装模特）中患病率明显高于普通人群。这些都说明社会文化因素在发病中起着很重要的作用。

1.6.3.2 家庭影响

家庭功能失调将促进进食障碍的形成。家庭沟通方式、成员关系、父母婚姻和谐度、父母管教子女的态度和方式、父母本身的人格特征以及父母的进食行为和对自己身材的看法，都会影响子女进食障碍的形成。在大多数进食障碍患者的家庭，父母管教过严，成员之间是敌对、干预的关系，患者的情感、身体或者精神需要常常无法得到满足，而且母女之间的交往，特别是母亲对进食的态度和行为对子女有重要影响。在一些这样的家庭中，感情难以口头表达，缺乏交流的技巧。家庭里可能有人患有抑郁、酗酒、药物滥用或者进食障碍，孩子可能无意识地认为逃避是一种适合的行为。在这种背景下，食物变成一种"好"药，因为它没有酒精中毒或者药物滥用的负面意义。

进食障碍患者通常被认为是"完美的"孩子，她们会有意成为"让人满意的人"。在内心产生焦虑情绪时，她们表现出一种正面形象——看起来友好、自信和独立。她们可能被认为是无须照料的，自己会照顾自己，而且早熟。进食障碍是一种表达无法直接说出来的话的方式，比如"我需要照顾"，或者"我这样，你们会爱我吗?"

有时，人们用进食障碍来推迟成长。从别人那获得认可与自我价值感，并且给自己设定了一个在家庭里受欢迎的"完美小女孩"角色的人，在必须相信自己，独立面对外面的世界时，可能感到巨大的恐惧。这种不安全感可能被不愿孩子离开的父母无意识地强化。如果她们不因为自己的独特性被认识而受到重视，女孩尤其容易对自己的外貌、竞争力和获得爱的能力产生不安全感。基于孩子的独特性与父母建立的亲密关系，可以给孩子对将来发展健康关系的信心和能力。

另外，很多患者发病与童年所受的虐待有关。

1.6.3.3 个体因素

在相同的社会文化环境和家庭情况下，并不是所有人都会成为进食障碍患者。这是因为人有个体差异，一部分人对于进食障碍具有"易感性"，因此进食障碍的病因必须考虑个体因素。

1.6.3.3.1 人格特质

进食障碍患者表现出一定的人格特征和异常的进食方式，以作为控制应激和焦虑的方法。患者易于对自己和他人要求苛刻，用语言表达感情困难，害怕批评，逃避争论，低自尊、低自我评价、高神经质水平、完美主义倾向等——所有这些特点都使她们难以与其他人建立关系。很多患者在童年期有过性虐待或者感情伤害的经历，而难以信任他人。厌食／贪食的行为和想法保护她们免于被拒绝、抛弃，或者其他可能的伤害。厌食／贪食变成了唯一的关系，虽然空空如也，但能使她们避免经历深度的感情而增加受伤害的可能。

进食障碍患者存在人际焦虑，当患者感到被人拒绝时，就会产生低自尊，并采取不恰当的应对行为，即进食异常。矛盾的是，进食障碍在早期可以提高自尊，因为它带来了一种成功感——对于保持瘦体形的患者来说，她们符合了文化所认同的理想体形。的确，很多人在节食失败之后用引吐、导泻等方法清除食物，并且害怕没有其他能够减肥的方法。但是，一旦暴食—清除食物的循环开始，它所导致的代谢不平衡以及习惯性的逃避会变成一种难以摆脱的依赖，事实上毁掉了自我价值感和控制感。

进食障碍患者具完美主义倾向，她们盲目追求以"瘦"为美的理想体形，将自己属正常范围内的体重、体形视为缺陷，采取异常的进食方式来达到完美体形。她们的自我评价很低，而且完全依赖于对自己身体的评价。患者女性居多，且发病年龄多在青少年阶段。此时青少年的心理正在向"独立"发展，面对需要独立解决问题、为自己负责的各种问题，同时，因为女性常常得不到正面的鼓励与肯定，会出现难于应付的场面，因此她们往往选择对进食行为、体态和体形进行自主控制来达成心理独立和自我控制的目的。进食障碍患者也表现出分裂型的人格特征，作为防御机制，逃避不愿意认识到的重大创伤性事件。此外，进食障碍患者对食物、体重、体形的过分关注，以及贪食症患者难以控制的大量进食，反映患者具有强迫—冲动型人格特征。

1.6.3.3.2 认知特点

进食障碍产生的直接原因是个体对身体不满。患者通常有体象障碍，一直认为自己过胖，体形肥大，即使她已经非常消瘦，仍然觉得自己不够苗条。患者每天花费大量时间进行与食品、体重、体形等相关事物的强迫性思考，并倾向于关注与体重、体形有关的信息，而神经性贪食症患者则倾向于注意与食物有关的信息。

1.6.3.3.3 情绪特点

进食障碍患者表现出消极的情绪特征。患者的抑郁、焦虑和罪恶感等消极情绪水平都显著高于正常人。进食障碍患者中 32.4%的人有中度以上的抑郁存在。抗抑郁治疗对进食障碍有效，神经性厌食与情感障碍都存在下丘脑—垂体—肾上腺轴功能亢进，去甲肾上腺素代谢异常也提示进食障碍与情感障碍的密切关系。就抑郁出现的频度和严重度而言，神经性贪食明显高于神经性厌食。在双相情感障碍患者中进食障碍的发生率也非常高，家族中有原发性情感障碍病史者容易引发厌食症。有研究发现，进食障碍患者 64.7%有心境不良的描述，其中 33.3%有过自杀行为，说明已到重度抑郁程度，支持抑郁为进食障碍的常见临床表现，尤其在贪食症患者更常见、更严重。

患者把控制进食行为作为应对紧张、焦虑的一种方式。神经性厌食症患者通过限制进食、获得苗条身材来达到情绪满足，神经性贪食症患者通过大量进食来达到情感宣泄，但大量进食仅能暂缓焦虑，之后会对自己的暴食行为产生罪恶感和抑郁等消极情绪。许多人描述在暴食时觉得完全无法控制，有种不顾一切只想稍微感觉好点的渴望驱使着她们。在暴食／清除食物之前，她们可能觉得自己没有价值、绝望与无助，之后，她们会有种混合了控制感、羞愧、安慰、厌恶、茫然、筋疲力尽的复杂感受。

总的来说，她们是为了逃避痛苦的感觉（现在或者过去）。一些感觉源于童年期，比如缺乏关爱、羞耻感、恐惧感或者无能感。其他的感觉来自于希望被同伴接受的压力。最具破坏性的感觉是与自尊相关的，比如我没有价值，我的生活没有意义，我不会获得成功和幸福等。

1.6.3.3.4 生物学因素

进食障碍患者表现出明显的生物学异常，如闭经、血液中甲状腺素水平降低、促性腺激素减少和骨丢失等。这与下丘脑功能障碍和神经内分泌紊乱有关，就像前面介绍的，下丘脑不仅是神经内分泌中枢，也是控食中枢。在患有"间脑症候群"的婴幼儿或下丘脑肿瘤的青年人身上，都可观察到类似进食障碍患者的自我身体形象改变和进食习惯改变的表现。临床研究还发现进食障碍与5-羟色胺功能异常和嗅觉功能损伤有关。

除了最初发病的原因，长期来看，她们还面对着自责、保密、生理副作用，和许多想要逃避的因素。最常被提到的是：厌倦感，媒体和文化的影响，家庭变动，精神麻木，减肥的压力，爆发的焦虑感，身体和性压力的释放。

不论是什么原因，厌食／贪食在不同水平上起到了作用。它替代了所有其他的动作、想法和情感。思想里除了食物以及如何吞下它以外，没有其他任何东西。情绪得到了控制。甚至，当呕吐是我们所允许的与自己身体最亲密的接触时，它也是令人愉快的。在一轮暴食／清除食物结束后的一小段时间里，又能重新获得控制感，不再对吃了这么多东西感到自责，病人觉得排干净了，放松了，而且感觉很好。

与物质滥用等行为相比，进食障碍的危害性往往被低估。因为食物在人们看来是"安全"的，很多人不认为这是一种疾病，而且进食障碍患者多数会掩盖自己的病态行为，表现得像正常人一样，可能很长一段时间都不被人所察觉。

厌食／贪食行为在短期内缓解了患者的压力，但长期如此，对患者的身体和精神来说，都会造成毁灭性的影响。进食障碍是一种十分痛苦的疾病，患者需要周围人的理解与同情。不要认为进食障碍患者是自我中心的、虚荣的或者被宠坏了的，而无视其感情，忽视真正的问题。记住，进食障碍不仅仅与食物相关。

1.6.4 治疗方法

如果个体符合进食障碍的诊断标准，对身体严重不满意，就要及早进行治疗。患者及家人要认识到这是一种疾病，而不要认为这只是嘴馋或是一种不良的饮食习惯。治疗的目标首先是改善患者的身体营养状况，恢复体重，治疗各种并发症，然后通过心理疗法纠正患者的不良饮食习惯，改善患者的不良认知，建立对自己身体和食物的正确认识，面对存在的深层问题，最终能够建立健康的饮食习惯并长期保持。

1.6.4.1 营养疗法

营养疗法可以帮助患者增加体重，院内或院外治疗都可以。首先，对患者的身体状况、饮食营养史、运动情况、应对方式以及相关病理生理因素进行评估，然后制定相应方案，以达到纠正营养不良或脱水状况、体重恢复和保持正常的目标。

具体措施包括提供良好的进食饮水环境，提供营养丰富的食物和注意水分摄入，制订饮食摄入计划、进食和补充液体的时间表；教会病人摄取足够营养和饮水的技巧；在饮食允许范围内提供病人喜欢的饮食；陪伴病人进餐、劝食、喂食，拒食严重时给予鼻饲或静脉营养。

1.6.4.2 药物治疗

进食障碍应以心理治疗为主，药物治疗主要是针对病人的抑郁、焦虑等情感症状。应选用不良反应小的药物，且以小剂量治疗为宜，如抗焦虑药物（阿普唑仑、氯硝西泮等）或 SSRI（选择性 5- 羟色胺再摄取抑制剂）。呕吐明显者，可考虑应用胃复康等止吐剂。对营养不良和脱水等躯体障碍，必须高度注意，及时纠正营养、水电解质、酸碱平衡失调，并注意预防或处理感染等合并症。

1.6.4.3 心理治疗

1.6.4.3.1 一般心理治疗

通过解释、疏泄、安慰和鼓励，帮助病人了解与进食障碍相关的知识，并予以心理支持。

1.6.4.3.2 认知—行为治疗

对于有明显进食障碍想法的病人，可做认知矫正治疗。认知—行为治疗（CBT）的基本观点是，认知过程是个体情感和行为的中介，适应不良的情感和行为与适应不良的认知有关，而进食障碍患者具有明显的歪曲认知。

咨询师在评估病人的生理及心理状况之后，首先，向病人阐明认知的基本因素，如：帮助病人理清自己的不合理的思维和情绪与病态进食行为之间的关系等；其次，引入行为技术。主要包括三方面：①打破病人进食的恶性循环；②为病人提供正常进食原则，如，与别人一起进食；③要求病人坚持记录自己进食的情况和当时的心情。当病人的节食开始减轻、贪食的次数和量有所减少后，咨询师可以对病人进行认知重构。这一阶段主要使用提问、角色扮演等技术识别、挑战和改变病人的自动思维或自动映象（如，自己的体形）。儿童期和青春期开始逐渐形成的认知假设具有稳固性、防御性，对进食障碍病人而言，主要围绕着"控制"、"完美主义"、"自我放纵"等观念，它比自动思维更为根深蒂固，需要长程心理治疗。

贪食症的波动性很大，甚至在治疗期间出现复发。一般来说，应激容易导致病情复发。告诉病人妥善处理应激情况，同时继续使用 CBT 技术。治疗结束后，间隔一定时间进行随访。

目前为止，CBT 是治疗贪食症最有效的方法。使用时，认知与行为技术的联合很重要。一般来说，个体治疗的疗效要稍优于集体治疗。与药物治疗相比，CBT 明显优于后者。CBT 对于十八周岁以上的女性治疗效果更好，因为成年的病人主要致病因素是不合理的认知。十八周岁以下的病人主要是害怕成长或存在家庭冲突，对她们使用家庭治疗兼顾发展因素更合适。

1.6.4.3.3 自助技术

自助技术是将 CBT 技术与进食障碍一般知识编成通俗易懂的手册，轻度贪食症患者根据手册进行自我治疗。在单纯的自助方法中，病人可以直接使用手册；在指导性自助中，需要专业咨询师的支持和指导。

在戒除贪食和呕吐行为上，CBT 要优于自助技术。但是，随访后发现差异消失。因此，使用自助技术的病人在治疗结束后，情况会有持续的改善。

在降低贪食的频率和体重控制行为上，自助技术与 CBT 同样有效；在降低引吐行为上，CBT 要优于自助技术。

自助技术比个体 CBT 花费少，更易推广；为不愿意去治疗机构接受治疗的病人提供了治疗途径。

1.6.4.3.4 心理教育

心理教育方法是通过教导的方法使病人的进食模式和对体象的关注正常化。它适合对轻度病人使用。该方法的基本假设是：进食障碍病人常常对引起和维持症状的因素存在误解，如果病人了解引起进食障碍的科学知识，病人就有可能改变这种状态。传统的心理教育模式以向学生传授进食障碍知识为基础，然而，这些知识可能起到反作用。如：将进食障碍理想化和正常化；为学生提供控制体重的方法。因此，一些人认为该方案可能弊大于利。近年来，发展出以提高自尊为基础的干预方案。其目的是，通过建立广泛的自尊使参加者提高对自己体象的接纳程度。这是一种新的、安全的教育方案。内容包括：教授处理应激的方法，提高对自己身体的满意度；建立自我的正性感觉；解释社会刻板印象，男性、女性的刻板印象等，学会接受和尊重不同的标准；积极的自我评估，寻找个性，学会重视独特性；学习提高自我映像的方法，学会寻找重要他人的积极反馈；训练社交技能；训练沟通技能。

1.6.4.3.5 家庭治疗

有研究者认为厌食症与三个因素有关：①儿童本身具有生理易感性；②儿童的家庭模式存在过度保护、僵化、缺乏冲突解决的能力等问题；③患有厌食症的儿童在避免家庭冲突中起到重要作用。因此，治疗目标不仅是改变病人本身，而且要改变其家庭功能系统。治疗的短期目标是使用行为技术使病人在几星期内减轻症状，恢复进食并增加体重。短期目标实现后，进入长期目标，使用家庭治疗技术改变病人的家庭系统。家庭治疗认为，此时治疗才真正开始。咨询师担任治疗系统的领导，对家庭中积极的方面予以肯定和支持，对家庭中互动模式予以改善。通过对互动模式的挑战，使病人的家庭系统发生改变，进而使整个家庭系统的功能发生变化。整个过程需要咨询师具有很高的应变能力，能应付治疗中出现的各种冲突。

家庭治疗对儿童和青春期心理障碍的治疗效果良好。进食障碍患者的家庭一般充满敌意、混乱、孤独，缺乏良好的教育方式和共情。结果发现，家庭治疗对青春期女性（年龄十八岁）体重的增加、月经调节等有更好的效果，而认知治疗对成年病人（年龄大于十八岁）的效果更好。

目前的心理干预有如下特点：CBT 适于中度、重度的患者，需要高水平的专业咨询师；心理教育和自助技术适于符合亚临床症状诊断标准的患者，其中心理教育较适合针对高危人群（中学生、大学生）做群体干预；家庭治疗对儿童和青春期患者的疗效很好，其原因是这个年龄的群体主要致病因素是害怕成熟或家庭问题。

1.6.5 教育与预防

通过教授相关知识与观念，使病人对进食障碍有正确认识，养成正常的进食习惯。与治疗相比，预防的效率更高，预防问题出现可以减少付出巨大代价的可能，适用于更广大人群。前面提到，与完全符合诊断标准的患者相比，更多人处于亚临床状态，对于她们以及更多的正常个体，需要采取预防措施。

对正常个体，即对自己身体满意，进食正常者，一方面帮助她们识别和减少危险因素，例如，不提倡个体过分关注身体和节食，引导他们正确看待自己的体形与体重，对受到媒体误导的个体进行澄清和解释等；另一方面教给个体一些适应性和保护性措施，如提高他们的应对技能，当遇到困难时，不要采用诸如暴食、过度运动等消极防御方式，也可以提升他们的自信，特别是对于较胖的个体。

对于进食异常，对身体有些不满意的个体，也就是进食障碍亚临床状态的个体，首先鼓励患者及其身边的人能较早地认识到进食方面的问题，不要把节食看做是一种正常现象，也不要把暴食简单化。或者警觉到一些体象问题，如，过分地追求瘦，存在病理性怕胖。因此需要对教师、健康专家、父母和同伴进行教育，普及相关的知识，尤其要关注处于高风险环境中的个体，如，大中学生、与进食障碍有高相关的职业人群（舞蹈演员、模特、运动员等）。其次，在意识到问题存在之后，要寻求有关专家，专家要给出建议，告诉患者及身边的人做什么，主要给他们一些支持和提供一些有助于患者恢复的信息，如要求家人监督患者的饮食，当患者情绪不好时，给以支持和关注。最后，专家要就亚临床问题形成早期干预的计划。

所有人都应当尊重、喜爱自己的身体，不论它的体形或重量。我们的价值不在于我们有多瘦、有多重，而在于我们每个人的独特性。我们需要听从身体真实的需要去进食，而不是按照外界的标准。每个人都有最适合自己的方式，它由我们的遗传、身体的成长经历所决定，没有其他人比你更了解自己，没必要去听从别人的要求，听听你身体的声音，它会告诉你该怎么吃。

【案例1】

赵一，女，十五岁，高一学生，身高一米六六，体重五十公斤。自认为理想的体重是四十五公斤。

从小，她的父母就经常因为一些大小事情起争执，互相打骂，甚至闹过两次离婚，但是因为考虑到她，没有离成。父母对她管教得很严格，走、坐、站都要保持姿势标准，不能把衣服弄脏，要求成绩进入年级前十名，放学后立即回家，只能和他们所认可的几个"好孩子"一起玩。她很听话，父母的要求几乎从来没有违背过，见到她的大人都夸她乖，学校的老师也喜欢她。只有在初二时，一次放学后，赵一被几个同学拉去学校附近的公园玩，回家晚了两个小时，那天父母训斥了她一顿，还罚她不准吃晚饭。她觉得很愧疚，倒不觉得很饿。后来，她的饭量慢慢减少，经常不吃早餐就去上学，午餐、晚餐也吃得很少。如果父母外出，她一人在家就不吃正餐，只吃点苹果、瓜子、萝卜干等零食。赵一的体重逐渐减轻，同学都羡慕她的苗条，说她像明星张柏芝，母亲也在别人面前炫耀她的女儿又乖又漂亮。但是，她还觉得自己不够瘦，很怕会胖起来，开始不吃肉、蛋、奶这些会让她长胖的食物，只吃蔬菜、水果和一点米饭，多吃了一点还会呕吐。但精神不错，学业也没有退步。

开始，父母没有觉得她吃得太少是个问题，后来看到女儿越来越瘦，越来越轻，直到十五岁还没有来月经初潮，身体的第二性征也完全没有发育，才发现出了问题，带女儿到医院求治。但是，赵一不觉得自己有问题，认为父母大惊小怪。

【案例分析】

案例中赵一的主要表现已经符合神经性厌食症的诊断：①体重低于正常平均体重的15%以上；②主动拒绝进食；③病理性怕胖；④十五岁月经未来，第二性征没有发育；⑤症状超过三个月；⑥没有其他导致体重减轻的器质性疾病。

赵一之所以会患病，家庭是一个关键因素。父母对她管教严格，追求完美已经内化为她自己的标准了，所以学习要好、人要漂亮，什么都不可以比别人差。社会流行以苗条为美，她就得比谁都苗条，书上、电视里说肉和蛋会让人长胖，她就都不吃这些。同学和母亲对她的夸赞更加强化了她对苗条的追求。

分析再深入一点，父母的经常争执、不稳定的婚姻状况其实给赵一埋下了恐惧的种子，她害怕父母会分开、会离开她，所以她要表现得最好，做一个人人夸赞的"好孩子"，父母才不会抛弃她。事实上，父母的确因为她才没有离婚，这一点也强化了她的种种控制体重的行为。

她无法控制父母的感情，但通过禁食，她获得一种完全控制自己身体的感觉，这可以给她带来一种安全感。消瘦造成的第二性征完全不发育，使她可以保持"女孩"的样子，她潜意识里觉得这样子才是父母喜欢的，才能够把所有人对她的喜爱留住，身体向成熟的转变对她来说是陌生的、不安全的，是有风险的。

咨询思路：在评估了赵一的身体状况之后，首先要对她进行劝慰，用营养疗法帮助她改善营养不良的状态，恢复体重。然后，用认知技术改善孩子对体重的不正确认识，让她接受身体的正常发育，明白不是只有保持苗条才能获得别人的喜爱，增强她的自信。同时，用行为技术帮助她建立良好的进食习惯，恢复体重以及正常发育。

重要的是使用家庭疗法，让她的父母一起参与进来，帮助改善他们家的沟通和情感交流状况，促进彼此间的理解，特别是父母对孩子状况的理解，了解自己对孩子造成的影响，知道如何去帮助孩子。改善他们的家庭系统结构是使孩子痊愈并保持长期健康成长的根本途径，这是一个需要较长时间和努力的过程。

【案例2】

孙二，女，二十岁，大专学生。身高一米五八，体重三十九公斤。

小时候，孙二是个人见人爱的小胖妞，白嫩嫩的小脸很爱笑，大人都爱逗她，小朋友也爱跟她玩。可是，上了小学后，慢慢地，她不那么受欢迎了，同学都爱跟那些苗条的、漂亮的同学玩，她只有跟一些不受欢迎的女孩在一起，而这些女孩都显得有些胖。有一次，她听到老师们聊天说，"她如果瘦点就好看了"。她不知道老师在说谁，但觉得说的就是她。后来，她就特别注意一些减肥信息：电视里的减肥广告、杂志上的减肥知识、别人聊到的减肥方法等等，她都留心记着。然后，她开始减少饭量，少吃肉，不吃早餐就上学。不久，她父母发现她吃得太少，开始督促她改变饮食习惯，监督她吃早餐。表面上，她恢复了正常饮食，但之后，她报名参加了学校的田径队，每天下午参加训练，避过晚饭时间才回家，却跟父母说自己在学校吃过了。上中学后，因为离家比较远，她开始住校，没有了父母的监管，她吃得更少了。早上一杯奶，然后一天吃几根黄瓜或者几颗西红柿，有同学请她吃零食，她也不吃。她明显地消瘦下去，暑假回家时，父母被她的样子惊住了，终于把她送到医院求治。经过输营养液、规律饮食等住院治疗之后，她的体重有所增加，虽然没有恢复到正常平均标准，但她还觉得自己胖，而不接受医生和父母的劝说，只是为了讨好他们才勉强接受治疗。出院后，父母因为担心她自己又不好好吃东西，把她转到了家附近的中学。在家里住的日子，她又用了老办法，下午参加学校活动来避开晚餐时间，中午吃了饭，她也会找机会引吐出来，跟父母玩起了攻防战。这样几年过去，到读大专之后，父母无法监督她，她又开始按中学住校时的食谱吃东西。第一年放假回家时，她瘦得皮包骨头，头发没有光泽，月经也停了半年，整个人显得冷漠而虚弱，父母赶紧送她去接受治疗。

【案例分析】

本例中孙二的表现也完全符合神经性厌食症的诊断标准：①体重低于正常平均体重的15%以上；②主动拒绝进食，并用引吐来清除食物；③病理性怕胖；④闭经；⑤症状超过三个月；⑥没有其他导致体重减轻的器质性疾病。

孙二厌食的原因是出自于同伴的压力，也是社会文化造成的压力。现在由于西方世界观念的影响，我们的社会流行"以瘦为美"的审美标准。电视、杂志上明星、模特极瘦的身材代表着时尚，引导着人们向她们看齐。最关注时尚信息的青少年所处的成长阶段也是最容易受影响的时候，很容易接受流行的观念。在大家都认同瘦才是美的、才是受欢迎时，急于得到同伴认同、重视同伴关系的青少年如果没有得到适当引导，就可能盲目地追求苗条，进而用禁食等方法来达到减轻体重的目的，最终患上厌食症。

咨询思路：第一步是让孙二住院治疗，改善她的身体状况，增进营养，提升体重，可以用输营养液等方法。下一步用认知—行为疗法，纠正她对自己身体的扭曲认知，树立健康的审美标准，教导正确的进食方式，并用行为技术帮助她养成健康的进食习惯，以达到长期保持健康生活方式的目的。

【案例3】

郑三，女，二十六岁，身高一米六三，体重五十六公斤。未婚，大学教师。

二十三岁刚进学校工作不久，谈了一个男朋友，当时很甜蜜。可是一年后，男友提出分手，她很伤心。后来发现男友是因为有了另一个女孩而与她分手，她觉得是因为自己太胖，男友才会另找他人。于是，开始节食。

不久后有一次同学聚会，那天她吃了很多东西，回家后觉得后悔，但同时又发现吃过东西后，失恋的难受感觉减轻了许多，心里有如释重负的感觉。之后，就常常出现这种情况，一旦遇到些使她难受的事情，就会难以控制地吃一大堆东西，情绪好一些的同时又觉得后悔、怕胖，就会到卫生间把吃过的东西再吐出来。跟别人一起吃饭时，食物的味道常常诱得她想大吃一顿，但又怕被人嘲笑，只能控制自己，回家再自己煮东西吃。最多的一次，她吃了两公斤面条。到现在，她大概每周会发作三次，吃了大量食物后，因为怕胖，会呕吐出来，还每晚下楼跑步减肥。虽然她的体重没有增加，但是她很怕别人知道她的这种行为，觉得一个女孩子这样很羞愧，感觉很痛苦而且自责。

【案例分析】

郑三的表现符合神经性贪食症的诊断：①难以控制的发作性贪食；②自我引吐来抵消食物的发胖作用；③发作性暴食至少每周两次，持续三个月；④排除神经系统器质性病变所致的暴食。

郑三患贪食症是因为失恋而引发的，吃大量食物可以让她感觉好些，可以获得一种满足感，心里觉得轻松，而暂时忘掉失恋的痛苦。因为怕胖，她用引吐、运动的方法来消除食物的影响。呕吐之后，她觉得抵消了暴食造成的影响，从而获得了一种安全感与控制感。习惯了这种暴食—呕吐的循环后，她可能在遇到任何一点情绪问题或者仅仅想让自己感觉好一点，就开始再次暴食—呕吐。这种行为在短期内可以缓解她的情绪问题，但是她自己也觉得这样是不正常的方式，而感到痛苦。而且这也不是面对问题，真正能够解决问题的方式。因而，她需要进行心理治疗。

咨询思路：首先帮助她理清自己的情绪与病态进食行为之间的关系，其次，引入行为技术打破她暴食—呕吐的恶性循环，提供正常进食原则。可以要求她记录自己进食的情况和当时的心情，以加深她对自己的了解。在症状有所缓解后，帮助她建立正确面对问题，解决情绪问题的应对方式，从而达到防止复发的目的。

【案例4】

吴四，女，二十八岁，公司白领。身高一米六四，体重五十五公斤。

吴四是一家公司公关部门的主管，平时工作任务重，压力大，饮食不规律。一年前，有次熬了几个通宵完成一件工作后，她和同事们一起出去大吃了一顿。后来她发现自己食欲增加，老想吃东西。她在自己办公室里准备了许多零食：冰激凌、可乐、饼干、面包、蛋糕、牛肉干、巧克力等等，一闲下来，就会猛吃，比如在半小时内吃下两个面包，一盒巧克力，一升可乐，一斤牛肉干。但是，因为职场上的女性一定要注意形象，她害怕自己发胖会影响工作，所以自己买减肥药还有一些通便的中成药吃，有空就去健身房做长时间、大运动量的锻炼。现在她暴食最少每周三次，多者可达每日两次，但周围的人都不知道她这个习惯，在人前她仍维持着正常的进食行为，很怕别人发现而觉得她奇怪，但是每次发作又控制不住，所以觉得非常痛苦。

【案例分析】

本例中吴四的表现已经符合神经性贪食症的诊断：①难以控制的发作性贪食；②导泻、过度运动来抵消食物的发胖作用；③发作性暴食至少每周两次，持续三个月；④排除神经系统器质性病变所致的暴食。

在吴四的案例中，职场对女性的压力是一个治病关键因素。她觉得压力大、很辛苦，而暴食则给了她一个发泄情绪、减轻压力的途径。但她觉得好的形象对女性在工作中取得成就是至关重要的，这个社会以瘦为美，所以她不能变胖，而采取一些极端的方式减肥。这种矛盾不能为外人道，让她觉得很痛苦。

当今社会，女性的地位得到很大提高，但受传统观念的影响，仍把女性的价值建立在外貌、形象的基础上，致使许多女性采取一些极端措施来获得符合社会标准的美好形象。这也是进食障碍在女性中多发的原因之一。

咨询思路：第一步，帮她理清自己感受到的压力与病态进食行为之间的关系，要求她记录自己进食的情况和进食前后的心情。然后，用行为技术给她提供正常进食原则，养成正常进食行为。重要的是帮助她建立面对压力的应对方式，使她认识到自己的价值不是建立在体重与形象上，促使她尊重自己的身体，欣赏自己的价值，从而预防贪食症复发。

【案例 5】

来访者，女，二十六岁，神经性贪食八年。

来访者每月暴食十到十五次。自引呕吐十到十五次，发生在每次暴食之后。如果她认为自己吃了特别不该吃的东西，就会在暴食之后呕吐一次，然后喝下大量的水，接着再吐一次，意将自己"清扫干净"。

来访者每天早晨乘坐地铁上班，通常在七点半到达办公室，开始工作。八点半吃早餐，通常是半个面包和咖啡。有个同事会带油炸圈饼或者饼干作为早餐，大概每两周有一次。这时，来访者就会吃一个油炸圈饼，或者是五六块饼干，然后引吐。来访者通常不吃午饭。即使吃，也主要是沙拉、比萨之类的。吃完午饭，来访者会引吐三分之一所摄入的食物。除非办公室有特别的事情，否则她在白天是不吃零食的。如果吃的话，也就是一个蛋糕，而且马上引吐。下班之后，来访者直接回家，然后暴食，暴食之后引吐。

工作日，暴食的情况不是很严重。在周末，来访者总是用暴食开始的。暴食之后，马上引吐，然后洗澡。"这样，我能有几个小时感觉还不错。我觉得自己是干净的，就像我从没做过什么不好的事情一样。"来访者在周末会吃掉冰箱里面的所有东西。

暴食有时候会发生在丈夫在家或者是她看望母亲的时候。"我就是忍不住……我的家人知道，但是这让我很难堪。我真的不想在他们面前暴食……我们不谈论这个。我妈妈认为这就像抽烟成瘾一样……除非她生气了，然后她会叫我怪物。我丈夫想让所有事情好起来，所以当他问我是否还这样做的时候，我就说不会了。"

来访者：暴食的时候，我感到失控。我感觉自己处于一个不同的状态，就好像我并不真正知道自己在做什么一样。真的没有情感。我是麻木的。它就只是我做的一件事而已。

（引吐的时候）将事物弄出来让我感觉好些，但我觉得自己像个怪物，我感觉孤独……很糟糕。我奇怪自己为什么能一次又一次地做这件事情。

来访者两年前，还滥用过泻药半年，但她在感觉到头昏眼花及心悸之后很恐惧，便停止使用了。她还尝试用过一次利尿剂。

来访者曾经疯狂地锻炼，不过自从治疗开始，就没有了。那时，她在凌晨三点半就起来，在上班之前要进行有氧运动一个半小时。她异乎寻常地关注自己的体重，对自己的身体表现出极度不满意，尽管事实上她的体重在完全正常的范围内。因为认为自己穿什么都不好看，所以她不买新衣服。

十八岁时，来访者无意中听到两个女同学谈到一个贪食症的女孩，来访者就开始暴食和引吐。她最初认为暴食和引吐是令人厌恶的，但没多久之后她就开始尝试。对于第一年的暴食，她随后要么严格节食，要么呕吐作为补偿。因为呕吐比较困难，所以她较少这么做。当呕吐成为一种本能后，她开始更多使用呕吐来补偿暴食。日益见长的呕吐频率让体重显著下降，同时她还每天锻炼一两个小时。大概在二十岁九个月的时候，来访者是符合神经性厌食症的诊断标准的。她并没有表现出任何其他相关的严重病理心理。

来访者成长于一个宽阔的郊区环境，还有一个哥哥和一个姐姐，都是在父母的身边长大。来访者在十二岁的时候，父母离婚了。

来访者：可能这是我整个生命中唯一最有创伤性的经历……我曾想如果生活不再像以前那样，我宁可不活着……我曾一直是爸爸的宝贝，但在他们离婚之后，我几乎再也看不到他。

他们离婚后，妈妈不得不承担起全家的主要开支，这样她就要工作更长的时间。那段时间，我经常独自一个人郁郁寡欢地度过整个的下午。

整个家族中，没有人有明显的肥胖、进食障碍或者任何其他的精神病家族史。

二十三岁时，来访者结婚了，她是在大学的时候认识丈夫的。来访者和丈夫住在一套公寓里面，妈妈也住在同一个城市里。

来访者：我和妈妈的关系是好的，但是感觉到近些年来有些疏远。我丈夫工作时间很长，并且要经常出差。我经常一个人待在家里。很多次暴食的时候，都感觉和丈夫的关系很糟糕。

【案例6】

来访者，女，二十九岁，神经性厌食，前来进行家庭治疗。

母亲和来访者是缠结的，父亲被排除在外。在这个家庭中，父亲是唯一一个公然表达愤怒的人，工作是父亲被排除在外的一部分原因。来访者害怕父亲发怒，这一点来访者是承认的。然而，较不清晰的是，母亲悄悄地叫女儿回避父亲，因为母亲自己不能处理与丈夫之间的事务。结果是，来访者在害怕父亲的过程中长大，并且泛化到害怕一般的男性。

咨询师：父亲对与女儿的脱离有什么样的感受？

父亲：我觉得那是因为女儿怕我发怒。

来访者：（点头）那是他的错，不是吗？

咨询师：母亲是怎么认为的呢？

母亲：我不认为这是父亲的错。

咨询师：（对母亲）你说得对。

母亲：没有人是错的。

咨询师：那不是真的。

母亲：（吃惊）你说的是什么意思？

咨询师：那是你的错。

【案例分析】

这是结构家庭治疗中的处理方式。母亲说"没有人是错的"，这句话体现了母亲仍然在通过否认她真实的情感来回避冲突。刻板的回避冲突的模式维持了母女之间的破坏性的联盟，要打破这种模式就必须使用这种水平的强度。其内容——谁真正害怕愤怒——不如结构目标重要：将女儿从她与母亲的过度卷入的关系中解脱出来。

2 危机事件

中国人造词的绝妙性再次在危机这个词上体现了，所谓危机就是危险和机遇并存。当然，学者给出了许多更多学术化的定义，在吉利兰和詹姆斯写的（肖水源等翻译的）《危机干预策略》的第一页就给出了六种危机的定义，这里摘录其中之三：

①危机是当人们面对重要生活目标的阻碍时产生的一种状态。这里的阻碍，是指在一定时间内，使用常规的解决方法不能解决的问题。危机是一段时间的解体和混乱，在此期间可能有过多次失败的解决问题的尝试。

②危机是一种解体状态，在这种状态中，人们遭受重要生活目标的挫折，或其生活周期和应付刺激的方法受到严重的破坏。它指的是个人因这种破坏所产生的害怕、震惊、

悲伤的感觉，而不是破坏本身。

③危机的发展有四个不同的时期：a.出现了一个关键的境遇，并分析一个人的正常应付机制是否能够满足这一境遇的需要；b.随着紧张和混乱程度的增加，逐渐超越了个人的应付能力；c.需要解决问题的额外资源（如咨询）；d.可能需要转诊才能解决主要的人格解体问题。

从这些定义中可以看到，危机的发生是因为人们遇到了难以解决的问题、障碍或者不利的境遇，此后，人们会采用多种应对方式来解决这个问题，消除障碍和不利的境遇。因此简而言之，危机就是由人们感受到负性事件及其对该事件的应对的共同作用。如果用更加通俗的语言来表达：就是人们遇到一件棘手的事情，并在努力地想办法解决，但不一定能靠自己的力量解决。国外学者对危机下了一个更加直观化的定义，这是许多专家最常引用的一个定义：首先，危机是一种临时的（四至六周）混乱和解体状态；其次，主要指个体使用常规处理问题的方式无法处理一个特殊的情况；最后，也指一个潜在的积极或消极的结果。

在危机形成时，个体在以下三个方面的能力中至少有一个能力遇到困难：

①个体对处境所赋予的意义；

②个体的应对能力和技巧；

③个体可获得的支持。

但所谓的危机，一定是危险和机遇并存，所以定义中也强调了危机事件的积极结果，为什么这么说呢？至少可以从两个方面来看危险发生时的机遇：首先在危机发生之后，我们的行为可能会发生变化，例如我们第一次搬家到陌生的地方，我们在度过最初的不适应阶段后，会开始积极地需求应对方式，我们也许会发现主动地参加集体活动，主动地打招呼可能是一种积极的应对方式，那么如果发生第二次搬家到陌生的地方时，你就会更快地融入新的环境了；同时，我们的心理也可能会向着更加积极的方向变化，我们对陌生环境的适应力可能会增加。所以危机并不可怕，只是需要我们认真地、努力地、科学地去应对。

就定义而言，找不到手机、邻近期末考试却还没有复习、搬家到一个陌生的地方等等生活事件都是危机事件，在这些事件中，我们感受到了压力，产生了焦虑、抑郁等情绪，感受到心里不舒服，但是在大部分时候，我们都能较好地处理好这些事情，并不会对我们造成太大的伤害。但是在本章中，我们将探讨的一些危机事件相对而言是更难处理的。在第一节中，我们将探讨自杀的问题，在这部分中，由于话题比较敏感，首先通过一份类似于咨询师对自杀者所进行的咨询过程作为引入；第二节中我们会涉及到丧失或者说哀伤咨询方面的内容，尤其是亲人或朋友亡故所带来的危机；第三节中我们将探讨家庭暴力问题；在最后的第四节中，还会探讨一种与危机密切相关的精神疾病——应激相关障碍。

2.1 自杀问题

2.1.1 自杀研究的现状

自杀不仅仅会对自杀未遂者本身、自杀者的家人、朋友带来严重的打击，同时，自杀会对自杀者所在的整个环境造成影响；同时，由于自杀率的不断升高，自杀问题本身也成了一个严肃的社会问题，一个残酷的公共卫生课题。尤其让人痛心的是，年轻人中的自杀率正在上升。从本世纪初的数据上看：287 000 人死于自杀（其中年轻人 250 000）；1 500 000 人因家人或亲友自杀出现长期而严重的心理创伤；135 000 小于十七岁的孩子经历过父亲或母亲死于自杀；中国的自杀率为 23/10 万（美国自杀率为 12.7/10 万）；据国家统计，自杀是我国全人口第五位最重要的死亡原因。同时，自杀可能发生在所有人群中；女性自杀率比男性高 25%；农村自杀率是城市自杀率的三至五倍；老年人自杀成功率高于年轻人群。

此外，自杀未遂的人数远远超过自杀死亡人数。联合国估计自杀未遂人数是自杀死亡人数的十至二十倍，在中国，据不完全统计，自杀未遂人数是自杀死亡人数的八倍左右；我国每年有 250 万至 500 万人自杀未遂（卫生部估计我国每年至少有 200 万人自杀未遂）；女性自杀未遂者是男性自杀未遂者的三倍。从自杀的方式上看，服毒是最常见的自杀方式。婚姻和经济问题是导致自杀最常见的社会应激源；60%的人在自杀前有急性诱发事件发生。

在自杀的研究中，研究者总希望能够找到一个或者一组变量来描述自杀者的特征，但是正如上面提到的那样，到现在为止仍然没有得到适当的结论，有研究者在历经六年的研究之后，宣布研究失败，认为自杀是不能用任何有限的特征进行归纳的。当然，从上一段提供的数字中，我们发现不同人群的自杀比率是不一样的，因此研究者能够划分出一些高危人群，例如无助感是一个较好的长期的预测因素，但是并不是一个短期的预测因素，也就是说产生无助感并不会立即引起自杀行为或想法。对任何一个人是否会自杀的预测现在仍然没有办法做到，最好的方法就是直接去问是否有自杀的想法。但总还是有一些对高危群体的预测因素。研究自杀的著名心理医生施奈德曼通过大量的研究，把自杀的特征进行了归纳，他发现自杀者有十项共同的特征，他从六个心理学的角度来对这十个特征进行概括，也就成了自杀的六个维度，这六个维度分别是：原因、目的、情感、认知、人际关系以及连续性特征。首先是原因特征，这个维度包括两个方面的特征：①自杀通常由不能忍受的心理痛苦所引起的；②这种心理痛苦往往是因为心理需求遇到挫折引起的。第二个维度是目的特征，也包括两个方面的内容：③一般而言，自杀目的是为了寻求解决问题的办法；④一般而言，自杀目的是为了中断意识。第三个维度是情感特征维度，包括两个方面的特征：⑤自杀过程中常见的情感特征是极端的无助感；⑥是否自杀的内在态度通常是矛盾的。第四个维度是认知特征维度，指：⑦一般而言，对自杀的认知态度会受到极度的压抑。第五个维度是人际关系特征维度：⑧自杀时的人际关系特征是想要与别人交流；⑨自杀的一般性的行为是寻找出路。最后一个维度是连续性特征：⑩一般而言，自杀的连续性特征是持续一生的应对方式。同时，研究者发现，有一些主要的有独立预测作用的危险因素，现在总结如下：

①死亡前的近两周内抑郁症状严重；

②求助者有自杀家族史；

③求助者曾有自杀未遂史；

④自杀当时出现负性生活事件所带来的急性应激；

⑤死亡前近一个月内生活质量低；

⑥求助者已经形成一个特别的自杀计划；

⑦求助者最近经历了心爱的人去世、离婚或分居事件；

⑧求助者的家庭因损失、个人虐待、暴力或求助者遭受性虐待而失去了家庭内的平衡和家庭支持系统；

⑨死亡前近两天内经历了急性的人际冲突；

⑩死亡前近一年内出现负性生活事件带来的慢性应激；

⑪求助者陷入特别的创伤损失而难以自拔；

⑫求助者是精神病患者；

⑬求助者有药物和酒精滥用史；

⑭朋友或同事有过自杀行为；

⑮亲属有过自杀行为；

⑯失业或没有收入；

⑰求助者最近有躯体和心理创伤；

⑱求助者有失败的医疗史；

⑲求助者独居并与他人失去联系；

⑳死亡前近一个月内社会活动减少；

㉑求助者有抑郁症，或处于抑郁症的恢复期，或最近因抑郁症住院。

这二十一条中有六条或者以上的情况，就有可能会发生自杀的行为。其中在危机干预的热线中，第四条和第十条是应当询问的，而在面询过程中，在保证来访者的安全的情况下，应当了解尽可能全面的信息。

2.1.2 自杀相关的谬误

美国著名心理咨询师凯文·卡鲁索总结了大量的关于自杀的谬误，他说：很多时候，人们总会带着一些先入为主的观念来看待自杀的事件，但是事实上，他们在研究和咨询过程中，已经发现大量的案例是因为身边的人拥有了这些错误的观念，而导致没有能够及时的发现和预防。以下就是他所总结的谬误：

①谈论自杀的人不自杀，他们谈论自杀只是为了吸引人们的关注。

事实：自杀的人通常在自杀前都会谈论自杀。他们很痛苦，并希望能够求助，但是因为他们不知道该怎么做，并慢慢陷于无望的情绪中，很多时候他们谈论自杀是在发出求救的信号。所以说，谈论自杀是自杀行为实施前的一个严重的征兆。

②谈论想要自杀的人通常并不会真正去实施。

事实：那些谈论想要通过自杀而死去的人通常会杀了他们自己。

③自杀前没有任何自杀的征兆。

事实：其实有很多的征兆，只是也许没有被人留意到。

④有过一次自杀，以后肯定还自杀，你做任何事情都不能阻止他们自杀而死的命运。

事实：自杀能够被预防。大多数自杀的人并不是真正想要死去，他们只是希望能够终止他们的痛苦。大部分人只是在他一生中的某个时候产生自杀企图。他们大多数人能从短时的威胁中恢复过来，学会适应与控制，长久地生活，使自己的生活丰富多彩，免受自我冲突的威胁。

⑤自杀的人是有着一定特征的，只有某一个性别、种族、社会经济地位、年龄等特征的人才会自杀。

事实：所有人都有可能自杀。它可以发生在年轻人或年长者中，富人或穷人中，病人或健康者中，城市居民或农民中，等等。

⑥一个人自杀未遂后，以后再也不会出现自杀行为。

事实：自杀未遂者以后还有可能会尝试自杀。自杀最危险的时候可能是情绪高涨时期，尤其需要注意自杀未遂者或者想自杀的人严重抑郁后突然变得兴奋欢快起来的时候。

研究发现抑郁或者自杀后出现的"欣然"期是自杀的高危时期。

⑦所有自杀者都有精神问题。

事实：并不是这样，他们是有很深的精神痛苦，并且有可能确实会导致大脑内的化学平衡被打破，但是在六百五十九个案例中只有38%的未遂者在自杀当时诊断有精神障碍。他们中大多数人是具有严重的抑郁、孤独、绝望、无助、被虐待、受打击、深深地失望、失恋或者别的情感状态的正常人。再次申明，所有人都可能自杀。

⑧只有弱者才会选择自杀。

事实：并不是这样，许多看上去很"坚强"的人也会自杀。

⑨人们谈论自杀通常是为了以死要挟，来实现他们控制其他人的目的。

事实：不。谈论自杀的人是那些有很强精神痛苦，并需要帮助的人。而且告诉他们说，"你只是想要些什么"，或者"你只是在试图控制"，这样的行为是相当愚蠢无知的。人们自杀前通常都会谈论自杀。经常谈论自杀的人是相当危险的。

⑩要自杀的人总是要自杀的。

事实：人们仅仅会在一段时间内有自杀的想法，当然，自杀的想法会反复出现，但不会一致持续不断地出现。而且研究发现，大多未遂者的自杀行为是冲动性自杀行为。37%的未遂者在采取自杀行为前考虑自杀的时间不超过五分钟；60%的未遂者在自杀前考虑自杀的时间不超过两个小时。

⑪自杀者肯定是他们自己想死。

事实：他们中的大多数人并不是真正的想死。但他们只是在承受着巨大的精神痛苦，并且希望能通过死亡的方式来解决他们的痛苦。

⑫如果一个人有抑郁情绪存在，与他提及自杀会导致他产生自杀的想法。因此你永远不要跟一个可能想自杀的人提到自杀的话题或者询问他们是否有自杀的方案。

事实：询问一个人是否有自杀的想法并不会导致他们产生自杀的想法。而且与那些想要自杀的人谈论自杀是相当重要的事情，因为你可以更多地了解到他们的想法和意图，并且能够帮助他减少一些导致他产生自杀的想法的意图。

⑬如果一个人的抑郁情绪突然好转，他就没有自杀危险了。

事实：有时候自杀者情绪突然好转是因为他们已经下定决心要实施自杀行为了，并且坚信只要自己死去了，精神痛苦就会立即消失。

⑭年轻人不可能自杀，因为他们还有大好的前途等着他们。

事实：在美国，自杀占了十五至二十四岁的年轻人的死亡原因的第三位。在中国，自杀是十五至三十四岁人群第一位最重要的死亡原因。甚至有不到十岁的孩子会自杀。

⑮自杀和饮酒过度、吸毒等行为没有任何关系。

事实：有时人们会因为喝酒或吸毒的影响而去自杀。

⑯自杀的人并不希望需求帮助。

事实：许多自杀者在努力地寻求帮助。

⑰大多数的自杀是缘于一个突发的创伤事件。

事实：确实有60%的人在自杀前有急性诱发事件发生，但是仍然有40%的人在自杀前没有经历急性诱发事件。任何人都可能自杀。

⑱自杀发生在家族中，具有一种遗传倾向。

事实：自杀倾向没有遗传性，更多情况下，它是习得的或者是情境性的。

⑲一个想自杀的人开始表现慷慨和分享个人财产，表明这个人有好转和恢复的迹象。

事实：大多数想自杀者在情绪好转后，才有精力开始做出一定的计划，安排他们的财产。这种个人财产的安排有时类似于最后愿望与遗嘱。

⑳自杀总是一种冲动性行为。

事实：自杀有些是冲动行为，但仍有一些则是在仔细考虑之后才实行的。

㉑自杀是一种不合理的行为。

事实：从自杀者的角度看，几乎所有采取自杀行动的人都有充足的理由。

此外，另一位研究者格森还提出了五项有关儿童自杀的谬误（转引自肖水源等翻译的《危机干预策略》）：

①六岁以下的儿童不会自杀。

事实：五至十四岁儿童自杀死亡的相当多。

②近年来儿童自杀非常罕见。

事实：近十年来，儿童和青少年自杀率正在上升。

③从心理动力和发展的观点来看，真正的儿童抑郁症是不可能的。

事实：近来发展心理学的研究表明，这种过时的理论是错误的。

④儿童不可能理解自杀的结局。

事实：不管这个学说是对还是错，实际上已经发生了儿童自杀未遂和儿童自杀死亡。

⑤从认知和躯体的角度看，儿童不可能成功地完成自杀计划。

事实：大量有关儿童自杀的数据在不断上升，说明这种说法是错误的。

格森认为，也许部分家庭以否定自杀来掩饰自杀带来的羞辱，从而导致了这些误解。从以上五项谬误来看，我们不能排除儿童自杀的可能性。

2.1.3 自杀的迹象

①首先，是言语上的迹象，有可能是直接说出来，也有可能是间接说出。其中间接向人表示出的方式举例如下：

* 谈论与自杀有关的事情或拿自杀开玩笑；

* 谈论自杀的计划，包括自杀的方法，时间和地点；

* 流露出无助、无望的情感；

* 与亲朋告别；

* 谈论自己现有的自杀工具；等等。

直接说出的话语比如说：

* "我希望我已死去"；

* "我再也不想活了"；等等。

间接说出的话语比如说：

* "我所有的问题马上就要结束了"；

* "我讨厌现在的生活"；

* "现在的生活一点意义都没有"；

* "现在的生活不值得活下去"；

* "无论怎样都没有关系了"；

* "我不再关心身边的任何事情了"；

* "现在没人能帮得了我"；

* "没有我，别人会生活得更好"；

* "我再也受不了了"；

* "我的生活一点意义也没有"；等等。

②然后，是看行为上的征兆，通常比较明显的行为上的征兆如下：

* 出现突然的、明显的行为改变（如中断与他人的交往，或危险行为增加）；

* 抑郁的表现（情绪的改变，睡眠或食欲的改变）；

* 感到无助；

* 表现出绝望的样子；

* 睡眠过多或过少；

* 大部分时候都在说厌烦；

* 显著的长胖很多或者消瘦很多；

*写关于死亡的诗歌或文章；

*行为有点控制不住的样子；

*对大多数活动失去兴趣；

*放弃一切荣誉；

*写遗书；

*不再有幽默感；

*面临着"受到侮辱"的情况；

*面临着"失败"的情况；

*感到极端的内疚或羞愧；

*出现非理性行为；

*对死亡或者等死的事情很关注；

*做事不顾一切；

*易怒；

*经常无缘无故出现头痛、胃痛等症状；

*不再在乎个人外表；

*人格发生变化；

*在学习或工作中表现变得很差；

*有条理地安排后事；

*频繁出现意外事故；

*饮酒或吸毒的量增加；

*不能集中精神。

以上是根据现有的研究总结的一些自杀行为发生之前的行为和言语上的征兆，但需要强调的是：并不是所有的自杀者都会在自杀前表现出自杀征兆，有些人会把他们的痛苦、抑郁情绪深深地埋藏下来，因为他们希望自己在别人眼中是强者，又或者是因为现在的社会给自杀者往往会贴上不好的标签，会认为他们有病，因此他们不希望自己被认为是弱者，所以他们会将心理的感受隐藏起来。

但是大多数人确实显示出了自杀的预警信息，所以我们需要注意这些表现出来的自杀预警信号，并尽力去鉴别。如果我们确实发现某些人表现出了自杀预警信息，我们需要尽全力帮助他们。

2.1.4 自杀的干预

对于自杀者来说，他们中的大多数人并不是因为不想活了，而是把自杀当做了解决问题的一种方法。自杀确实是解决问题的一种方法，但不是唯一的一种，也不是最好的一种，总会找到其他更好的方法。自杀者认为自杀是一种合理的解决问题的方法，其内在的问题是负面的情感，如抑郁、焦虑、丧失、持续的厌倦、气愤或其他令人不愉快感；外在的问题包括与外部环境相关的强烈的丧失、内疚或愤怒感等。因此日复一日的生活琐事变得越来越激烈，情感越来越痛苦。在所有自杀危机中，情感痛苦是一个主要方面。自杀者认为痛苦状况是无法逃避的，无法忍受的，永无止境的。

因此针对自杀者的这些想法，我们的干预行为应当帮助自杀者从这些想法中摆脱出来。如果自杀者认为痛苦状况是无法逃避的，那么咨询师就要显示出问题是可以解决的；如果自杀者认为痛苦状况是无法忍受的，那么咨询师要显示出无法忍受的感受是可以改变的；如果自杀者认为痛苦状况是毫无止境的，那么咨询师要表示消极的感受是可以结束的。例如下面的这两个案例：

【案例1】

自杀者：我觉得我根本不可能摆脱目前的状况，我太痛苦了，不可能有人能帮助我，除了死我想不到第二种方法了。

咨询师：你感到伤痛、绝望。你已经花了一些时间来跟我谈这件事，这很好，那么再花一些时间来跟我谈谈吧，也许我可以找到一些帮助你的办法，但是这需要你肯协助我。我见过有一些人也像你一样感到绝望和痛苦，但是最终找到了其他的更适合的解决方法，如果你能协助我，我们可以一起来试一试，寻找这种方法。

【案例2】

自杀者：我不能忍受下去了，这种痛苦你根本无法想象，快要窒息死了。

咨询师：嗯，我们前面已经认同了情绪和认知是两个完全不同的系统，痛苦是一种感觉，而这种感觉在认知改变或环境变化的时候会发生改变，同样一件事情，我们可以从不同的角度来看待，痛苦的感觉也是这样，我相信我们能够找到一种方法来减少你的痛苦。

正如本节开篇的文字中提到的，自杀者是在个人痛苦和应对资源之间拔河，对于自杀者而言，往往个体缺乏对某种特定状况的应对能力，使个体不能应对面临的困境；或者尝试了所有解决其问题的方法，但都以失败告终；想不出其他的解决问题的方法，尤其在其极度痛苦时；经多次的自杀行为，开始认识到自杀几乎是解决任何问题的一个好方法；或者认为没有其他可供选择的解决问题的方法。

自杀者的想法通常有如下的特点：他们希望通过自杀来结束痛苦，他们感到强烈的无助感、无望感和生死选择之间的矛盾情感，以及强烈的孤独感，同时还可能伴随着现存的抑郁情绪。

某危机干预中心经过长达十年以上的咨询经验，总结出帮助有自杀倾向者的要点，如下：

*保持冷静，耐心倾听；

*让他谈出自己内心的感受；

*要接纳他，不对其做任何评判；

*不要试图说服他改变自己的感受；

*询问他们是否有自杀的想法："你是否有过很痛苦的时候，以致令你有想结束自己生命的想法？"（再次强调：询问一个人有无自杀念头不但不会引起他自杀，反而也许会挽救他的生命）。但是不要这样问："你没有自杀的想法，是吧？"或者"我知道你不会选择自杀的，对吧？"后面这样的问句会把自杀者的想法全部关在肚子里，而没有办法说出自己真正的想法。

*相信他所说的话，任何自杀迹象均应认真对待；

*不要答应对他的自杀想法给予保密。当咨询师发现来访者或来电者有自杀想法时，需要遵守解密原则；

*让他相信别人是可以给其帮助的，并鼓励他寻求他人的帮助、支持；

*要尽量取得他人的帮助，以便与你共同承担帮助他的责任；

*如果你认为他即刻自杀的危险很高，要立即采取措施：不要让他独处；去除自杀的危险物品，或将他转移至安全的地方；陪他去精神心理卫生机构去寻求专业人员的帮助。

*如果自杀行为已经发生，立即将其送往就近的急诊室。

最后，对自杀的特点做一个总结：自杀是一个复杂的事件而非简单的事情。其间有多重矛盾的情感交织在一起，自杀的危险期大约持续二十四至七十二小时。面对自杀的情况，我们可以：

*给予相关信息；

*进行适当转介；

*提供心理支持；

*评估抑郁程度或自杀危险；

*帮助制订一个行动计划。

我们的帮助理念是：

* 所有的自杀行为都要引起重视；

* 最常见的自杀原因是为了寻求解决问题的方法；

* 一般来说，人们选择自杀是为了逃避；

* 自杀行为是一个人向他人传递痛苦和求助的信号；

* 他此时此刻正竭尽全力解决问题；

* 自杀时习得的解决问题的方法。

2.1.5 自杀的预防

自杀可以预防，而预防需要我们所有人的努力！吉利兰等人总结了一些关于预防儿童和青少年自杀的策略，摘录如下：

①相信你的怀疑，青少年可能自杀。就像前面已经提到的，现在青少年自杀的比率逐年上升，现在已经发现儿童和青少年的自杀案例，因此请你不要轻易放松；

②告诉你认为可能会自杀的儿童、青少年，你很担心他们，然后倾听他们所说的；

③直接进行提问，问青少年是否正在考虑自杀，如果青少年回答是，那么继续问是否有自杀计划；

④一旦开始倾听，那么不要因为听到青少年所告诉你的任何事情表现出震惊或愤怒。不要与他们辩论自杀行为的对错，也不要问他们你自己是否称职的问题，不要承诺会替他们保守自杀想法的秘密；

⑤如果你认为自杀的危险随时可能发生，应让人守护着他 / 她；

⑥如果有必要，可以从经历丰富的咨询师或其他能够作出反应的成年人那里获得帮助；

⑦确保他们的安全，通知对青少年负责的合适的成年人，请其积极地与他们待在一起，关注他们；

⑧使青少年确信他们的自杀企图是真正紧急的，这种紧急状况迟早将会过去。建议他们不要期盼这种紧急状况马上消失。而且如有必要要告诉他们，解决的办法是一步一步地，一天一天进行的；随时可提供帮助；无论什么时候，自杀企图变得强烈时，以直接的方式请求帮助是很有必要的；

⑨假定一个积极的并且具权威性的角色用于保护处于危机状态的儿童青少年。他们可能需要这样一个指导性的权威角色，能使他们充分地得到支持者的关怀，从而恢复他们的自我责任感；

⑩当处于危机状态的儿童、青少年已明显地解决了高危危机后，仍应密切地监视他

们。我们已知道许多人在似乎已恢复、坚强起来后突然自杀。曾记得有抑郁症的想自杀的求助者一旦他们获得精力时，他们可能决定自杀。帮助处于危机状态的儿童、青少年的人必须总是持积极的态度，并且密切地关注他们，直到危险性已肯定消失。

2.1.6 自杀干预过程中的注意事项

在肖水源等人翻译的书中也有希普尔提出的自杀管理中必须注意的十四个"不要"，这些"不要"的注意事项对于所有人都适用，无论是面询人员、热线接线员，或者是一个被有自杀想法者所信任并选中作为倾听者的人来说，都应当注意不要做以下的这些事情：

①不要责备求助者，或者对求助者进行知识性的说教；

②不要批评求助者，或者对他的选择、行为和观点提出批评；

③不要与求助者讨论自杀的是非对错；

④不要被求助者所告诉你的危机已过去的话所误导；

⑤不要否定或看不起求助者的自杀意念；

⑥不要试图向令人震惊的结果挑战；

⑦不要让求助者一个人留下，而不去观察他，或者不去主动联系求助者；

⑧在急性危机阶段，不要诊断、分析求助者的行为或对其进行解释，尤其对于能动性较差的求助者；

⑨不要陷入被动；

⑩不要过于着急，要保持冷静；

⑪不要让求助者保持自杀危机的秘密，也不要答应保守这个秘密；

⑫不要因周围的人或事而转移目标；

⑬不要在其他人中，把过去或现在的自杀行为说成是光荣的、殉情的、荣誉的或将其神化；

⑭不要忘记追踪观察。

2.1.7 总结

最后，让我们进行一次回顾和总结：

2.1.7.1 如果你想自杀

如果你曾经想到过或者正在考虑自杀的事情，那么立刻寻求帮助。抑郁是一股强大的力量，所以你不能仅仅是等待，并坐在家里期望你的心情会变好。当一个人感到有一段时间情绪不好了，那么这不是无关紧要的小事，应当给予重视。

你可以跟你信任的人尽快取得联系，并进行谈话。如果你不能找到这么一个人，那么寻求医生、咨询师、大学的教授、一位有智慧的长者，或者一位老师。

2.1.7.2 如果你发现你身边的人有自杀倾向

当你怀疑身边的某人可能有自杀倾向时，通常来说，与他立即进行交流是相当好的一件事情。你当然可以寻求其他人的帮助，但只要你去与之交流，那么就会让自杀者感到他们并不是孤独的，并且会感到自己是被关心和理解的。

与他进行交流还可以给对方一个机会去考虑其他的问题解决方式。大多数时候，想到自杀的人们在有人对他们进行询问，带给他们关心和关注时，他们会愿意交流。因为当人的思想被抑郁的雾气掩盖之后，人往往不能看到大多数人能看到的情况，因此，你与他的交流，也许可以帮助他打开一扇新的解决问题的窗子。

即使你的朋友或同学哭着要求你帮忙保守他想要自杀的秘密，你也必须尽快地寻求帮助——你朋友的生命很可能就依赖于你所做的决定。因为有些时候，想要自杀的人可能会陷入一种很深的情绪性的境况中，他们可能会很希望自杀，因此导致情绪激动到不能认识到他／她需要帮助。尽快告诉一个你信任的成人。

如果可能，你也可以代替你的朋友或同学打上面提到的危机热线或者110。你也可以找到一位本地的心理咨询师，或者热线电话号码。你可以通过网络，或者询问相关的人员来得到这些号码。有很多方便的社会资源你可以使用，而且他们会很乐意与你交谈，并帮助你找出怎么做才是最好的方法。

有时，试图自杀的青少年——或者自杀死亡的青少年——事先并不会流露出任何的征兆。这会让爱他们的人不仅仅感到哀伤，而且会因为自己的过失感到内疚，并不断地自责自己为什么会漏掉这些线索。家庭中或者朋友圈子中有人因自杀而死亡时，其他人应该知道有时候就是没有什么线索，因此不必为了这件事情而自责。

当有人死于自杀时，他身边的人会受到巨大的伤害，会感受到巨大的情绪上的痛苦。当最近发生了丧失的情况，或者他的家庭成员中，或者学校、工作单位里有人自杀时，幸存者也会变得脆弱些，更有可能在自己身上实施自杀的行为。如果你已经发现身边有人在尝试或准备，或正在实施自杀计划，那么你去与一位心理咨询师聊聊将是一个不错的方法——因为他们受过了相关方面的专业训练。或者，你可以加入某一个为幸存者而举办的小组，你能在里面获得支持，并与那些跟你有同样经历的人进行交流。

有学者总结了八条，当你发现有人自杀时，你应当如何做。在前面实际上已经提到过了，这里再次重复一遍：

①严肃对待这件事情；

②牢记：自杀行为是一种求助的信号；

③要立即给予帮助，并且尽快求助，不要有任何拖延；

④倾听；

⑤询问对方是否有自杀的想法；

⑥如果一个人真的有自杀的想法，那么一定不要留下他一个人；

⑦寻求专业的帮助；

⑧不要保密。

2.2 哀伤

实际生活中，丧失是我们每个人都会不断经历的事情，例如找不到了某样重要的东西，或者与奖学金失之交臂，在我们的生活中，虽然我们不断地得到一些东西，但不可避免的是：我们总会失去一些东西。有时候我们可能仅仅一笑了之，有时候让我们心情不好。但是有时候却可能是我们永远不希望经历的，例如亲人的死亡。在心理咨询中，丧失的咨询包括朋友的死亡、亲人的死亡、宠物的死亡、离婚后的丧失感等多种内容。在本节中，我们将探讨前两个问题。

Ross 说：悲伤是对死亡或者即将到来的死亡的一种很自然的过程。居丧时的哀伤并不是一种精神或心理的疾病，但却是一种需要心理工作者关注和帮助的事件。在国外，哀伤咨询是心理咨询的一个重要部分，近年来也迅速在台湾、香港开展起来了，在大陆，相应的工作坊也开始开展。新华网曾于 2006 年底转载《上海青年报》的报道说：

"上海出现了国内首个哀伤辅导机构——'星星港'。这是一家为丧子父母疗伤的非盈利性机构，到去年年底为止，会员已经发展到了一百八十名。这对国内咨询业来说，是一个不错的起步。"

2.2.1 哀伤的定义

国外在讲到哀伤咨询时，一般有三个单词，分别是："Bereavement"、"Grief"和"Mourning"，在香港著名心理咨询师陈维樑和钟莠筠所写的《哀伤心理咨询——理论与实务》一书中，认为 Bereavement，即亲人丧失，是最宽泛的词汇，虽然国内的学者一般将这一领域翻译为哀伤咨询，即 Grief。从定义上来说，丧失，指任何人在失去所爱的人或所依赖的人或事物（主要指亲人）时所面临的一种痛苦状况，这种状况既是一种状态，也是一种过程，它包括了两个部分：其中之一是个体内部的反应，即个人在面对损失或丧失时出现的内在生理、心理反应，内在心理方面主要包括情感与认知两个方面的内容，通常这部分称之为悲伤反应；另一个部分则是个体在经历哀伤事件时，因为悲伤反应而带来的外在的行为表现。

2.2.2 哀伤后的表现

一般而言，当失去了我们所爱之人时，我们可能会像下面这样说、这样想，列举如下，希望能让经历过丧失的读者了解到：你并不是唯一的不幸的人；也希望让那些还没有经历过丧失的读者了解那些正在经历丧失过程的朋友们。

① "我不信"：也许需要经历很长的一段时间才能恢复过来。一些人表现得好像任何事情都没有发生过一样。自己所爱的人再也回不来了是很难让人相信和接受的。

② "我觉得没什么"：事情可能让你如此的震惊，以至于你知觉麻木了，你可能感觉自己正在另一个世界里。

③ "为什么一定要发生这种事情"：死亡看上去是如此的残暴和不公平，特别是有时候失去的人似乎还没有走到生命的尽头，还不应该死去，或者正在与你计划着将来一起的生活。

④ "我感到如此的痛苦"：身体和心理上的痛苦让人几乎无法忍受，又是如此的让人恐慌。

⑤ "我一次又一次想到这件事情"：你不能停止对导致死亡的事件的回顾。

⑥ "如果……"：你可能因为你曾经说过或者做过的，或者曾经没有说过或做过的事情感到内疚和自责。

⑦ "我感到如此的抑郁，生活简直没有任何意义了，我不能独自活下去"：大部分的人描述他们自己在经历丧失后的一段时间内感到生活完全没有意义，不值得继续活下去，并且希望结束自己的生命。

⑧ "我似乎总还能看到或者听到他，我是不是出问题了？"：认为你看到或者听到了一位已经死去的亲人是一个正常经历，通常发生在你期望能够再次见到对方的情况下。

⑨ "他们认为我应当在很短时间内恢复过来"：许多人发现他们需要花费更长的时间来寻找到合适的应对方式。

⑩ "我上一分钟还在生气，下一分钟可能就开始大哭"：许多人发现心情波动特别大。

2.2.3 当哀伤发生在孩子们的身上

当在孩子和青少年身上发生这样的事情时，孩子们会如何反应呢？虽然零至三岁的孩子可能还不能表现他们的悲伤，但是有学者认为他们确实也会感到悲伤；大部分的三至六岁孩子还不能理解失去的意义，而再大一点的孩子也许会强自压抑自己的情绪，只为了避免给大人增加麻烦，而且他们也可能会自责，总之，孩子同样会因为失去亲人而痛苦，对他们也应当加以关注。那么当孩子提问的时候，应当怎么回答呢？没有一个标准的反应方式，而且每个孩子的反应也会不一样。如果你要照顾一个失去了重要他人的孩子，那么你需要了解大部分的孩子在遇到这样的情况时会怎么说、怎么做、怎么思考，下面给出了其中的一部分例子。但是你不用太担心那些不知道如何表达他们感觉的孩子，因为大部分的孩子都有能力应对得很好。

①爸爸并没有死。他什么时候回来呀？

无论孩子的年龄大小，仍然可以通过一段时间来知道他的重要他人再也不会回来了。

②为什么会发生这样的事情？

解释是很重要的，但是孩子可能会一遍又一遍地问这个问题，孩子需要很长一段时间来接受究竟发生了什么，他们可能认为这对他们来说是不公平的。他们可能会愤怒，他的重要他人居然把他一个人留下来了。

③这是我的错。

无论你如何解释，许多孩子可能会把死亡的原因归咎于他们所说过或者所做过的事情，或者他们所没有说或者做的事情上。

④你也会死么？

对于孩子来说，他们很难理解一个人为什么要死，他们会变得开始焦虑自己是否会死亡，或者担心对他来说也很重要的其他人是否会很快死去。

⑤他去了哪里？

小孩子可能会很难理解死去的人就不会回来这个事实，可能会重复地问这个问题，期望大人能回答他说是去了一个他知道的地方。

⑥我希望我已经死了。

就像成年人一样，孩子有时也可能感到失去了他们所爱的人后生命就失去了意义。他们可能想象如果他们死去了，他们就可以与他们所爱的人再次相见了，或者他们以为自己死了就能换回对方的性命了。

⑦她被火化时，火是否会使她受伤？

孩子可能认为死亡就像是睡着了。他们可能需要被告知死后就不会再有感觉或感到疼痛了。

2.2.4 学校中的丧失问题

如果你是学校的辅导员，当你的学校中发生死亡事件时，你需要了解以下的一些内容：

①个体反应

对孩子或者青少年来说，好朋友的丧失可能会相当难受，并且很难度过，甚至无法抵抗。每个孩子的应对方式和反应的时间都不一样，在这段时间内他们对他人提供的支持的需要也是不一样的。因为这是一个不断变化的过程，随着时间不断的发展，你可以看到很多转变，有时甚至是戏剧性的变化，有时却只是微小的变化。

有些孩子可能可以很好地表达他们的压抑。但是对于另外一些孩子，学校可能变成了他们生命中的不可接触的地方，表面上他们似乎"应对"得相当好，你不会注意到他在行为上、态度表现上等方面的明显变化；也会有一些孩子，他们的行为和态度会发生巨大的改变。所以如果你是一位学校中的心理辅导员，那么你必须要针对不同的孩子的情况进行分别的辅导，当学校里发生死亡事件时，需要对学校其他的孩子的心理健康进行关注。

②可能的因素

你将会发现应对情况可能会受到大量因素的影响，而在对学校学生进行心理复建的时候需要你考虑到：

a. 丧失掉的关系的紧密程度，或者敌对程度；

b. 对与死亡者关系较为亲密的幸存者的影响；

c. 死亡的发生是否事先有预警或者事发突然；

d. 是否是因为暴力事件，如自杀、谋杀等方式死亡，还是因为事故死亡；

e. 家庭对待死亡的态度和方式；

f. 以及学生个体层面上的因素：理解水平、应对技巧和情绪调节方式，以及潜在能力的大小等。

2.2.5 你的朋友或家人是居丧人

Christy Callahan，Jaelline Jaffe 等人在他们的文章中建议那些希望能帮助正处在哀伤状态中的朋友或家人的人，你最应该做的是待在他的身边。你可能不知道说什么或者做什么，但是这是没错的，你需要做的就是不要因为你的担心而阻止你去他的身边。要知道，你的支持是相当重要的。你不需要解决问题，仅仅是提供你的耳朵去倾听就好。

哀伤中的人通常可能会有很大的心理负担，因为他们可能认为死者的死亡与他们的行为或态度有关，因此他们往往会相当自责，此时，你需要做的是：

①让他们知道你有多么的关心他们；

②肯定他们已经做的和正在做的是正确的；

③鼓励他们不断地倾诉他们的感觉。

如果你感到不舒服，你可以创造一个氛围，在这个氛围内，可以让你正陷入哀伤的朋友或家人谈他们对死者的记忆。谈话中，直接称呼死者的名字或惯常称呼。这样的开放性的方式可以帮助他们表达心中的痛苦。

在这个时候，你不需要说太多的话，研究者发现只是静静地待在哀伤者的旁边，就能有作用。你应当允许哀伤者表达出他们的愤怒或悲伤，大哭或尖叫……你要相信他们能够找回生活的意义。

这个时候，你应当：表现得很自然；表达出真诚的关心，耐心地传达你对他／她的爱，无条件地关注他／她；如果适合的话，拥抱着她或者把手放在他的肩膀上；坐在那些希望有人靠近他的人身边；表明你愿意倾听；表达你的关心和关注；如果你们足够亲密，对他／她说"我爱你"；直接而自然地谈论死者；如果你想哭你就哭；记住晚上、周末、周年庆和节假日往往是最难度过的日子。

同时，也有一些事情，你不能做：逃避哀伤中的人；打听别人的隐私；询问死亡的过程或场景；提供建议或快速下决定，如"我知道你的感受"，"你应当……"，"时间会治愈伤痕"；试图让哀伤者高兴起来，或者转移哀伤者的注意力，如："至少他不会再感到痛苦"，"他现在在一个更好的地方"，"这是老天爷的意思"；或者试图把丧失感降低："噢，这并不是那么的糟糕"，"你会好起来的"，"事情会在你没有察觉到的时候就已经恢复正常了"；或建议哀伤者通过喝酒或其他方式来转移他们的哀伤。

如果居丧的人是你的父母，我们应该怎么做？

Helen Fitzgerald 告诉我们：首先你需要知道失去的人不同时，其痛苦是不一样的，对于你而言，你失去的是父母之一，但是对于你的父母而言，他们失去的是老伴，这两种痛苦是不一样的。你不能以为你真的能够理解你的父母的感受。努力去理解你的父母，假如是你的母亲早走你父亲一步，你可以通过这样的方式来帮助你的父亲度过这段时间：

①关注他的身体、生活方面的需要；

②倾听，并鼓励他去讲关于你母亲的事情；

③保证他能得到任何他所需的照顾和需要；

④耐心地听他表达自己的悲伤；

⑤记住和注意重要的日子和周年庆的时间，如结婚五十周年的时间，或你母亲的生日。

通常做这些事情不容易，因为你还要同时处理你自己的悲伤，你可能在试图帮助你的父亲恢复正常的生活的过程中受到挫折。在你父亲的居丧过程中，他可能经历抑郁、遗忘、解体，对他以前喜欢的一切活动或事物都失去了兴趣和做的动机。

此外，你可能还会有一些其他不良的感受，可能你会因为你父亲扔掉你母亲的衣物而怨恨你父亲，或者，悲伤的情绪使你在某一刻特别需要支持。

同时，无论是你还是你的父亲，都需要休息、营养餐和锻炼。尽力去保证你们都能获得这些必要的内容。保持健康，保证你的身体能够对抗这次的悲伤情绪。

你还需要了解你的父母在这样的情况下的一些反应，也许你的父母会在一段时间之后走出来，并开始处理日常事务，但是你会发现他/她总出些漏子，你需要了解这实际上仍然是因为哀伤所导致的。这些哀伤的线索包括：

①健忘。你可能会发现你的父亲常常会忘事，拿在手上的东西一会儿可能就没有了，或者出门忘了带钥匙和钱包等。你需要耐心地帮助他们，告诉他们这是哀伤的一种症状，并建议他们把需要记住的事情写下来。

②做事无规律。你的父亲可能会发现现在做同样的事情所需要花费的时间比以前多了很多。他可能不再能管理他们的时间———一件事情还没有做完，可能又开始做另一件事情。你可能通过与他一起制定日程表来帮助他，或者与他一起工作。多陪陪你的父亲，并且把注意力放在能够增进你们俩的亲密关系的事情上，而不要关注哀伤的情绪，同时，这样做还可以降低你父亲的孤独感和隔离感。

③不能集中注意力。在丧失亲人的早期，思路是混乱的。你的父亲可能会发现无法集中注意力。读书或者看电视剧，对他来说可能是困难的。在读报上花的时间也比以前长很多，并且看了也不能记住报纸上的内容。你能够通过告知一些重要的事情，或者大声地阅读来帮助他。居丧者可能处于危险状态中，因为他们不能集中注意力。他们也可能会突然哭起来。告诉你的父亲一定要万事小心，尽量不要让他做一些可能有危险的事情。

④失去兴趣或动机。你的父亲可能会说："事情怎么这么难？不如死了算了。"或者"我做这些都是为了你的母亲，现在她去世了，做还有什么意义呢？"让他表达他的感受，并传达你对他的爱和支持。如果你担心他会伤害他自己，或者你注意到他在通过酗酒等方式来对抗他的悲伤，你需要更多地关注他。

同时，你还需要在身体上对他进行关注，如果你的父亲因为悲伤吃不下饭，你可以建议他每天吃四至五顿，每次只吃一点东西。如果你的父亲中断了日常的锻炼，你可以每天晚饭后和他一起去逛逛。同时，他可能会睡不着，你需要帮助他形成有规律的睡眠时间，并且在他睡下之后不再打扰他。

在你照顾你的父母的同时，你也需要照顾好自己，你可以尝试去参加一些心理支持的小组，你也可以让你的朋友和其他家庭成员知道你需要的是什么：你是否需要交流？

同时也要注意自己的饮食、休息和锻炼。

如果居丧人是你的孩子，我们应该怎么做？

作为一个成年人，我们必须要在处理自己的哀伤的同时，也要关注孩子的哀伤反应。在这个时候，你所能给你孩子的最好的东西是你对他真诚的爱。首先，保持你自己对这件事情的情绪反应，不需要压抑自己的情绪，同时保持你对丧失的感觉。然后，用简单而具体的语言解释为什么自己所爱的人回不来了。以开放性的方式回答任何问题。研究者们给出了一些建议，首先，你应当做的是：

①允许孩子，无论这个孩子多小，参加葬礼；

②传递你关于生命和死亡的想法；

③定时的家庭聚会以便认识每个人的应对方式；

④找到一种帮助你孩子认识死亡的方式；

⑤注意你孩子的游戏方式，这是大部分孩子交流的方式。

同时，你不要这样做：

①尝试向孩子隐藏死亡的真相；

②提供错误或者模棱两可的信息，如"现在，祖母只是睡着了"；

③叫孩子不要哭了，因为他的哭会让其他人感到厌烦；

④无论孩子是否愿意，逼迫孩子在公共场合表示悲伤；

⑤讨厌在孩子面前哭泣（你应当给你的孩子证明表达自己的情绪是可被接受的）；

⑥把孩子丢给自己的闺中密友，或者仅是依靠别的成年人或者支持小组。

2.2.6 哀伤的心理咨询

大部分时候，哀伤的人获得支持的主要方式是来自于他们的朋友或者家人，同时，医护人员也可以作为一种重要的支持资源。对那些具有应对困难的哀伤者而言，哀伤咨询或者哀伤治疗可能会更加有效和必需。

哀伤咨询的目标：

①帮助哀伤者接受丧失事实，可以通过帮助他们开始谈论丧失的事件开始；

②帮助哀伤者正确定义和表达自己与丧失相关的情绪（例如：愤怒、内疚、焦虑、无助和悲伤）；

③帮助哀伤者能够在没有死者的情况下活下去，学会一个人做决策；

④帮助哀伤者从丧失的情绪中走出来，并开始新的生活，建立新的人际关系；

⑤在特殊的日子里，如死者的生日和结婚纪念日等，提供支持和付出时间关注来访

者的悲伤情绪；

⑥描述一般性的哀伤的情况，并根据个体的实际情况区分出一致和不一致的地方；

⑦提供持续性的支持；

⑧帮助哀伤者理解他所拥有的应对技巧；

⑨对哀伤者可能遇到的应激源进行定义，并进行专业化的哀伤咨询。

哀伤咨询通常适用于那些因为丧失而引发极度痛苦的人。哀伤咨询的目标是定义和解决哀伤者在与死者的关系中拔出自我时可能遇到的问题。当一些分离出现困难，他们可能出现行为和身体上的问题，延迟或极端哀伤，过于冲突或者泛化哀伤，或者出现额外的伤痛。

哀伤咨询可以通过个体咨询和团体咨询的形式实现，无论是哪种形式，在哀伤咨询中，下面的六种方式可以帮助哀伤者度过这段艰难的时期：

①培养体验、表达的能力，并调节痛苦与哀伤相关的变化；

②找到有效的途径来应对痛苦的变化；

③和死者建立一种持续的关系；

④保证健康和身体机能的正常；

⑤重新建立人际关系，并了解其他人很有可能并不能体会到他现在所体会到的心情；

⑥发展一种健康的关于自我和世界的价值观。

接下来，让我们看几个例子：

【案例1】

咨询师：我觉得你俩都已感受到你们的情感能量已耗竭，你们的思维好像都停留在一点上，似乎不能运转了。

来访者：是的，我的思维是停滞了。但是我需要这样，我不想去考虑别的事情或被别的事情打扰。（沉默）我想我们好像是生活在一个不为人所知的，地图上没有标出的陌生世界里。

咨询师：不要催促自己或受到催促都是非常重要的。

来访者：我们几乎停止谈论这些事情。我们已成为两个生活在一个屋子里的孤独的隐居者。这是令我最担心的。

咨询师：海伦，对于你的思维迟滞和隔离，你现在想要做些什么呢？

来访者：我想敞开我们的心怀。我想知道我们怎样继续生活下去，我希望能够分享这些感受，哪怕可能是令人悲伤的感受。

来访者：我总是处在悲痛之中难以自拔。有时我为自己感到悲哀。有时我不由自主地走进罗伯特的房间时才意识到罗伯特已离我而去了。没有罗伯特的日子是多么的没有意义。

【案例分析】

这是一个对丧失孩子的父母进行的个人咨询，在这一小段中，大家可以看到来访者最初出现的不愿意承认孩子完全离开的事实，把自己关在自己的世界里，并且减少了正常的人际交往，这是相当危险的。就像前面所说的，在居丧期间，应当鼓励哀伤者表达他们的情绪，尽可能地与不同的人交流。咨询师很好地把来访者引入了表达的氛围中，这样的方式，可以让来访者有机会表达出自己的真实感受。这是一个刚刚开始不久的咨询。

【案例2】

咨询师：（握住罗莎的手，轻轻地安抚她）的确，你非常怀念他，你有令人难以忘怀的回忆。我想知道，你最愿想的事情是什么？

来访者：噢，我们都在家里且都很健康，并且孩子们也在家，是我最乐意回想的事。但是，现在这一切对我而言都很遥远了。

咨询师：罗莎，我想知道在你的生活中快乐的时光是什么，你能形象地回忆吗？比如当你们全家团聚时。

【案例分析】

在这个案例中，来访者是一位八十多岁的老妇人，因为丈夫去世，孩子都不在身边，没有他人的支持，在这么简短的咨询过程，希望大家能注意到：在进行哀伤咨询时，应尽量自然地让来访者去回忆以前在一起生活的情况，注意：不是回忆死亡时的事情。同时，还需要注意，对老年人进行咨询时，一定不要表现出焦急或不耐烦等情绪，老年人对咨询师的行为更加敏感，容易受到影响。

【案例3】

来访者，女，八十岁，癌症晚期患者。极度抑郁、焦虑，觉得自己一无是处。

咨询师：回顾你的一生，你想到了什么？你的生命有价值吗？

来访者：我必须承认，我拥有愉快的生活，我的生活其实很美好。我应该感谢生活，我可以去看电影，可以去听音乐会。

咨询师：你谈到的都是一些美好的经历，可是这一切都要结束了，对吗？

来访者：（沉默）其实，每一件事都要结束了。

咨询师：现在，你正在接近生命的终点。你有没有觉得这一辈子所有美好的事物都不重要，都一文不值？

来访者：（沉默）所有美好的事物……

咨询师：你告诉我，有没有人可以消除你体验过的快乐？有没有人可以抹杀它？

来访者：（看着咨询师）你说得对，没有人能抹杀。

咨询师：有没有谁能抹杀你所遇到的美好的事物？

来访者：（情绪越来越投入）没有人能抹杀！

咨询师：你做过的事，实现过的梦想……

来访者：没有人能抹杀！

咨询师：还有你曾经勇敢地去承受的痛苦，有人能抹杀吗？

来访者：（开始哭）没有，没有人能抹杀！（咨询师静静地等着来访者哭，过了一会儿，来访者平静些了）真的，我受过太多的苦，但是我很勇敢地去面对，没有逃避。我以前把痛苦当成是惩罚。

咨询师：人生最重要的就是成功，就是完成什么事，这些你都做到了。你在痛苦中发展自己，你承受痛苦，成为病人的榜样。我要恭贺你，因为你勇敢地面对癌症、面对死亡；我也为你周围的人们感到幸运，他们有机会见到你这样的榜样。

最后，让我们再次总结一下哀伤的特点，了解哀伤的特点会有助于你面对哀伤，或者帮助陷入哀伤处境中的人：

①经历强烈的情绪状态是相当正常的，而且对于疗伤而言，这也是相当必要的；

②自责、愧疚和愤怒的感觉的表达会有助于恢复的过程；

③每个人哀伤时的表现都不一样，处理的方式也不一样；

④对于哀伤而言，没有一个确定会恢复的时限。

2.3 家庭暴力问题

在谈论什么是家庭暴力以及家庭暴力的特点之前，我们首先来看几个案例：

【案例1】

四年前，当时年仅八岁的广州小女孩嘉嘉，本该在父母的照顾下无忧无虑地成长，却承受了太多常人无法想象的苦难：在母亲的干涉下，嘉嘉没有上过学，不仅要独自照顾年幼的弟弟，还承担了家里所有繁重的家务活，稍有差错，迎接她的便是一顿毒打……母亲的狠心虐待，使嘉嘉根本不愿待在这个没有一丝温暖的家里，常常离家出走来到外公家里躲避，但由于外公年事已高，根本没有办法照顾嘉嘉，无奈之下，外公只好再三将嘉嘉送回母亲的身边。在母亲最后一次暴打之后，嘉嘉离家出走。（转自新浪网）

【案例2】

2002年11月29日，十九岁少年孙浩犯下杀母弑奶伤父的特大案件，北京晚报对此案进行了追踪报道。昨晚（8月10日），孙浩的心理咨询援助医生成熙依照孙浩的意愿，向北京晚报祖露了孙浩矛盾挣扎的内心世界。

当杀母弑奶伤父的孙浩被警察带离现场时，他冷冷地丢下了一句话："我恨我妈。"在这位少年的心目中，养育了自己十九年的母亲究竟留下了怎样的印象？孙浩的心理咨询援助医生成熙向记者祖露了孙浩的内心世界。

孙浩说："从小妈妈就管我很严。中考我因一分之差没考上重点，自作主张报了中专，我妈非常不满。我知道妈妈把许多自己未实现的希望都寄托在了我身上，因此我上中专第二年就参加了自考，并且连续过了几门考试。但我妈对此不屑一顾。爸爸在1996年给我买了一台联想电脑，比尔·盖茨成了我的偶像。我自学了电脑升级、硬件配置和网页制作，获得了国际网络工程师资格证书。中专毕业后，我先后去过几个网络公司做网页设计，还在家攒过几十台电脑。当我拿着挣来的钱高高兴兴地交给妈妈时，她却嫌我赚的钱和卖报纸、擦皮鞋的差不多，档次太低。"

"我觉得自己最没脸的时候就是我妈一巴掌把我的眼镜打掉，我趴在地上，有时甚至是跪在地上摸眼镜。这样的事发生了好几次，我觉得自尊心受到了极大的挫伤。面对这样的场面我感到恐惧，浑身哆嗦，情绪激动。这时的她在我眼里就是一个魔鬼。"

孙浩艰难地回忆起去年11月29日发生的事情："我妈催我快去天坛南门，我爸在那儿等我。我说'唠唠叨叨的，真烦人！''你从来眼里就没我！'我妈上来就打了我一记耳光，把我的眼镜打掉在地，我推了她一下，她抄起地毯刷打我，我顺手拿起电脑桌上的小刀……"孙浩木讷地盯着前方，陷入了沉思中，过了好久才喃喃地说道，"我当时脑子里一片空白。我扎的不是我的妈妈，是那个魔鬼。"（转自齐齐哈尔大学校友论坛）

【案例3】

家住造纸厂的市民刘女士因不堪忍受家庭暴力，愤然将丈夫侯某告上法庭，其诉讼请求22日得到了东风区人民法院的支持，依法维护了自己的合法权益。

刘女士和丈夫经人介绍于1981年初相识，同年10月份登记结婚。婚后两人常因家庭琐事发生矛盾，侯某动辄拳脚相加。刘女士想到自己比丈夫大三岁，所以就一再忍让丈夫。

2000年随着造纸厂的改制，工人出身的侯某在单位一次性买断。整天无所事事的他，常常酗酒回家便打骂妻子，有时丈夫心情不好，也会拿女儿一起出气。刘女士害怕让周围的邻居知道，怕别人笑话自己，甚至连亲人她都不曾讲过。

2月的一天，刘某又一次遭到丈夫殴打，造成脑震荡、外伤性头痛、双眼挫伤、右视网膜震荡、头面部软组织挫伤，住院治疗八天，后经法医鉴定构成轻微伤。忍无可忍的刘女士愤然向法院提起离婚诉讼，请求法院判决离婚，由自己抚养女儿，并要求侯某支付抚养费，依法分割财产。

东风区法院经审理认为，侯某殴打刘女士，已构成家庭暴力，其夫妻感情确已破裂，原告刘女士的诉讼请求应予支持，判决准予原告刘女士与被告侯某离婚；其女儿由刘女士抚养，侯某按年收入的 30%支付抚养费；并依法对共同财产和婚前个人财产进行了分割。

【案例 4】

刘大爷夫妇已年逾古稀，膝下三子均已成家。但说起大儿、幺儿和幺儿媳妇，两位老人就会黯然落泪。据刘大爷介绍，这两个儿子自 2000 年开始就以"分家不公"为由，拒绝赡养二老，"幺儿和儿媳陈雪梅更是经常无中生有、无缘无故打骂我们，甚至用石头砸我们的住房，将我们吃饭用的小方桌也扔进了水沟"。2003 年 10 月中旬的一个上午，执行法官刚走出刘家，怒火中烧的陈雪梅就像"老鹰抓小鸡般"将刘大娘从院坝中拖进屋内，然后用被子捂着按在床上殴打，刘大爷上前劝阻，结果被陈扯烂了衣服并打伤其胸部。（转自华西都市报，2003 年）

以上的新闻报道给我们展示了发生在我们生活周围的种种家庭暴力事件。发生在案例 1 中的孩子身上的身体暴力事件一直以来都不绝于耳，然而这样的事件并不是那么容易被发现的，在孩子不敢说、家长不会说的情况下，许多孩子将孤独地忍受着痛苦长大。身体暴力导致的后果是严重的，但是发生在孩子身上的家庭暴力事件却并不仅仅局限在身体暴力之上，还包括案例 2 中隐约提到的精神暴力。媒体在报道这些悲剧的同时，还发现现在的社会力量和司法力量并不足以帮助这些孩子摆脱困境，或者不能立案，或者法律没有针对某些暴力行为做出明确的规定，而这种种原因导致对孩子的救助并不能及时完全地实施。

而发生在夫妻之间的大打出手的案例并不鲜见，但是同样的，司法系统也还不能完完全全地杜绝此类案件的发生。而对老人的虐待似乎在国内的报道中更为常见，但同样在家庭中处于弱势群体的残疾人的受虐事件，在国内的报道中并不常见，而在国外的报道中则比比皆是。那么什么是家庭暴力？家庭暴力是否可以预防或者干预呢？本节就将详细进行讨论。

2.3.1 开在围墙内外的毒葩

2.3.1.1 什么是家庭暴力

所有的家庭都或多或少经历过一些不开心的事情，都有一些家庭内部的摩擦，哪怕是最好的父母或者最好的夫妻之间仍然会发生意见不一致而互相争吵的情况，即发生了口头攻击行为，而暴力行为正是攻击行为的极端形式。所以从某种程度上看，所有的家庭都有发生家庭暴力事件的可能，甚至有人说，攻击行为本身就是"正常"生活状态中的一种。

有很多的原因可以解释为什么会发生家庭暴力，其一是家庭成员们在一起分享了太多的时间，因此增加了发生暴力行为的机会；其二为家庭成员之间的交往往往是富有情绪性的，而情绪性行为与攻击行为联系相当紧密；还有一些其他的可能原因，如家庭成员之间存在着力量的差异，如孩子是附属于家长的，老人在某种程度上是要遵从他的孩子们的意见的，而妻子的力量往往是比不上丈夫的，所以家庭暴力的受害者通常是孩子、老人和妇女，尤其是孩子和部分妇女、老人是没有回击的能力的。同时，我们生活的社会和长期以来的文化让我们对家庭生活产生了一些几乎被所有人都认同的观念，这些观念往往会让家庭暴力行为合理化，这些观念如：①父母应当监督、管理孩子的权益，并控制孩子的成长过程；在我们的文化中，"望子成龙"、"棍棒下出孝子"的思想是被广泛接受的；同时，儒家思想的三纲五常教导大家应当"父为子纲"、"夫为妻纲"，在很多家庭中，男人往往被奉如神明；②因为孩子和老人没有照顾自己的能力，因此家庭的其他成员应当把所有注意力都放在他们身上；③家庭是拥有隐私权和自主权的，自古有"清官难断家务事"，既然"家家有本难念的经"，那么"条条道路"都可以"通罗马"，打骂也只是一种管理方式。多年的文化熏陶让大多数人会接受这种种理由，并且有时会把家庭暴力行为归因于实在是太"爱"了：因为"爱"孩子，所以希望孩子将来能有所成就，希望孩子按照自己的规划来行事，因此，当发现孩子不愿意或者能力不及时，棍棒就自然加在身上了。

在美国，家庭暴力问题已经上升为一个严重的社会问题。在国际上，不少大学已经开设了家庭暴力相关的课程，不少专门探讨家庭暴力的国际性杂志也已经创办，不断有研究者进入这个领域进行研究，以期能减少遭遇痛苦的人。在我国，该问题也开始逐渐成为人们有意无意的谈资，而且逐渐地受到学者们的重视。随着研究的深入，家庭暴力的概念已经不再是最初的发生在家庭内的身体攻击的事件了。那么，现在家庭暴力的定义是什么呢？是不是仅仅是我们上面讨论到的身体虐待和精神虐待呢？

其实，家庭暴力这个词最早的定义是发生在家庭内部成员之间的，对身体造成伤害的攻击性行为。但是，研究者很快发现这个词过于局限。首先，研究者发现，家庭内部成员之间的精神虐待、忽视、言语攻击对家庭成员造成的危害，与身体暴力相比，甚至有过之而无不及，在本节开始时的案例2中，虽然母亲对孩子动手了，但是对孩子的心灵造成最大伤害的却是母亲对孩子的不尊重，让孩子无法建立起自信心、自尊心，导致孩子心灵的扭曲，从而酿成无法挽回的悲剧；其次，研究者还发现，在青少年中，尤其是对爱情充满幻想的少女中，常发现被男朋友或前男朋友打伤，或被性侵害等案例，因此近年来，家庭暴力的定义范畴已经得到了极大的扩展，美国的研究者罗杰提供了一个较为完善的定义："家庭暴力包括由于家庭成员的身体虐待、性虐待、情感虐待、忽视，或其他形式的不当对待所导致的伤害特定个体的身心发展的行为。"需要强调的是，这里的家庭成员是广义的，包括与当事人有亲密关系者。

2.3.1.2 家庭暴力的特点

根据有关研究者的研究结果，认为：与其他暴力行为相比较，家庭暴力具有以下几个方面的特点：①身份的特定性。家庭暴力由于发生在共同生活的家庭成员中，因此施暴者与受害者之间具有特定的身份和关系。②时间的连续性。家庭暴力因伴随着家庭成员之间的共同生活，施暴者会因不同的事由，在不同的时间里，多次或长期对同一受害者采取不同的行为和方式，不定期地施暴。③行为的隐蔽性。家庭暴力大多数都发生在特定的场所，即多数发生在施暴者与受害者共同居住的住所，其暴力行为很难让世人知晓，隐蔽性很强。④手段的多样性。家庭暴力，既包括肉体上的伤害，例如殴打、体罚、残害、限制人身自由等，也包括精神上的折磨，如威胁、恐吓、咒骂、讥讽、凌辱人格等，甚至还包括性暴力。其后果是严重的，不仅造成受害者身体、精神的痛苦、心理的压抑，还威胁到家庭的和睦与稳定，甚至导致恶性案件发生，成为影响社会稳定的一个重要因素。

2.3.1.3 家庭暴力的分类

对于家庭暴力的分类，学者们也并不能非常清楚地进行分类。学者们发现对于我们生命中的每一个阶段，都有可能会遇到同龄人正在或将要受到家庭暴力的侵害，同时，不同的阶段中可能遭遇到的家庭暴力的方式也是不同的。下面表格中列出了不同的年龄阶段和该年龄阶段中最容易遭受到的家庭暴力形式。

不同年龄阶段的家庭暴力形式

年龄阶段	暴力形式				
孩童	身体暴力	性侵犯	忽视	不正当对待	
青少年	恋爱中的暴力	骚扰	性侵犯	身体暴力	
中年	性侵犯	身体暴力	精神虐待	骚扰	经济剥削
老年（包括残疾人）	经济控制	精神虐待	身体暴力	性侵犯	

2.3.1.4 家庭暴力的测评

由于家庭暴力的种类过多，所以并没有一种单一的方法能对具有家庭暴力的人进行较好的筛选，现在的研究者都建议用多种方法，如观察、测量、他人报告等多种方式结合的评定方式。尽管如此，在快速筛查过程中，问卷一直是一个简单有效的方式，在研究者编制的大量与家庭暴力有关的问卷中，Murray A.Straus Sherry L.Hamby 等人修订的《冲突特质问卷》的预测力一直是较为优秀的。在下面，我们将翻译该问卷，以便读者可以进行自评，或者根据条目内容对关注的人进行分析。

值得强调的是：①问卷是国外的研究者编制的，在国内还没有进行相关的研究；②所有的问卷的有效性都不是百分之百，尤其是人格和态度问卷，有效性往往不到 50%，问卷的作用只能是一个提示的作用；所以使用该问卷时，只能作为一个参考，而不能作为依据，对待问卷的结果必须要谨慎，并保留强烈的怀疑态度。

在本文中，是以夫妻之间的关系作为例子来呈现《冲突特质问卷》，但是冲突特质问卷可以用于所有的家庭暴力的测评中，如果角色不一样，只需要替换其中的"伴侣"一词即可，例如在测量是否有虐待孩子的倾向时，将"伴侣"换为"孩子"即可，同时问卷中的他 / 她代表着遭受家庭暴力者，此处为伴侣。该问卷共分五个部分，每个部分各有几个项目来进行评定，以下为完整的问卷：

无论一对夫妻的感情多么的好，总会有一些时候意见会不统一，或对对方的行为有一些不满意的时候，或者仅仅因为一方的心情很差，或太忙，太焦虑或者其他一些什么原因，而对另一方的态度或变得有些不同平时。下面列出在这些时候，可能出现在伴侣之间的冲突行为及解决冲突的行为，请根据在过去的一年中，你和你的伴侣之间发生这样的事情的频度。如果在去年内没有发生过，但在更早的时候发生过请选 1，如果一次都没有发生过，请选 0。其他情况的计分请参照下表。

0= 从来没有发生过；	4= 去年发生过 3—5 次；
1= 去年没有发生过，但更早前发生过；	5= 去年发生过 6—10 次；
2= 去年发生过一次；	6= 去年发生过 11—20 次；
3= 去年发生过两次。	7= 去年发生过 20 次以上。

维度和项目	低←频度→高						
协商维度							
①我会让我的伴侣明确地知道，虽然我们意见有分歧，但是我仍然是关心他 /她的。	1	2	3	4	5	6	7
②我总会尊重伴侣对某一个事物或事件的感觉。	1	2	3	4	5	6	7
③我常说：我肯定我们一定能把问题解决了。	1	2	3	4	5	6	7
④对于某件我们有争议的事情，我会告诉伴侣我的看法和理由；	1	2	3	4	5	6	7
⑤面对不同的意见，我会建议采用折中的方案；	1	2	3	4	5	6	7

续表

维度和项目	低←频度→高						
⑥我会同意伴侣提出来的解决分歧的办法;	1	2	3	4	5	6	7
言语攻击维度							
⑦有时，我会骂我的伴侣;	1	2	3	4	5	6	7
⑧我会向我的伴侣大吼大叫;	1	2	3	4	5	6	7
⑨如果我们的意见不能统一，我会生气地摔门而出;	1	2	3	4	5	6	7
⑩偶尔我会说一些刺痛伴侣的话;	1	2	3	4	5	6	7
⑪以"胖子"或"丑鬼"来称呼我的伴侣;	1	2	3	4	5	6	7
⑫破坏一些属于我的伴侣的东西;	1	2	3	4	5	6	7
⑬指责我的伴侣是一个恶心的人;	1	2	3	4	5	6	7
⑭威胁伴侣说要扔东西去打他/她;	1	2	3	4	5	6	7
身体暴力维度							
⑮向伴侣扔一些会砸伤他/她的东西;	1	2	3	4	5	6	7
⑯拧伴侣的手臂或揪他的头发;	1	2	3	4	5	6	7
⑰用手推我的伴侣;	1	2	3	4	5	6	7
⑱抢我的伴侣的东西;	1	2	3	4	5	6	7
⑲扇他/她的耳光;	1	2	3	4	5	6	7
⑳用刀或其他武器指着他/她;	1	2	3	4	5	6	7
㉑用一些可能伤害到他/她的东西戳他/她或打他/她;	1	2	3	4	5	6	7
㉒使他/她不能呼吸;	1	2	3	4	5	6	7
㉓把他/她推向墙壁;	1	2	3	4	5	6	7
㉔痛打他/她;	1	2	3	4	5	6	7
㉕故意地烫或灼烧他/她;	1	2	3	4	5	6	7
㉖用脚踢他/她;	1	2	3	4	5	6	7
性虐待维度							
㉗会在不使用避孕套的情况下与我的伴侣做爱;	1	2	3	4	5	6	7
㉘即使他/她不愿意，仍然坚持做爱（但不使用身体暴力);	1	2	3	4	5	6	7
㉙坚持他/她跟我口交或肛交（但不使用暴力逼迫);	1	2	3	4	5	6	7
㉚使用暴力行为（如打、压倒或使用武器）强迫他/她跟我口交或肛交;	1	2	3	4	5	6	7

续表

维度和项目	低←频度→高
㉛使用暴力行为（如打、压倒或使用武器）强迫他/她跟我做爱；	1　2　3　4　5　6　7
㉜威胁着他/她跟我口交或肛交；	1　2　3　4　5　6　7
㉝威胁着他/她跟我做爱；	1　2　3　4　5　6　7
伤害维度	
㉞身上常因跟伴侣打架而有扭伤、擦伤或其他小伤口；	1　2　3　4　5　6　7
㉟因跟伴侣打架而导致第二天身体还在疼痛着；	1　2　3　4　5　6　7
㊱因在跟伴侣打架时被击中头部而昏倒；	1　2　3　4　5　6　7
㊲因跟伴侣打架而去看医生；	1　2　3　4　5　6　7
㊳因跟伴侣打架而需要去看医生，但是我并没有去；	1　2　3　4　5　6　7
㊴因跟伴侣打架而断了一根骨头。	1　2　3　4　5　6　7

　　分别计算每个维度的总分，如果总分属于下面表格中所列的范围，那么你需要对你所评定者（你自己，或你的伴侣）的行为保持警惕态度，并分析是因为什么原因使生活中出现这样的状况，思考这样的状况是否对生活产生了影响，但自己却没有察觉到或者一直隐忍着。

《冲突特质问卷》美国常模表

维度	男性的分数范围	女性的分数范围
协商维度	< 28.2	< 30.1
言语攻击维度	> 15.1	> 16.0
身体暴力维度	> 12.9	> 9.4
性虐待维度	> 19.9	> 12.6
伤害维度	> 25.1	> 3.6

2.3.2 发生在孩子们身上的家庭暴力

　　在上一部分，我们已经知道了最容易发生在孩子们身上的家庭暴力方式为：身体暴力、忽视、性侵犯、不正当对待，在本部分里，我们将分别就这种家庭暴力的方式、危害、流行病学数据和可能的干预方式进行探讨。

2.3.2.1 身体暴力

【案例】

　　某天，北京某医院送来了一位额头流血不止的男孩，身上还有多处淤青。经询问，孩子名字叫王月，今年十岁。根据送孩子来看病的孩子母亲肖女士介绍说，孩子是从楼梯上摔了下来。但是，看病的医生却坚持认为这样的摔伤不可能造成这样的伤口，而认为孩子可能是突然被扇耳光而摔倒造成，或者是被某物品所砸伤的。

开始，孩子的母亲仍然坚持声称孩子身上的伤痕是孩子自己不小心从楼梯上摔下来的，但是在医生的多次询问后，孩子的母亲终于忍不住了，哭着承认，是孩子的父亲打的。孩子的父亲强烈地认为，作为父亲，应当"教育"孩子如何说话行事。肖女士说，当孩子的行为出现偏差时，孩子的父亲很容易生气，有时，会"失去冷静"，从而出手打王月。肖女士说，王月有时候很难控制自己的行为，并且有很多的行为问题。同时，在学习上也有很多问题（如有阅读困难），并且与同学相处也很困难（如：总和同学打架），还有一些其他的行为问题，如发现王月曾虐待小动物，偷窃，逃学，不做作业，不听话等等。

后来，医院的一名心理咨询师与王月谈话，王月说他很小的时候就被父亲毒打，父亲经常用皮带抽他。他说，在被父亲打的时候，他都告诉自己要坚强，一定不要哭出声，但是每次都做不到，因为实在是太痛了。他还说到了他很小的时候发生的一件意外事件。那时，他在老家，爷爷奶奶养了一群小鸭子，他每天都跟这些小鸭子一起玩。有一天，他趴在池塘边试图教小鸭子"在水下游泳"。这次父亲看到了，于是将他的头按到水下，并说要"给他一个教训"。在讲这个故事的时候，王月很害怕，并说他以为他那个时候就要死掉了。

在经过了几个星期的心理治疗后，王月的母亲报告说，王月现在已经是一个"适应良好"的孩子了。她说，她发现王月实际上是一个"很可爱的孩子"，并且"不再发现王月有任何的行为问题，并不比其他的十岁孩子做得差"。

【案例分析】

这是一个较为严重的孩子为受害者的身体暴力事件。家长由于某些原因对孩子拳脚相向，不仅让孩子的身体受到创伤（如额头受伤，身体上众多淤青），而且还会导致孩子的心理发展走向歧路（如不良的学校行为和不良的社会行为），尤其是后者，会对孩子的一生造成巨大的影响。

2.3.2.1.1 什么是身体暴力

上面的例子是比较典型的身体暴力的例子，但是有这样一些例子：

三岁的小斌由父亲带着在楼下玩，父亲坐在社区的石凳上，小斌自己坐在草坪上玩着变形金刚，这时，来了一只不知道谁家养的宠物狗，小斌于是伸手去拉小狗的尾巴，小狗痛得直咧嘴。父亲看到了，于是向小斌吼叫，让他赶紧把手拿回来，小斌反应慢了一些，于是父亲特别生气，走过去把小斌从狗的旁边拉走，并扯着小斌的耳朵，拧着小斌的皮肤，说要"好好教育"小斌怎么对待小狗才是正确的。

肖红刚生了孩子不久，但是孩子天天晚上都连着哭好几个小时，无论肖红做什么，孩子就是哭个不停。这天肖红受到了一些挫折，而孩子又在不停地哭，无论肖红怎么哄也不行，于是肖红用手去捂孩子的嘴，小孩于是哭得更大声，因此肖红也更用力地去捂小孩子的嘴，最后孩子因缺氧而晕过去了，房间终于恢复了安静。

小亮和哥哥两个人在一起玩，开始，孩子们玩得很开心，但是突然间两个孩子开始争吵起来，并很快的，两个孩子开始边打架边大声哭闹，小亮的妈妈丢下厨房里的家务事冲进了房间，把两个还在打架的孩子分开，并把两个孩子都翻过来，分别使劲打了十下屁股。

对于这样的案例，是否是家庭暴力呢？尤其是在我国，上述的有些行为是我们都经历过的，并且习以为常的，对我们的生活和心理成长也并没有造成不可修复的伤害，所以虽然有些学者坚持认为这些案例属于家庭暴力的范围，但是越来越多的学者认为这些行为是"可理解的"、"正常"的管教行为。即使在强调自由意志的美国，一项最近的调查显示75%—90%的美国成年人并不认为下面这些行为是家庭暴力行为：打孩子耳光、推孩子、打孩子屁股等。在美国，也并没有一个固定的身体暴力的定义，而往往是根据州立法律机构对行为的判定来确定某一行为是否为身体暴力行为。在国内，研究者们也还没有给出一个确定的定义，现在较为普遍的方式主要是关注两个方面的情况：①根据孩子受到伤害的严重程度，包括身体伤害和心理伤害；②看家长的意图，判断家长进行该体罚行为时，是否是有意要造成孩子的身体伤害或者心理伤害，是否故意要让孩子陷入危险的状态。

如果家长是故意让孩子陷入危险的状态，如王月的父亲把王月的头按在池塘的水中，让孩子惊恐不已，那么就可能是一种身体暴力的行为；而小亮的母亲则是出于管教孩子的意图进行体罚，并且并没有让孩子陷入危机状态，因此并不属于对孩子的身体暴力行为。

2.3.2.1.2 身体暴力的流行病学数据

①年龄。调查结果显示：随着年龄的增加，遭受身体暴力的可能性在下降，一个调查的结果显示：当孩子在零至五岁时，遭受身体暴力的可能性为51%；当孩子在六至十一岁，遭受身体暴力的可能性为26%，当孩子在十二至十七岁，遭受身体暴力的可能性为23%。

②性别。普遍而言，男孩比女孩更有可能遭受身体暴力。但是一项研究显示男孩最有可能遭受到身体暴力的年龄大约为十一岁，而女孩最容易遭受身体暴力的年龄大约为十二至十七岁期间。

③社会经济地位。虽然无论生在富豪人家，还是贫寒之家，都有可能遭受到身体暴力，但是大量研究结果一致表明，社会经济地位较低的家庭中更有可能发生身体暴力事件，而发生身体暴力事件的程度也往往更严重。

④个人特征。研究还发现那些容易做出身体暴力行为的家长的特征见下表。

进行身体暴力行为的家长的心理、人际和生理学特征

特征	举例
具有情绪障碍和行为障碍	易怒
	抑郁
	低的挫折耐受性
	低自尊
	刻板
	愤怒控制困难
	焦虑
	感觉有强烈的生活压力和个人痛苦
	物质滥用／物质依赖
	差劲的问题解决策略
具有家庭和人际问题	夫妻间不和、关系紧张
	童年时代遭受过家长的虐待
	不具有与孩子和家庭其他成员的沟通能力
	和其他家庭成员有言语或身体冲突
	低的家庭凝聚力
	不能从朋友处获得支持
不具备当家长的能力	对孩子有不切实际的期望
	忽视孩子的需要／能力
	缺乏孩子管教技能
	因为当家长而倍感压力
	对孩子有不好的认识
	在抚养孩子方面有很差的问题解决能力
	与伴侣的抚养计划不一致
	很少与孩子交流
	与孩子常有言语和身体冲突
生理学因素	报告有身体健康方面的问题
	心理过激反应
	神经心理方面的缺陷

需要注意的是：这里的结果是对大量的有身体暴力行为的家长与没有这些行为的家长进行比较之后得到的结果，并不说明有身体暴力行为的家长就一定具有上表中的所有行为，也不说明有上面的因素的家长就一定会有身体暴力行为。只是提示我们，家长应当从这些方面来完善自己，以避免悲剧的发生。

2.3.2.1.3 身体暴力行为对孩子的伤害

研究发现，那些经历过身体暴力的孩子比没有经历过的孩子更有可能具有身体、情绪、行为上的伤害。甚至对于有些案例中的孩子来说，这些伤害将带到他们成年之后的生活中去。下面表格中列出了身体暴力行为对孩子可能造成的伤害。

遭受到身体暴力行为的孩子在生命各阶段可能表现出来的伤害

年龄阶段	危害	举例
儿童	身体和神经方面的伤害	擦伤；头部、胸部和腹部的伤害；烫伤；挫伤；阻碍大脑发育；心理应激系统失调
	认知障碍	智商下降；认知功能下降；语言障碍，记忆障碍，问题解决困难；概念掌握困难；阅读和数学技能缺乏；学校成绩差；更可能需要特殊教育
	行为问题	攻击；打架；不顺从；挑衅；偷窃；被捕
	社会适应不良、情绪问题	游戏系统发育延迟；婴儿期的依恋出现问题；社会交往能力差；受到同伴的拒绝；不能与同伴交流；没有社交行为；无助；有抑郁症状；低自尊；有自杀倾向
	精神疾病	严重的抑郁障碍；反社会行为；控制障碍；注意障碍；过度兴奋；边缘人格障碍；事后应激障碍
青少年	攻击和反社会行为	人际间的暴力行为；行为不当；暴力或犯罪行为
	缺乏社会能力	缺乏亲密体验；人际间冲突上升，对人际间关系有强的负性体验；社会能力下降
	精神疾病	抑郁障碍；精神分裂症；物质滥用
	其他	注意障碍；学校学习成绩差；日常压力大；低自尊；自杀；更可能发生性行为
成年	犯罪/暴力行为	因行为不良被逮捕；暴力和/或犯罪行为；婚姻内的暴力行为（对成年男子而言）；对自己的孩子进行身体暴力；卖淫

续表

年龄阶段	危害	举例
成年	物质滥用	酒精依赖或其他物质依赖
	社会情绪问题	自伤行为；自杀的想法或行为；焦虑；敌意；分裂；抑郁和躁狂；奇异的想法；人际交往障碍；低自我概念
	精神疾病	反社会和其他人格障碍；精神分裂症；严重的抑郁障碍；事后应激障碍

　　遭受到身体暴力行为的孩子都是可怜的，这些孩子终有一天会长大，从上面表格中可以看到，如果这些孩子没有能够得到较好的心理辅导，那么当他们长大，就很可能造成悲剧的再次发生，因此对这些孩子的心理干预是相当重要的。

　　2.3.2.1.4 心理干预和预防措施

　　早期的心理干预方式都是针对受害者个人的，但是慢慢随着家庭动力理论等理论的发展，现在的心理干预加入了家庭治疗的方法。

　　①对使用身体暴力行为的成人进行心理干预

　　我们知道，很多时候成人使用身体暴力行为，可能是由于缺乏管教孩子的方法，或者对生活不能很好地面对。因此针对成人的干预方式多为行为治疗的方法，即训练成人掌握非暴力形式的管教孩子方式，还包括：愤怒管理技能；教育孩子的方式；压力管理技巧等。通过这些训练，家长学习合适的管理和惩罚方式，调节自己的情绪和压力。同时，还帮助家长形成有效的而合适的问题解决策略，增加家长与孩子沟通交流的方式和行为，并通过角色扮演等咨询方式来巩固学习效果。

　　也有咨询师采用认知疗法，让他们认识到自己认知上的错误。例如在咨询中与来访者探讨了不合理信念之后，咨询师与来访者进行了下面的对话：

　　【案例】

　　咨询师：你觉得发生这样的事情是出于什么原因呢？

　　来访者：我们就是吃了没有文化的亏，所以他一定不能再没有文化了，所以有时候看到他不努力，我火就冒上来了，控制不住自己。

　　咨询师：听起来好像你认为他必须要好好地学习……

　　来访者：嗯，是呀，我为什么觉得他必须要好好学习呢？这是一个不合理的信念。但是我又确实是这样想的。

　　咨询师：如果我们来看看这种想法对你们之间的关系和你对他的态度方面的影响，

你觉得我们会发现什么？

来访者：看起来，似乎影响挺大的，我总是对他有很高的期望，我们因为文化水平不高，只能挣点死工资，做什么都受欺负，所以希望他能多学点文化，以后出来好随心所欲地发展，但是似乎没有考虑到他的想法。他其实挺聪明的，上钢琴课的老师就经常夸他聪明，学习能力很强，但是我们都不在意，所以我们之间的关系挺僵硬的，他很怕我，似乎还有点恨我……

咨询师：听起来你已经发现了这个信念让你付出的代价。

……

上面的咨询案例只是很简短的例子，咨询师帮助来访者认识到自己对孩子的不合理的期望后，接下来咨询师会与来访者一起探讨如何建立合理的信念。与所有的认知疗法一样，有时也会加入行为疗法的一些内容，如愤怒情绪控制训练等。

②对遭遇过身体暴力行为的孩子进行心理干预

对于孩子的心理干预，根据孩子受到的伤害的不同，咨询师可能采用个体咨询、团体咨询，或者游戏疗法、短程疗法。短程疗法主要是让孩子参与到集体活动中去，提供与同伴交往的机会，并学习各种经验促进心理的成长。个体咨询中通常会让孩子进行放松训练，学习问题解决策略和愤怒管理策略，同时提高孩子的自尊。团体咨询中则让孩子们互相分享自己的经历，学习愤怒管理策略和社会交往技能。游戏疗法则能提供孩子与成人或同伴交往的信息。但是，不幸的是，这些疗法通常并不是非常有效，因此家庭治疗的方法也常常使用。

③家庭疗法

研究者对照家庭疗法和认知—行为疗法的疗效，发现两种方法都能很好地降低家长—孩子之间的冲突，减少家长的压力感，以及减少孩子的问题行为，但是在减少家长的愤怒水平和身体暴力的水平上，家庭疗法的效果不如认知—行为疗法。

家庭疗法一般在来访者的家里或者某一个适合小孩子玩耍的场所进行，大部分的家庭疗法都是注重于训练家长与孩子沟通的策略以及抚养孩子的技能，也有些关注减压的方法和愤怒管理策略的训练。

④预防策略

家长资格训练：包括通过一系列的家庭教育课程和家长互助小组来实现；

社区组织：通过邻里间的互相帮助，互相监督来实现。

2.3.2.2 性侵犯

【案例】

我的父亲是一只披着羊皮的恶狼。在朋友和家人的眼中，他是个极受人尊敬的人——一位专业人士，一名他所在教堂中的活跃分子，而且还是一个和蔼的模范父亲。然而，对我来说，他是一个畜生，一个试图强奸自己亲生女儿的畜生。曾经有过一段时间，我暗自祈祷让他下地狱。

　　我家兄弟姐妹共三人。我是长女，还有一个弟弟、一个妹妹。父亲似乎很爱自己的孩子们。他总在周末和我们一起做一些有趣的事情。比如，放风筝或是带我们去各种各样奇特的餐厅吃饭。他曾在美国的一所名牌学府求学。也许是受到了西方文化的影响，父亲一直很直接地表现他对我们的爱。他丝毫不怕拥抱我们，即便是在公共场所也不怕。我十二岁那年，父亲似乎找到更多的方式来表示他的"爱"。这些"示爱"方式最开始的表现方式是，他从背后拥抱我，同时他的手会"不经意"地在我正在发育的胸脯上碰一下。我一开始根本没有太介意他的这些举动。因为，我觉得他只不过在和以往一样向我表示他的疼爱。我在他的眼里只不过还是一个孩子，一个小姑娘，而不是一位已经开始发育的少女。

　　可是，不久以后，父亲这种对我胸脯"不经意"的接触变得越发地肆无忌惮起来。一天晚上，在我去浴室的路上，父亲突然出现在我背后，并直接把他的手放在我的胸上，抚弄我的乳房。他嘴里好像嘟囔着说他非常喜欢我，而且我是他"最爱的"孩子。我当时简直惊呆了。当我磕磕绊绊地逃回我的房间，我的心里在想刚才所发生的一切是否是一场噩梦。这一次，我觉得他做的事是非常不好的，但是我还是不愿意让自己承认这一切都是真的——直到他又一次向我伸出了魔爪。

　　那一次噩梦般经历后的数周以后，一天我妈妈带弟弟妹妹去了我外婆家。我单独和父亲待在家里。当我午睡醒来时，发现父亲在亲吻我。我直愣愣地盯着他，完全惊呆了。但他却只是对我笑了笑，然后便抚弄我的头发，还对我说他非常喜欢我。我当时感到全身僵硬，一动也不能动。在他抚弄我的乳房的时候，我只能直挺挺地躺在床上，任他摆布。他竟厚颜无耻地摸遍了我的全身。而我却由于惊惧连声音也发不出来。过了一会儿，他离开了我。我满脑惊愕地躺在床上，直到妈妈和弟妹们晚上从外婆家回来。

　　我知道父亲所做的是错的。我也知道父亲是不应该以这种方式接触女儿的。可我当时非常困惑，脑子里一团乱麻，搞不清这究竟是怎么一回事。从我长大以来一直在保护我的父亲，我一直认为在深爱我的父亲，现在却在伤害我。

　　我开始避免和父亲独处。和他的交谈也变得不自然起来。但他却伪装得非常好，做出一副什么都没有发生过的样子。事实上，他的性骚扰让我感到那完全不是真的一样。因为，他事后总是表现得一切都不曾发生过。

　　在我十三岁那年，父亲又一次对我性侵犯。这一次，他在我面前脱掉了睡裤。他拉着我的手，把我的手放在他的阴茎上，并做手势不许我出声。他强迫我为他手淫。我当时只能紧闭双眼，听任他摆布，在心里告诉自己一切会很快过去。像这样的性侵犯一直断断续续地发生。每次侵犯的间隔有时是几个星期，有时是几个月。

在我过完十四岁生日的那年，父亲对我的侵犯达到极点。一天妈妈出差了。我那天晚上睡觉的时候忘记锁上房门。第二天清晨，父亲溜进我的房间。他强行把我的睡裤拉到了我的膝下，并试图脱掉我的内裤。我使出全身的力量想把他推开。可是，他又高又重，我很难反抗。我用我有生以来最大的声音拼命嘶喊，并用我最大的力量在他的身上猛踢乱打。这是我第一次如此剧烈地反抗。我想，我的反抗让他害怕了，他怕我的惊叫声把弟妹们弄醒，所以只好悻悻地离开了我的房间。

你们也许会问，为什么我对父亲的侵犯一直保持沉默。除了我自己无法弄清这到底是怎么一回事以外，我觉得没脸和别人倾诉此事。对妈妈讲出此事，对我而言是根本不可能的，因为我和她的关系从来就没有亲密过。我和父亲再也不亲近了。我不知道妈妈对此是否有什么察觉。我变得很消极。对上学、食品或其他别的事物，我失去了兴趣。很快，我的父母和老师发现我消瘦了，学习成绩也一落千丈。妈妈对此表示出了忧虑。然而，父亲却嘲笑她的担心，并对她说，我的消瘦是因为处在我这个年龄段的少女追求苗条身材所致。对于我学业的退步，他竟然对妈妈讲，那是因为我开始对男孩子产生了爱慕之心而影响了我对学业的专注。我开始嫉恨父亲并希望他死。我当时曾想到过在浴室的地板上故意泼洒浴油，这样父亲在洗澡时，可以滑倒并摔断脖子。我还曾想在他的汽车上做手脚，让他出车祸。我甚至还想象他心脏病发作或得癌症死掉。

在父亲对我最后一次性侵犯之后，在其后的一个月中我一直保持缄默。可我万万没有想到，我年仅十二岁的弟弟也对我进行性骚扰。

一天晚上，我突然醒来，发现弟弟的双手放在我的乳房上。我从床上一下子跳了起来，一边大声叫喊，一边踢他。我的父母听到我的叫喊声后，立即赶到我的房间。我对他们说我要去报警。你们当时没看到父亲的表情——一脸犯罪感，两只眼睛在眼眶里紧张地乱转。他当时的样子好像是在找逃生之路。我气得简直发了疯。我的父母不得不对我连哄带劝。我自从遭到父亲性侵犯以来长期的压抑和愤怒，此时此刻彻底地迸发了出来。我的父母在稍待稳定后，极力劝阻我不要报警。妈妈一边哭一边求我，并对我说弟弟只不过是个青春期的孩子，一时犯了糊涂。可当我坚持要报警的时候，妈妈却对我大声厉责，说我不服管教，不顾手足之情。

此事过后的数周内，我一直不与父母讲话——我不能相信他们在如此严重的事情上竟然还能偏袒弟弟。妈妈那天那种歇斯底里的反应好像让人觉得我遭受的性侵犯是咎由自取的。这件事情严重地影响了我和弟弟的感情。他在事后的数月中都躲着我。我想他知道他所做的是错的。至于父亲，他也停止了对我的侵犯。

自那段不堪回首的经历到现在，已经十年了。但在那些可怕的事情发生以后的数年内，我一直在为此而责怪自己。由于身边朋友的鼓励支持和时间的流逝，我逐渐又找回了自我，重获了自信与自我价值。去国外留学深造的机会在我重获自我的过程中起到了很大的帮助。远离家人的经历让我重新发现了我自己，也让我弄清了我所能做的事情。我庆幸，由于我的反抗，让我的妹妹免遭了同我一样的厄运。

重获自我之后，我还是很恨我的父亲，而且有时心里还在希望他死。假如有一天他能向我道歉，我想我也许会原谅他。可我怀疑，这一天永远也不会到来了。

2.3.2.2.1 对孩子的性侵犯的定义

关于对孩子的性侵犯，学者的定义为：是一种在孩子和成人之间的一种接触或者交互的行为，在这种行为中，孩子被当做了性刺激的载体。对孩子的性侵犯还包括年龄在十八岁以下的，对比他年龄更小或者在力量上比他更小，或者他能够控制的某人进行的性行为。

该定义中包含了四个方面的含义：

①该行为的发出者既可能是家庭外的成员，也可能是家庭内的成员（如乱伦）；

②该行为既可能是接触到受害者身体的行为，也可能是非接触的行为。后者例如：某女士经常光着身子在她五岁的儿子面前晃来晃去。判断一个行为是否是性侵犯行为是很困难的，同一个行为是否被认为是性侵犯行为的一个重要指标是，行为发出者的意图是否带有色情成分。当然，有时候，是否具有不纯的意图也不能简单地看出来，这时候，孩子的一些行为问题，如经常洗澡，或反复擦洗阴部，可能会给我们一些提示。

③强调了成人是使用了其权威和力量来实现其性交的目的。这里暗含两个假设：首先孩子因为其发育还未完全，还不能完全理解性交的所代表的含义；其次因为成人的权威地位，所以孩子不能反抗。

④这个定义还包括了那些年龄在十八岁以下的行为发出者，这些行为发出者往往在身体强壮程度、年龄或者社会地位等方面强于受害者。例如，美国的一个案例报道说，一个十岁的男孩对他六岁的妹妹进行了性侵犯行为。

2.3.2.2.2 对孩子的性侵犯的流行病学数据

①年龄。现在的数据发现从三至十八岁的孩子中都有发现性侵犯行为的受害者，而其中最容易遭受性侵犯的年龄大约为七至十二岁。

②性别。所有的调查都发现，女孩受到性侵犯的可能性大于男孩，一个研究显示，女孩受到性侵犯的可能性大约是男孩的三倍。但是研究者认为男孩受到性侵犯的可能性会高于调查的结果，因为他们发现，男孩更不容易报告他们受到过性侵犯。

③其他风险因素。研究者还发现，其他一些社会家庭因素也能较为显著地预测性侵犯行为的发生，例如很多时候性侵犯发生在单亲母亲所带的女孩身上，行为的发出者往往是女孩的继父或者母亲的情人。或者母亲长年在外或者生病在床，或者夫妻关系不和等情况也可能发生性侵犯行为。其他一些因素也在尝试探讨，但是目前的结论还不一致。

④行为发出者个体特征。虽然有研究者发现行为发出者的平均年龄为三十二岁，但是越来越多的研究结果表明，似乎该数据的得出低估了青少年犯罪的可能性。一项最新的调查结果显示，在性侵犯犯罪者中，青少年犯罪的比例已经上升到了40%。大部分的行为发出者为男性（75%或更多），但是女性偶尔也会成为性侵犯行为的犯罪者，这种情况多发生在单身成年女性与未成年男子发生感情的时候。其他一些可能的因素还包括：酒精依赖或者药物依赖，患有情绪障碍，交往圈子过小，没有亲密的朋友，和自己的家长感情不和等。

2.3.2.2.3 性侵犯行为对孩子的伤害

性侵犯行为对孩子会造成巨大的身体、心理伤害，对于不同年龄段的孩子都可能有些一些特别的危害，共同的情况是，对学龄前儿童、对在校的儿童和青少年来说，短期的危害包括四个方面：①行为方面：造成孩子不成熟，退缩，性早熟，错误的性知识和性行为，问题行为，和家人、同伴发生冲突，过度兴奋，自我伤害行为等；②情绪问题：焦虑，失眠，做噩梦，害怕，羞愧，敌意，愤怒，攻击，低自尊，抑郁等；③认知方面：学习困难，注意力不集中，降级等；④身体方面：头痛，生殖器疼痛，生殖器发育不完善，走路有问题，坐也有问题，睡眠不好等。

可能对孩子造成的长期影响见下表。

受到性侵犯的孩子可能受到的长期伤害

类型	特定的表现	举例
情绪方面	抑郁	抑郁症状；自杀；低自尊，罪恶感；差的自我印象；自责
	焦虑	焦虑症状；害怕；强迫；躯体化症状；疼痛；皮肤问题
人际方面		不信任他人；社会适应不良；社会疏离感；孤独，不安全感；很难与人保持关系；难以胜任家长角色；性侵犯的再次受害者和身体暴力的受害者
事后应激障碍	再体验	重现；闪回；噩梦
	逃避	无社交行为；健忘；脱离人群；神游体验；无法集中注意力
性功能障碍		性快感缺乏；性唤起缺乏；对性行为有焦虑感或者罪恶感；滥交；卖淫；性关系不满意
行为功能失调	饮食问题	贪食症；厌食症
	自伤行为	刺伤或砍伤身体的某部分；击打或撞击头部、身体

2.3.2.2.4心理干预和预防措施

①对受害者的治疗

对于性侵犯的案例，各个流派的咨询师都有自己的方式。在所有的咨询过程中，咨询师都要首先减少受害者的痛苦感，然后帮助受害者建立自信，克服负性归因，减少受害者的自责感、自我标签化，并且降低受害者的焦虑和恐惧感，最后教给受害者表达愤怒和反抗的技能。

需要强调的是，很多时候受害者并不是因为性侵犯而来到咨询室，更多时候，孩子很可能是由于不知情的家长因为其行为问题或者学业问题而带来咨询室，而成年的受害者也可能是因为人际关系问题或者婚姻问题而来到咨询室。同时，由于受害者可能并不能很好地意识到自己的问题，或者并不愿意谈起自己曾经受到的伤害，因此投射测验可能会帮助我们判断受害者现有的问题是不是由于童年时期的性侵害经历造成的，这些投射测验如罗夏墨迹测验，还比如房树人测验，下图是一幅性侵害受害者的作品。完整的房树人测验需要对画图者的作图过程，作画的框架、表达的手法、部分整体关系、房、树、人的各种细节、其他添加的事物等等各个方面进行分析，并针对图画，咨询师需要进行询问。在这里，就图画中的树进行分析，可以发现：

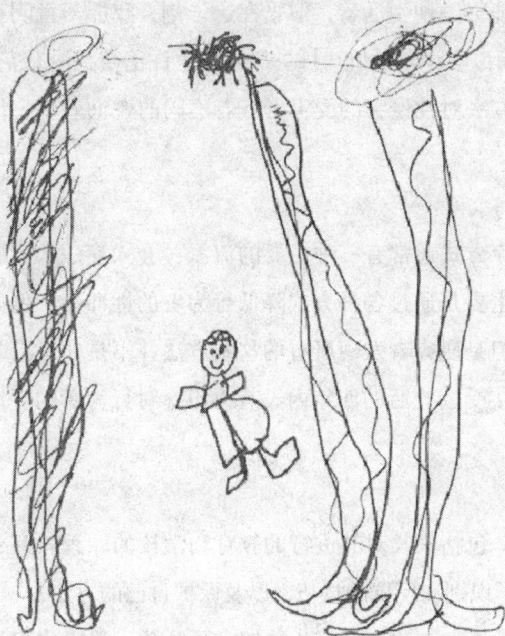

性侵害受害者的房树人测验作品

树是枯树：表明可能自卑，自贬，抑郁，罪恶感，内向，神经症，精神分裂症；

电线杆样树干：无活力，死气沉沉；

树皮：过分详细描绘树皮，可能是自我对环境的不协调感；涂黑表示与外界关系紧张，抑郁，不安，退行倾向；

冠小：精神发育迟滞，退行倾向；

枯根：丧失活力，无冲动力，不能把握现实，幼小期可能有抑郁经历。

从这些分析中，可以判断出该案例具有一定的心理问题，根据其他的咨询信息，由咨询师进行综合判断。

在对受害者进行治疗时，心理剧或团体咨询是比较好的方式，因为这些方法能让受害者感受到自己不是唯一一个不幸的人，能够产生继续生活下去的勇气，并且能够互相鼓励，较好地学习各种技能。

【案例】

下面这段话摘自某二十五岁的女性参加完某次团体咨询后的报告中的一段：

我很感谢我能参加这个小组，参加小组之前我是持怀疑态度的，因为我并不相信有人能理解我的痛苦。然而在今天的活动中，小七分享了她童年的故事，以及如今过着北漂的生活，仍然不愿放弃的生活，我非常地惊讶和感动，原来世界上还有人跟我发生过一样的事情，而且还能努力地生活着，似乎在这一刻，我那一直阴霾的天空突然露出了一丝阳光，也许我也可以尝试着跟她一样去努力。也许上帝并没有完全地抛弃我……

总之，各种咨询方法对性侵害的受害者有着不同的咨询效果，但都能帮助受害者建立起新的完善自我。

②对行为者的咨询

对于行为者的治疗方式通常有三种主要的流派：介入疗法、家庭治疗和认知—行为疗法。其中介入疗法主要是通过各种方式降低行为者的性冲动，例如使用某些化学药品或者某些生物制剂。但是研究者发现所有的这些方法并不是非常有效，一份研究报告表明：只有27%的人在接受治疗后的四年内没有再犯。对行为者的咨询还任重道远，不容乐观。

③预防措施

对孩子进行教育：包括家长对其进行的教育和学校的课程教育，应当告诉孩子正确的性知识，并教给孩子识别和反抗的技巧，以及保护自己的方法；

对家长进行教育：这种方法期望家长能够在预防孩子受害中起到作用。这种方式在防止家庭外成员的性侵犯时是比较有效的。

2.3.3 对孩子的忽视

【案例】

贵宝和贵祥在街上被警察遇到的时候，正在讨吃的，他们的衣服很脏并且已经有破损的地方了，而且身体上散发着难闻的味道，表明他们已经很多天没有洗澡了。两人都很瘦，而且在警察给吃的时候，能看得出来似乎已经很久没有吃饱饭了。跟他们交谈知道，他们是两兄弟，哥哥贵宝今年八岁，弟弟贵祥今年六岁，家里一共七口人，还常常有一些其他人到他们家来玩并常住，他们的父母都没有工作，而他们俩还要负责往家里拿钱，他们的父亲教会他们怎么在城市里讨钱。

2.3.3.1 定义

这是一个忽略孩子的案例，看着这个案例，不禁让人想到了遍布于城市大街小巷的讨钱或者偷钱的孩子们。与前面讲到的性侵犯和暴力行为不一样的是，忽视孩子是一种典型的不作为错误。有时候，这种行为不被人们所关注，但是它对孩子所带来的伤害并不小。有学者称之为"被忽视的忽视行为"。美国学者杜博威茨认为忽视孩子的行为之所以重视程度不够的可能是因为：

①具有一些不正确的信念，如：忽视不会带来严重的后果；

②有很多人认为，纠正那些因为贫穷的生活所造成的对孩子的忽视行为是不适当的；

③很多人会接受这种忽视的行为，因为他们认为这种行为是不可避免的；

④有些人认为其他一些对待孩子的不正当的方式可能会造成更大的伤害；

⑤有些人发现忽视的定义太模糊，所以不知道如何区分忽视和没有忽视孩子的行为；

⑥有些人不喜欢谈到或注意到忽视孩子这个话题，因为这个话题会带来负性情绪。

因为忽视孩子这个话题太模糊，并且现有结论并不明晰，所以确实很难区分一个孩子是否受到了忽视。有学者认为对孩子的忽视即为未能给孩子提供生活必需品，但也有学者认为对孩子的忽视还包括家长或者扶养人没有给孩子提供基本的身体安全保障、监管、营养、个人卫生条件、情绪培养、教育等等。现在比较统一的看法是看事件对孩子造成的影响，事件发生的次数和持续时间，以及事件发生的背景。注意：对孩子造成的影响，例如因为对孩子的忽视而导致孩子死亡当然是后果严重的事件，但是很多时候，对孩子的影响并不是当下的，而是长期的，或者隐性的。研究表明，只有25%的被忽视儿童报告了当时受到的身体伤害。所以现在的研究者认为那些潜在的伤害也是判断是否有忽视的情况。根据忽视的情况，研究者对忽视行为进行了分类，见下表。

对孩子忽略的分类

类型	描述	举例
忽视健康型	拒绝提供或者延迟提供身体健康或心理健康的照料	不为孩子打预防针；延迟带孩子看医生的时间或者不按照医生的意见照看生病的孩子；不关注孩子的心理需要；忽视孩子的心理健康方面的帮助请求
个人卫生忽视型	让孩子的个人卫生情况不达标	很少为孩子洗澡；忽视孩子的牙齿健康；不帮孩子洗衣服；不管孩子的睡觉习惯，以致不能保证孩子有充足的睡眠时间
营养忽视型	不提供充足的营养或不提供平衡的饮食	不提供孩子身体发育所需的能量；只提供孩子主食而不提供其他基本的饮食；让孩子吃已经变质的食物
居住安全忽视型	没有排除孩子居住环境内外的不安全因素	允许家里家外存在危险的因素，如断掉的椅子、碎玻璃，在楼梯上或地板上有洞；允许家里家外存在火灾隐患和让孩子烫伤的危险因素，如裸露的电线；把化学药品和药物放在孩子能够到的地方
忽视家庭卫生型	对于房间卫生没有基本的保障	让垃圾在屋里到处都是；允许家里有小虫子乱飞；让房间的表面都被脏东西覆盖；被褥等不干净
保护不足型	不能提供强有力的身体保护或者稳定的家庭	拒绝扶养孩子的义务；不让不听话的孩子回家；不能提供孩子一个稳定的家（如：没有房子）；让孩子待在一个过于拥挤的房间内（如：二十五个人挤在一个四人间内）；把孩子丢到门外去
抛弃孩子型	遗弃孩子	把孩子放在垃圾堆旁边；把孩子留在公园内；把孩子放在某处后不再去领回
忽视监管责任型	不能提供一定程度的避免孩子受伤的监管措施	把孩子一个人留在家里很长一段时间；允许孩子晚上一个人在街上游荡
教育忽视型	不能提供适当的必须的教育方面的关注和监督	不遵守九年义务教育；允许孩子长期的逃避行为；不关注孩子特殊的教育需求

续表

类型	描述	举例
情绪忽视型	不能提供孩子情感支持，安全感和鼓励	不关注孩子的情绪情感；对孩子漠不关心或者否定孩子的成长
抚养不当	鼓励孩子的不良行为	让孩子去偷窃

2.3.3.2 对孩子的伤害

这些类型的忽视行为并不一定会同时发生，可能是发生了其中一种，也可能是发生了其中的两种或两种以上，无论是发生了什么样的情况，对孩子的心身发育来讲都会造成一定的不良影响，对于忽视孩子可能的不良影响见下表。

忽视孩子可能的不良后果

后果	举例
社会和依恋障碍	不良的亲子依恋风格（如：焦虑型依恋或不定型的依恋风格）；不良的亲子沟通；不良的同伴交往
认知和能力缺乏	语言重复和表达障碍；差的学习成绩和年级排名；整体智力水平不足；问题解决过程中创造性和灵活性不足；语言理解和语言能力不足
情绪和行为问题	冷漠退缩，低自尊；无效的应对方式；差的情绪认知和区分能力；负性情绪体验(如：愤怒，挫折感)；身体或言语攻击；注意力问题；不顺从；人格障碍；精神病症状
身体后果	死亡；死气沉沉
长期后果	认知障碍（如低智商和阅读障碍）；非法的行为（如暴力犯罪）；精神疾病（如：创伤后应激障碍、抑郁、反社会人格等）；酒精依赖

2.3.3.3 预防策略

对于忽略的预防主要是从改变家长的认知入手，主要从下面几方面进行：

①增加家长关于一般儿童发展、管理孩子的技巧和积极的家庭功能等方面的知识；

②增强家长养育孩子的技巧；

③增加家长的共情能力和关心他人的需求；

④增强家长积极的自我概念和对其他家庭成员的积极看法；

⑤增加家庭内部的，尤其是亲子方面的交流；

⑥建立家庭支持系统；

⑦增加家长关于忽略孩子带来的危害的认识；

⑧增加家长使用非暴力的手段惩罚孩子不当行为的技能。

2.3.4 对孩子的不正当对待

【案例】

2001 年秋天，美国某法院受理了一个案件，该案件为某公共机构状告 Machnick 夫妇虐待孩子，但是该夫妇坚持声称自己并没有做任何虐待孩子的行为，自己所有的行为都是"合适而正常"的管理孩子的行为。该案件被报道之后，在美国引起了巨大的影响，Machnick 夫妇最终败诉，那么他们败诉的原因是什么呢？让我们来看看他们对孩子所做的行为：

①他们让他们的十岁左右的儿子在屋子外面过夜，让他睡在狗窝里，他们这样做是为了惩罚没有完成家庭作业的孩子；

②他们不允许孩子使用家里的浴室，而让孩子独自去公共浴室洗澡；

③他们往睡眠中的孩子泼水以叫醒孩子；

④他们在孩子要去上学的书包里装上狗粪，以此来惩罚孩子没有给家里的狗洗澡；

⑤他们强迫孩子脱光衣服，以此来作为一种惩罚措施；

⑥他们强迫孩子每天早上 3：30 之后就要离开家里，因为他们需要那个时候出门去上班，他们说不能让孩子一个人待在家里；

⑦他们没收孩子的所有物（如：干净的衣服），并要求孩子通过良好的行为来"赚"回这些物品；

⑧他们从不在意孩子的午饭时间。

基于他们的这些行为，虽然他们坚持声称："这只是关系到一个家庭管教孩子的策略的问题，如果你要评定等级，从 A 到 F，那么我们可能是最差的一等：F。但是这并不是一种犯罪行为。"但是一位接受访谈的学者说："从心理上摧毁一个人，这就是他们试图去做的。这里确实没有肉体上的伤痕，但是他们的所有的行为让孩子的内心伤痕累累。"

2.3.4.1 定义

虽然案例中的家长的行为中没有任何的身体暴力行为、性虐待行为或者忽视的行为，但是相信大多数人都会赞同这些行为是不适当的，并且可能对孩子造成巨大的伤害。学者称之为对孩子的不正当对待行为，这种行为主要是指心理上的不正当对待。根据 McGee 等人的建议，认为不正当对待和身体暴力的关系见下表。

心理不正当对待和身体暴力的关系

对孩子的后果	家长的行为	
	身体的	非身体的
身体的	身体暴力 如：让孩子窒息，结果伤害了孩子的气管	心理不正当对待 如：因为家长的疏于看管，让孩子喝了农药
非身体的	心理不正当对待 如：重复地打击孩子，结果造成孩子的低自尊	心理不正当对待 如：不断向孩子大吼大叫，结果造成孩子的低自尊

需要注意的是，在这个定义里，把忽视和性侵犯也纳入了心理不正当对待的范畴内；而也有学者认为只有家长行为是非身体的，造成了孩子非身体的不良后果才是心理不正当对待。无论定义的争议如何，看下面这个对不正当对待的分类似乎能更好地帮助我们理解该定义：

不正当对待的分类

类型	解释	举例
否定	用言语或肢体语言表达了对孩子的否定和拒绝	单独地对某个孩子进行惩罚或批评；拒绝帮助孩子；例行否认孩子的想法
侮辱	侮辱孩子的行为	侮辱孩子或咒骂孩子；公开地侮辱孩子；经常性地批评孩子；不断地向孩子吼叫
恐吓	让孩子产生极度的害怕或焦虑的行为或威胁	威胁说要伤害孩子；威胁说要伤害某个孩子所喜爱的人；在配偶面前揭露孩子的不良行为；为孩子设定不切实际的目标，并用失去某物或者伤害孩子相威胁；以孩子害怕的事情来惩罚孩子；威胁孩子去自杀或者说要遗弃孩子
孤立	让孩子从正常的社交活动中独立出来	把孩子锁在家里或小房间内；不让孩子和家庭外成员交流；不允许孩子和其他亲属交流

类型	解释	举例
反社会化	塑造、允许、孤立孩子的反社会行为	鼓励孩子的不良行为；鼓励孩子的酒精滥用和物质滥用；给孩子灌输种族偏见的思想
剥削	利用孩子来得到所需要的利益或优势	让孩子卖淫或制作色情片；逼迫孩子去实现照看者的不切实际的愿望
情感否认（如忽视）	不提供给孩子必要的刺激和照顾	除非必要，绝不与孩子交流；不对孩子表达情感、关心和爱；拒绝照看孩子，不叫孩子的名字
严格限制	通过束缚限制孩子的行动	绑住孩子的手臂和大腿；把孩子绑在椅子上、床上，或者其他地方
其他	其他上面没有提到的心理不正当对待	作为一种惩罚形式，剥夺孩子的食物、睡眠等；慢性的心理发展伤害

2.3.4.2 对孩子的伤害

临床研究和调查研究都发现，对孩子的不正当对待方式会对孩子的身心发展造成巨大的伤害。下表列举了不正当的对待方式可能会对孩子造成的短期或长期的影响。

对孩子不正当的对待可能带来的长期和短期后果

在婴幼儿身上观察到的短期后果	
人际关系适应不良	与父母的依恋关系出问题；低的社会交往能力和适应性
智力落后	很难交朋友，很难保持朋友关系；同伴交往出问题；学业问题；学习成绩差；认知能力缺乏；问题解决能力缺乏；缺少创造性
情感—行为问题	攻击，敌意，愤怒；扰乱课堂次序；不顺从；缺少冲动控制；自贬行为；焦虑；低自尊；羞愧或自责；行为障碍；高兴奋性和无法集中注意力；悲观和消极；依靠成人的帮助，支持和养育
在青少年和成人身上观察到的长期后果	
情感—行为问题	青少年犯罪；攻击；负性生活体验；低自尊；焦虑；抑郁；自杀行为；人际敏感；反社会；人格障碍；性行为问题；饮食问题

2.4.4.3 心理干预

对于被忽视和心理被不正当对待的孩子而言，生活对他们是不公平的，生活带给了他们无限的痛苦，自己的努力不能换来父母的鼓励和疼爱，一方面他们会认为世界是不公平的，希望通过自己的力量去抗争，因此容易性格暴躁，富有攻击性，更可能形成反社会行为；另一方面又可能归因于父母对自己不好，是因为自己的不好，因此导致低自尊、抑郁和焦虑。表现在饮食上，就可能形成饮食障碍，如暴饮暴食，或神经性厌食症等，或者希望通过自杀来了结自己"本就不应该存在于这个世界上的生命"，以期望能够"让母亲能因为我的死而为我流一滴眼泪"。

需要注意的是，虽然有些孩子长大之后其行为会过于偏激，或者情绪障碍会阻碍其学习生活，比较容易区分出来，但是更多的孩子由于受到的伤害程度相对较小，承受能力相对较强，因此他们带着心灵的伤痛长大成人。有时他们小时候受到的伤害会体现在他们的行为处事上，但是这些并不妨碍他们成为学者、白领，只是问题一直存在没有机会解决。对于这类心理问题，个体咨询和团体咨询同样有效，但针对大学生或年轻人而言，团体咨询似乎是一个不错的选择，建议还在校园内的大学生、研究生朋友能够参与一些"成长小组"或者"会心小组"等活动，或者仅仅是一些非心理学相关的团体活动，以期在活动中促进自我的成长，让伤害不再影响到将来的生活。

下面我们来看 ACT 疗法是如何起作用的。这个来访者发现自己深陷于负性情绪中却无法自拔，如同那些在童年时期受到过忽视或者不正当对待的人一样，他们对负性情绪有较强的敏感性。在下面的案例中，咨询者并没有去探索这种负性情绪的产生和持续是由什么原因造成的，而是希望通过梳理来访者的不合理的认知，建立新的认知图式来改变来访者现在的行为和情绪。这也是所有认知—行为流派的主要观点。

【案例】

咨询师：你讲了你试过的很多事情，在我看来，你做的正是逻辑上该做的事情。你做了所有明显的合理的事情。你努力思考，努力做事。你寻找问题的各个方面。现在你来治疗……还是尝试。但你已经雇用了我。我为你工作。所以我有责任指出："这没什么用，对吧？"

来访者：我还是没明白。

咨询师：你的这句话也可以这么说：即使设法弄明白了也没用。

来访者：还没有。

咨询师：还没有。如果还将没有呢？如果整件事就是个局呢？

来访者：局？

咨询师：嗯，在其他方面，如果你这么努力，你已经有很多好东西可以炫耀了。以你的经验来看，难道不是这样的吗？虽然好像不是这样的。你越是与坏情绪和烦人的想法奋争，你越想除掉它们，就变得越困难。它们似乎不像是对有意控制作出的反应。这些害怕的反应不是变小，而是变大了。

来访者：我不知道怎么去除它们。我希望你能。我应该如何去掉它们？我做错了什么？

咨询师：这些问题很重要，因为这显示发生了什么，但我们先不要开始这个问题。让我们直接从你所知道的开始。你感到进退维谷。

来访者：确实如此。

咨询师：下面要做什么并不清楚，但是好像没有出路。

来访者：没错。

咨询师：那我现在说："你被困住了。没有出路。"……在你努力的系统中，只有一件事情会发生：其一直都在发生。考虑那是种可能……看，你知道其并没起作用。现在让我们想想其没起作用的可能性。并不是你不够聪明，也不是你不够努力。这是一个局。一个陷阱。你陷进去了。

来访者：那我没有希望了。我应该放弃。那我干吗要来这里？

咨询师：我不知道。现在，让我们来看看是什么没有起作用。不论如何，我并没有说你没有希望，我说的是这个没有希望。说的是一直在进行的整件事情。这种挣扎是没有希望的。是的，如果挣扎是无望的，那就该放弃挣扎。

来访者：那么我应该做什么？

咨询师：好……让我们先从这里开始。如果整件事是个骗局，是个陷阱。我们需要开放自己，面对事实，这样就会有不一样的事情发生。你来这里期望我会有某种办法。你一直在寻找办法，并且认为也许我会有。但也许这些所谓的办法正是问题的一部分。检查看看是不是这样——也许对于你不是这样的，但是只需看看是否这样：其实你并不相信有什么办法。如果我再抛出一个聪明的点子，你的部分意识会想："哦，是的。当然。对。"你的直接经验说这是没有希望的。你的心里说，"当然，有办法的。一定会有办法的。"这里我问一个简单的问题：你会相信什么——是想法还是经验？

2.3.4.4 其他

到此为止，你是否觉得已经看到了太多的不希望看到的悲剧，是否觉得上面的分类已经足够完整？但是遗憾的是，研究还在不断地发现其他类型的孩子受到的暴力形式，尤其是那些并不是来自家长的，主要来自于孩子之间的非身体暴力行为。例如下面这个案例：

【案例】

这是一个孩子的自述：

我不记得有什么时候是我哥哥不欺负我的！他经常让我回答一些我回答不上来的问题，并借此机会来打我。他总是骂我是小狗，说我很丑、又笨又蠢，没有人像我这样，不会有人愿意跟我玩，或者其他的什么。有时他会让我帮他做一些事情，如果我拒绝，他就会说我是一个说谎者。我很多时候都感到很绝望，因为无论我做什么说什么都不能阻止他这样对我。只要没有别人在一起，他就会开始打我，直到他累了或烦了为止。

这是一个同胞虐待的案例，在国内，因为独生子女政策，在城市中发生的还相对较少，但是在农村中仍然偶有发生。还有其他一些发生在孤儿院或者其他地方的一些案例，本部分将不再讨论，但是希望能借此案例为大家提个醒。

2.3.5 发生在女性身上的家庭暴力

前面对于孩子的家庭暴力进行了较为详细的介绍，其实但凡家庭暴力的悲剧发生，都会造成受害者从身体到心理的伤害，从而导致受害者情绪、行为等各方面的失常。对于女性来说，从第一次谈恋爱到结婚以后都有可能遭遇到家庭暴力的威胁，最常见的三种家庭暴力方式为：身体暴力、性暴力和精神暴力（如忽视）。与前面提到的孩子所经历的家庭暴力一样，这些方式对女性来说也会造成巨大的身体和心理的危害，其中最主要的一种心理伤害为事后应激障碍，即 PTSD，这个内容将在本章的最后一部分进行探讨，因此本部分将不专门探讨心理治疗的方法。那么应该如何预防呢？

对于该问题的预防工作是一个严肃的任务，需要集合学校、社区、社会的力量，应当对大学生进行一定的心理健康方面的体检，对具有暴力倾向者进行适当的教育和心理咨询。专家建议，为了防止该类事件的发生，学校、家长或有关机构应当尽可能地做到：

①为童年受到过暴力事件者或者具有风险因素的学生提供咨询；

②向高中女生和大学女生发出警告，告诉她们这类事件的危害性；

③训练她们具备一定的危险识别能力；

④进行性健康教育，使她们具有健康的性行为态度，并且解决同伴支持的问题；

⑤训练她们的愤怒管理技能，冲突解决技巧，和压力管理技巧；

⑥告知药物依赖和酒精依赖的危害，尽量避免这些行为的发生。

预防暴力行为的发生将大大减少该类事件出现的可能性。研究表明：知道事情发生的起因、经过、结果，会更有助于预防事情的发生。因此预防针对女性的家庭暴力事件发生的一个重点是使女性认识到这种暴力行为发生的方式、可能的危害，所以本部分将以案例为主，期望能使读者看透种种暴力事件发生的经过，以便能在自己或者朋友经历类似的事情时，及早地反应过来，从而尽早地撤离受伤害的事件，越早地从认知上理解事情的发生，会越有助于我们从受伤害的事件中走出来。

【案例1】

小星和大黄两人是高中时候的同学，在高中二年级的时候，两人坠入了爱河。小星很喜欢大黄，因为大黄虽然长得不是很帅，家境也不是很好，但是学习很努力，很有上进心，总说自己将来一定要挣大钱，而且对小星很好，很体贴，虽然平时的零花钱很少，但总会从牙缝里省下钱来，给小星买一些头饰之类的小东西。一年后，因为两人的互相鼓励，一起努力学习，两人都考上了省会城市的大学，两人的学校虽然在一个城市，但是相距较远，尽管如此，并没有影响两人的感情，电话和一周一次的见面让两人的感情不断升温，到大三的时候，两人的课程都不再紧张，于是商量着毕业后结婚，并住到了一块儿。开始同居的生活，犹如蜜月般的幸福，让小星甜在心里，笑在脸上。但到了大四，因为找工作和做毕业论文，两人的压力都开始增加。尤其是大黄，因为所学的专业限制，很多地方都要有工作经验的人，因此总是碰壁。有一天，大黄回家的时候，满口酒气，小星连忙上去要搀扶，并责怪大黄不应该喝这么多酒，谁知道一句话不中听，大黄居然拳脚相向。

这是小星和大黄之间第一次发生如此的事情，事后由于大黄的认错态度良好，小星原谅了大黄。快毕业的时候，小星在一家外资企业找到了份不错的工作，并开始朝九晚五的生活，拿着不菲的工资，正式跨入白领阶层，而大黄的工作依旧无着落，大黄的脾气一天比一天大，从开始的大声责骂到后来拳脚相向。但是小星总是默默地忍受，这样的生活直到小星的父母到他们家来玩的时候，发现小星身上的淤伤，愤怒地把小星带回家才算结束。

小星是被父母带回家了，但是受到的伤害却依然存在。咨询者曾经问小星，为什么会容许这样的事情一再发生呢？小星却说，她认为大黄一直是爱着她的，只是因为找工作不顺利，所以才会不顺心。而我那么喜欢他，我应该为他分忧，我在找工作上不能帮上他的忙，那么让他心情好一些，是我这个女朋友应该做的。而且如果告诉了父母，那么我们就不能在一起了，但是我那么喜欢他，不愿意离开他。

【案例2】

小月虽然经常被男朋友打，但是每次在父母发现身上的伤痕时，总是说这是自己不小心摔倒的，即使因为受伤晕倒，在医院里醒来，也不愿意说出被打的事实，她说："我父母很爱我，我的两个哥哥也很爱我，对我很好，如果让家人知道了这件事情，那么阿立（小月的男朋友）一定会被我的两个哥哥打的，而且父母很可能会把他告上法庭，说不定他会因此被捕。"而且虽然她伤得很严重，但是她更加担心的却是她可能再也见不到阿立了，他可能再也不会给他打电话了，他可能不再爱她了。失去了阿立，她觉得她的人生也就结束了。

【案例 3】

曾经访谈过一名在恋爱中遭遇到暴力的女孩，她斜躺在校医院的病床上，手绑绷带，面带伤痕，我进去的时候，她的表情非常冷漠。

我问她，这是第一次吗？

她摇头。

那你以前有没有向谁说起过？

她的语气突然激动起来：我只和我一个最好的朋友说过，可还没等我说什么，她立刻回答，这么个烂人，还不赶快和他分手。

那你的感觉是什么？

她根本不理解我。她的态度让我伤透了心，我再也不想跟谁说我的事情，反正别人也理解不了我。

那你担心什么呢？

我……我不愿和他分手，说着，她的眼泪就流了下来。

女孩之所以流泪，是因为她不仅感受了暴力带来的伤害，而且内心依旧怀有对那个男友的爱。人是复杂的个体，从来都拥有复杂的情感，就好像女孩对我说："我愤怒、无奈，但还爱他，又恨自己还在爱他。"这么复杂的情感很难用简单的理论去概括总结。在这种现实面前，爱与暴力相对立的思路显得如此苍白无力。最新的理论认为，在有暴力行为的情侣之间，爱和暴力是相互依存的，即便是特别具有暴力性的恋人，他们内心依旧或多或少还有对彼此的爱。爱，由于具有理想化对方、不确定性、排他性等的特征，甚至有可能成为暴力的帮凶。

但是，需要请身陷其中的朋友，以及所有的女性朋友记住：爱一个人并没有赋予对方所有的权力，女生应当学会保护自己。在上面的案例中，受害者都是未结婚的女性，其中小月还是高中生。研究者发现这个阶段的女生受到暴力伤害的可能性在逐年增加，在香港大学社会工作系博士王曦影发表在《中国青年报》上的一篇文章中提到了这样一组触目惊心的数据：

1981 年，美国学者 Makepeace 首次关注恋爱暴力，并发现 1/5 的人在恋爱过程中至少经历了一次暴力。1989 年，Sugarman 和 Hotaling 的著名研究显示，1/3 至 1/2 的大学生以及 1／10 的高中生都认为自己经历过恋爱暴力。这两项研究都只局限在身体暴力，另一研究（Ryan，1998）将其他三种暴力（尤其是言语的攻击）都加进来，发生率高达95％，也就是说，几乎每对恋人之间都存在过暴力，只是程度、严重性和频率不同而已。国内，潘绥铭在 1999 年的关于大学生性观念和性行为的调查中发现，陌生人的强暴行为远不是女性受到强暴的主要犯罪人员，而位居强暴者前三位的分别是朋友、恋人和同学。

对于花季少女的保护，是父母们刻不容缓的责任。这个年龄阶段的女生和男生可能会有错误的恋爱观，王曦影的文章中的这段文字很好地总结了这种带有偏见的爱情观，比如：

爱我就应该听我的话。爱战胜一切，所以打是亲、骂是爱。

爱不需要说对不起，所以恋人之间不需要必要的礼貌和客气。

爱是忠贞，所以对方偷看一眼其他的异性也是一种背叛。

爱是公主和王子从此幸福地在一起，所以人们不能承受恋爱中的冲突和磨合并将其扩大升级。

在这样爱的话语的包围下，有一群年轻人，在爱和暴力编织的网下，不能呼吸。

这个时候，家长应当帮助青春期的孩子树立正确的恋爱观和婚姻观。在适当的浪漫的爱情背后应当有一定的理性思想的支持。同时，学校或家长也应当教给孩子正确的性观念和性知识，因为发生在花季少女身上的性暴力行为也是较为常见的。下面是一则来自于温州都市报新闻的案例：

【案例】

我们是通过表哥介绍认识的，他是表哥的中学同学，并且我们都是同乡。表哥对他评价很高，的确，他的外在条件很优秀：当地的名牌大学毕业，有一份相当不错的工作，还利用业余时间做生意。

我爱上他，绝不是因为他的外在条件，而是他的性格和气质吸引了我。他聪明、有才华、能吃苦、不张扬。当我得知，他从小父母离异，由奶奶带大时，心里更是默默地发誓：要用全部的爱来温暖他。可以说，从一开始交往，我就把他当做了自己最亲的人。

我有些内向，过去一遇到感情问题自己就退缩，所以错过了很多优秀的男孩。这一次，在表哥及家人的极力撮合下，我鼓足了勇气，决定争取自己的幸福。

我谈恋爱的经验几乎是零，不知道如何去向一个异性表示好感。表哥告诉我，他性格内向，让我主动一点儿。

可是，在交往过程中，我发现总是我关心他，而他从来不关心我，也很少和我交流。我想可能是他不满意我，我不是他理想中的伴侣，就提出了做普通朋友。可他告诉我，他做生意赔了很多钱，没钱买房子就不能结婚，否则对女方太不负责了。我听了这话，觉得他是个有责任心的人，于是向他表白了我对他的好感。

没想到接下来的一个星期，我们的关系竟发生了质的飞跃。那一天，天空飘着淅淅沥沥的小雨，他突然给我打电话，让我马上去他的宿舍，有事和我商量。我有些惊诧，他平时只给我发短信，从不给我打电话；同时，我又很兴奋，他终于把我当做至亲的人，要和我倾诉心里话。放下他的电话，我一路飞奔到了他的宿舍。

他喝了酒，颓废地斜倚在床边。我刚一进门，他就抱住了我，他说他爱我。在这之前，我们从没有如此亲密地接触过。我大脑一片空白，使劲地挣脱，想掰开他的手，但徒劳无助。我告诉他理智一点，但是，这句话好像刺激了他，他死死地抱住我，往床上拖。我一边喊一边挣扎，脚上的高跟鞋都不知道踢到哪里了，裙子上的拉链也被他趁势拉开了。可是，我越是挣扎，身上的裙子就越往下滑，我几乎虚脱了，眼前发黑……我在一种悲哀绝望的情绪下，没有采取任何保护措施和他发生了性关系。事后，他向我发誓以后不会再有冲动的举动。

我天真地以为，从此他会对我百般呵护。但是，接下来的那一周，他像消失了一样，不再给我发短信，基本上处于关机状态。我主动去他宿舍找他，他却对我不耐烦，好像我来找他就是为了和他上床。

后来，我感觉到他渐渐地疏远我，情感也开始游离。我打电话他不接。我并不是想缠着他，而是希望他给我一个明确的答复，可是没有。那一段时期，我感到自己被他吊在半空，上不来，下不去，异常难受。我安慰自己，他如果不爱我，决不会因为没钱和我结婚而伤心，也不会因为怕伤害我而向我发誓。我不能给他压力，而要慢慢温暖他。

【案例分析】

在这个案例中，求助者谴责男友的无情，却始终把男友的强暴行为当做是爱情的表现，而且即使男友对她的感情比较明确了，依然不能承认这个现实，仍然在安慰自己，或者说在自我欺骗。事实上，无论是否恋人关系，性行为是否发生在约会之中，只要违背另一方意志，使用暴力、胁迫等手段跟他人发生性行为，都是性侵犯。

可以看到，受害者在之前也感受到了"总是我关心他，而他从来不关心我，也很少和我交流"，但是却没有能够进行理性的分析，而对爱情还是充满了幻想，在对方的花言巧语之下很容易地便相信了对方。同时，对于危险不够敏感，在男性要求单独相处时，没有足够的警惕心。

由于恋爱与婚姻相比，还拥有一些婚姻所不具备的基本特征：爱情的浪漫还没有消退，或者说正是热恋时期；因为还没有结婚协议的约束，双方还比较独立；而且很少有经济上的纠缠；也还没有孩子的羁绊，因此情侣间的暴力发生的严重程度往往低于婚姻关系内的暴力。但是由于没有法律上的保障和约束，发生的普遍性却很高。

对于受害者而言最常见的认知图式是："身体攻击并不是婚姻死亡的征兆"，因为她们坚信："如果他不是太爱我了，才不会对我如此的严苛"，所以"如果他不打我，那么婚姻关系、恋爱关系是能够维持的"。然而，最常见和最有效的停止家庭暴力的方式却是依赖自己和法律来结束掉这段关系。

美国学者 Bowker 从他的研究中发现，妇女们在家庭暴力中的应对方式如下：

①避开男性的身体攻击或者避开这类话题；

②在受到家庭暴力的时候用手捂着脸或者护着重要的器官，或者用一些其他的消极的防御方式；

③威胁说要报警或者要离婚；

④试图让男性保证再也没有下一次了；

⑤试图说服男性不再打她；

⑥回击；

⑦在被打的时候躲起来或者跑开。

从应对方式来看，这些方式都是属于逃避的行为。Walker 发现女性受害者通常有这么一个"暴力循环"模式：

①紧张建立：在这个阶段，一些小的暴力事件可能伴随着累积起来的怒气而爆发。这个阶段可能包括言语贬低、嫉妒、威胁和摔东西，最后可能发展到第二个阶段。

②尖锐期或暴力期：在这个阶段，主要的暴力行为发生。这个阶段之后就到了第三阶段。

③蜜月或爱情暂缓期：在这个阶段，暴力行为的实施方开始懊悔，并害怕失去女方。他开始向她保证再也不会有下一次了，请求她的原谅，买礼物，以及让她感到"他还爱着她"。

因为国内相关咨询正处于发展阶段，因此下面这个案例来自美国的咨询案例：

【案例】

当温蒂的丈夫第三次因为家庭暴力行为被逮捕之后，警方给了温蒂一个家庭暴力的心理咨询热线的电话号码和名字。第二天，当她因感到害怕和孤独，而咬着嘴唇却依然发抖时，她打了这个电话，并与接线员聊了起来。接线员给温蒂提供了很多的信息，并且告诉她可以在周三的早上十一点参加家庭暴力的受害者的团体咨询。虽然温蒂之前并不知道如何坐在一起聊天并倾听其他受害者的故事，并且不知道这样做会对她个人的问题有什么帮助，但是她还是去参加了这个团体咨询的小组，在那里，她惊讶地听到了其他妇女的经历，听到她们如何尝试着去找工作，其他人如何计划搬到一块儿住来分享她们的经验，以及一些人正在寻找一些可以阻止家庭暴力的方法，并对对方有所回击。这是温蒂结婚这十年来，第一次发现也许她可以做些什么来阻止她的丈夫的暴力行为，并且她开始更多地考虑自己的安全问题。

【案例分析】

这个案例显示了在家庭暴力咨询方面团体咨询方法的作用，团体咨询能够给受害者提供一个新的人际关系环境，在这个环境中，受害者能感受到放松、安全，以及被理解、被支持。通过小组咨询，他们能够较好地重建自我，也能够重新学会如何与人打交道。因此在女性受害者方面，团体咨询是一种较为有效的方式。

2.4 应激相关障碍

应激相关障碍相对于前面所举的大多数例子来说，会显得更加病理化一些，在临床心理学中讨论得相对较多，但相对于前面提到的情况而言，心理咨询师遇到的可能性相对小一些。在本章中仍然要讨论应激相关障碍的原因有二：首先，它常常是由危机事件导致，尤其是前面提到的自杀、丧失以及家庭暴力这三种危机情况下，幸存者是应激相关障碍的高发人群；其次，虽然心理咨询师遇到的可能性相对较小，但并不是没有，而且由于它发生的几率并不低，例如，其中的创伤后应激障碍一般人群的发生率为1%，战争退伍军人和刑事犯罪受害人中则高达35%以上，大学生这一特定群体中调查PTSD（创伤后应激障碍）的发生情况，检出率为7.01%。而且除了前面提到的三种危机事件外，生活压力、突然下岗等与我们老百姓的生活密切相关的事件也有可能导致急性应激障碍。基于这些原因，在本章中，我们将以较少的篇幅，简单地谈一谈应激相关障碍。

2.4.1 定义

应激相关障碍是一组主要由心理社会因素引起异常心理反应所导致的精神障碍，也称反应性精神障碍、心因性精神障碍。通俗地讲，应激就是指遇到压力事件，应激相关障碍就是因为遇到压力事件，心理调适不当所产生的心理方面的偏差，行为上出现适应不良的行为。

应激相关障碍主要包括三种类型：急性应激障碍，或称急性应激反应；创伤后应激障碍；适应障碍。其中急性应急障碍和适应障碍不是我们介绍的重点，因此只是简单地列举定义和相关的诊断标准。应激相关障碍的发生常常与以下一些因素有关：

①应激性生活事件或不愉快的处境。应激性生活事件包括：严重的生活事件，如离婚；生活工作方面有关的刺激；生存环境改变的刺激等等。应激事件的特点会影响应激相关障碍的发生与否，以及发生后的强度。主要包括应激源的强度、性质和持续时间三个方面。如果应激事件越严重，发生的几率就越高。例如丢失了金钱，对我们来说，也许只是着急、懊悔两天的事情，但是如果发生的是我们前面提到的他人自杀、亲人亡故或者下岗等事件，也许对我们来说就是一个重大的应急事件。

②患者个体的易感性。对于不同的人来说，同样的事件带来的危害程度不一定相同，这与每一个人对事情的理解角度、应对方式、自尊水平等等因素有关，还包括个人的人格特点、躯体情况等方面的因素。

③文化传统、教育水平和生活信仰。对于我们社会中的不同群体来说，教育水平是一个相对重要的影响因素，这种影响主要表现在教育对一个人的应对方式和看待问题的角度的多样化等方面。

④干预和社会支持系统。需要强调的是，社会支持系统在各种心理问题中都是相当重要的变量，学者的研究一致表明：社会支持系统越完善，提供的支持力度越强的人，对社会的适应性越强，心理健康程度越强。一般而言，家庭和朋友的支持往往是最重要的。

生理学家和心理学家塞里把应激事件发生后，个体的反应情况进行了分类，他认为，当应激事件发生后，例如生活压力存在后，个体将随着时间和事件的变化可能出现下面一些反应：

第一阶段：警觉期。在这个阶段，个体还没有产生适应性，对待压力事件是盲目、慌张的。有点类似于我们常说的"被吓懵了"。这个阶段往往并不会持续很长时间。如果压力事件没有很快得到解除，那么个体就可能进入第二个阶段。

第二阶段：抵抗期。在这个阶段，是个体适应最佳的时期。个体在经历了短暂的不适阶段后，会积极地进行应对，个体的主观能动性得到最大的发挥。很多时候，在我们的积极应对中，压力事件对我们的影响会越来越小，并最终不成为压力事件。这种应对方式包括我们积极地处理问题，让导致压力事件的问题得到解决。有的时候，压力可能来自于环境的变化，例如转学或者从初中升到高中，考上大学，或者搬家，换工作等等情况，也许由于刚到一个新环境，还没有建立起较好的朋友圈子，还不是很适应而造成的压力，这个时候，我们会在一段时间融入圈子后，慢慢地适应这个新的环境，让新环境变成自己熟悉的环境，这样新环境所带来的压力也会消失。但有的时候，压力事件超出了个体的适应能力和应对能力，那么就有可能导致个体的不良反应，而进入第三个阶段。

第三阶段：衰竭期。在这个阶段，也就是我们本章重点关注的阶段，个体会出现各种疾病，包括心理问题和躯体疾病。从表现来看，主要出现的症状举例如下：

意识状态：警觉性增高，对刺激敏感，惊跳反应

注意力：分散而难于集中，易出差错

思维活动：单一、刻板，灵活性差，轻率或思维杂乱

情感活动：情绪不稳、易激惹或表情茫然或激情发作或焦虑不安、恐惧，也可抑郁或欣喜若狂

行为动作：坐立不安、震颤或刻板、转换动作

植物神经功能症状：食欲减退、睡眠障碍、口干、尿频、性功能障碍、头晕头痛、乏力等

烟、酒、镇静剂用量增加

值得强调的是：如果应激事件一直不能解除，而个体也不能有效地应对，有可能会加快个体走向死亡的速度。

2.4.2 急性应激障碍

【案例】

2005 年元月 6 日，江苏省海安县法院受理的一项案子结案，该案子是发生的人身损害赔偿纠纷案，案件中原告就是在事件发生后精神受到了创伤，而产生了急性应激事件。事件是这样的：

原告广某是海安县某镇的一位农村妇女，两口子开了一家理发店。被告景某夫妇亦为同镇农民。2004 年 5 月 17 日下午，广某的儿子与景某夫妇的女儿在放学回家途中因发生自行车相碰撞事故，导致景某夫妇的女儿受伤，被送医院治疗。景某夫妇待其女住院后，于当日深夜从医院返回。随即前往当地派出所，要求派出所人员随其一同去找广某。派出所人员劝阻后，景某夫妇等 6 人仍前往广某的理发店（兼住处），敲击理发店卷帘门。广某开门后，双方发生争执，景某夫妇对广某母子恶语相加，恐吓威胁。直至派出所工作人员和惊动的邻居到场劝阻，景某夫妇等人方才离开。

广某以往无精神病史，做个体理发，社会适应良好。在事件发生的当时，表现不认识家人、呆滞、紧张、恐惧，手持小刀"自卫"。2004 年 5 月 19 日，广某出现睡眠差、紧张、害怕、乱语等症状，后被送往该县一精神病医治医院住院治疗。事后对发病时情况不能完全回忆，自诉常有噩梦，梦境为纠纷时情况，未发现其他精神病性异常症状。6 月 5 日出院后 15 天又再次因其怪异行为被送到医院。

【案例分析】

该案例是摘自中国好律师网法律论坛。里面的原告广某所得精神疾病被医生诊断为急性应激障碍。急性应激障碍是由于突如其来且异乎寻常的强烈应激性生活事件所引起的一过性精神障碍。相对于其他应激障碍而言，它的应激源，即压力事件往往是突如其来的，个体事先所预料不到的，并且是个体难以承受的创伤性体验或对生命安全具有严重的威胁性的事件，主要包括：严重生活事件；重大自然灾害；战争场面。

急性应激障碍的临床表现包括：起病急，一般数分钟到数小时。临床表现一般为精神运动性抑制或伴恐惧性焦虑和植物神经症状的精神运动性兴奋。病程一般较短，数小时至一周，最长不超过一月。相对而言，治疗后效果会较好。在急性应激障碍发生后，患者的社会功能和自知力将严重受损。

对急性应激障碍的治疗一般包括：心理治疗和药物治疗两种。心理治疗主要采用认知疗法，向患者解释事件的发生，并提供社会支持。还包括环境治疗，如离开或调整环境，以便消除创伤体验；也包括康复后工作和生活环境的再调整。

由于急性应激障碍和创伤后应激障碍在很多方面都有重叠，并且有咨询师认为两者的治疗方式比较相似，而创伤后应激障碍出现的频率更高，因此接下来将较为详细地剖析创伤后应激障碍。

2.4.3 适应障碍

适应障碍的定义如下：它是对某一明显的处境变化或应激性生活事件所表现的不适反应，患者的个性心理特点对发病起重要作用，以情绪和行为障碍为主，可伴躯体症状，无精神病性症状，应激事件发生后一月内起病；应激事件消除后，症状持续不超过六个月。适应障碍的临床表现与年龄存在某些联系，一般而言，老年人可能伴有躯体症状，而成年人可能伴有抑郁或焦虑症状，青少年中则可能伴有品行障碍，儿童中可能伴有退行表现。

在《精神疾病诊断与统计手册》第四版中，适应障碍的诊断标准如下：

①有明显的生活事件；

②有人格缺陷；

③临床表现以情绪和行为障碍为主；

④社会功能受损；

⑤应激事件发生后一月内起病；应激因素消除后，症状持续不超过六个月。

2.4.4 创伤后应激障碍

【案例】

王霞今年二十七岁，原来是北京某公司的职员，是位别人眼中羡慕的白领，但是某一天开始，她工作中常常走神，眼睛周围出现黑眼圈，并表现得容易受到惊吓，后来因为工作中不断出错，被老板警告后没有好转，这样的情况持续了一个月后，她发现自己不能再胜任自己的工作，主动辞职。后经朋友介绍，她找到了心理咨询师。

原来有一天王霞因为加班时过于认真，并没有注意到时间而过晚回家。在地下停车场中被歹徒攻击和强奸。事后并没有立即寻求医疗救助及将此事件告知任何人。此后她总是不时记忆起被强奸的经过，虽然希望自己能够忘掉那段经历，但是那个时候的场景总是不受控制的，在某个时刻突然进入她的脑海，而没有任何预警；每次回家和在开车门离家时（她尽可能避免这样做）就变得极度焦虑；电话铃响或某人不预期靠近时会吓一跳；如果她见到男性体形与攻击她的人相似，她会不自主地打冷战；无法入睡、噩梦、无法控制的焦虑、抑郁。对于发生在自己身上的变化，王霞很清楚原因，但是不愿意向任何人倾诉这件事情，而使自己越来越痛苦。

2.4.4.1 创伤后应激障碍定义

创伤后应激障碍（PTSD）是对异乎寻常的威胁性、灾难性事件的延迟和（或）持久的反应，可以是亲身经历或目睹。创伤后应激障碍的终生患病率大约为7%—8%，其中女性比男性高出两倍。5%—6%的男性和10%—14%的女性在其一生的某段时间内，均曾患过创伤后应激障碍。据估计，如今在美国有60%—90%的人在生命中的某个时间会经历至少一次足以导致PTSD的创伤性事件。

《精神疾病诊断与统计手册》第五版认为创伤后应激障碍应该符合以下五项标准：

①暴露于具有下面两个特点的创伤事件：

a.经历、看见，或面对激烈、威胁性的事件，或自己和他人身体的完整性受到威胁的事件；

b.反应是强烈害怕、无助或惊骇。

②创伤性事件以下面的一种或多种形式持久地反复再现：

a.包括映象、思维或知觉在内的事件反复再现和闯入性的痛苦回忆；

b.反复出现事件相关的痛苦梦境；

c.行动和感觉就像创伤性事件再次出现似的（包括喝醉和清醒时体验到的错觉、幻觉，及分离性的闪回）；

d. 暴露于内部或外部类似或象征创伤性事件的某方面的情况时引起强烈的心理痛苦；

e. 暴露于内部或外部类似或象征创伤性事件某些方面时引起的生理反应。

③持续地回避与创伤事件有关的刺激，并且对应做出反应的事件表现麻木（创伤事件前不存在），有如下所述的三条或三条以上：

a. 努力回避与创伤事件有关的思想、感受或交谈；

b. 努力回避可引起对创伤事件回忆的相关活动、场所或人；

c. 不能回忆创伤事件的一个重要方面；

d. 对有意义的活动的参与与兴趣明显减少；

e. 感到与他人分离或疏远；

f. 情感受限（即感到不能爱）；

g. 对将来缺乏计划（即不希望有职业、婚姻、小孩或正常的生活）。

④持续的警觉性增高的症状（创伤事件前不存在），有如下所述的三条或三条以上：

a. 入睡或保持睡眠困难；

b. 易怒或愤怒爆发；

c. 注意难以集中；

d. 过分警觉；

e. 惊跳反应。

⑤紊乱持续一个月以上

⑥紊乱引起临床明显的痛苦或社会功能受损

在上面提到的王霞的例子中，她不时记忆起被强奸的经过，刹那间画面进入她的脑海，而没有任何预警，即②类症状的表现；每次回家和在开车门离车时（她尽可能避免这样做）就变得极度焦虑，即③类症状表现；电话铃响或某人不预期靠近时会吓一跳；如果她见到男性体形与攻击她的人相似，她会不自主地打冷战，无法入睡、噩梦、无法控制的焦虑、抑郁，即④类症状表现。

创伤后应激障碍发生的过程和伤害可以用下图（见 P427）来进行总结：

创伤后应激障碍发生时，通常可能伴随着发生以下的一些病症：情绪情感反应的问题，如抑郁、焦虑等；认知反应方面的问题，如麻木；行为反应方面的问题，如反应迟钝，走路速度明显变慢等；生理反应方面的问题，如物质依赖，即抽烟、喝酒或打游戏等行为明显增多；人格问题，如人格解体，出现幻觉等。对于身边的朋友和家人，当发现对方明显出现与平时完全不一样的行为，尤其是这里提到的这些问题，如果这样的情况持续时间较长时，应当加以关注。

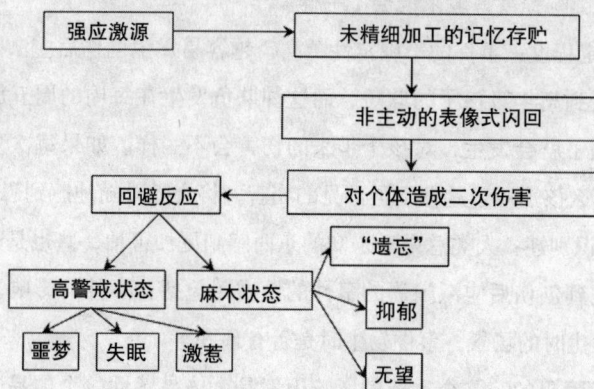

创伤后应激障碍发生的过程

虽然似乎创伤后应激障碍似乎很严重，而且上面说 7%—8% 的人可能在人生的某一阶段患有创伤后应激障碍，但是从病程上看，约有 50% 的患者在 3 个月之内就会康复；其中约有 30% 的患者可以完全康复；约 40% 患者持续有轻微症状；只有约 20% 患者有较严重的症状，约 10% 症状持续不会改善甚至更恶化。创伤后应激障碍是否发生、发生后能否很快康复，以及康复的情况受到大量因素的影响，接下来我们将探讨一下创伤后应激障碍的影响因素。

2.4.4.2 创伤后应激障碍的影响因素

创伤后应激障碍受到大量的因素影响，包括事件性质、个体易感性、个体的信念特征、个体对体验的倾露、个体感受到的社会支持程度。

①首先来看事件的性质。美国学者芭芭拉把创伤事件的性质分为四类：天然的，可预期的；天然的，不可预期的；人为的，意外的；人为的，蓄意的。研究发现：对于患者来说，可预期的事件带来的伤害相对较小，一般不会引起创伤后应激障碍，但是无论是天然的还是人为的，如果是非预期性的，都有可能造成创伤后应激障碍，例如印尼海啸。除了这样的分类外，事件的性质还表现在下面这些方面：

a.与事件的接近性：一般来说，与事件发生的接近程度越近，越容易发生创伤后应激障碍，例如，当发生某事件时，当事人和目击者都比较容易发生创伤后应激障碍，而前来救助的警察、医护人员发生创伤后应激障碍的可能性较小（需要注意的是，虽然发生几率较小，但是确实有医护人员发生创伤后应激障碍的案例）。

b.个人的损失与伤害：一个人在事件中受到的损失与伤害会影响到个体发生创伤后应激障碍的情况，这一点是不言自明的，发生车祸时，对那些只受皮外伤和受到严重伤害的人来说，事件的影响程度一般来说会不一样。

c.事件的不确定程度：事件的不确定性越高，越容易发生创伤后应激障碍。例如一个孩子在学校里会受到高年级孩子的欺负，而这种欺负发生在每周的周五放学的路上和不知道什么时候遇到了就会发生，对孩子带来的伤害会不一样。如果每次发生的时间地点都是不确定的，那么孩子对于这种不可预见的伤害，将会随时随地感到恐惧。

d.破坏源的可识别性：人类总是对未知的东西感到更加害怕一些也是这样的道理。

此外，会影响到创伤后应激障碍的事件的性质还包括：事件的影响范围、事件发生的时间点、事件发生时的场景、事件发生时是否有预警等。

②创伤后应激障碍的第二个重要的影响因素是个体易感性。个体易感性与个体的年龄与发展阶段、个体的健康状况、个体是否残障人士、个体预先存在的压力、先前的创伤经历、社会支持系统的力量与方向、应对技巧、自己与别人的期望等方面的因素有关。

③创伤后应激障碍的第三个影响因素是个体的信念特征，包括个体旧有的认知定式、个体的信念预期、个体的信念顽固性、个体的信念向度（积极—消极）、个体对世界的假设等。

④创伤后应激障碍的第四个重要影响因素是个体对体验的倾露。因为出于预期警戒作用与创伤情境形成的强记忆联结，会使个体反复体验"二次创伤"；而要切断这种强联结性的再体验，必须对被压抑的强联结表征进行意识化，使其以正常的原则或方式整合到记忆系统中去。这就是个体对体验的倾露的治疗意义。在案例中王霞因为种种原因，不愿意把发生的事件告诉任何人，这也是导致事件后果越来越严重的原因。让创伤后应激障碍的患者进行倾露的原因，是患者如果不用表达的方式对事件进行回顾，任由事件无意识地对自己进行反复伤害，那么患者将不断地产生消极情绪和消极体验，形成恶性循环，因此让患者倾露可以有以下一些好处：倾露可以让患者有意识地进行反应的再体验，减轻恐惧体验；可以防止创伤记忆被消极强化；可以把关于"环境安全"的新信息整合到记忆系统；实现对创伤事件与现实的合理区分；提供个体一种体验控制以及面对挑战的勇气；充分地反思，抛弃先前的消极价值观念。

大多数治疗方法都很重视让患者倾露，例如角色扮演、心理剧等治疗方式，就是基于此项原理。例如在心理剧中，将让患者再次重现事件发生时的情景。在其他疗法中，让患者积极地进行倾诉也是有效的。在儿童受害者身上，较常使用游戏疗法、沙盘疗法、绘画疗法的原因也是这样，因为孩子往往不能较好地用语言来表达自己，所以这些方法是一个较好的倾露方式。需要提醒的是，倾露的基础是有良好的支持系统存在，如果你不是咨询师，但是你发现身边的亲人或朋友身上发生了奇怪的变化，希望能通过让他倾露而减少心理痛苦，那么一定要保证你能提供足够的心理支持和其他支持，并且需要你无论听到的是什么情况，一定要接纳对方的全部感受，否则，如果强制性地要求受害者倾诉，或者对于受害者的倾诉内容表现出反感、恶心等情绪，那么对于受害者而言，将是严重的二次创伤，不仅对受害者没有任何帮助，还有可能导致更加严重的心理问题。

【案例】

来访者（沉思）：如果我讲出我杀死孩子的事，医生会怎么想？一个曾经杀害儿童的凶手，算什么东西？然而这个事件是这样地困扰着我！（缓慢地向医生讲了他的经历）

治疗者：（陈述自我的感觉）我知道讲出这件事对你来说是很困难的，我也很奇怪你或者别人竟然杀了一个孩子。但是我能理解你是多么恐慌，你难以确定那孩子身上是否有手榴弹，你被置身于一个道德的困境之中。因此，当你重新讲出这件事时，你会感到这是一种犯罪，并体验到极度的痛苦。

⑤创伤后应激障碍的第五个影响因素是社会支持。研究发现，对于创伤后应激障碍的发生和治疗效果方面，社会支持具有很强的预测作用，即社会支持越强大，发生的可能性越小，发生后，治疗的效果也越好。并且发现，社会支持的作用具有长久的效应，而且创伤后应激障碍的症状越特异，社会支持所起到的缓解作用越明显，具有时间累加效应。其他一些研究还发现：消极的社会环境与缺乏积极的社会支持相比具有更强的创伤后应激障碍预测性；对别人支持意图的消极评估会导致创伤后应激障碍的治疗效果不好。

除了上面提到的五个重要的影响因素外，还有一些其他的影响因素，例如研究发现：成人期与儿童期创伤经历相比，有更好的创伤后应激障碍预测性；创伤前心理健康维持手段、创伤前的情绪情感等问题都是具有预测力的创伤前心理指标；有心理病理症状家族史的个体更易产生创伤后应激障碍；感受到的创伤中，生命受到威胁程度是创伤后应激障碍很好的预测指标；创伤后认为社会支持水平不足的个体，有更高水平创伤后应激障碍症状；创伤前后的消极情绪，都是创伤后应激障碍的预测指标。

另外还有一些生理因素的影响作用，在这里不详细地解释生理因素，但是提供下面一张图以供大家能有一定的认识：

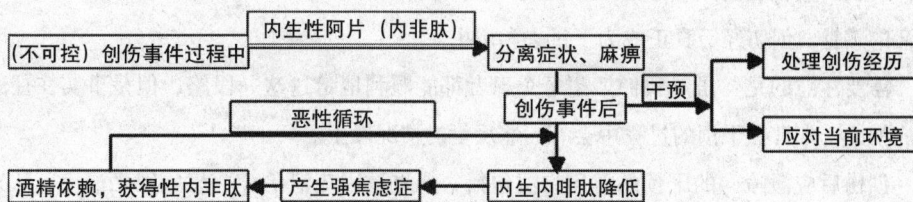

生理因素对创伤后应激障碍的影响

　　总之，创伤后应激障碍受到多方面因素的影响，其中，我们所能做的是向受害者提供支持，对于受害者本人来说，向适当的人进行适当的倾露，积极地去看待身边的人提供的支持，努力让自己参与到活动中去等建议是比较有效的。

2.4.4.3 创伤后应激障碍的干预和预防

　　创伤后应激障碍的干预总体目标是预防疾病、缓解症状、减少共病、阻止迁延。一般性原则是要改变或转换环境，与刺激脱离接触；给予支持性心理治疗，帮助患者宣泄痛苦情绪。Brende 和 Parson 两人在治疗越南老兵的创伤后应激障碍时，获得了大量的经验，他们曾写了一本书，名字即为《越南老兵：恢复之路》，就是讲他们在治疗过程中的经验教训的。事实上，对创伤后应激障碍的关注，就是从对战争后的美国士兵的治疗开始的。在他们的书中，他们认为创伤后应激障碍的患者的恢复期可以分为五个阶段。在吉利兰和詹姆斯所写的《危机干预策略》中进行了引用，如下：

　　第一阶段：紧急或呐喊期。此阶段患者对那些威胁生命的事件处于"战斗—逃跑"反应状态，这种状态将持续到幸存者认为结束时为止，脉搏、血压、呼吸及肌肉活动度均增加，伴随有突出的恐惧和无助感。事件本身可逐渐变模糊和被淡忘，但为什么会发生这样的事，以及其结果如何等问题仍将控制幸存者的思想。

　　第二阶段：情感麻木与否定期。幸存者通过把创伤经历埋藏于潜意识中来保持心理平衡。通过这种逃避，患者可能暂时缓解焦虑与应激反应症状，许多患者将会长期保持这种状态，除非得到了专业的干预。

　　第三阶段：重复侵入期。患者有噩梦、易激惹、侵入性想象以及惊跳反应。其他一些病理性的防御机制有可能被采用去重新埋藏这些痛苦的回忆。这些延迟的应激反应可以使患者陷入一种难以自拔的病理性困境中，使患者不得不向外寻求帮助。

　　第四阶段：反应转折期。患者对创伤事件逐渐产生了大量积极的和具有建设性的新观点，他们更愿意展望未来，而不是回顾往事，开始懂得如何控制事件本身和面对现实。

　　第五阶段：整合期。患者成功地将创伤与其他既往经历进行了整合，并恢复了正常生活的感觉，创伤经历真正成为了过去和历史。

　　需要注意的是：虽然我们期望每个患者都能顺利地走过这一段路，但是事实往往并不能如此，常常在干预的过程中会有一些反复的情况发生。

　　创伤后应激障碍的干预的常用方法包括：严重诱因疏泄治疗、想象回忆治疗、认知治疗、焦虑管理、情境暴露（包括想象暴露法和现场暴露法两种，后者的刺激力度更强，因此更需要注意二次创伤的可能性）、团体治疗等常规治疗方法，其中认知治疗对于降低不道德感、内疚和羞愧感非常有效，情景暴露疗法对减少患者的闯入性思维、闪现和回避行为有较好的效果，团体治疗对于提供安全空间和社会支持都有极好的效果。除此之外，还有一些创伤后应激障碍干预的特殊方法，如：游戏治疗、催眠治疗、眼动脱敏再加工等方法。另外，对于儿童创伤的早期处理，应当引导孩子倾露，鼓励使用游戏疗法，有时也可采用催眠的方法。在前面我们还提到了生理因素的影响，因此药物干预也是创伤后应激障碍的一个常见的治疗方式，国内常用的创伤后应激障碍的治疗药物是 SSRI（舍曲林），这是目前唯一的美国食品药品管理局批准的治疗创伤后应激障碍的药物，抗精神病药物如利培酮、氯氮平和奥兰扎平也已经有效地用于治疗 PTSD 相关的精神病症状。

事实上，创伤后应激障碍是可以通过一些方法进行预防的，对于可能发生的创伤应当建立完善的预警系统来预防。除了危机事件前的预警，危机后社会认可度的投入是预防创伤后应激障碍的另一有效途径。危机后社会认可度可以从媒体、官方的努力与信任表现，以及提供可能的社会资源等方式来实现。

在此，我们再次提到王霞的案例。在这个案例中，因为王霞表现出中到重度的创伤后应激障碍症状，故适用药物治疗，同时结合认知—行为治疗，以 SSRI 作为初期治疗药。同时也适用于团体治疗，因为团体治疗能够较好地提供安全空间。同时□励病患与家人和朋友谈论创伤体验。

最后，《危机干预策略》中还引用了 Brende 和 Parson 两人在自己的书中提到的治疗过程中可能出现的风险：

①疾病可能只是部分恢复，而且对某些顽固的问题，可能不会有神奇的治疗效果；

②因为危机可能持续存在，所以，不论是需要住院治疗还是每周的门诊治疗，都有可能对工作带来影响；

③当事件讲出来后，受害者的情况有可能在一段时间内变得更糟，这几乎是不可避免的，因为受害者对疾病有了更深的了解后，就可能会产生对精神崩溃的恐惧；

④在发现自我的斗争过程中，个性的改变将会对人际关系产生很大的影响，别人可能会发现受害者在治疗后变成了另外一个人；

⑤当受害者重述那些纷乱的记忆和情感时，其精神痛苦可能会变得难以忍受，而这又可能会被朋友或专家所否决；

⑥由于易激发的情感异常被大量的自我约束所压制，所以，受害者可能会害怕这种情绪的宣泄会导致无法控制的愤怒，进而对别人造成伤害。还有，创伤的痛苦使受害者不会轻易放弃对假想的或真实创伤的制造者进行报复的思想；

⑦由于创伤之后受害者的生活局限化，因此他们尽量避免变化。让他们听从别人的

建议或去做点什么，可能是极其困难的，哪怕这些建议是多么的合理、合适。把受害者置于别人的同情与恩惠的位置上，他们也认为是同样无法接受的；

⑧当患者去接受这个充满缺点和不公平的社会时也会造成大量的痛苦，在试图进入这样一个并不完美的社会过程中，患者有对此失去耐心的可能，然后重新回到 PTSD 的旋涡之中；

⑨认识到社会存在缺陷的同时，患者也要接受自身的弱点。不好的记忆也许会再次出现，人际关系也永远不会完美，别人也许会在不合法的情况下得到更好的工作。接受自我还包括负罪感、悲伤和遗憾。但是要做到这一切是一项极端困难和可怕的任务，它需要的勇气可能要远远大于从灾难中幸存下来所需要的勇气。

【案例 1】

来访者，来诊时二十六岁，已婚，十年前遭到强奸。

来访者有两个孩子，在家做家庭主妇，没有外出工作。在治疗中，被聘请做自由撰稿人。

在来诊前三个月，秋天，来访者开始抑郁。五个星期前的一次性生活中，她脑海中突然闪现过多年前发生的事情，当她意识到这些正是当年被强奸的景象时，她打断了那些想法，这使得她变得更加抑郁，并且那些闪回增加。直到十年后的今天，她才将当年的事情认定为是强奸。她以前曾在非常困难的时期进行过三次治疗，但是每次治疗都只进行了一次会谈。

在初期治疗中，来访者报告自己在十年以前，在五个星期内，反复遭到附近的一个熟人 M 强奸，这人是他们家很好的朋友，和她年龄差不多大。M 来自一个"暴虐"的家庭，来访者的家庭"收养"了他。M 和来访者的哥哥关系很好，经常来家里玩。来访者的父母也很喜欢 M。M 和来访者当时情同手足。

在最初的治疗中，来访者和咨询师没有目光的接触。咨询师也没有要求来访者报告更详细的细节。

来访者被强奸的时候还是个处女，而且对于攻击者非常信任。在 M 的口头胁迫下，但是没有使用武力的情况下，她被迫进行了一系列的性活动，包括口交、肛交和正常的性交。在被侵犯的时候，她感到自己麻木，感觉和躯体分离了，感到罪恶、难堪。来访者从来没有报警，也没有接受治疗。她认为揭发这样的事情会对自己不利，当时她的社会支持非常少。来访者报告自己童年没有受到虐待，也没有乱伦的现象。初期访谈中，来访者还报告自己在吸食大麻，而且不愿意戒掉。另外，来访者还报告，她以前的一个咨询师对此小题大做。当来访者告诉那个咨询师，自己是依靠装大麻的罐子为生的时候，那个咨询师就认为问题在于这个罐子，而不是她的症状。来访者于是退出了治疗。

在初期评估中，来访者与那些遭到强奸的受害者的得分是相似的，她在各个测量上的得分都很高。最后，来访者被诊断为 PTSD 和抑郁。

第一次治疗，来访者迟到了四十五分钟。

咨询师：你的这种行为是回避，这个行为是 PTSD 的症状之一。回避行为阻止你从强奸中恢复过来。在以后的治疗中，为了真正减少你的恐惧和痛苦，需要你面对自己的恐惧。

来访者：我承认，我是害怕又看到以前的风暴，所以害怕过来治疗。

咨询师：暴风雨过后，地面会慢慢变干，花草又会萌发，洪水不会永远泛滥。

第二次治疗：

来访者：我在童年时期是非常快乐的，我家的屋子是一个非常安全的地方，邻居的小孩都喜欢到我家里来玩，而且如果那些小孩在自己家里遇到了麻烦，都把我家当成一个避难所。我父亲以前是一个战士，现在还有 PTSD 的症状，情感内向，但是我很爱他。母亲是一个坚信万事不求人的狂热分子，家里放满了各种各样的自助书籍。我和母亲的关系很近，而且相互支持。我还有一个哥哥，我被强奸之前，我和他的关系也很好。

……

咨询师：M 靠近了你，然后一切都失去了控制，你需要别人的帮助，来脱离那样的情景，你把这些告诉母亲，之后发生了什么事情？

来访者：我从来没有告诉过母亲我被强奸了。我的家庭并不理解为什么我发生了变化。之后，我减少了正常的高校生活，开始和一些问题少年混在一起。一年以后，我撒谎连篇，开始喝酒，度过了浑浑噩噩的一年。之后，我和母亲经常吵架。又过了一年，一个朋友开车撞了我的车子，我的后背严重受伤，休学了两个月，很长时间才恢复。我成为一个彻底的叛逆者，被视为总是带来坏消息的疯狂分子。后来，我怀孕了，这让我手足无措。父亲给我安排了流产。如果我自己决定，我也会这样做。后来我已经没有信心上大学。母亲建议我去一家商务学校学文秘。治疗前，我辞去工作将近半年了。现在，我结婚五年了，有了两个孩子。

咨询师：强奸发生之后，你就脱离了正常的轨道。

来访者：对，我就堕落了。还好，我嫁了一个好老公，我很高兴。他一直非常支持我，也非常支持我来治疗。

……

来访者：（不安）这些事情非常糟糕，让你一点都不想去想。

咨询师：你采取了回避，回避是一把双刃剑。一方面，在当时，你把那些事情放在一边，会让你感觉舒服一些；但是另外一方面，这样做不会让你彻底好起来。

来访者：不……

咨询师：来这里的人，平均是在事情发生的八年以后来治疗的。

来访者（惊讶地张开了嘴）：真让我觉得难堪，我还以为我是最晚的人。

咨询师：不是，你算很普通的。早一些时间，有些病人遭到创伤的时间更早，有个病人三十年前受到创伤，之后才到我们这里来。

来访者：我想，是不是你在说，你以前提到过要做的一点，你说过这是需要处理的。

咨询师：我们现在并没有跑题。你差不多到了这一点了，就像你曾经说的："无论我做什么，都没有用。"

来访者：你的意思是说，这就是我过去的生活，这是……，然后我……今天来这里了。

咨询师：我们将要进行的治疗是非常系统化的。我将会给你布置家庭作业，每一件事情都将建立在以往的工作基础之上。我们要开始的第一件事情就是书写作业。下次我们将讨论你的感受，并给它们贴上标签，对想法和感觉，对二者之间的联系进行工作。从现在开始，你要把那些强奸的过程写下来，而不是警察的笔录，要写得尽量生动。

来访者：强奸?

咨询师（点头）：对，也就是你的感觉，你记忆起来的和记不起来的东西，这些都是在治疗中需要处理的，也是你必需要做的事情，即便是你不愿意这样做。

来访者（不安）：噢，天啊。

咨询师：做完这些，你会感到好一些。

来访者（掩面）：噢，不。

咨询师：这能够帮助你回忆那些事情，我们不希望在你的头脑里面有很多封存的东西，是把它们放出来的时候了。

来访者：打开这个锁，是最困难的事情。

咨询师：这是一件很困难的事情，而且其中可能还有某些部分非常困难，很难记忆起来。把这些拿出来，看看它们的是与非，把它们放在这里，放在你面前，这样你能够接受它们。经过一段时间以后，你会感觉好一些，这一点我敢保证。当你让自己去感受你对某个事物的感觉，一次一次，慢慢地你会觉得好一些，到了最后，这样的事情将不会再烦扰你。但是，如果你把这些东西闭塞起来，不敢去碰，每次你想它们的时候，你就又会有同样的感觉了。我们把所有的感情放出来，顺其自然。

来访者：那里简直是地狱。

咨询师：我知道，我知道。我们会帮助你，支持你，让你能够坚强地面对那些事情。我的工作就是坐在这里，让你保持进度，让你不回避。我会坐在这里听那些所有的你和自己玩的小游戏，然后说："你现在把什么东西跳过去了?"

来访者：好的。

咨询师：所以我现在打算听了，看看有没有什么你在绕圈的停滞点。有没有什么片段或者是记忆是你难以走过去的。你知道，这即是你记忆中的……

咨询师和来访者：（同时）……停滞点。

咨询师：对你来讲，需要的是与我一起工作，而不是对我隐瞒一些东西，我们需要一起工作。

第三次治疗：

来访者：我远离了很多人，我不和他们讲话了。

咨询师：但是你也没有告诉他们。

来访者：但是，所有一切都很明显啊。我给过他们很多信号，但是他们选择不去看，也不过问。

咨询师：你是一直以来都很生气吗? 还是就这一个星期?

来访者：一直都是这样，我觉得这是我之所以打碎了牙往肚子里面咽的原因。

……

来访者：为什么会发生这样的事情? 为什么? 为什么?

咨询师：为什么会发生强奸呢?

来访者：对，为什么他要那样对我? 为什么我不得不有这样的感受? 我觉得我就是周围环境的一个产物。我就是有这样的感觉。

咨询师：从某种程度上来说，我们都是这样。

来访者：对，我们都是。

咨询师：对于那些"为什么"的问题，你的答案是什么? 为什么会发生? 为什么你遭受了这一切?

来访者：因为，这就是我的生活，我的过去，（笑了）这就是所发生的一切。

咨询师：但是你仍然没有停止问这些为什么的问题。

来访者：我想我的"为什么"问题，都是来自于那个混蛋，他是不会那样对待别人的。（长长的停顿）其实也不是为什么他要这样对待我。让我感到发疯的一件事情是，（哭）我为什么由他那样做?

咨询师：你并没有让他那样做。

来访者：我知道。

咨询师：是这样吗？他就是这样干了。

来访者：是的。当时我十五岁。我怕得要命。

咨询师：而且你不知道该做什么好。

来访者：对，我很孤独。我想这是为什么我会发疯的原因。我离开了那么多的人，我觉得很孤单。这件事情抹掉了我所有的美好记忆。

咨询师：对于一个十五岁的小孩来说，在她对自己感觉不好的时候，会害怕前去寻求外界的帮助。因为她害怕别人的拒绝，如果再遭到别人的拒绝，就相当于往伤口上撒盐一样。所以，对你来说，你会觉得首先从别人身边走开，这相对于遭到他们可能的拒绝更好一些。

来访者：嗯，从那年以后，我就觉得我的生活一塌糊涂。

咨询师：哦……

来访者：我现在明白，他们很不明白我为什么有这些变化，但我也给过他们一些提示。

咨询师：但是你并没有明确地告诉他们发生了什么事情，是吗？你说过"我被强奸了"吗？所以，即便是他们问起来，你也没有能够明确地讲出你身上遭受的事情。

来访者：我当时不知道这是强奸。我也不知道该怎么想。

咨询师：你知道这很难受，但是你没有把这些事情说出来。

来访者：我觉得很羞耻。

咨询师：你什么时候认为这是强奸呢？

来访者：大概两个月以前吧。

咨询师：就是最近了，为什么没有更早一些？

来访者：我不记得了……我想我已经愤怒很多年了。

咨询师这时让来访者大声朗读布置的作业。

来访者：当 M 强奸我的时候，他还强奸和控制了我的思想。我不再相信任何人了，甚至包括我自己。我很痛苦，我心中充满着对这个世界的仇恨，我感到非常恐惧。我在任何地方都不能感到安全，除非是在森林中。我恨我的卧室。这个曾经是我觉得最安全的地方。但就是在那个地方，我被强奸了很多次。我恨他强奸我。在我的床上强奸我，而且在那张床上，我又睡了两年。搬出去的时候，我没有带那个房间里面的任何东西出来。所有的美好记忆都化为乌有。我不再觉得什么东西是我害怕的或者觉得很特殊的。我远离了自己的童年、初中、高中、大学，还有我的同事。我觉得这可能和亲情有关。

我身上发生了这么大的变化，我从那么多的人身边走开，我觉得很悲哀。

强奸使得我痛恨社会、宗教、政客，特别是商人。被强奸以后，我沉沦、痛苦、孤独。这个社会是如此的自私自利和不公平。而在被强奸以前，这些想法还少一些，我有很多希望，我觉得大多数人都是好的，有很多爱我的人。

在被强奸的时候，以及在此以后，我觉得这个世界是一个奇怪的、扭曲的世界。大部分人是贪婪的、自私自利的垃圾。肯尼迪家的事件更加让我确信这一点。每当我看报纸，我都更加确信我的看法。

我对自己也非常愤怒，我让强奸继续发生。这种对自己的愤怒掀起了一场思想里的战争。这场战争带走了我的自信和自尊。

回过头去看那些事情，我很伤心。这些人，记忆，还有我的情感。好像就是有这样的伤害别人的坏人，把别人的一切美好的东西都带走了，M 就是这样的人。

咨询师：你有什么感受？

来访者：失落、悲哀。

咨询师（讲述识别情感和自己想法的重要性）

……

来访者：我害怕我的情感，如果我生气，我该怎么办呢？

咨询师：去感觉它，把它写下来，去哭，和别人述说。如果你需要消耗自己的能量，你可以做一些有建设性意义的事情，比如跑步、散步或者打扫房间。但不要做攻击性的事情。

第四次治疗：

咨询师：你是否觉得，那些无家可归的人也很坏。

来访者：不。

咨询师：但是你作业中说的是，所有的人都坏。

来访者：我没有把他们归于社会的主流。（停顿）我知道是因为按照社会的观点，M 是非常成功的，所以我会有这样的看法。

咨询师：所有在那些位置上的人，都和 M 一样吗？

来访者：是的，因为他们是一类人，他们能够洗脱自己身上的罪名，不会丧失什么。

咨询师（看看来访者是否有所退步）：他们可能是，但也可能不是。他们也可能是其他类型的人。

来访者（停顿）：我知道他们并不是都坏。

……

第五次治疗：

来访者（读自己写的文章，记录了强奸的过程）：我们在前厅跳舞。一开始我们都在练习。这是一个很慢的音乐，我们都跳得无精打采的。我们在一起练习跳舞，主要是因为我们都想比赛，而且我们都喜欢跳舞。我们是舞伴，在跳舞的时候，他亲了我。我们接着跳舞，我很高兴。他开始抚摸我的胸部，有一段时间我感觉很好，但是我已有男朋友，所以我推开了他的手，很厌恶地看着他，但是我们接着跳舞。我们几乎没有停止跳舞，而这似乎是跳舞中的一个部分。当舞曲停止的时候，他对我笑着，阴茎勃起。我觉得很不舒服，也有些不知所措。我们在跳舞的时候不再亲吻了，我隐隐觉得有危险。我站在那里，希望想清楚所发生的一切，这时候他走上来抱住了我，然后亲吻我的脖子。我想推开他，他抱得更紧了。他在我耳边低声说，他敢说我会喜欢这样，会感觉很好的。另外，他不会告诉任何人的，特别是我男朋友。这让我很生气，让我恶心。我想挣脱出来，我充满仇恨地对他说，让他赶快离开我，让我走，闭上嘴。他把我抱得更紧了，而且把我扭到了我的卧室，他把我压在身下……

读完，来访者把文章翻过来放在桌子上面。

咨询师：现在，感觉怎么样？

来访者（停顿很长时间，摇摇头）：痛苦。

咨询师：你有权那样感觉，他勒索了你。

来访者：我知道。

咨询师：你感到罪恶。

来访者：这是我为什么这么多年以来一直谴责自己，而且不认为这是强奸。后来，我开始相信这是强奸，看到他开始……（声音小下去了）

咨询师：但这就是强奸。

来访者：我知道。

咨询师：其中的一部分强奸让你有罪恶感，可能正是由于这个原因，你就有了不同的反应。

来访者：我没有反应，因为我不想伤害别人，甚至包括他！

咨询师：你知道，其他的女性怎样反应的吗？（来访者抬头看着咨询师）她们好像僵住了，她们特别惊骇。

来访者：对，你真的不敢相信。你努力想理解到底发生什么事情了……然后其他人都说"你应该……"

……

来访者（哭）：这么多年来，我一想起这些事情，我就责备自己。我几乎都不记得第一次是怎么发生的了。

咨询师：你现在记起来了，你做到了。还有哪些漏掉的东西吗？

来访者（停了一下，接着哭）：没有……

咨询师：这是全过程吗？

来访者（轻轻抽泣）：我知道。噢，我一开始回忆，我就知道这是强奸，毫无疑问……然后我就非常生气。

咨询师：实际上你忘记了，你写的这些东西，这可能也是一个原因，如果你记住了，你就知道那样是强奸。

来访者：对。

咨询师：如果这不是强奸的话，你也应该会记得起来。

来访者：我以前从来没有记起来过第一次是怎样的。

咨询师：唔。

来访者：然后，这就是为什么我告诉我自己……或许我早就以某种方式开始了。

咨询师：在这件事情上，你故意不记起来过去的事情。其实它们很清楚。

来访者（把文章拿起来，放在一边，又拿起来）：也许我应该好好看看那件事情。（很平静地看着文章，过了一段时间）从那以后，我就不知道该走到哪里去了。

咨询师：你所说的话在哪个地方，还有你们之间的那场争吵。你现在怎么看？

来访者：我知道真相是什么。

咨询师：你现在还责备自己吗？

来访者：不，嗯，除了……我觉得我还是有点弄不清楚，事实上我没有做任何事情，我总是希望……

咨询师：希望与责备之间是有区别的。

来访者：对，你说得对。

咨询师：不过我想，我们应该实际地面对，因为我不希望你说你总是希望什么事情发生或者是不发生。

来访者（打断）：我总是谴责我自己。

咨询师：实际上你不应该那样。

来访者：回头读读这个，我的天哪。

咨询师：实际上，在我看来，你选择不告诉别人，不是因为你喜欢干那样的事情，或者是你很懦弱，或者是别的什么原因，而是你不想伤害别人，比如你的父母，你的哥哥。

来访者 (哭泣)

咨询师：你在做一件你认为是对的事情，是值得做的事情，只是后来他扭曲了这件事情的真相。

来访者：他用这个办法来对付我。

咨询师：然后他用这件事情来对付你。

来访者：然后，四个星期之后，然后我准备……你知道……就像……（声音就像爆发出来一样）后来比开始更坏了，你知道。因为最确凿的是……（呜咽）噢，天哪。（抬头带着一丝微笑）从来没有人发现过。

第六次治疗：

咨询师：你现在没有任何当时的想法和感受了吗？你是不是觉得很难想起来或者是……

来访者：没有，我，嗯，我，我觉得麻木。我的意思是，我现在对那一刻感到麻木。

咨询师：麻木还是平淡？

来访者：平淡。

咨询师：好，如果是麻木，我想你可能是把某些重要的东西藏在了背后。

来访者：没有，因为我觉得我在第一次都说出来了。

咨询师：所以你只是觉得现在没有什么感觉了，对吗？

来访者：嗯，对。我知道我经历了很多痛苦，很多不同的情感混杂在一起，然后我把它们带了出来，我猜我这样做了，因为……就像……就是这么一回事，（笑了）你知道吗？我感觉，我觉得平淡更加确切一些。

咨询师：嗯，嗯。

来访者：不像刚开始……我也不知道。好像没有那么痛苦了，痛苦过，但现在不是了。当我写下这些东西的时候，是很痛苦，但是我再回头去读，只有一点痛苦了。

咨询师：每做一次，痛苦会少一些。

来访者：然后不久前，一次我坐在卡车上，我又读了读我写的文章，我觉得好像……（笑了，而且表现出一个坚定的姿势）

咨询师：这样的事情发生了，是吗？它发生了，就在眼前。

来访者：对。你知道，好像很长时间以来，我感到愤怒，感到迷茫，然后这几个星期以来，一直梦到那个人。现在我知道我好一些了，我心里知道，我觉得现在是，不像……现在好一些了，你知道。

咨询师：嗯，很好。

来访者：我现在感觉到了。

咨询师：很好，嗯，我们来看看，如果你不回避，你就能够好好思考，它也不会带给你那么多痛苦，这也许就是你所寻找的。如果你回避，抑制自己的情感，你就不能这样，我想你知道这其中的不同。

来访者：我明白，不过这会让我有些难受。（笑）

咨询师：嗯，好，不过会越来越容易的。

……

咨询师：你现在已经进步多了，但是我认为你仍然需要注意你的停滞点，而且要挑战它们。所以，以后的几次，我们将学习一些技术，直接进攻那些停滞点。

来访者：好的。

咨询师：好，我会谈到一些你对自己的一些感觉。其中的一些感觉是非常正常的。现在，有些停滞点的例子，比如你谴责自己，如果你说："我让这件事情发生的。"或者如果你说……

来访者：（笑）这样的停滞点我已经用大锤把它们敲碎了。

咨询师：在这之前，我们讨论过你的概括化思维：所有有权的人，所有有钱的人都不是好东西。所有的，这就是我们要挑出来的一个。

来访者：我难以信任任何人。

咨询师：对。我难以信任任何人，我难以信任我自己，就是这样的话题。安全、信任、力量、自尊、亲情。我们会讨论每一个话题。我们会按照一定的步骤讨论每一个话题。我会给你更复杂一些的工作卡片，用来帮助你通过那些停滞点。这样你可以挑战你的想法或者至少挑战……

来访者：是那种类似 ABC 的东西吗？

咨询师：对，不过稍微复杂一点。因为这个工作卡会带着你去分析停滞点，改变停滞点，要达到改变停滞点的目的。

来访者：好的。

【案例分析】

第一次家庭作业已经把需要挑战的停滞点摆出来了。来访者认识系统顺应了这个事件，难以将这个事情贴上强奸的标签，让这样的事情继续发生。来访者过多积累了对社会的不信任，带有扩大化的愤怒。对于强奸，她有矛盾的感受，她感觉得不到家庭的支持，虽然她也没有把这个事情告诉家里。另外，她还提到自己的自尊心问题。

【案例 2】

来访者，男，酒精依赖，家庭治疗。

有两个儿子，一个四岁，一个两岁。母亲不断虐待自己的儿子，把他们推下楼梯，用烟头烫他们，把他们按在澡盆中。治疗的过程中，母亲处于精神护理阶段，没有看孩子。

再婚的妻子曾经被前夫虐待，也是一个酗酒者。她怀孕了，害怕两个男孩会虐待自己的孩子。两个儿子曾经煽动过别的孩子，也用手卡过别的孩子。他们已经把受到过的愤怒和暴力表现出来了。来访者和再婚妻子的表现是沮丧和害怕，他们对两个儿子很刻板，这只会增加他们的暴力行为。

整个治疗中，咨询师向父母展示如何温柔地触摸孩子，当他们有不良行为的时候，如果坚定地控制他们。当父亲远远地告诉大儿子一些事情的时候，咨询师坚持他接近和触摸。咨询师直接让大儿子坐在父亲面前，让父亲握住大儿子的手，直接和他说话。

【案例 3】

治疗开始，咨询师没有问她问题。

咨询师：你觉得我可以做什么事情来帮助你？

来访者：我很抑郁，希望有人和我说话，我的孩子不在我的身边。

来访者还暗中提到一个曾经虐待过她而现在已经不再见面的男人。咨询师没有再讨论她的困境，而是问了她一系列问题，关于她是如何摆脱那种虐待关系的。

来访者：那是一个艰难的过程，因为那个男人不想离开我，并且威胁要杀了我。

咨询师：那种时候，很多女人会变得非常软弱，然后让那个男人回到自己身边。你是怎么做到不再理他的呢？

来访者：有几次我也让他回来，可是情况变得越来越坏……

来访者继续说，那个男人是如何打断了儿子的腿的，这导致了她失去了对儿子的监护权，那时她就下定了决心，无论如何也不让他回来了。

咨询师：但是有的女人……要么就是对他产生了恐惧，或者认为他可能改变，所以就让他回来。哦，这个故事真的让我很吃惊，你到底是如何做到的呢？

……

来访者：我希望儿子能回到我的身边，我自己不再感到害怕了，所有事情都解决了。

咨询师：那么，你会如何发现奇迹已经发生了呢？

来访者：我会发现两个孩子在家里，我非常兴奋。

咨询师：你详细描述一下，奇迹发生之后的画面。

来访者在这次治疗的大多数时间里面兴奋地描述她会如何对待自己的孩子，她和他们会有什么样的感受，其中咨询师会插入一些问题，比如："你从哪里学会成为一个爱孩子的好妈妈的？"

……

咨询师：……在1到10的量表上，10代表当孩子最终回到你身边的时候你的情况，而1代表当孩子被人从你身边带走的时候你的感受，那么，你今天的状态会是几呢？

来访者：在8和9之间吧。

咨询师：你是如何能够变得这么高兴的？

来访者：因为我确信孩子很快就能回到我的身边了。

咨询师又给出了一些表扬之后，休息了一会儿，回来总结了她的反馈。

咨询师：只要了解你失去了什么，和你生命中经历了什么，就很容易理解你为什么会感到抑郁。但是我很惊讶，你能将自己所学的东西用得那么好。那真的很让我吃惊，想你这么年轻，你已经非常聪明了。

咨询师又一次表扬了她和那个男人的决裂。来访者同意了所有这些。

咨询师：在这一点上，现在我不是很肯定我们是不是还需要继续咨询下去。你认为呢？

来访者同意，认为自己不需要再咨询下去了，然后结束了咨询。她再也没有预约治疗了，并且后来孩子回到了她的身边。

3 成瘾问题

3.1 药物成瘾

3.1.1 有关概念

3.1.1.1 什么是药物成瘾

药物成瘾也称药物依赖。世界卫生组织1974年将药物成瘾定义为是一种强烈地渴求并反复地应用药物，以获取快感或避免不快感为特点的一种精神和躯体的病理状态。

药物成瘾已经成为现代严重的社会问题，药物依赖者并非出自医疗或营养的需要，而是为了满足嗜好，为了避免停药带来的躯体不适反应，不得不持续性或周期性地长期用药而欲罢不能。

3.1.1.2 与成瘾有关的几个概念

耐受：指随着用药次数的增加，产生同样效果所需的药物剂量逐渐增加的现象。

戒断：在停止使用药物或药物作用突然下降（如给予吗啡依赖的动物注射拮抗剂）后会出现戒断症状，这些症状包括一系列躯体表现和行为表现，如自主神经系统的反应，焦虑等。

渴求和复吸：渴求和复吸是有内在关联的。复吸是在药物戒断一段时间后恢复寻求药物和自身给药的行为。复吸的原因就是对药物的渴求。

生理依赖：即躯体依赖，指长期大量使用药物之后，中枢神经系统发生了某种生理、生化的改变，一旦体内的药物浓度降低到一定水平之下，就会发生不舒适的躯体反应，出现戒断症状。

心理依赖：由于长期使用药物，对药物产生了心理上的嗜好，经常渴望得到药物，其原因可能是对药物引起的欣快感的追求，或为了避免停药后不舒适的负性情绪。

3.1.2 药物成瘾的病因

药理学研究表明，药物依赖包括三个方面：首先，对药物的心理依赖，服药使个体产生了特定的心理体验，通常是一种心理上的快感。其次，对药物的生理依赖，即服药个体的中枢神经系统产生某种生理、生化的改变，反之，若体内没有这种药物存在或其浓度低于某一水平，就会有不适的躯体反应。最后，个体对药物产生耐受性，即服用的药量必须逐渐加大，才能达到与原来相同的效应。由此可见，在药物成瘾过程中，有生物学因素，也有心理学因素，而一些社会因素导致药物成瘾也是不可忽视的。

3.1.2.1 生物学因素

任何一种成瘾物质都对中枢神经系统有刺激作用，产生快感，并有某种麻醉功能，可消除疼痛及痛苦。

即使在没有心理原因和社会原因影响的动物界，据研究，动物们对成瘾性物质也有主动获得的倾向。一旦成瘾，在中枢神经系统就有神经递质等方面的变化，这是和身体任何部位发生的疾病本质一样的慢性脑病。成瘾物质的滥用导致脑边缘系统细胞外液中多巴胺浓度的增加，多巴胺是一种与愉快、兴奋情绪相关的神经递质，人在高兴时总会产生一定量的多巴胺，在正常情况下它会被重新摄取。然而由于成瘾物质的滥用就会阻断多巴胺的重新摄取，或者直接刺激使脑神经细胞突触间的多巴胺增多，刺激加强，产生愉快、欣慰和陶醉感。这个大脑中与情绪的调节密切相关的系统通常被称之为奖赏系统。

由此可见，边缘系统存在的奖赏系统和奖赏效应是药物成瘾的生理基础，是人体本身的生理结构上存在的主观条件，也是药物成瘾的根本原因。此外，药物成瘾与遗传基因及个体的生理状态也有密切关系，如酒精成瘾，通过遗传基因传给下一代，该下一代有酒精成瘾的危险性会数倍于正常人的后代。同时，每个人的生理状态不同，代谢速度不同，对于成瘾物质的耐受性也有所不同。乙醛脱氢酶先天不足的人饮酒后会产生严重的负面反应，这样的体质就不易成为酒精成瘾者。

3.1.2.2 心理因素

药物成瘾作为一种疾病，既有生理根源也有心理根源，同时有着一个逐步升级的发展过程。

成瘾者在幼年时往往未能得到深切的关爱和家庭精心的呵护，自爱心、自尊心均未得到良好的培育和保护。长大后，内心孤独而自卑，社会交往能力、与他人的沟通能力有着先天的不足，感情封闭，自我调控能力差，又缺乏自我保护的意识和对身边不良因素危害的警惕性，这是物质成瘾问题产生的首要心理因素。

同时，强烈的好奇心，易接受暗示、模仿以及对家庭和社会存在的逆反、抗争心理，是物质成瘾的重要心理动因。

此外，药物成瘾环境、条件的信号刺激引起的条件反射，以及成瘾伙伴的互相支持，都对药物成瘾起到心理强化的作用。最后，不良的人格、脆弱的性格、过分的敏感，都是药物成瘾的潜在因素。

3.1.2.3 社会因素

社会传播是物质成瘾的重大动力。一些合法的成瘾物质如烟酒，广告做得铺天盖地，促销手段五花八门，无所不及，这使得瘾君子的队伍不断扩大，并趋于年轻化、低龄化。青少年的大量涌入，对于一个民族来讲是一个最大的灾难。

同时，现代化的工业手段对成瘾物质的生产、制作、销售提供了有利的支持。无论是烟酒还是毒品都出现了产销两旺的局面，网上走私销售毒品，效率很高，给打击毒品走私的行动带来相当大的难度。

而市场经济、优胜劣汰、激烈的竞争机制给人们带来较大的精神压力以及经济压力、竞争中的落伍者、失意者、适应困难者，是成瘾物质入侵的高危人群，他们一旦承受不了压力便可能在成瘾物质中寻求安慰，烟酒一类就在身边唾手可得，而毒品一类，有专门的网络销售渠道，寻得并不困难，成瘾物质的获得非常便捷。

上述这些社会条件，对药物成瘾起到了推波助澜的作用，是药物成瘾产生的土壤和社会温床。

综上所述，药物成瘾作为一种疾病，既有生理的原因、心理的原因，也有社会的原因。三种要因形成一种合力，共同促成了该疾病在世界范围内的流行，并出现了不断扩大和蔓延的趋势，从而成为世界公害。

3.1.3 诊断标准

药物成瘾在国内又被称为精神活性物质所致的精神障碍，在中国其诊断标准为：

①有使用精神活性物质（即成瘾物质）的证据，且用量与服药时间足可以诱发精神障碍；

②使用后产生心理、生理症状及行为改变，有充分根据说明这些精神障碍的症状是由成瘾物质导致的（其症状表现为依赖综合征、戒断综合征、情感障碍、智能障碍、精神病性症状、中毒、人格改变等）；

③社会功能和经济功能的下降乃至丧失。

《精神疾病诊断与统计手册》第四版做出了如下规定：

一种药物使用的适应不良模式，导致严重临床损害或痛苦，十二个月内的任何时刻出现下列情况中的三种（或更多）时，即显示为药物依赖。

①耐受，有下列界定的任何一项：

a. 希望显著增加药量的需要而达到中毒或期望的效果；

b. 持续使用同剂量的同一种药物，其效果明显下降。

②戒断，有下列界定的任何一项：

a. 戒断综合征的特征；

b. 使用同一（或很接近的）药物以减轻或消除戒断病状；

c. 常常较大剂量或过长时限地使用超出需要的药物；

d. 有持续性的欲望去减少或控制药物使用，或者努力以失败告终；

e. 大量时间耗费于获得某种药物的必要活动（例如，去医院或开长途车）、使用某种物质（例如，不间断地吸烟）；

f. 因为使用药物而放弃或减少重要的社会、职业或娱乐活动；

g. 尽管知道药物可能引起持久性或反复发作的生理或心理问题，或因药物而导致问题恶化，但依然不断使用这些药物（如尽管了解可卡因能致抑郁症这一病症，但依然在使用可卡因；尽管了解酒精使用加剧溃疡，但饮酒仍在继续）。

3.1.4 药物成瘾的种类

不同药物的作用不同，有些药物比另一些药物更容易上瘾，海洛因无疑比咖啡因更危险。但这仅仅是问题的一面，还需要对药物使用的行为进行分类。对不同行为模式的了解与对药物排序一样有用，例如，有的人喝酒喝了一辈子，但始终都是为了社交，自己不上瘾；而有的人喝上酒后，几个星期内就成了酒徒。从这个意义上说，药物滥用可以分为不同类型，包括由于好奇而短期进行的体验性用药，为愉快或放松而在社交中偶然进行的社会消遣性用药，为应付特定问题（如克服瞌睡）而进行的情境性用药，日常带有成瘾性质的严重药物滥用（大剂量用药），以及带有极端依赖性的强迫性药物滥用。不论服用哪一种药物，后三类药物使用的行为模式都会造成危害。下面将分别介绍不同种类的成瘾药物。

3.1.4.1 兴奋剂

3.1.4.1.1 可卡因

可卡因是一种烈性中枢神经系统兴奋剂，从古柯叶中提炼出来。可卡因被利用和误用的历史很长。19 世纪末至 20 世纪初，牙疼水等几十种非处方药物和万灵药中都含有可卡因。从 1886 年起到 1906 年，可口可乐饮料中一直含有可卡因。1906 年，有关纯净食品和药品的法案开始实施，可口可乐公司用咖啡因取代了可卡因。1997 年，美国大学生中滥用可卡因的人数比十五年前增加了四倍。在各种药物中，对可卡因的滥用最为普遍。

可卡因通过刺激中脑边缘多巴胺系统的奖赏中枢，而产生奖赏效应和欣快感。通常情况下，当一件愉快的事情发生时，释放到该脑区突触间隙的多巴胺增加，并作用于相邻突触上的受体。而可卡因会阻断多巴胺正常的再摄取，导致突触间多巴胺的聚集，产生持续的欣快感觉。

在用药之初，可卡因能够迅速产生强烈的欣快感，并伴随良好的自我感觉，警觉性提高，精力充沛，有幸福感，创造力强。用药者通常不觉得自己使用了药物，只觉得自己变成了一个十分受欢迎的人。当使用大剂量或慢性用药的时候，可卡因会导致冲动行为、性欲增强、兴奋激动与焦虑不安，并到达恐慌与偏执妄想的顶点。当停止使用该药物后，用药者会感觉极度疲乏和沮丧并且长时间睡觉。出于生理与心理方面的效应影响，用药者同样会表现出对更多药物的强烈渴求。

很多可卡因滥用者和依赖者最初都严重的酗酒和吸食大麻，并逐渐过渡到更强烈的药物，即可卡因。可卡因对大脑奖赏系统的强烈作用使得这种物质较其他物质更容易形成依赖和滥用，即便是那些从未使用过药物的人也会如此。

由于可卡因的半衰期很短，它的效应消退得也很快。因此药物依赖者需要频繁地使用药物来维持较高的血药浓度。与此同时，对可卡因的耐受也在发展，所以，用药者需要使用越来越多的药物来维持以前同样的快感。为此，成瘾者会通过各种手段，甚至不惜违法以获得充足的钱来购买可卡因。同时，由于成瘾者经常互相重复使用注射器，也造成了艾滋病和性病的传播。

【案例】

阿尼是一个三十一岁的牙科大夫，已经结婚十年并有两个孩子。由妻子带来看心理医生，原因是在过去的一年中，他无法控制地使用可卡因，并且发展到无法再做一名牙医。在过去的五年中，他实际上每天都在使用可卡因，只是偶尔因为特殊的事情而间断一至两周。在四年前，他就想要停止吸食可卡因，但是强烈的渴求使得他又再次摄取药物。他说，在过去一年中大约花费了一万两千至一万五千美元，用于购买可卡因。

他的妻子在来访时提到，自从五年前她的丈夫吸食了可卡因以后，体力明显下降，而且对其他事情也漠不关心。她埋怨道："他不工作，也没兴趣跟我和孩子们出去玩，他把所用的时间都用来看电视。"此外，妻子对他偶尔发作的暴躁脾气也有些不满。

阿尼是在读牙医学校第二年的时候结婚的，婚后一年因为学习压力较大，他开始使用大麻，每天在从学校回家之前吸食一根大麻烟卷，然后整晚地看电视。毕业后，妻子怀孕了，但是他还没有办法接受将要做父亲的事实。他深深的沮丧通过社会孤立、对事物漠不关心的程度加深以及频繁的暴怒表现出来。他需要陶醉在大麻或者偶尔使用些止痛剂来获得放松和满足。随着孩子的出生，他再也没有感到这样的"疯狂"，而与此同时，他的大麻和止痛剂的使用量也在逐渐增加。两年后，第二个孩子也出生了。这个时期，他的经济条件变得非常好，全家搬进了豪华的大房子，还拥有两辆车，而这时他只有二十七岁。但他觉得对未来也失去了憧憬，更加觉得孤独，以前使用的药物也不再产生作用了。

于是，他第一次使用了可卡因并很快获得了很好的感觉，"我不再觉得沮丧了。我越来越频繁地使用可卡因，因为我所有的问题都消失了，但是我必须一直使用它。可卡因的效果很好，价格也很贵，但是我一点都不在乎。当用药后短暂的愉快感觉消失后，我觉得更加沮丧和痛苦，以至于我需要尽量多的可卡因。"现在阿尼变得越来越不安和急躁，而牙医的工作对他而言也变得越来越困难。

【案例分析】

从这个案例中可以看到，可卡因的成瘾作用和它对社会功能的损害性都非常的严重。使用可卡因达到兴奋高潮后，心境和体力轰然崩溃，几天之内，使用者进入长时间的疲劳、焦虑、妄想、厌倦和没有愉快感觉的快感缺失状态。之所以会发生这样的情况，是因为脑对滥用可卡因后的状态已经适应，而停药扰乱了脑的化学平衡。因此，戒断可卡因时会引起抑郁。

停药期间，人对可卡因的渴望是很强烈的，并可能感到自己很可怜，能生动地记得先前在可卡因作用下的兴奋状态和强烈的愉快感，对可卡因的强烈欲望呈压倒之势。在这种条件下，如果不能得到生理满足，重新强迫性使用可卡因的可能性就依然存在。一个戒断了可卡因的人，可能会在几个月甚至几年后重新产生对可卡因的渴望。

在本案例中，阿尼在遇到重大的生活事件，如即将做父亲，或为了克服压力、不良情绪等而开始吸毒并一发不可收拾，慢慢地，对药物的生理依赖和心理依赖使他无法自拔，陷入了恶性循环的境地。在吸毒人群中，像阿尼这样的原因而开始吸毒的人很多，他们往往具有心理上的缺陷，遇到突发事件或不良事件时缺乏自我调节的能力，不能应用积极的心理防御机制去应对，只是退缩消极地去寻求药物的帮助，最终成为了瘾君子。

3.1.4.1.2 安非他明

安非他明属于苯丙胺类药物，是一类人工合成的兴奋剂。这类药物曾被医生广泛用做减肥和抗中度抑郁的辅助药物。现在，这些用法都遭到反对，因为很多人都因合法使用苯丙胺类药物而导致药物依赖。

安非他明通过刺激兴奋性神经递质多巴胺和去甲肾上腺素的释放，并阻断这些神经递质的再摄取而起作用。应用安非他明后的感觉与可卡因类似：欣快感觉，自信心增强，警觉性增高，异常的兴奋与偏执妄想。与可卡因一样，安非他明也会产生令人惊恐的幻觉。用药者可能会看到某些人或物体在十分夸张或扭曲地活动，听到令人恐惧的声音，感觉浑身疼痛或感觉胳膊上有蛇在爬。一些用药者能够意识到这些经历都是不真实的，但是一些人却无法意识到这点，并最终发展为安非他明导致的精神障碍。

对安非他明的耐受发展非常迅速，因此用药者在短时间内就可以形成对药物的躯体依赖，从开始的服用药片发展为静脉注射。有些人发展更为迅速，几天内不吃不睡，频繁地注射安非他明。当这个时期结束后，他们很快陷入躯体和情感上的抑制状态，甚至严重到发生自杀行为。这种急性戒断症状在几天之内就可以消退，但是慢性用药者会经历情感不稳定、记忆力减退、妄想思维，以及能够持续几个星期，几个月甚至几年的异常感知觉。

【案例】

一位四十二岁的商人，两个半月以来发现自己越来越不能信任他的商业合作伙伴。他经常与他们对着干，敌视他们，故意反驳他们的意见，正因为如此，他失去了好几桩生意。最后，在一天夜里，他听到有声音对他说，入侵者正准备破门而入并杀了他，于是，他在院子里开枪了。

一年半以前，他被诊断患有发作性睡眠症，表现为白天不正常的睡眠和突然发作的肌紧张消失，自此他开始使用安非他明。用药后，他的病症减轻，工作效率提高了，家庭和朋友的关系也比较稳定。

但是，从四个月之前，他开始增加安非他明的使用量以保持夜间的觉醒状态，因为大量的工作不能在白天完全处理完。他反映，这期间，经常感觉心跳加快，坐不住。

【案例分析】

滥用苯丙胺类药物有很多危险。随着身体耐药性的提高，为保持兴奋状态，滥用者不得不越发大剂量地使用药物，这会导致恶心、呕吐、高血压、致命的心律不齐和使人丧失活动能力的中风。

苯丙胺类药物兴奋的后效是危险和痛苦的，可能出现的问题包括疲劳、抑郁、做噩梦、精神错乱、不可控制的烦躁和攻击性行为。这类药物还可引起一种"与现实脱节"障碍，称为苯丙胺精神病。患者感到受威胁，出现"有人要抓我"的幻觉妄想，并按照这样的妄想行事，他们可能变得极为凶狠，伤害自己或他人。

本案例中，患者为了治疗疾病而使用了成瘾药物，伴随着疾病症状的改善，成瘾的症状却表现出来。这部分人其实非常的值得同情，因此，对这种药物的管理需要建立完善的体制，严格限制药物滥用和过量使用药物，同时，用药时对药物成瘾性的考虑也是医生的重要职责。

3.1.4.1.3 尼古丁

尼古丁是一种天然的兴奋剂，主要含于烟草中。烟草是人们最普遍使用的心理药物之一，吸烟者的人数仅次于咖啡饮用者。在美国，十二岁以上的人群中有70%有时会吸烟，有29%正在吸烟。在有二十年烟龄的人群中，有95%的人每天习惯性地吸烟。此外，女性吸烟者也有不断增加的趋势。女性吸烟的危害更大，因为一旦成瘾，女性比男性更难戒除烟瘾。

尼古丁对中枢神经系统和外周神经系统都有作用。一个人在吸烟后几秒钟内，尼古丁就可以到达大脑，它可以促进多种生化物质的释放，如多巴胺、去甲肾上腺素、5-羟色胺、内源性阿片肽，从而在大脑中产生强化效应。虽然人们经常说吸烟可以放松紧张情绪，但实际上尼古丁会产生一种"战—逃综合征"——当肌体预备应对或逃避应激源时，身体的多个系统如心血管系统、呼吸系统等会处于警觉状态。这种状态恰恰是个体对尼古丁成瘾后的改变，而个体放松主观感觉仅仅是肌体发生变化后，需要尼古丁来维持正常状态的结果。

众所周知，尼古丁会成瘾。对很多吸烟者来说，戒烟后会出现头疼、出汗、疼痛痉挛、失眠、消化不良和易怒等症状，并渴望抽烟。这些症状可能持续2—6周，并可能比海洛因戒断更糟。尼古丁复吸的模式几乎与酗酒、海洛因成瘾和可卡因滥用戒断后复吸的模式雷同。戒烟者在一年之内复吸的人约占 80%。

《精神疾病诊断与统计手册》第三版对药草依赖的诊断标准规定如下：

①持续地吸用烟草至少一个月；

②至少有下述中的一项：a.郑重地企图停止使用或显著减少烟草使用量，但未能成功；b.停止吸烟而导致停吸反应；c.置严重的躯体疾病于不顾，虽自知吸用烟草会使其加剧，但仍然继续吸烟。

吸烟对健康的危害相当大，一支点燃的香烟会释放六千八百多种化学物质，其中有很多是致癌物。另外尼古丁本身就可能致癌。吸烟引起的肺癌和其他癌症被认为是现在加拿大和美国男人死亡的第一原因。肺癌患者中，男性的 97% 和女性的 74% 是吸烟造成的，这个比例近年来迅速增高。在全部癌症死亡者中，1/3 的人有吸烟史。具体来说：

吸烟与癌症：早在 20 世纪 30 年代，人们就注意到肺癌患者中大多数都有吸烟史；英、美在 20 世纪 60 年代进行了三次大规模的流行病学调查，从多方面证明吸烟与肺癌的发生有密切关系：①吸烟者死于肺癌的危险性比不吸烟者大二至二十八倍；②每日吸烟量与死于肺癌的危险性有明显的剂量—效应关系：每日吸烟量越大，危险性也越大；③开始吸烟年龄越小，死于肺癌的危险性越大，如十四至十九岁开始吸烟者，危险性比二十五岁后开始吸烟者大三倍多；④吸烟者戒烟后，死于肺癌的危险性比吸烟者明显减少，戒烟时间越长，其危险性减小越明显；⑤吸含烟碱和焦油低的卷烟者危险性较小。实验表明，烟草焦油还可以引起口腔癌、喉癌、食管癌等。

吸烟与心脑血管病：近年通过七十万自然人群中心肌梗死存活患者与非冠心病的病例对照配对研究，发现吸烟者发生心肌梗死的危险性是不吸烟者的 2.3 倍。每日吸烟量和心肌梗死相对危险度按吸烟量的平方增加。

吸烟与脑血管意外：吸烟的男性发生脑血管意外的机会比不吸烟的男性高 42%；吸烟的女性比不吸烟的女性发生脑血管意外的机会高 61%。另外，患者发生脑血管意外机会的大小与吸烟数量亦有关系。每天吸烟超过四十支者，发生脑血管意外的机会两倍于每天吸烟少于十支者。吸烟者一旦戒烟，在不到五年后，发生脑血管意外的机会与不吸烟者相差无几，这对老年人尤为重要。

吸烟与脉管炎：血栓性闭塞性脉管炎是一种顽固的慢性血管阻塞病（包括周围的中小动脉、静脉）。一般认为吸烟所产生的尼古丁中毒以及精神因素往往为发病的诱因之一。据统计，在脉管炎患者中吸烟者占 90% 左右。吸烟多的患者，其症状往往较严重，病程也长。

吸烟与其他疾病：免疫缺陷病毒（HIV）侵袭人体的 T 细胞后，一般经历较长的潜伏期才表现出疾病的症状。而吸烟者产生症状的时间却较快（为一般不吸烟者的两倍）。吸烟致使 HIV 攻击的 CD4$^+$ 的 T 细胞迅速衰老，失去功能，因而使处于潜伏期的患者迅速爆发病症。

老年性痴呆是困扰老年人的一种难治之症。一般吸烟者比非吸烟者平均早五年患此病，嗜烟如命者发病更早。原因是尼古丁干扰了脑内神经信息的传递机制，从而造成痴呆。这一研究还进一步证实了从年轻时就吸烟的人衰老发生得早，并且衰老进程非常迅速。

有研究表明，吸烟者的一生中，在以下方面表现出比不吸烟者有更大的倾向：经常的滥用药物，严重的压抑感，精神失常，个性天真，并伴有攻击性和社会不容的行为。吸烟造成的精神失常在男女青年中表现得最为突出。

吸烟者不仅仅损害自己的健康，也损害与他们一起生活或工作的人的健康。被动吸烟引起的肺癌占全部肺癌的 20%。不吸烟的妇女嫁给吸烟男人，患肺癌的危险增加 30%。使儿童被动吸烟，更是一种极其不负责任的行为。

【案例】

某师范高校大二学生，不仅形象颇似刘德华，且勤奋好学，成绩拔尖，在班内有"才子"之称，深受班内一个女生喜爱，并在大一下学期确立恋爱关系。在交往将近一年后，由于女生父母极力反对，女生单方面提出终止恋爱关系。该生痛苦万分，心态失衡。原本不吸烟的他，自此每日以烟酒消愁，希望以此消除心理的创伤。吸烟从开始的每日三四根香烟逐步增加到每日一包，却始终走不出失恋的阴影。对学习兴趣减退，觉得生活没有乐趣，只有吸烟才能使他打起些精神，若停止吸烟便会感觉头疼、焦躁不安、无精打采。学习成绩直线下降，至大二末，考试成绩由以前的名列前茅下降到班里的倒数位置，并出现了挂科现象。

【案例分析】

本案例中，患者为逃避失恋造成的失败感、挫折感，缓解紧张感、焦虑感，消除厌烦情绪、失落心态，以烟作为自我刺激和自我宣泄的工具，并沉浸其中不能自拔。

除此以外，吸烟的原因还有很多：有的人认为吸烟是一种时髦，不吸烟就会落伍，只有加入吸烟队伍，才能赶上"时代潮流"。有些人，尤其是青少年好奇心强，许多事情都想试一试，体验一下。见别人吞云吐雾，悠游自在的样子，自己也想体验一下。还有的青少年模仿心理很强，见影视剧中正面人物在思考问题、拟订作战计划、制定侦破方案等时都在抽烟，自己在模仿抽烟时便以为自己也是"英雄人物"。另外，烟也是一种重要的社交手段，因为工作的需要，交际应酬都免不了要吸烟。

烟草很容易获得，吸烟也很容易发生，最重要的是在吸烟发生前做好预防工作。

首先，要在全民范围内进行吸烟危害的宣传教育，特别是对青少年一代的预防教育，形成从社会到单位、学校、家庭对吸烟的全方位的抵制。世界卫生组织与各国政府协商专门起草了《烟草控制框架条约》，该公约规定，生效三年后，禁止烟草制品包装上使用"柔和"、"淡味"、"低烟碱"等旨在使人产生某烟草制品比其他烟草制品危害小的印象的词语，健康警予必须巨大、明确、醒目，以占包装主要可见部分面积的50%或更多为宜，但不应少于包装主要可见部分面积的30%。一些比较重要的条款还包括：提高烟草税收，限制免税烟草制品，公共场所禁烟，生效五年内禁止媒体烟草广告，禁止向未成年人售烟等。

其次，还要切断戒烟者复吸的渠道和条件：

①戒烟者要尽可能脱离吸烟环境，避免接触含尼古丁的物质；

②多结交有助于自己戒烟的良师益友，尽量少与过去的烟友长时间接触；

③可以把对身体有益的食品作为吸烟的替代物。如在饮食中补充维生素E，多吃杏仁、葵花子、全麦等；

④积极参加体育锻炼及各种有益身心健康的文体活动，转移精力，避免烟瘾复发。

3.1.4.2 阿片类药物

吗啡、海洛因、可待因和美沙酮都是阿片类药物。即几千年来，这类药物都用来缓解疼痛。实际上，我们的肌体在自然状态下也会产生阿片类物质用来对抗疼痛，我们称之为内源性阿片肽。例如，运动受伤会引起肌体产生内源性阿片肽，来减轻因受伤导致的疼痛。医生也经常会开些合成的阿片类药物，来帮助疼痛患者减轻疼痛。

吗啡是19世纪广泛应用的止痛剂，直到发现它具有高度的成瘾性。海洛因是19世纪末从吗啡发展而来，在一段时间内它是用于医学用途的。到了1917年，人们已经明确地认识到海洛因和所有的阿片药物都具有危险的成瘾特性。

吸食了阿片后的最初表现通常是欣快感觉并伴有全身普遍发热，疼痛减轻。之后用药者瞳孔扩大，并进入一种昏昏欲睡的状态，这段时间他们没精打采的，说话含糊不清，思维也是极其混乱的。他们可能还会经历一段浅睡眠状态，睡梦中会有很多生动的梦境。

吸食过量阿片会导致意识不清、昏迷和惊厥。因为这些物质会抑制控制呼吸和心血管系统的部分脑干生命中枢。严重的时候，用药者的呼吸心跳会停止。当阿片药物与镇静剂或酒精联合使用时更加危险。曾经有人因吸食过量阿片和其他药物而死亡。

阿片的戒断症状包括烦躁不安，焦虑，或者情绪不稳定；感觉背痛或腿疼，对疼痛的敏感性也增加了，于是寻求更多的阿片药物。用药者还会出现恶心、呕吐、大量出汗、心动过速、腹泻、发热等等。这些症状通常出现在最后一次使用吗啡或海洛因后的八至十六小时内，并且在三十六至七十二小时内达到顶峰。长期慢性或大剂量用药者中，这些强烈的症状会持续五至八天，几周到几个月之后才会有所缓和。

阿片依赖和滥用至少通过两种途径产生。一种是人们最初用阿片药物治疗慢性疼痛，慢慢地对药物产生躯体依赖。另一种是医生或护士对药物的非法使用，他们通过职务之便获取药物，并使用药物来对抗工作压力。更多的人使用阿片药物是开始于使用了酒精、大麻以及一些相关的药物如抑制剂或兴奋剂等之后。在人们尝试了上述几种药物后，开始使用海洛因。他们首先对药物产生精神依赖，之后转变为躯体依赖。一旦这些人对药物产生了躯体依赖，他们需要每四至六小时注射一针海洛因以避免戒断反应。这项支出非常巨大，并且使得他们几乎无法从事正常规律的工作。结果，很多人为了获得更多的钱去买药，采取了盗窃、卖淫以及其他违法手段，也给社会造成了巨大的困扰。

阿片滥用和依赖者最大的危险是由于反复使用污染的针头或不安全的性行为而感染HIV。在美国的一些地区，超过 60% 的慢性海洛因使用者感染 HIV。采取静脉注射的吸毒者也经常罹患肝炎、肺结核、严重的皮肤感染和其他严重感染等。女性在孕期吸毒更会增加流产和早产的危险性，她们的胎儿在出生后出现新生儿突然死亡综合征的几率也会增加。

【案例】

阿兵（化名），十五岁，澄海外砂人，因年幼其母病亡，其父忙于生计无暇照管他，自七岁起，阿兵模仿大人们抽烟，并以之为荣。他说，每天放学后燃起一根香烟吞云吐雾，走在同学们中间感觉特有面子。十四岁那年，勉勉强强读至初一的阿兵干脆辍学了，终日跟在乡里几位"大哥"身前身后当起了小兄弟。去年初，他结识了乡里一做餐饮生意的"大哥"，几番来往后，阿兵很得大哥喜欢。慢慢地，阿兵也发现了大哥原来是"白药仔"，但他也不以之为忤，相反还认为这是"酷"的表现。去年，趁大哥不在家，阿兵偷了一点"白粉"终于"开禁"尝了新，并从此成了一名"小道友"。吸上白药后，因无钱买药，阿兵便在一"道友""教授"下当起了"鱼虾蟹"庄家，以赌钱为营生。据称，那些"鱼虾蟹"的骰子都是用磁铁做了手脚，因此聚赌时基本都是赢钱，有时一天纯收入达三四百元。阿兵称其每天下午常在陈厝合、辛厝寮一带"开局"，赚了"工资"后便买"药"过瘾。今年 2 月 19 日，阿兵被警方抓获，在审讯时因药瘾发作口吐白沫，结果被送强制戒毒。

阿珍（化名），十七岁，其父母在她十三个月大时便离异了，她被判随生母，后母亲再嫁时后父嫌她累赘，便把她送给了市区一对结婚多年未曾生育的夫妇（也就是她现在的父母）。阿珍说，起初养父母对她很好，吃的、穿的无不关爱有加。但当她七岁时，养母生下了弟弟后，她又成了"累赘"，成了家中的"保姆"，每天做饭、打扫卫生、看管弟弟等什么杂务都被她"承包"了。为此，阿珍不止一次在夜里躲在被子里偷偷哭泣。因缺乏家的温暖和关爱，阿珍的学习成绩一落千丈，自己慢慢对学习也失去了兴趣。小学毕业后，她即跟着在歌舞厅认识的朋友们离开了家。有一天她见几个朋友躲在一个隐蔽角落里抽烟，仔细一看，发现他们的抽法很奇特，于是她凑了上去，学着他们的样子狠命抽吸了一口，她称，那一刻她感觉到的是一种前所未有的"解脱"。上瘾后，因无经济来源，她便再也离不开那些娱乐场里的"朋友们"了，因为只有和他们在一起，她才能获得毒品来应付她日益强烈的毒瘾。

【案例分析】

阿片类药物是我国滥用最为广泛的药物。这类人群吸毒的原因也是多种多样的。但绝大多数像阿兵这样的人，他们多是因为好奇或受朋友引诱而吸毒。这部分人多是年轻人，他们心理还不成熟，好奇心强，易受朋友的影响，因此容易涉及毒品，是毒品滥用的高危人群。这些人由于没有良好的经济收入，成瘾后为了购买毒品，大多采取一些违法的手段获得金钱，因此也成为了一个社会的不安定因素。

另外，相当一部分吸毒者家庭教养方式不良。像阿珍这样，从小缺乏家庭温暖，造成心理的不健康发展，他们大多表现为情绪不稳定、焦虑、敏感、容忍性差、易冲动、情绪波动性大、易出现违反规则的想法及行为、照章行事较困难等个性特点。在偶然接触毒品后，药物带来的心理解脱感让他们陷入泥潭而无法自拔。

3.1.4.3 致幻剂

这类药物在使用后会产生幻觉和错觉。麦角二乙胺（LSD）可能是最著名的致幻剂，只要用一点儿就能产生幻觉，使思维和知觉发生精神病样障碍。

使用了 LSD 或其他致幻剂之后的症状之一就是联觉，即对同一种感觉器官的刺激可以引起其他感官的感觉。用药者可能会说，他们听到了颜色或者看见了声音。时间也仿佛停滞了下来，身体和环境的界限渐渐消失。感情从沮丧变得兴高采烈继而又变得恐惧，一些人还会变得十分焦虑甚至恐慌。而另一些人会有一种超然的感觉，对艺术、音乐十分敏感。最严重的是，一些人在用药后会发生十分恶劣的事件，他们可能会从楼顶或窗户跳出去，因为他们觉得自己可以在天空飞翔或者可以在海面上行走。一些人用药后产生的焦虑和幻觉非常严重，以至于发展为精神障碍，需要到医院精神科接受长期治疗。

近几年来，新近出现的一种致幻剂就是摇头丸。服药者通常会整晚地听音乐和跳舞，待药物作用消失后，人会觉得精疲力竭，通常要睡上好几个钟头。使用摇头丸对健康最大的不利就是脱水，长期用药还会产生多种心脏问题、肝脏损害甚至肝功能衰竭，并且出现焦虑、抑郁、精神病症状和偏执妄想的比率也大大增加。

另外，苯环利定（PCP）也有致幻效果，但 PCP 是麻醉剂，同时具有兴奋剂和抑制剂的作用，兴奋作用和镇静作用的结合会产生极端焦虑不安、迷惑，导致暴力和悲剧。虽然 PCP 并不属于致幻剂，但却可以产生很多同样的效果。低剂量的时候，它会产生欣快感觉或情感淡漠、话多却缺乏内容、反应时间延长、眩晕、轻微的高血压、异常的非随意运动和虚弱感觉。中等剂量的时候，会产生混乱的思维、歪曲的视觉映像（如感觉某个人的胳膊不属于那个人的身体）、人格解体（丧失关于个人本体和现实的正常感觉，其特征是感到不能控制自己的行动和说话）和非真实感。用药者会变得充满敌意、好斗甚至于暴力行为。大剂量的时候，它会导致遗忘和昏迷，痛觉丧失，其程度足以进行外科手术；惊厥，严重的呼吸问题，体温降低或体温升高。很多症状可以保持很多天，因此，一些 PCP 成瘾者通常被误诊为与药物使用无关的精神疾患。

【案例】

这个病人所述的正是服用致幻剂后典型的表现：

"下面的症状是我现在能记起的最典型的症状：眩晕，视觉混乱；那些在我身边的脸孔都是奇形怪状的，五颜六色的；明显的不停地运动，直到变得麻痹，头、四肢和疲惫的身体都感觉很沉重，就好像里面灌满了金属；腿抽筋，发冷，手的感觉也消失了；舌头有金属的味道；喉咙有干燥紧缩的感觉；感觉透不过气；意识逐渐变得混乱，我开始大喊一些半疯狂的或者语无伦次、胡言乱语的话语。有时，我感觉已经离开了自己的肉体。

医生发现我的脉搏很差，但是循环还算正常。

服用 LSD 六小时以后，我的症状已经大大改善，只有视觉混乱还持续存在。所有的东西都在摇摆而且比例也扭曲了，就像在流动的水面上的倒影。同时，所有的东西都那么的令人不愉快，不停地变换颜色，主体颜色是暗绿色或蓝色。当我闭上眼睛，一系列不间断的，色彩丰富的，十分生动和真实的映像呈现在我的眼前。最显著的特征就是所有声音感觉（例如车经过的声音）出现了视觉效应，每个声音产生了相应的幻觉，不停地变换着形状和颜色，就像万花筒中的图案。"

3.1.4.4 大麻

大麻这种植物的叶子晾干后，可以卷到香烟里或放到食品和饮料里来吸食。它是一种全世界范围广泛滥用的违法药物。在美国，大约 1/3 的人曾经使用大麻，有大约 5% 的人每月都使用大麻。

吸食大麻后在几分钟内就可以表现出症状，但需要几小时才有明显的感觉。急性症状大约持续三至四小时，但有些症状会持续十二至二十四小时。吸食大麻以后，通常最初的表现就是非常良好的兴奋感觉，放松和安宁。用药者可能会觉得眩晕、欲睡或多梦。他们可能对环境的感受增加，觉得任何事情都很有趣。他们还可能变得很夸大或昏昏欲睡。在大麻的影响下变得十分焦虑、抑郁或发怒的人也不占少数。

使用大麻后在认知方面的症状都是负性的。用药者可能认为他们在思考一些具有重大意义的思想，但是，他们的短时记忆受到了损害以至于他们还来不及将这些思想表述出来就已经忘记了。他们的运动功能也同样受损：用药者的反应时延长，注意力和判断力不足，因此他们发生交通意外的危险性增加。由大麻造成的认知损害在病人停止大量使用药物后还可持续一周的时间。这种效应尤其在女性身上表现得更严重。

吸食中等剂量到大剂量的大麻还可表现出致幻剂的效应。大麻的主要活性成分四氢大麻酚（THC）是一种药性温和的致幻剂。用药者会出现幻觉、人格解体感和妄想。一些人觉得在经历愉快的体验而另一些人却觉得恐怖。还有一些用药者出现严重的焦虑，例如莫名的恐慌来袭。

吸食大麻后的躯体症状包括心率加快、心律异常、食欲增加、口干等。吸大麻烟还会增加患慢性咳嗽、鼻窦炎、支气管炎、肺气肿的危险性。大麻烟中所含的致癌物质也比同等量的普通香烟要多得多，因此导致癌症的几率也多很多。此外，长期慢性使用大麻会造成男性少精和女性的排卵异常。

食用大麻后的戒断症状主要有食欲下降、发热、多汗、腹泻和打嗝等，但对大麻的依赖主要是心理性的，不是生理性的。

【案例】

艾以提（化名），男性，六十岁，维族，退休干部。二十年来染上了吸大麻恶习，并成瘾。自述吸麻烟，开始，每次连续吸三四口，脑袋就有感觉，顿觉欣快，全身舒畅。逐渐烟量增加，每次要大口连续吸七八次方可满足，此时的感觉是心情舒畅，宁静，无忧无虑，食欲增加，睡眠良好，白日梦连绵不断。吸麻烟三年后，脑子开始反应迟钝，记忆力差，无精打采，经常完不成工作任务，也不考虑儿女家庭和个人前途。如不吸烟则食欲不振，饭量锐减，入睡困难，脾气暴躁，烦恼焦急，控制不住自己，甚至寻衅闹事。吸烟五年后躯体状况更差，消瘦，手足震颤，双腿无力，走路不稳。强制收容后，烟瘾减退，但自感脑子已经坏了，不能看报，记忆力差。

【案例分析】

大麻具有强烈的精神活性作用，主要作用于中枢神经系统。长期吸食大麻除了产生成瘾症状和戒断反应，还会产生慢性脑损害，表现出记忆力下降、思维迟钝、理解判断力削弱等脑器质性损害征象。

3.1.4.5 抑制剂

这里所说的抑制剂，包括各种镇静剂、安定药和酒精。最普遍使用的抑制剂是酒精、巴比妥和苯二氮卓类镇静剂。

3.1.4.5.1 巴比妥酸盐

巴比妥酸盐是抑制脑活动的药物，在医学上用于使患者冷静或诱发睡眠。中等剂量的巴比妥酸盐类药物有与酒精一样的致醉效果，大剂量可引起严重的心理错乱，甚至精神病症状，使人的意识丧失。过量使用巴比妥酸盐药物极易引起昏迷和死亡。

3.1.4.5.2 安定药

安定药是降低焦虑、较少紧张的药物。这些药中最有名的是地西泮、阿普唑仑、三唑仑以及利眠宁。这些药物的正常剂量也能引起瞌睡、震颤和精神错乱。使用剂量较大或使用时间较长，苯二氮卓类药物会强烈成瘾。

若巴比妥酸盐或镇静剂与酒精一起使用是极端危险的。两种药物一经混合，便会产生药物协同作用，即一种药物加强另一种药物的作用，使药效强度成倍增加。这种协同作用每年会导致几百人死亡。

3.1.4.5.3 酒精

人们饮酒有着悠久的历史，而且在大部分国家和地区的成年人都可以通过合法途径获得。与其他各种成瘾药物相比，酒精滥用具有它自身的特点：

①持久性。没有任何一种成瘾药物能像酒精一样具有如此长久的传奇性影响，法律对它的控制或提倡也具有明显的不确定性。

②合法性。一个人只在有限的一些情况下才会因为拥有或使用酒精而被投入监狱。甚至对酒后驾车和青少年拥有酒精这种固定的惩罚，社会的可接受性在接受惩罚时也起着重要的作用。

③使用的广泛性。虽然其他的成瘾物质引起了大量的公众注意，但与慢性酒中毒的影响相比就微不足道了，因为仅在美国就有五千万至六千五百万人直接或间接地受到慢性酒中毒的影响。

④间接的经济代价。在美国，每年因饮酒而造成的工作时常缺勤和失业，家庭暴力和离婚，医院里的照料，强制性的执法、司法活动以及对酒精依赖者的教化活动等所造成的间接经济损失达到一千三百亿美元以上，很可能比任何一种公共卫生问题所造成的损失都要大。

⑤与犯罪的联系。在美国大多数与成瘾物质有关的袭击和谋杀都是酒精滥用者所为，这种情况已存在很长一段时间了。

⑥意外事故。约半数高速公路上的死亡事件与酒精有关。据美国医学协会（1993）估计，在美国，约有25%—40%的住院病人是直接或间接的酒精受害者。

⑦自杀。酒瘾者一生中自杀的可能性大约为15%。

⑧混合使用。如今很少有纯粹的酒瘾者存在，而更多的以滥用多种成瘾物质为特征，他们把酒精与其他成瘾物质混在一起以获得廉价的、复合的效果。

酒精的滥用和依赖的原因很多：

①情绪冲突

心理分析学派认为，个体早年心理发育不良与心理创伤可以形成受压抑的、痛苦的心理冲突。后来当这些压抑着的心理冲突进入意识领域之后，可以产生焦虑、抑郁的心理症状。至成年后，每当再受到各种应激的影响时，原始心灵冲动的痕迹即可被激活而重现。酒精滥用行为可视为个体抑制功能的释放，使受压抑的各种心理冲突得以表现。

②学习理论

持学习理论观点的人认为，酒精依赖者以饮酒解脱焦虑心绪开始，继而从中习得一种良好的情绪体验。在不断正性强化中形成这种习得的习惯行为，而固定地构成难以矫正的依赖行为。

③人格倾向

运用明尼苏达多项人格问卷（MMPI）对酒精依赖者进行调查所得的结果表明：有81%的酒精依赖者的Pd量表（人格偏离量表）超过正常水平。这表明大多数酒精依赖者在人格方面具有共同性的问题，主要表现在社会适应能力和人际关系处理方面存在明显的问题。

④社会因素

饮酒作为一种遍及全世界的习俗和社会文化。其影响可谓根深蒂固。酒精成瘾与各个地区、国家、民族不同历史时期的宗教、文化、风俗习惯密切相关。婚丧嫁娶都要宴请饮酒，以至于发展成为一种酒文化。节日喜庆要饮酒，商务谈判要饮酒，事业有成要饮酒，情场失意要饮酒，商场得意要饮酒，上级视察要敬酒，朋友伤心要陪酒，求人办事要送酒，酒场无处不在，无时不有。酒精成瘾的温床可谓广也。

精神依赖性是酒依赖的基础。精神依赖性俗称"心瘾"，指个体对酒存在渴求心理。需注意的是，精神依赖有程度的不同，只有当精神依赖性较为强烈，患者难以自制地渴求饮酒时，才具有诊断价值。在重复饮酒一段时间后，需要不断地增加用量，才可达到预期的效果；或饮用原来的量已达不到预期的效果，这时就出现了对酒精的耐受。当停止饮酒或骤减酒量时，机体出现一系列特征性的戒断症状。主要有惊厥、血压升高、谵妄、焦躁和混乱、发热、呕吐和脱水等；症状轻微的也具有焦虑不安、轻度恶心、睡眠困难等现象。也正因此，饮酒者不断增加饮酒量，逐渐对饮酒行为失去控制，严重影响了正常工作和生活。

酒精的危害很大，当血液酒精含量（BAC）为0.40%时，大多数人会失去知觉，该含量通常被定为半数致死量水平即中毒水平。达到这个水平时大约有一半人会因酒精过量而死亡。当BAC达到上述水平时，每个人生理上产生的后果是大致相同的。但是，在饮酒者的血液酒精含量慢慢到达0.40%的过程中，心理上的反应就很不一样了。当一个人的BAC达到0.10%时，他可能想与一伙骑摩托车的人打架，另一个人可能会喋喋不休，手舞足蹈，滑稽可笑，还有人可能只是呆呆地坐着而不打搅别人。长期饮酒，全身所有的器官系统都会受到损害，由此产生多种并发症：

①神经系统并发症

酗酒引起的神经系统并发症大致可分为三类：急性酒中毒、戒酒综合征（如震颤、谵妄等）和酒依赖（如中枢神经病变、外周神经病变及自主神经病变等）。

由于酒精入血后似麻醉剂作用于大脑，首先降低高级认知的功能，如判断力和推理，随后很快改变感知运动。因此慢性酗酒者的认知能力呈进行性衰退，且学习、利用新知识及解决问题的能力均明显受损，还可导致渐忘障碍，包括远期记忆也受到损害。晚期患者常不注意仪表和社会行为规范，并有易激惹、情绪不稳定等表现。

酗酒还可引起交感神经功能异常，常体现在血压和体温调节上。在戒酒综合征期间，患者常有血压升高、震颤、多汗、心动过速，这些均与交感神经亢奋有关。

大部分酗酒者既不能很好地照料自己的生活，饮食无规律，也不关心体谅别人甚至亲人。他们为人处世的行为准则逐渐发生退化，虚伪、自私、言而无信，责任感渐渐丧失，极力躲避工作、家庭及人际交往中的责任。

②消化系统并发症

口腔和咽部是最先与酒接触的部位。研究发现，酗酒者口腔和咽部癌症发生率明显增高。此外，酗酒者口腔内卫生大都较差，多见龋齿。由于维生素B1缺乏，舌可呈萎缩、平滑、牛肉样红色。

酗酒者中常见返流性食管炎和胃炎。研究发现，酗酒者中消化道溃疡的患病率比不饮酒者高，这是因为酒精的毒性作用可引起胃黏膜充血、水肿和变形，长此以往，会导致食欲骤降，个别人还会拒食酸性或甜食，尤其不能食辛辣性食物。重者可出现晨起干呕，吐出胃酸或苦胆水。如此反复刺激，则可造成胃肠功能严重紊乱。

国外的研究还表明，有30%—60%的胰腺炎发病与饮酒有关。酒是诱发慢性胰腺炎和胰腺癌变的主要危险因素之一。由于酒精的刺激，胰腺分泌的消化酶和分泌液成分发生改变，导致胰内蛋白质过分浓缩形成蛋白质核，不断堆积形成"塞子"堵住胰腺导管，进而造成钙质在胰腺导管内淤积，成为胰腺结石的罪魁祸首，可并发严重的疼痛和消化不良等慢性胰腺炎的典型症状，最终导致癌变。

肝也是脂肪代谢的主要场所，但肝内脂肪酸的形成取决于酒精的摄入剂量和时程，如果达到高酒精浓度时，肝内游离脂肪酸则增加，而血中游离脂肪酸则下降。此外另一项研究认为，嗜酒者由于摄入高蛋白、高营养物质水平下降，会造成肝内脂肪组织的堆积而形成脂肪肝。反复大量饮酒可引起肝脏的中毒改变而导致酒精性肝炎。病情进展的后期即形成肝硬化，酒精性肝硬化患者中，约有10%进展为原发性肝癌，男性发病率是女性的三倍。

③营养和代谢并发症

大多数酗酒者伴有程度不同的营养不良。究其原因，有以下几个方面：a.进食量减少；b.食物构成不均衡；c.食物的消化、吸收及利用率降低；d.肌体对营养物质的需求增加；e.组织对营养物质的贮存不足；f.营养损失。此外，由于酒精对肠道的毒性作用，造成营养吸收、利用减少，损失过多，在酗酒者的营养不良中往往起着推波助澜的作用。

另外，长期大量饮酒的另一种常见后果，是酒精改变了脂肪贮存的方式而导致的"啤酒肚"。此外，酗酒还会导致心血管、生殖系统、呼吸系统、造血系统以及免疫系统等并发症。

除了这些长期的副作用之外，还有由于酒精过量使用而导致的短期副作用，所有急症病人中通常有15%—20%是酒精过量病人，而且酒精过量致死在急诊室的死亡率也有大致相同的比例。

同时，酒精成瘾也具有遗传倾向，如果父母酗酒，子女则容易成为酗酒者。女性饮酒危险更大，因为她们对酒精吸收快，代谢慢，所以比男性更容易醉。

【案例】

三十六岁男性，公司职员。饮酒十余年，嗜酒如命，每顿饭必饮酒。自诉最初饮酒是为了追求酒后那种轻飘飘的高兴劲儿，但久而久之，为了找到这种感觉，就必须加大饮酒量。而长期大量饮酒使身体对高浓度酒精产生了适应，一旦停止饮酒，体内酒精含量下降便会使其出现心里难受、恶心、浑身发抖、出汗、坐立不安等症状，于是便产生渴望喝酒的感觉，并迫不及待地找酒喝。

二十七岁结婚，近年来，随着酒量的增加，夫妻经常为了喝酒的事情吵架，也曾戒酒。在戒酒当天不停地找事做，尽量分散注意力，总算熬过白天，可是到了晚上，那股难受劲儿比白天更难熬，翻来覆去睡不着，明知家里没酒，还是不停地在平时可能放酒的地方四处寻找，最后实在找不到酒，便喝和酒形状相似的东西，比如家里的醋等。戒酒终以失败告终。

近一年来，每天早上醒来时，四肢和整个身体会不自主地抖动，伴有爱发脾气、惊悸及恶心、呕吐、出汗等。一经饮酒，症状即可缓解，否则症状持续。

因为饮酒无心工作，工作效率不高，常常不能按时完成工作任务，也因此得不到领导的赏识，人际关系也比较差。

【案例分析】

这是一个典型的酒精依赖患者。"饮酒至上"已经成了酒精依赖症患者的生活目的，一旦停止饮酒，严重的不良反应就会把他们再次拉回酒精的深渊，他们已无法顾及酗酒对健康、家庭、事业及社会生活带来的不良影响。

这类患者脱瘾需要患者像戒毒一样具有顽强毅力，否则也会"一朝戒酒，终身想酒"，而酒精的容易购买性和公众可接受度又使戒酒者复饮的几率大大增高。

要想真正防止酒精中毒对酗酒者本人及社会的危害，持久地戒除酗酒是治疗的最终目标。在专业医院、专业医师指导下，系统地通过药物达到身体上的戒酒不是一件困难的事情，但是戒酒后心理上的"想酒"是出院以后复饮的关键原因，因此，戒酒后的康复任务非常艰巨。除大力宣传酗酒的危害，帮助酗酒者改善酗酒所造成的不良环境及状况外，家庭治疗也很重要，家人要给予患者关怀与帮助，且不能嫌弃和厌恶，那只能将患者再次推向酗酒的深渊。另外，社会推行的各种各样的戒酒协会等组织，以集体治疗的形式互助互诚，收效更好。

3.1.5 药物成瘾的干预

3.1.5.1 吸毒的干预

3.1.5.1.1 社会干预

①净化社会环境。制定有关禁毒和打击走私贩毒的法令，包括取缔罂粟和大麻的地下种植场所，逮捕业主，焚毁果实。杜绝药物注射滥用，惩治不法行为；对医务人员进行安全注射教育，使其严格掌握注射用药的适应征。

②加强健康教育。运用多种形式，开展健康教育，促使其认识到吸毒的危害性，自觉抵制毒品，远离毒品。特别是对青少年更应加强相关教育。创造和谐的人际环境，减少和消除痛苦、烦恼和忧虑的情绪。

3.1.5.1.2 直接戒断法

对吸毒成瘾者可使用直接戒断法，或强制或自愿地断绝毒品，经过一段痛苦的折磨后就戒除了毒瘾。一般停用毒品八至十二小时就出现戒断症状，三十六至七十二小时达到高潮，其中大部分症状七至十天消失。此法只对中度毒瘾者可行。对严重毒瘾患者采用此法时，戒断反应过于强烈，有时会危及生命，因此可采用一些变通的方法：①逐步减量法。在医疗监护下，逐步减少毒品的用量，直至最后戒除。此法成功的关键是严防患者私下加服毒品。②药物替代法。对先前服用成瘾性强的毒品的患者，可用药理作用相似但成瘾性小、使用方便、价格便宜的药物逐步替代和减量。目前应用较多的是用美沙酮替代吗啡或海洛因，然后再通过逐步减量法戒断美沙酮。需要强调的是，直接戒断法解决的只是成瘾者的躯体依赖性，但对于诱发复吸重要原因的精神依赖性尚没有十分有效的方法，这也是目前研究的热点问题。

3.1.5.1.3 心理治疗

吸毒成瘾后，吸毒者多出现人格的改变、道德的沦丧、无家庭社会责任心、情绪不稳定等。对于戒除毒瘾者应辅以心理治疗、行为矫正，端正对自己、对社会的认识态度，调整好人际关系，帮助其树立戒毒决心，重新建立生活的信心，鼓起生活的勇气。在生活中遇到心理冲突，感到苦闷、焦虑的时候，戒毒者可通过向人倾诉达到情感上的宣泄，通过积极的、建设性的行为改变自己的困境，这样就能彻底摆脱对毒品的依赖，防止重新吸毒。

需要指出的是，无论上述哪种方法，其效果都不是很理想，复吸率十分高，这也是毒品最大的危害之一，给个人、家庭和社会都造成了沉重的负担。如何彻底地脱离毒瘾，消除复吸，是今后很长一段时间需要研究和解决的问题。因此，就目前而言，吸毒重在预防。

3.1.5.2 吸烟的干预

3.1.5.2.1 行为治疗

①阳性强化法。提供金钱或其他奖励来戒烟，而且还为持续的戒烟增加奖励。在约翰·霍普金斯大学，Maxine Stitzer 小组用金钱奖励参与者，对于完全依从者，奖励两百美元。研究者报告 68％的人开始时戒烟了，但三周后只有 18％仍坚持戒烟，36％又恢复了吸烟，其余的则很严重地吸烟。说明这种方法只有部分作用。

②自我监控法。要求吸烟者持续记录吸烟的数量并以每天为单位绘制出频率图。这种方法虽然不需要更多的干预也能减少吸烟数量，但是整体来讲对于停止吸烟往往无效。

③刺激控制法。就是要确定并控制或消除吸烟的刺激。一个计时器可以在固定的时间间隔发出一种信号，告诉某人可以吸烟。因为时间设置是随机的，这就可以打破吸烟与固定的环境刺激之间的联系，也可告知来访者可以在某一特定地方吸烟。这些方法据

报道成功率可达 75%，但是随访发现保持改变的只有 30%—40%。

④厌恶疗法。此法较为有效。

【案例】

男性烟瘾者，三十四岁，司机，为寻求戒烟方法来心理咨询门诊。

自诉有二十多年吸烟历史。由于嗜烟如命，几次恋爱告吹。曾多次戒烟但均未成功。现在每天抽烟两包，经济不甚宽裕。两年前与一女工结婚，生有一子，夫妻常因吸烟之事吵架，故来就医。

【案例分析】

针对来访者使用厌恶疗法，具体做法如下：

①讲吸烟的危害。告诉他一些数据，说明吸烟与肺癌、冠心病的关系；告诉他被动吸烟对妻儿尤其是婴幼儿发育的影响；告诉他吸烟者满口烟气，如何招人讨厌，影响人际交往。

②给求助者看一个肺癌的病理解剖标本。标本呈暗灰色，外壁皱褶。肺门附近形成巨大肿块。暴露的支气管残端，官腔狭窄堵塞，黏膜粗糙。肿块呈豆腐渣色状，癌组织呈树根样伸入肺组织内部，宛若毒蛇盘根错节。

③带求助者去病房看有吸烟史的呼吸科病人，看他们痉挛性地咳嗽，满脸通红，涕泪交流，近乎窒息的痛苦状；看他们吐出的大堆大堆发出恶心的腥味、布满血污的浓痰。然后叫他抽烟。

来访者捂住口鼻，诉腹内如翻江倒海，勉强抽完这支烟，便忍不住去卫生间呕吐洗漱。他连声说道，怎么这烟吸起来也不香了。他担心自己吸了几十年的烟，肺内可能已被"熏"黑了。咨询师对他的这种想法不置可否。但告诉他，现在戒烟还来得及。

一周后，来访者复诊，告诉咨询师他已停止吸烟，因为一吸烟就恶心。三个月后随访，来访者诉烟已基本戒掉。

3.1.5.2.2 药物戒烟

这也是临床常采用的方法。如尼古丁替代疗法，以及不含尼古丁的口服戒烟药，如Zyban，其效果与尼古丁替代疗法效果相似，与尼古丁合用可增加疗效。

3.1.5.2.3 吸烟的预防

由于对吸烟的临床干预所得到的效果不一致，吸烟的预防成为长期解决问题的最可行的方法。有关吸烟的初始年龄方面的资料显示，如果人们在 20 或 21 岁之前不吸烟，以后很可能就不会吸烟。世界各国也都把预防青少年吸烟作为控烟的重点，看做控烟成败的关键。因此，学校和青少年机构自然就成了完成预防措施的地方。

3.1.5.3 酗酒的干预

3.1.5.3.1 药物治疗

药物治疗是对酒依赖者进行治疗康复的组成部分之一，药物治疗可有效地缓解戒断症状，有助于改善酒依赖的并发症。但迄今为止，对于长期戒酒而言，药物仍然处于辅助地位。其中苯二氮卓类药物主要用于帮助患者清除系统内的酒精，然后帮助他度过脱瘾症状时期。抗抑郁剂主要用于伴随持久严重焦虑、抑郁的酒精依赖患者。

3.1.5.3.2 心理治疗

①团体治疗：团体治疗已经被证明了对许多精神障碍患者的治疗和康复有很积极的作用，尤其对物质滥用的患者效果更加明显。毫无疑问，运用团体治疗的方法对酒精滥用者进行干预，治疗的最成功的模式即是美国的嗜酒者匿名互戒会（AA）。AA 的基础信念是酗酒是一种疾病，酗酒者必须承认他们的酒瘾及破坏力。AA 成立的核心是它独立于已有的医疗机构，并让嗜酒者畅所欲言。其中重要方面在于它通过集会提供了社会支持。

②行为治疗：针对酒精依赖的行为治疗流派很多。一般认为，行为治疗的核心是奖励与惩罚。如以条件反射机制为基础的厌恶疗法。其治疗方法为在患者物质使用时配以特别不愉快的事情。目的是用坏的关联打破药物使用引起的好的关联。例如一个人刚要喝酒，就给予一个疼痛的电击。这种坏的关联也可以通过联想不愉快的情景来形成，专业术语叫内隐致敏法。

a.厌恶疗法。对那些初次染上酗酒行为的青少年，可提供羞耻性刺激，即当其饮酒敬酒时，周围的人或报以鄙视的目光，或造成一种令人难堪的沉默状态，使其感到极度的羞愧。对成年人酗酒成性者，可采用药物性厌恶疗法，或采用电击的方法。如用阿朴吗啡、依米丁和呋喃唑酮等催吐剂，可引起恶心、呕吐，进行适当训练，就能够建立条件反射（酒）和非条件反应（呕吐）的适当联系，从生理反馈中逐步戒酒。该法能快速产生疗效，但有一定的复发率。使用催吐剂也有方法问题，要根据患者体质和绳梯状况调整剂量。对有一定文化素养并决心戒酒的人来说，采用厌恶想象法是非常有效的。

b.行为替代疗法（也称转移注意疗法）。如青少年正处于成瘾诱发戒断的，可用行为替代法，即用一种具有诱惑性的行为（如电子游戏机、打扑克、从事喜好的体育运动等）作为替代物，当出现饮酒念头和行为倾向时，引导其把注意力转移到替代物上去，逐步去除其成瘾前的诱发因素。但是替代疗法的接受者本身，必须有接触该酒瘾行为的坚定决心，方能收到良好效果。

c.系统脱敏法结合奖励强化法。采取心理学上对行为的良性矫正法——系统脱敏法。该法讲究渐进性，即每天逐渐减少饮酒量，因此它的痛苦性低、成功率高。戒酒者在完成了每天较少的"指标"后，自我或亲友应给予肯定和奖励，以巩固和强化所取得的成果。

③认知—行为疗法是通过各种方式改变自我挫败的思维，改变对酒的信念、期待或者增强自控力。该疗法首先要让成瘾者在思想上认识到过量饮酒的危害，同时树立起戒酒是必须的信念，形成强烈和坚决的求治动机，再结合行为疗法，治疗成功的可能性就大。如果求治者不是自愿，求治动机不强烈，该法治疗成功的可能性不大。

④家庭治疗：家庭治疗在酒依赖的治疗中也起着重要的作用，其理论基础是系统论，即将家庭视为一个有机运行的系统，家庭成员之间互相影响，互相制约。某家庭成员的问题同时也是家庭这一系统运行障碍的表现。因此，治疗应着眼于整个家庭，将整个家庭视为治疗对象。家庭治疗的特殊形式是婚姻治疗。家庭治疗的中心就是找出存在的问题，并设法使之发生改变。

3.1.5.3.3 多形式治疗

现在酒精依赖的所有治疗方法实际上都是多形式的，同时治疗身体、心理、社会问题。在最好的多形式计划中，患者会接受职业治疗，帮助他们学习或再学习工作技能；放松训练，教他们如何缓解没有酒精时的紧张；集体和个体治疗，帮助他们了解自己，向他们展示如何不用喝酒与他人打交道；家庭婚姻治疗，解决家里的问题，这些问题可能是促使他们喝酒的原因。患者同时接受这些不同形式的治疗，才能从根本上解决由酒精依赖造成的各种心理障碍。

3.2 网络成瘾

3.2.1 网络成瘾概念的提出

网络成瘾是伴随着网络技术的普及而新出现的一种心理障碍，许多国家和地区都陆续出现了这一问题，并呈日益严重之势。

中国互联网发展状况统计报告显示，截止到 1997 年，我国的上网用户数为六十二万，而到了 2004 年已经增加到八千七百万。短短七年，"触网"人数就有了如此惊人的增长，可见互联网对于人们来讲具有极大的吸引力。然而像其他科学发明一样，随着互联网的迅速发展和普及，它带来的负面影响也慢慢显露出来。一些用户在享受网络所带来的便利的同时，渐渐沉迷于网络的虚拟空间中而不能自拔，进而在学习、工作、生活等方面产生了一系列的问题。由于这部分人群正在不断扩大，这种现象引起了心理学家的高度重视，称之为"网络成瘾"。

"网络成瘾"这一概念最初是由美国纽约市的一位精神医师伊万·戈德堡于 1991 年提

出的。这一概念自被提出以来，在社会学和心理学领域引起了不小的争论。"成瘾"一词最初仅用于药物依赖，类似的成瘾标准后来也被应用于一些行为障碍，如病理性赌博、电子游戏成瘾及某些技术或物质的过度使用。概括地说，网络成瘾是指由于反复地网络使用所导致的一种慢性或周期性的着迷状态，并产生难以抗拒的再度使用的渴望；同时还会产生想要增加使用时间的欲望与耐受性、克制、退瘾等现象，对于上网所带来的快感也会产生心理与生理上的依赖。在网络成瘾早期，成瘾者先逐渐感受到上网的乐趣，随着上网时间不断延长，逐渐出现成瘾症状。网络成瘾者开始是精神上渴望上网，逐渐发展为躯体依赖，表现为每天起床后情绪低落、思维迟缓和疲乏无力等，上网以后精神状态才能恢复至正常水平。在晚期，成瘾者出现与生理因素无关的体重减轻、外表憔悴、每天连续长时间上网。一旦停止上网，则会出现急性戒断综合征，甚至有可能采取自残或自杀手段。关于网络成瘾的症状表现将在后文中具体介绍。

另一位心理学家阿姆斯特朗认为网络成瘾是一个广泛的概念，包括了很多不同的行为和冲动控制问题。他将网络成瘾分为五类：①网络色情成瘾；②网络关系成瘾；③网络强迫行为；④信息下载成瘾；⑤电脑成瘾。

Davis 把网络成瘾区分为两类："特殊病理性网络使用"和"一般病理性网络使用"。特殊病理性网络使用是指对互联网特定功能的依赖，包括对在线色情信息服务、网上拍卖、网上股票交易和在线赌博等功能的过度使用。成瘾者依赖的仅是这些特定的内容，也就是说即便没有网络，成瘾现象仍然有可能发生。一般病理性网络使用则是指对互联网多种功能过度的使用。成瘾者没有特定目的地在网上浪费大量时间，而沉迷于聊天室或其他网络上社交方面的功能。

3.2.2 网络成瘾的国外参考标准

3.2.2.1 Goldberg 的参考标准

Goldberg 于 1991 年最早提出了网络成瘾的概念，并对这一问题做了最初的描述与研究，做出了如下界定标准。

必须在一年内，表现出下列七种情况中的三种以上症状即可确诊为网络成瘾。

①耐受性。指符合下面任意一条：

需要明显增加上网时间才能获得满足；

上网时间不变，但满足感明显下降。

②停止上网后，表现出以下任意一种症状：

显著的脱瘾综合征：

a. 精神运动性烦躁；

b. 焦虑；

c. 强迫性思考网上发生的事情；

d. 幻想或梦想有关互联网的事情；

e. 随意或不随意地做出手指敲击键盘的动作。

急于使用网络或相似的网上服务来减轻或避免脱网症状。

③上网的次数比计划的多，时间比计划的长。

④一直希望能努力减少或控制网络的使用，却没有成功。

⑤把大量的时间用在与使用网络有关的事情上，如购买网络书籍、尝试新的浏览器、整理下载的资料。

⑥因为使用互联网而放弃或减少重要的社交、工作或娱乐活动。

⑦尽管知道上网可能已经导致了持续或复发性的身体、社交、工作或心理问题，但仍不管这些情况而继续使用互联网。

3.2.2.2 Young 的参考标准

Young 是最早研究网络成瘾的心理学家之一，她认为在《精神疾病诊断与统计手册》第四版上列出的所有诊断标准中，病态赌博的诊断标准最接近网络成瘾的病理特征。因而 Young 对病态赌博的诊断标准加以修订，形成了网络成瘾的测量工具。

如果对下列问题中的五项以上回答是肯定的，即被确定为网络成瘾。

①你是否迷恋互联网或其他网上服务，并在下线后仍然念念不忘？

②你是否感到有必要花更多时间去网上寻求满足感？

③你能控制自己是否上网吗？

④如果减少了上网时间或停止上网，你是否感到不安和愤怒？

⑤你上网是否为了逃避问题或是为了减轻无助感、犯罪感、焦虑、抑郁？

⑥你是否欺骗家人或朋友，以隐瞒你上网的频度和时间？

⑦你是否为了上网而不惜冒失去某个重要关系、工作、受教育机会或谋职机会的风险？

⑧即使支付太多的上网费用你仍然坚持上网？

⑨当下线时，你是否感到更加抑郁、情绪低落或易怒？

⑩你的上网时间是否总是比预计的要长？

3.2.3 网络成瘾在中国

网络在中国的发展速度是惊人的，我国上网用户的数字一直呈高速增长。根据中国互联网信息中心 2005 年 7 月报告，全国三十五岁以下上网用户总数已达 8373.9 万人。

中国青少年网络协会（CYAND）2005 年调查显示，目前全国青少年网瘾用户约占网民总数的 13.2%，人数约达 1105.4 万人。网瘾用户中未成年人占的比例较高，十三至十七岁的青少年网民中网瘾比例高达 17.1%，十八至二十三岁的青少年网民中网瘾比例为 13.7%；同时，初中学生网瘾现象严重，群体中的网瘾比例高达 23.2%。

把我国的情况和国外情况进行比较，我们吃惊地发现，在网络成瘾问题上，我们具有独特的表现。

①与国外主体人群不完全一致

调查显示，国外网络使用问题主体人群集中在二十至三十岁之间，而我国网络使用问题主体人群年龄小于这一年龄，尤其是出现网络成瘾等严重问题的人群主要集中在十五至二十岁之间，与国外的一般情况存在显著差异。

②使用内容集中性强

从最早报道网络成瘾的美国到陆续出现网络使用问题的西欧、日本等国，过度使用网络的内容包括信息下载、网络通信、网上聊天、网络购物、网络赌博、网上色情信息等多个领域。而我国网络使用问题主要集中在网络游戏上，其所占比例虽然根据不同报道有所差异，但均超过了其他各种问题的总和。

③极端倾向明显

我国近几年与青少年使用网络成瘾有关的恶性案例不断出现，包括长时间上网诱发猝死、盗窃、抢劫、诈骗、故意伤人甚至杀人。这些日益增多的恶性案件有些直接由网络引起，有些已经超出网络应用范畴。也正是这些恶性案例引发了社会各层面的广泛关注，吸引、激发了越来越多的专业人员研究这一问题。而在最早提出"网络成瘾"概念的美国，一些最近的研究结果显示，网络成瘾问题并没有如预测的那样在青少年中迅速蔓延。

因此，我们说，在中国出现的网络使用问题，尤其是青少年网络使用问题已经并非简单的心理疾病问题，它已经成为一个影响广泛的社会问题。在我国已经出现了比较严重的青少年网络使用问题，网络成瘾成为影响我国人们健康，尤其是青少年健康发展的重要问题之一。

结合前人的研究成果以及我国的特点，我国的心理学家从青少年心理发展角度提出了我国的网络成瘾概念：

网络成瘾是青少年心身发育过程中心理失补偿的突出表现，是我国当前教育体制下青少年心身发育需求不能满足的病理性补偿行为，是青少年在信息时代的单一选择性心理行为偏差。

3.2.4 青少年网络成瘾的症状

3.2.4.1 生理方面

网络成瘾对身体健康会造成严重影响。长时间沉迷于网络可引起植物神经紊乱、体内激素水平失衡，使免疫功能降低，引发心血管疾病、胃肠神经官能病。同时，由于玩游戏时全神贯注，身体始终处于一种姿态，眼睛长时间注视显示屏，会导致视力下降、肩背肌肉劳损、生物钟紊乱、睡眠节奏紊乱、食欲不振、消化不良、体重减轻、进食过多而活动过少导致肥胖、体能下降、免疫功能下降，停止上网则出现失眠、头痛、注意力不集中、消化不良、恶心厌食、体重下降。青少年正处在身体发育的关键时期，这些问题均可严重妨碍他们身体的健康成长。

3.2.4.2 认知方面

网络成瘾者一旦停止上网便会产生上网的强烈渴望，难以控制对上网的需要或冲动，这种冲动使其不能从事别的活动，工作、学习时注意力不集中、不持久，导致心理错位和行动失调，对周围现实环境的感受力、记忆力减退。由于长期的视觉形象思维，导致逻辑思维活动迟钝，沉迷于虚拟世界而对日常工作、学习和生活兴趣减少，与现实疏远，为人冷漠，参与意识减弱，缺乏时间感。

3.2.4.3 情绪方面

网络给网络成瘾者提供了一个广阔的交流情感的空间，他们可以和网友们尽情地沟通，享受着无拘无束的愉悦。同时，网络也给他们造就了一个宣泄情绪、放纵冲动的场所。网络成瘾使得有的人心理闭锁、情感迷失。网络成瘾者因不能面对现实，常常处于上网与不敢面对现实的心理冲突之中，情绪低落、悲观、消极，情感自我迷失。常出现的情绪问题有：忧郁症、躁郁症、焦虑等。

3.2.4.4 自我认识方面

网络成瘾者普遍不能约束自己，自我控制能力较差。过度地沉溺于网络中虚拟的角色，容易迷失真实的自我，将网络上的规则带到现实生活中，造成角色的混乱。网络虚拟空间的表现与现实生活中的表现具有的强烈反差，导致了沉溺者的双重人格，夸大自己的次要性格，向本我妥协，在互联网上一味追求快乐原则，但另一方又受到环境的制约，因此产生焦虑。另外，出于好奇心而上网容易导致异装癖、同性恋倾向等不健康人格。

3.2.5 为什么会网络成瘾

"为什么会网络成瘾?"这一问题是研究网络成瘾的关键点。为回答好这个问题,我国"虹"计划项目专家组做了大量的前期研究与临床实践,提出了解释网络成瘾的病理心理机制——"失补偿"假说。"失补偿"假说对于网络成瘾的基本解释为:上网行为是青少年心理发育过程中受阻时的补偿表现。如形成"建设性补偿",则完成补偿、恢复常态发展,即正常上网行为;如形成"病理性补偿",则引起失补偿、导致发展偏差或中断,即网络成瘾行为。

3.2.5.1 网络成瘾的形成过程

3.2.5.1.1 上网的原因

青少年上网通常存在两种背景情况——常态需要和补偿需要。

①常态需要。青少年个体发展需要众多的心理要素,如亲子交流、在校学习、同伴朋友、竞争与竞赛、体育运动、文艺活动等等,而网络资源自身就包含了其中的多种要素,如竞争、同伴关系、成就感等等。青少年可以通过网络获得发展所需的心理要素,在这一背景下,上网属于常态需要,不仅不能粗暴阻止,反而需要教学和引导。

②补偿需要。当青少年的常态发展受到外因与内因的影响时,则会出现心理要素获得不足的情况,从而导致发展受阻。这时,青少年上网的动机是补偿不足的心理要素,驱动力主要来自内部。在这一背景下上网则属于补偿需要,需要密切地关注这一行为的演化。

影响青少年常态发展的主要原因分为外因和内因。

常见的外因包括:家长要求过严、期望过高、学校教学单调枯燥、过于看重成绩、同伴过少等。

常见的内因包括:屈从家长管教、过分在意成绩、不够乐观、缺乏兴趣爱好等。

选择网络进行补偿的主要原因:

①开始接触网络的限制少

大部分家长认为电脑会帮助青少年学习,而且学校大都开设了与计算机有关的课程,不少学校和教育机构还开设有网校进行网上教学辅导。因此,青少年开始接触网络时的限制很少,甚至是敞开和受到鼓励的。

②上网活动在最初阶段常得到支持

由于条件限制,一些家长希望孩子能够更多地进行室内活动,而在家使用电脑或者网络恰恰与这种行为期望相一致。因此,往往在最初使用电脑和网络时,很多孩子是得到家长认同和许可的。

③网络使用入门技术门槛低，即刻满足性强

现实生活中的很多活动如跳舞、弹琴等对于青少年来讲都有不同的技术门槛，而游戏和娱乐往往是门槛较低的一类，网络游戏则是其中更低的一种。绝大部分青少年都可以在很短时间内学会如何开始一种网络游戏或其他网络活动，而且几乎能即刻获得一定满足，这对于青少年来讲是非常有吸引力的。

④网络的娱乐性满足了青少年发展的需要

娱乐和游戏是青少年成长过程中的必需要素，大量的能力与知识都是通过娱乐和游戏习得的，有其个体交往、社会适应的重要心理能力。而且目前我国青少年的娱乐内容非常狭窄，渠道和可获得性非常有限，因此网络游戏正好大行其道。而研究表明，网瘾者更倾向于玩网络游戏，而非网瘾者则更倾向于借助网络获取信息。

3.2.5.1.2 上网的影响

通过"失补偿"假说可以很好地理解这一问题。

首先，青少年个体发育的心身需求是多方面的，同时也需要从多渠道获得。长时间上网或单一使用网络资源都会造成发展所需的心理要素获得不足，就如同长期偏食会造成营养不良。

其次，网络能够提供多种心理发展要素，但毕竟不能提供所有要素，正像任何一种食物都无法提供所有营养一样，而且网络所提供的某些心理要素并不能迁移回现实生活，因此长期迷恋网络并不能带来现实能力的增强。

3.2.5.1.3 正常上网

当青少年处于常态上网时，往往还存在其他的良好渠道，提供发展所需的心理要素，因此不会简单地沉迷于网络活动。

而当青少年处于补偿上网时，做到自主控制上网活动则需要启动"建设性补偿"机制。一方面选择性放大，包括互联网在内的渠道以获得不足的心理要素；另一方面努力改善或重建受阻的渠道，诸如亲子关系、在校学习等。

大部分个体在发展过程中都会遇到不同形式与程度的阻碍，大都通过建设性补偿机制完成自我心理修复，这样，即使选择性放大了上网活动，也可以逐步自主调控。

3.2.5.1.4 网络成瘾

这是解释网络成瘾及其他网络使用问题的核心，也是在揭示网络成瘾形成的病理心理机制。

当青少年处于补偿上网时，如果不能启动"建设性补偿"机制，则进入"病理性补偿"机制。一方面单一性放大某种渠道以图获取不足的心理要素，如放大互联网渠道则可能成为网络成瘾；另一方面又不能改善或重建受阻的渠道，诸如亲子关系、在校学习、同伴朋友等。

个体通过病理性补偿机制不能完成自我心理修复，将会导致发展受损或停滞。如果这一状态持续存在，在条件因素与激发事件共同作用下，将发展至"失补偿"阶段，即个体发展所需心理要素不能得到满足，无法得到补偿，最终导致发展偏差（如暴力、犯罪、身心疾病等），甚至发展中断（如猝死、自杀等）。

3.2.5.2 为什么青少年容易网络成瘾

青少年时期是人一生中发展和变化非常迅速的时期，其心理发展依赖于生理上的发展。青少年在生理上正处于青春发育期，这一时期的最大特点是生理的快速成长、急剧变化，特别是处于外形剧变、机能增强和性成熟的"三大巨变"中。由于身体发展的快速和突然，给青少年的心理发展带来了突飞猛进的变化，因此这一时期常被称为人生的"疾风骤雨"时期。处于这一时期的青少年，在自我意识、认知、情绪以及人际交往等方面都有其独特的表现。

3.2.5.2.1 青少年心理发育特点

①自我意识特点

随着青少年身体的迅速发育成长，他们开始越来越关注自我，最突出的表现就是希望了解自己的意识越来越强烈，自我意识空前高涨。他们常常在想："我到底是一个什么样的人？""别人喜欢我还是讨厌我？""怎样才能让别人喜欢我？"关于"我"的问题开始反复萦绕在他们心中。了解自我、认识自我的愿望变得越来越强烈。所谓自我认识，也就是自己对自己的认识与评价，如我长得怎么样？我聪明不聪明？等等有关自己的身体、外貌、能力、性格等方方面面的认识和评价。在自我认识和评价的基础上，青少年会对自己产生一定的自我情绪体验，如自尊感、自信心、自豪感或自卑感、羞愧感等等。正是在对自己各方面的认识、评价与体验的基础上，青少年才会逐渐地把自己整合成一个独立的、完整的个体，也就是建立起自我的同一性。正如艾里克森所指出的，建立自我同一性是青少年在此阶段的主要发展任务。

在发展自我同一性的过程中，青少年用来证明自己的方式通常都是指向外部世界的，他们比较在意外界对自己的评价和认可，非常渴望得到他人的肯定和认同。青少年对自己的认识与体验主要来自于他们日常的学习和生活，比如学习、人际交往、文体活动、各类竞赛等活动。当他们能在这些活动中得以自我展示，并能够得到外界积极的肯定与评价，体验到成就感、成功感时，积极的自我概念就能逐渐建立起来，自信心也会不断地增强。比如，在数学竞赛中获胜、考试成绩优异、体育成绩好等，还有受到父母、老师或同学们的表扬，这些都是青少年感到很有成就感的事，也是他们形成良好自我认同的重要生活事件。

不过，由于我国现行教育体制下应试教育的影响，现在青少年的学习压力普遍很大，家长、老师对他们的期望过于单一，学习好、考上好大学最重要，课余生活则显得相当的乏味单调。因此学习成绩的好坏常常成为青少年成就感的唯一来源，他们获得自我肯定与成就感的机会非常有限，尤其是学业不良的孩子。在青少年最渴望得到自我认同的时期，我们的教育现实不但无法很好地满足他们这方面的心理需求，反而令他们的自尊心与自信心倍受打击，从而令他们产生很强的挫败感。因此许多孩子自然会通过其他途径来寻找自我价值感的体现，而网络恰恰为他们寻求自我认同提供了一条很方便的途径。因为在网上孩子们可以很容易体验到成功，尽管它是虚幻的，但是它带来的心理感受则是很真实的，尤其是每闯过任何一关，都可以得到"回报"，这种成就感是他们在现实生活中很少有机会体验到的。有资料显示，目前迷恋上网的孩子中属于学习失败的孩子占了相当大的比例，这与现实中他们的自我无法得到很好的认同有很大关系。

②认知发展特点

青少年逐渐摆脱了儿童时期单一的具体运算和简单的形象思维，逐渐进入抽象思维阶段，也就是开始懂得实验、假说、推论这类形式化的思考。随着思维活动的数量和质量的大大提高，青少年思维的独立性和批判性也有了显著的发展。他们思维活跃，不再满足于教师、父母或书上所讲的道理，喜欢独立寻求或与人争论各种事物、现象的原因和规律。这时期的他们进入了一个喜欢怀疑、辩论的阶段，这是青少年阶段认知发展的一个重要特点。网络世界是一个充满新异刺激的丰富世界，新事物、新思想、新技术层出不穷，尤其是游戏中的闯关、练级，是对个人智力水平的极大挑战与锻炼，恰恰满足了青少年在思想上渴望深沉同时又喜欢挑战的心理需求。

但是，思维的片面性和表面性则是青少年认知发展的另一显著特点。尽管青少年开始能够有意识地调节、支配、锻炼自己的思维，但是由于知识经验不足、辩证思维尚未发展起来等原因，他们思维的独立性和批判性还不够成熟，看问题容易片面化和表面化，常常表现为只看到局部而看不到整体，要么肯定一切，要么否定一些的偏颇。这样，青春期的孩子更偏爱就外界事物的某一点来进行理想假设，一旦迷恋某种东西，一好百好，就有可能出现难以自拔的现象，如狂热追星、痴迷上网等行为，表现出青少年认识事物的特点，即好奇中存在盲目性、独立中具有片面性。

③情绪特点

　　青少年的情感世界丰富，情绪和情感体验比较强烈，带有明显的两极性特点。青少年的情绪有时非常强烈或狂暴，但是有时也会表现得非常温和与细腻。同时，由于青少年对事物的认识还不全面，还存在着偏执性的特点，所以，他们在情绪的表现上也具有一定固执的特点。随着青少年独立自主意识的增强，他们希望父母等成人尊重自己，希望获得更多独立自主的权力，如果事与愿违就会出现强烈的反抗情绪，尤其是对父母容易产生不满、反抗的矛盾情绪。青少年处于半幼稚半成熟、独立性与依赖性错综复杂、充满矛盾的时期，他们的内心充满了矛盾。例如，如何处理与父母的分歧、生理发育与心理发育的矛盾、反抗性与依赖性的矛盾、高傲与自卑的矛盾、否定童年与眷恋童年的矛盾等。正是由于青少年时期是个体心理发展充满矛盾的阶段，处于心态的不平衡时期，因此他们很容易体验到一些负性的情绪，当他们不知道或不能恰当地应对时，则往往容易产生不良的应对策略或模式。

　　调查发现，很多青少年会在空虚无聊、心情烦躁或心情不好的时候选择上网，甚至还有些人会专门去玩一些具有攻击性的游戏，以此来宣泄心中的愤恨、不满等负性情绪。通过网络来调节情绪的方式本无可厚非，但是每每感到无聊、心情不好或遇到不顺心的事情就想上网，而又没有其他的多样的宣泄情绪的方式来替代时，就会使上网这种回避及转移注意力的应对方式被反复过度使用，这就有可能导致青少年过度迷恋网络而不能自拔。恰如一位网络依赖的少年所言，我解决不了就只好上网逃避。

　　④人际交往心理

　　随着年龄的增长，青少年与社会的交往越来越广泛。他们渴望独立的愿望变得日益强烈，对父母的权威也产生了怀疑，甚至发生反抗行为。他们要摆脱家长和其他成人的监护，摆脱由这些成年人规定的各种形式的束缚。而父母那边，也是一方面希望孩子独立，另一方面又希望孩子对自己继续依赖。在这种矛盾的影响下，青少年与自己的父母就会经常有冲突，甚至在观念上有了对立，也就是我们所说的代沟问题。当父母与孩子间的沟通不能很好地进行，孩子能感受到的来自父母或家庭中被理解与接纳的时候也会越来越少，双方的心理距离就会越来越远。

　　青少年个体由于心理上的不安与焦躁，由于与父母之间的代沟存在，他们迫切需要能够倾听自己诉说内心烦恼、与自己交流感情并为自己保守秘密的对象，因此他们对友谊非常看重，可以说，青少年时期对友谊的重视程度在人的一生中是最突出的。进入青春期，随着活动范围的扩展，青少年对家庭的依恋逐渐转向伙伴群体，形成亲密的伙伴关系。他们的言行、爱好、衣着打扮等都会相互影响，信任伙伴胜过信任家长和老师。有些青少年上网主要是受到周围同伴的影响，大家都上了，自己不上似乎很落伍。还有相当一部分青少年则是在学校生活中与同学、伙伴的人际关系不佳，没有朋友，只好在网络世界中寻求友谊与支持。尤其是当他们迷恋上网之后，则可能结交一大帮的网友，大家一起打游戏，有共同的话题，在这个小团体内反而找到了心理归属感。不少网络依赖的孩子写道，如果有朋友一块玩的话，比如打球、聊天等，他们就根本不会选择上网了。

总之，青少年渴望理解与尊重，渴望心灵的沟通与交流，当他们的强烈心理需求与现实中体会到的孤独感和缺乏社会支持感形成强烈反差时，则很容易使他们沉溺于网络世界中无法自拔。

⑤过渡性与动荡性

青少年期是由小孩到成人的过渡期，独立性与依赖性并存。一方面，他们的自主性、独立性增强，感觉自己"已经长大"，希望自己能够独立思考和处理问题，希望受到他人的尊重与理解。但另一方面，青少年的心理还没有达到完全成熟，考虑问题不够全面，遇事比较冲动，在许多方面仍然需要依赖成人，尤其是自我控制能力方面还有待发展与加强。很多网络依赖的孩子都提到了不能下网的一个原因，也就是自己管不住自己，自我控制能力不强这一问题，这也恰恰反映了他们还不成熟的侧面。

游戏是儿童的主要活动，对儿童的身心发展起着很好的促进作用。青少年时期是儿童期的延续，其生理与心理在逐步地发展与成熟，但是当由于种种主观或客观因素导致其成长过程受阻的时候，那么退行这一心理防御方式的出现，则可能使游戏这一儿童期的自我满足的方式在青少年期再现。对一个迷恋电脑游戏的青少年来说，玩电脑游戏可使他忘记生活中的烦恼与不快，在游戏中可以获得成功感和满足感，即使操作失败也不要紧，因为他可以重来，可以作弊，可以跳过失败的场景，游戏给了他一个刺激的世界，并将他从现实的压力中解脱出来。在某种意义上说，青少年玩电脑游戏是儿童期幻想表达的持续，容易获得的虚幻成功的强烈体验是青少年对电脑游戏产生依赖感的重要诱因。

青少年时期是充满矛盾心理、动荡不安的时期。他们有强烈的好奇心和冒险意识，追求新异刺激，对周围世界充满探索与征服的渴望。他们精力充沛，思维活跃，敢想敢说，敢做敢为。但是在他们心中，什么是正确的幸福观、友谊观、英雄观、自由观和价值观，还都不太确定。他们的能力还在发展，性格还未最后定型，尚在寻找到合适的发展方向。青少年的自我意识在增强，对于别人的评价十分敏感，好斗好胜，思维有片面性，容易偏激，容易摇摆。他们很热情，也很重感情，但有极大的波动性，激情常常占有相当地位。他们的意志在增强，但克服困难的毅力还不够，往往把坚定与执拗、勇敢与蛮干、冒险混合起来。总之，青少年阶段的心理面貌很不稳定且可塑性大，它是心理成熟前动荡不安的过渡时期。如果缺乏必要且恰当的引导与教育的话，则一旦遇到外界的风吹雨淋，青少年就很可能走弯路或误入歧途。因此，如何引导他们走过这个动荡的过渡地带，这是每一个教育工作者值得思考的问题。

3.2.5.2.2 网络时代青少年心理发展的影响因素

①家庭因素影响

家庭对每个人的影响都是十分深远与重要的。家庭的结构、家庭的氛围、父母的教养观念与方式、父母与孩子间的交流与沟通，家庭的方方面面都可能会对孩子，尤其是青少年的成长产生影响。

a.家庭结构与家庭氛围

一般而言，父母离异或者父母一方或双方因故去世，属于比较严重的家庭生活应激事件。这样的事件对成年人来说尚且是一个很大的打击，对于一个成长中的还需要父母呵护的孩子来说，其影响更是不言而喻的。已有的很多研究表明，父母离异的孩子在心理健康方面更容易出问题。父母离异或去世，尤其是父母双方或一方去世，孩子往往很难承受如此大的打击，若内心的伤痛不能得到很好的宣泄，就很容易自卑、消沉。由于这样的孩子无法享受正常的家庭温暖，缺乏基本的关爱与管教，在这种情况下很容易向外界寻找感情的寄托，比如上网。

正常的家庭结构固然重要，但是温馨融洽的家庭氛围对孩子的心理影响更加重要。有些父母本身就存在一定的人格缺陷或心理问题，如脾气暴躁、喜怒无常，这就很容易影响到家庭成员之间的融洽相处。有个孩子谈到家庭时说，他不喜欢见到父亲，因为他总发火，家里的气氛时好时坏。还有些家庭中，由于种种原因夫妻关系不合，经常吵架、打架或者长时间冷战，缺乏温情与沟通。还有些父母则可能会在孩子的教育问题上意见不统一，发生矛盾争执。对于从小生活在这样的家庭氛围下的孩子而言，他们缺乏基本的家庭安全感，感受不到家庭的温情与沟通，往往很容易出现各种心理问题。

b.早期教养经历

孩子与父母之间，尤其是与母亲之间早期依恋关系的建立对于孩子的心理成长非常重要。调查显示，相当多比例的网络成瘾的青少年在早期依恋关系的建立上存在问题。很多父母由于工作等原因，小时候并没有和孩子在一起生活并亲自带养孩子，较常见的情况就是把孩子放在姥姥、奶奶家里带养，或者很小就开始把孩子送入幼儿园进行全托。还有一些孩子则随着父母工作的变动四处转学，学习或生活的环境一直不太稳定。从心理学的角度来看，稳定的、安全的抚养环境对小孩子的心理发展意义很大，因为它象征着安全、信任，而不稳定的抚养环境则带给孩子不安全的心理感受。另外，孩子的安全感与信任感更多的来自于早期与父母，尤其是母亲之间依恋关系的建立，与母亲的过早分离很容易造成孩子不安全、不信任、被抛弃感等负性感受。这些孩子的身体也许很健康、头脑也许很聪明，但是他们的心理发育则在某种程度上已经受损，缺乏安全感、信任感，与人建立亲密关系的能力不足，这就造成以后出现心理问题的一个很大的隐患或背景，因此可能导致后来与人无法建立良好的人际关系，引发种种心理问题。

c.教育观念与方式

应试教育体制的存在，导致许多家长对孩子的培养以应试教育为主，具体表现为：对孩子的学习非常关注，只关注孩子的学习、身体与生活，而不管其他方面，尤其忽略孩子的情感需求，不注重与孩子的心灵沟通与交流，也不注重孩子的社会性交往。

面对日益紧张的竞争，父母对孩子的期望过高，尤其是在学业上，给予孩子的肯定不够，而否定与指责则比较多。比如有个网络成瘾的孩子从小学习成绩比较优秀，在父母与老师的眼里应该是考清华、北大的料，但第一次高考发挥失利，考上了其他的名牌重点大学，这在父母眼里是很大的失败，就安排孩子又复读了一年。第二年这个孩子还是没有考上清华与北大，而是又考上了另一所名牌大学，最后孩子虽然去上大学了，但他的父母总觉得遗憾，在他面前总是动不动就提谁家孩子考上清华之类的话语。孩子尽管十分优秀，但在父母的高期望下他体会到的是深深的失败感。上大学后，他始终找不到自己的位置，自暴自弃以至于迷失在网络之中难以自拔。

有的家长把对孩子的爱简单地理解为单纯地付出和投入，对孩子有求必应，百依百顺，从而造成孩子完全的以自我为中心，随心所欲，热衷于享乐，从来不管他人的想法与感受。还有的家长教育方式简单粗暴，对孩子的一言一行都要管，导致孩子没有丝毫的自由。放纵型与专制型的教育方式同样都可能对孩子的心理状况产生负面作用。我们常说，没有错的孩子，只有错的教育。教育观念与方式对孩子身心的健康成长十分重要，问题孩子的出现也多是不良教育下的必然结果。

d.亲子沟通

随着年龄的增长，青少年与父母之间常常会有一段时间不能和睦相处，在功课、家务、交友和外出时间等多方面表现出冲突，父母常常感觉到孩子在情感、行为、观点等多方面都与自己开始脱离，我们常说的代沟现象，在这一时期表现特别突出。

调查发现，目前家长最关心孩子的学习，谈话也大多以学习成绩、搞好学习为中心开展，家长还比较关心的是孩子的身体健康与生活起居，比如没病、吃好、穿好等。但孩子们最希望与家长沟通什么呢？他们实际上更希望家长能多关心自己的想法，关心自己的内心，而不是外在的那些。因此我们可以看到孩子的内心需求与家长的给予之间的差异，这也正是父母与孩子不能很好沟通的一个原因所在。当然很多父母也想和孩子做深入的沟通，但往往事与愿违，很多孩子感觉到父母一开口就是说教和讲道理，因此一听父母说就比较反感，没有什么共同的语言而容易产生争执，最后干脆关闭起自己的心门。有孩子这样说，我希望父母关心我，但不要事事都去管我。如何能够平等地和孩子交流，而不是说教性的交流，这可能是做家长的需要下大工夫学习的地方。否则的话，青少年这一时期特有的逆反心理会使他们根本听不进家长的劝告，而走到另一端，从而使彼此的矛盾更为激化。有的孩子就说，我一听父母唠叨上网的事情就烦，容易和他们吵起来，他们越不让上，我越跑出去上。这可谓比较典型的逆反表现了。这就提醒我们，要尊重孩子的独立性，了解孩子的想法，平等地对待他们，给予他们成长的空间。

共同的家庭活动其实是培养父母与孩子之间情感的好机会。很多家长由于生活压力，或者过于关注自己事业的发展与成功，很少能够腾出时间和孩子在一起。很多家庭缺乏娱乐与集体活动，孩子放学或放假回家后在家待着往往无事可干，觉得没什么意思，因此在百无聊赖或孤单之中就可能会选择上网。因此，多创造一些一家人都参与的活动，比如郊游、运动等，丰富多彩的家庭生活不仅使一家人放松了身心，而其乐融融的家庭氛围，也会让家长与孩子心与心的距离更为贴近。另外，孩子是家庭的一员，家长对孩子的尊重应该体现在让孩子积极参与各种家庭事务，让他们发表自己的见解，与其他家庭成员平等地交换意见，这有助于孩子家庭责任感的养成。

e.家长对网络的态度

调查表明，不少沉迷网络的孩子，他们的家长或多或少对网络这一新生事物有着非理性的看法。很多家长盲目排斥网络，还有些家长则在无法制止孩子沉迷网络时，就干脆采取纵容的方式。家长这种对网络的非理性态度，在很大程度上增强了孩子的好奇心理与逆反心理。

青少年上网成瘾很大一部分与网络游戏有关。特别是男孩子，他们上网的主要内容就是网络游戏。但是，完全把网瘾责任推给网络游戏是不公平的。网络游戏不过是一种科技产品，因为青少年上网成瘾就关闭网吧、取消网络游戏是一种因噎废食的想法。家长们可以回忆一下过去，自己在青少年时期有没有痴迷过某种形式的游戏或活动？如果回答"有"，则对待网络游戏的心态自然就会平常许多。

网络是一个多功能的工具，无论你喜欢与否，它都会很自然地深入到我们生活中的各个角落。从孩子们现在对网络的使用情况上来看，有的玩游戏，有的聊天交友，有的搜索下载各种资讯，这些形式，反映的是孩子内心对周围世界的需求。网络是个虚拟的世界，这个世界如同现实世界一样，有好有坏，有善有恶。我们根本无法做到让孩子活在真空里，还不如坦然地接纳这个虚拟的世界。网络本无错，迷恋方为过。有些家长在发现孩子出现网瘾以后，往往把网络视为洪水猛兽，深恶痛绝，不共戴天，要求孩子绝对不能再去碰网络，这实际是偏激的也是不现实的。因此，家长们要做的不是堵而是疏导的工作，也就是引导孩子正确地认识网络的功能和弊端，做到善用网络。

②学校教育因素

a. 教育导向

由于各级教育部门对学校的教学评估方法、高考选拔人才的方式等原因，中小学教育以应试性为主要特点，很多老师侧重于以学生成绩为中心构建教学体系。学生的学习负担过重，学习、考试几乎已成为青少年生活内容的全部。"考考考，老师的法宝；分分分，学生的命根"，这一句流传甚广的顺口溜也道出了应试教育的弊端。可以说，学习的好坏，成绩的高低成为中小学生获得自我认可与他人认可的主要途径之一。但是我们知道，考试成绩优秀的学生毕竟是少数，而大多数的孩子则很难通过考取高分来获得更多的成就感与价值感。

随着素质教育改革的推进与深化，对学生文艺、体育等综合素质的培养也日渐受到重视，这也给青少年拓展自己的兴趣与特长提供了一定的空间和舞台，比如绘画、音乐、篮球、足球等各种体育活动、竞赛等，在一定程度上弥补了单一的学业评价体系，让学生在学习以外可以找到其他的能够肯定自我的途径。但目前这种多维的评价体系在我们教育实践中尚没有完全建立起来，真正广泛深入开展起来的学校还属少数。另外，由于每个家庭及个人等条件所限，仍有相当一批学生在文体等方面并没有得到很好的培养与锻炼，没有出色的特长与才艺。可以看出，如果一个孩子的学习成绩不佳，而他在课外活动中也没有特别出色的表现的话，那么他在学校中体验到的成功感就很少。相反，沉重的学业负担，不良的学业成绩则很容易招来老师的批评、父母的责备，也可能受到来自同伴的嘲笑与轻视。沉重的学业负担以及学业等带来的失败感促使青少年转而寻求各种缓解学习压力、证明自己的途径，而网络则可在一定程度上满足他们的内心需要。

b. 心理教育尤其是网络教育的缺失

现行的教育考核体制比较注重学生智力的培养，而对学生非智力因素方面的开发则相对显得比较薄弱，尤其是对孩子的社会性发展以及心理素质方面，当然家庭教育在这一方面同样也做得不够。很多青少年不懂得如何与人交往，身边也没有朋友可交流，只好到网上寻求朋友。还有些青少年个性孤僻，比较胆怯，不善交流，在现实中也得不到很好的调节与帮助，只好通过上网来展现性格中理想的一面。很多青少年是在遇到挫折或心情不高兴时，不知如何调节自己的情绪，往往只会选择上网来发泄或逃避，其应对方式缺乏灵活性。另外很多网络成瘾的孩子感到无事可干也就去上网了，这就涉及一个如何管理自己的闲暇时间的问题，也就是如何更合理地规划利用自己的闲暇时间。网络是一个新生事物，其中的世界让人眼花缭乱，如何引导孩子正确地使用网络，做网络的主人，而不是被网络所驾驭，这就需要学校有意识地引导和教育，而不仅仅是在问题出现后才去补救、禁止。如何让学生把自己的课余生活安排得丰富多彩些，而不仅仅是上网这唯一的选择，这就需要培养他们自我管理、时间管理等各种意识与能力。

③社会背景

a. 网络、网络游戏

随着社会的发展，网络发展日新月异，标志着信息时代的到来。足不出户，尽知天下资讯，也可以尽情与天南海北的人交流。网络给我们带来了很多的方便，开阔了我们的视野，成为我们现代生活中很重要的联结外界的途径。

网络游戏则以其独特的强大的吸引力令无数的网民尤其是青少年朋友着迷。很多网络游戏的沉迷者都提到，网络游戏很吸引我，才让我下不了网。网络游戏的情节紧张刺激，画面鲜艳丰富，可以满足青少年感觉寻求的需要；网络游戏的内容各异，但无一例外，晋级的难度越来越大，每一级别的目标设置能充分激励青少年过关斩将，满足自我成就感；网络游戏中多有团体协同作战设计，为了达成共同的目标，青少年很容易在网络中组成作战小分队，明确分工，互相支持，符合青少年群体依赖的心理需要；随着级别的晋升，个人拥有的财富越来越多，装备越来越精良，对于长期上网，辛苦"创业"的网瘾青少年来说，这些都是自己在网络世界中身份和地位的象征；网瘾少年甚至可以在网络中结婚生子，抚养下一代，这种婚姻生活的体验完全不似现实生活中那样复杂烦琐。如此可见，网络虽是虚拟的，但它与现实有太多相同的涉及，同时又省却了现实世界中太多的枯燥与无奈。网络构建了孩子们心目中一幅理想家园的图画，他们沉迷其中，已无法分清哪些是真实的，哪些是虚假的。生活在现实世界中的人们很难理解青少年为什么如此沉醉于网络游戏，殊不知孩子们在网络中苦心经营的世界，正是他们逃避现实、追求个性独立的体现。

b. 网吧

随着网络的迅速发展、网络游戏的不断开发，随处可见的网吧客观上也为青少年上网提供了非常方便的场所。据统计，目前北京市中小学周边平均网吧数量为四至五所，每到中午或下午学生放学时间，网吧里往往座无虚席，青少年由于存在爱模仿、爱表现的心理特点，各种网络流行语言也极易在校园内盛行，因此上网也成为一种赶时髦的行为。

另外，网吧管理制度的不完善以及网吧经营者社会责任感的缺失也在一定程度上对青少年的网络成瘾现象起了推波助澜的作用。现在大多数网吧以青少年为主要的客户群，因此网吧经营者为了个人的经济利益，可能会置有关的管理规定以及孩子的健康于不顾，普遍存在刻意吸引学生上网的现象，"未成年人禁止入内"的警示形同虚设。因此有关部门应严格审查各个网吧的从业情况，完善监督管理体制，实行长效管理。而网吧及其他娱乐场所业主也应该严格遵守国家规定，不赚昧良心的"黑钱"，还社会一个干净有序的环境，及时地将那些边缘少年拉回岸边。

如果我们的社会能为孩子们提供更多更好的娱乐场所与设施，比如足球场、少年宫、溜冰场等，使更多的孩子能在课余时间有个交流与玩耍的场所，那么网吧也就可能成为孩子们众多的娱乐放松方式中的一种，而不仅仅是唯一的选择。

综合分析后可以看出，导致青少年沉迷网络的因素既有其自身发展中的心理原因，也有家庭、学校、社会环境等方面的原因，不同学生沉迷网络的原因各不相同。下面我们结合具体的案例，针对具体问题进行更细致的分析。

【案例 1】

吴爽（化名），二十岁，女生，大学二年级学生，现在正休学一年中。用她自己的话说，她是一个典型的听话的好孩子。

"我小学、初中、高中，学习成绩一直很好，爸爸妈妈都以此为荣，经常在别人面前炫耀。高中毕业那会儿，爸爸坚持让我学习国际贸易，我虽然不喜欢，但也没有太反对。本来嘛，我喜欢文科，可是他们让我学理科。自己喜欢的方向都不能做主，那还在乎什么专业呢？干脆他们喜欢什么我就学什么吧，反正从小到大我都是听他们的。只要他们不吵不闹，我也就无所谓了。"此时，吴爽的神情严肃了起来，"不过我没有留在他们身边，而是去了一个美丽的海边城市，这也算是一种抗议吧。现在看来多亏我离开了他们的视线，否则我现在也不能摆脱他们对我的控制呢。""其实我数学成绩不是太好，但是英语和语文很好，所以考大学对我来说很轻松，其实我上的学校还是录取分数很高的，刚去的时候，老师也很器重我，毕竟从大城市来的嘛。可是第一学期开始不久，我就感到了压力。大量的数学方面的知识让我感到非常疲惫。因为刚开学时老师说过如果压力大，可以换专业，本系内就有偏文科的专业。但是父母死活不同意。因为这个专业是爸爸的一个梦想。这么多年了，他都苦苦等待着我给他实现梦想呢。大一国庆节回家时，我因为这件事和他们闹了矛盾，带着一肚子委屈回到了学校。"

"你什么时候开始上网的？"

"其实高中的时候我就上网，我爸爸妈妈都知道，我爸爸是特别排斥新技术的人。家里的电脑早在我上初中的时候就买了，一是为我上电脑课，再有因为他们学校要求用多媒体上课，妈妈坚持买了电脑，偶尔妈妈会用它来做课件什么的，可是我爸爸坚决不用电脑。因为这事他们两个人经常吵架。高中时，老师会要求从网上查资料，爸爸妈妈单位也会往邮箱里发通知，所以就上了网。那时我爸爸虽然自己不用电脑也不上网，可是看电脑看得很紧，就害怕我常上网。其实我哪有那么多时间上网啊？对网络也没有多少兴趣，只想着考大学的事情，压力也蛮大的。"

"那后来怎么会迷恋上网络呢？"吴爽的资料上显示，她每天在网上待十几甚至二十个小时。

"学习不好啊，大一国庆节我回家，爸爸妈妈也没有同意我换专业，我虽然很伤心，但回到学校还是很努力地学习。每天都拼命学习。对我来说，学习是我唯一能做好的事情，也是我生存的信念。真的，你不要不相信，那时候我就是这样想的。现在有时候我也是这样想呢。可是大一的第一学期，我有两门专业课没有通过学校要求的 75 分。"

"不是 60 分及格吗？"

"我们学校是重点大学，如果要拿学士学位，每一门功课就不能低于 75 分。"

吴爽又继续自己的讲述。

"那个寒假，我第一次没有回家过年，我害怕他们问我成绩的事情。我也挺恨他们的，要不是他们，我怎么可能考这么差啊？我从来没有因为考试而这样失望过。所以我不愿回家见他们。可是我爸爸竟然很开心我不回家，以为我在学校里好好学习呢。妈妈有些担心我。其实我妈妈对我挺好的，很疼爱我，可没办法，我爸爸太古板了，有的时候我都不愿意跟妈妈说我的不快乐，害怕她因此和爸爸吵架。"

"那你不回家在学校里干什么？"

"上网啊。"

就这样，寒假里，吴爽第一次没有回家过年，她告诉父母要在学校里补习功课。实际上是吴爽不愿回家。也就是在这个假期，吴爽完全把自己投入到网络的海洋里。每天除了睡觉都泡在网上，不是饿到无法忍受的地步她不会主动去吃饭，也不再每天按时洗漱、洗澡、换衣服。她曾经有两周的时间不出房间，除了上网就是睡觉。有时能连续上网三十几个小时，已经没有白天与黑夜的分别。就连除夕的晚上都忘了和父母联系。手机每天都处在关机的状态。房间里的电话线也被拔掉了。一个假期下来，她的体重由原来的一百多斤下降到八十多斤。

"你在网上都干什么啊？"其实对于很少上网的高度紧张的吴爽来说，网上有很多事情可以让她打发无聊的时间和生活。她抱着放松自己，报复父母，同时又赌气的情绪走进网络。浏览网页，看各式各样的新闻、图片、聊天，和众多的人聊。

"我那时候都没有什么可以玩的，游戏也不会，就是聊天，只要人家加我，我就加他为好友，无论年龄大小，无论男女，聊着玩呗。很快我就有了好多朋友，当然也遇到了不少挺变态的人。其实网上什么人都有。后来朋友多了，我就跟他们学玩网络游戏，有几个游戏高手挺帮我的，我的进步非常快。慢慢地，到假期结束的时候，我已经离不开网络了，不上网就不知道日子该怎么过。"

新的学期开始了，吴爽已经不能正常地去上课了，她找着各种理由请假旷课，抓紧点滴的时间上网。所以吴爽依然消瘦，依然考试不能通过，依然和父母没有联系。大一第二学期的五一假期，父母去看她，找到她时她正在网上玩游戏。父母终于明白了女儿在干什么，女儿变了，女儿堕落了，已经不是那个听话的好孩子了。为此父亲大发雷霆，母亲伤心落泪。

面对苍老的父母，吴爽说："我挺后悔的，毕竟我从来没让他们失望过，虽然专业不是我喜欢的，但是我也知道他们是为了我好。我也曾经试图放弃网络，好好学习。可是，我还是怨恨爸爸妈妈，学业又这么艰难，还有网上的游戏聊天多有意思啊……"所以网络的魅力还是占据了上风。在那个学期里，吴爽的学业已经没有办法再提，但是她在网上的成绩却让她自己感到欣慰。发帖子的数量巨大，已经让她的身份升级到了超级霸主地位。同时她的游戏水平也着实让众多网友仰慕。她交了很多网友。但是学期末，学校让吴爽休学，否则就只能勒令退学了。

吴爽回到家里，很快就自己开通了包月上网业务。虽然父母百般阻挠，但是吴爽已经是大孩子了，父母也没有太好的办法来控制她。除了父亲的责骂，就是母亲的眼泪。"我已经不想再被父母支配了，所以他们的话对我没有任何作用。在从小到大的成长中，我从来不违背父母的意愿。父母的年龄比较大，都是受过高等教育的人。他们的思想有些已经和现在有很远的距离了，但是，我还是很听话。高中分文理科时，自己很想学文科，可是父亲认为文科没有出息，所以我就听话地放弃了自己的理想。父母的感情不是很好，经常吵闹，我能做的就是顺从并以此来维持家庭的安宁。"

"那时我开始觉得父母对自己的控制太过分了，都是他们才让我落到现在这样的被动局面。无论是学业还是和他人的交往都让我很失望。从小到大，我就没有几个要好的朋友，好像爸爸妈妈不是特别喜欢我和同学有太深的交往。不过现在我在网上有几个特别好的朋友，无话不谈，我有了什么烦恼都会告诉他们。"

随后，心理咨询师又逐步了解了吴爽的家庭背景：

吴爽的爸爸，年近六十了，看上去显得比实际年龄更加苍老些。他的一生充满着曲折。接近高中毕业时，浩浩荡荡的上山下乡运动把这个衣食无忧的富家子弟送到了遥远的云南，每天高强度的体力劳动和没完没了的思想斗争让他曾经一度对生活失去了信心。

但是他还是咬紧牙关挺了过来，文革结束后，很多人都返乡回城，可是他没有什么门路又在那里待了两年，他的父母也都在残酷的斗争中离开了人世，家里也没有什么亲人。他凭借自己顽强的意志，在艰苦的环境下抓紧点滴的机会学习。终于在恢复高考的第一年凭借自己的努力考上了大学，回到了他离开十几年的家乡。

三十出头的他才开始自己的大学生活，学习的压力和生活的困难可想而知，但是吴爽的爸爸身上有一股不服输的劲头。因为他真实体验到的是时间的宝贵，他比别人更懂得时不我待的道理，大学毕业后便留校当了老师。他的个性比较沉静，是一个认真踏实、追求完美的人。可是认真中也透着一点古板。他看重数学，因为他喜欢这个学科，但是他对计算机嗤之以鼻。虽然家里有电脑，但是，他从来不用，学校里要求用多媒体上课，他也不响应。对一直以来备受争议的网络问题，他的观点就更为苛刻，总想一棍子打死。特别是面对自己的女儿迷恋网络的事情，他更是激动，网络已经成为他不共戴天的敌人。

吴爽的妈妈，五十六岁，看起来要年轻一些。谈吐透着利落和干练。但是面对丈夫和女儿时又显露出诸多的无奈。原来吴爽的妈妈是一个工农兵学员，毕业后在学校里从事行政工作。在那个动荡的年代里也算是风光的人物，可是她的婚姻却颇为不顺，第一任丈夫在她三十二岁的时候和她离了婚，有一个儿子跟前夫一起生活。在她的那个年代离婚应该是很重大的一个不幸。后来经人介绍认识了吴爽的父亲，虽然不是非常满意，但还是结婚了。婚后两人的感情一般。吴爽的爸爸格外看重文化知识，在他的眼里，吴爽的妈妈应该是没有文化的人。他坚持以后有了孩子，自己要负主要的教育责任，而妈妈是不能过多干涉的。吴爽的妈妈其实是很要强也很能干的，但是曾经的婚史和学历让她还是在这件事情上让步了。

吴爸爸对女儿说的最多的一句话就是：时不我待，学好数理化，走遍天下都不怕。除了学习，他好像不太关心吴爽的其他事情，从小学吴爸爸就不愿意让吴爽更多地参与学校的各种活动，不喜欢吴爽和其他同学有过多的交往。吴爸爸担心这些事情会浪费女儿的时间。从小吴爽就被当成一个男孩来养着，几乎没有穿过裙子。在这一点上，吴爽的爸爸和妈妈之间矛盾重重，但是吴妈妈也没有什么好办法。因为要和爸爸保持教育上的一致性，所以在这些事情上，虽然她可以感觉到女儿的不快乐，但是更多的时候她只能保持沉默。

上了大学的吴爽似乎一夜之间就变了样子，吴爸爸很后悔让吴爽去那么远的地方，如果她待在自己身边，或许就不会出现这样的情况，而对吴爽造成最大伤害的网络，吴爸爸更是深恶痛绝。在他看来，女儿的蜕变，网络是罪魁祸首。

我们又进一步了解了发生在吴爽身边的校园故事：

一直以来吴爽都是个好学生，小学、初中、高中，吴爽在班级里成绩一直都很好，就是在高中二年级，喜欢文科的她不得不选择理科时，她的成绩也没有出现太多的波动。对吴爽来说，好好学习是分内的事情。所以无论是考试科目还是非考试科目，成绩都是非常好的。这样的成绩对于父母来说应该是很让他们满意的。

但是爸爸妈妈只是在乎吴爽的成绩，对于吴爽的其他情况不是不关心就是万般阻挠。所以从小学开始，吴爽就没有什么朋友。除了学习，吴爽也没有什么爱好了。小学、中学、大学，吴爽从来没有参加过什么集体活动，因为父母怕参加活动会耽误了学习。虽然因为学习好，老师还是很喜欢吴爽，父母也很满意，但吴爽一点儿也不感到快乐。有时候想告诉妈妈，又害怕妈妈会因此和爸爸吵架。

吴爽为了躲开父母才选择了这所海边的综合性大学。这是一所国家级重点大学，学校在各方面的要求都很高。上了大学，吴爽开始的时候和同学们的关系还算不错，但吴爽不喜欢他们谈论的话题，她不知道周杰伦是谁，也不喜欢听他的歌。因为父母是不允许她听流行音乐的，他们认为那是浪费时间和精力。就这样吴爽和同学们的距离越来越远，因为她和大家没有共同的话题，再加上功课压力太大，每天吴爽都把自己埋在书本里。那些内容对她来说很难，加上自己又不感兴趣，随着时间的推移，看到那些密密麻麻的符号内容，吴爽就感到头晕难受。老师的课也越听越烦，因为听不懂，吴爽已经不能像以前那样认真听讲了，上课时，她经常走神。

即使在这样的情况下，吴爽都没有一个人可以求助，不能跟父母讲，因为她不愿意让他们担心。其实也有赌气的成分在里面，如果不是爸爸坚持，自己也不会来学习这个专业。对于妈妈，她也不想说，因为她不愿意父母因为自己争吵。至于和老师之间，也没有太多的交流，如果说了，老师会不会不喜欢自己呢？毕竟，从小到大，老师喜欢自己就只因为自己学习好，除了学习，自己还能做什么呢？至于同学就更不能讲了，大家好像越来越不喜欢自己了。同宿舍的女孩在屋里听歌曲，吴爽觉得很烦，因为这事她和她们大吵过。从那以后，大家就不愿意再和她说话了。每次她回到房间她们就离开，她进屋她们就不再说话了。吴爽常常想她们是不是在议论自己啊？吴爽开始出现了莫名的焦虑。晚上失眠的时间越来越长，和同学的关系也越来越紧张。上课时经常睡觉，为此，老师找她聊过，她自己也不知道该如何和老师解释。

就这样，大一上学期是吴爽上学以来所经历的最长的一个学期。最后的考试，吴爽考得很差。考试结束后室友们都结伴外出逛街购物，订回家的车票，热热闹闹。而吴爽却一个人孤零零地在宿舍里发呆。没有人给予她关注，也没有人和她交流。

终于，考试成绩出来了，吴爽两门专业课挂了红灯。坚强的吴爽第一次号啕大哭。那时的吴爽已经没有了尊严。平生的第一次，吴爽因为考试而痛苦。从来吴爽都认为自己就是为考试而生的。而现在，吴爽已经不再相信自己了。原来自己什么都不行，不会唱歌，不会跳舞，不会和同学交往，没有朋友，没有人愿意理自己。

就在这时，父母打来电话，问吴爽什么时候回家。吴爽听到爸爸的声音，内心有很多的委屈，但怨恨比委屈更多。她冷冷地告诉父亲，自己不回家过年了，要在学校里学习，没想到父亲听到这个消息不但没有表示出担心，反而很高兴，高兴女儿有出息，这么热爱学习。挂上电话，吴爽走出宿舍，在街上漫无目的地走着。路过网吧时，吴爽第一次走了进去，从此走入了网络的世界。

【案例分析】

我们说家长是孩子的第一任教师，家庭教育对于孩子的成长有着至关重要的作用，在这个案例中：

首先，吴爽的父母年龄较大，他们的思维方式和处世哲学相对来说比较陈旧，人又比较固执，不能学习更新自己的思想。这样的思想对吴爽有很深的影响。

第二，父母的理想在特殊的条件下没有实现，这样的理想就被加负在女儿身上。这种转嫁无疑加重了女儿的负担，让小小的孩子背负着沉重的枷锁。

第三，父母的教育方式只是强调单一的评价体系，只要能够学习好，其他的东西都可以忽略，所以年幼的吴爽没有朋友，也没有除了学习以外的其他的爱好和兴趣。

第四，学校的教育模式虽然为吴爽的成长提供了一定的机会，可是，老师还是没有能够走出对成绩格外关注的模式，即使当年幼的吴爽不能参加学校的各项活动时，老师也没有给予足够的重视，毕竟吴爽学习好。这种"一好遮百丑"的想法在学校教育中大行其道。

这样，一旦有一天学习成绩不能成为吴爽引以为豪的精神支柱的时候，势必给她带来毁灭性的打击，让她找不到前进的方向和目标。走投无路的吴爽也没有能够得到足够的帮助和支持。无论是父母还是老师都无法成为倾诉的对象。没有朋友的吴爽也得不到友情的支持，又没有自己的兴趣爱好，如音乐、体育可以转移目标。所以这时的吴爽走进网络，并迷失其中也是情理之中的事情。

网络的世界是一个虚拟的世界。在那里你可以广交朋友，大家互相之间都没有了解，此时你完全可以放开你先前的做事模式和先前教育给你带来的理念上的禁锢，按照自己的喜好去做自己想做的事情。对于吴爽来说，这个世界无疑是世外桃源，太多的朋友，让她体验到被关心以及关心他人的快乐。带有文采的帖子让她的文学才华也得以展现，让她体验到前所未有的成就感。按照自己的愿望去生活，又让她体验到了不受父母意愿左右的惬意。这样的生活是轻松自在的，和现实中那种充满压力、充满困惑、充满渴望的生活相比，吴爽当然愿意在网络的世界里生活而不想出来。

作为父母和老师，在面对网络成瘾的孩子的时候，这几个问题是需要我们思考的：孩子为什么会进入网络的世界不愿意出来，他们在逃避些什么？是什么样的力量把他们驱赶到网络这个虚拟的世界里？我们给予孩子什么才可以让他们再度鼓起勇气重新回到现实世界来，面对真实的生活，开始全新的成长？

首先，父母要尊重孩子的想法，不能把孩子当做自己的私有财产，强加太多的东西在孩子身上。对于孩子的观点要积极回应，给予引导并让他们学会分辨真伪。同时家长要与时俱进，不断学习，尽量减少代际差异给亲子关系带来的负面影响。鼓励孩子发展多方面的兴趣爱好，学习不是单方面的文化知识的学习，原来传统地按照学业成绩来评价孩子的优劣的评价方式已经不适应现在的发展趋势，同时这也是对学校教育的重大挑战。

其次，同伴间的友谊的发展对于成长中的孩子也是非常重要的，毕竟孩子不能永远生活在父母身边，总有一天他们要离开父母的怀抱走向社会，因此如何和他人相处也是他们的一门必修课。所以让孩子从小学会与人相处是非常重要的。

正确引导孩子使用工具，无论是计算机还是网络，都和其他传统的工具一样，都应该成为我们的一个使用工具，对于新鲜事物的态度应该是不惧怕，合情合理地使用，既不盲目排斥也不盲目迷恋。

【案例 2】

端木，十九岁，高中毕业。外表看上去比实际年龄成熟很多的男孩。

"先谈谈你从小到大的生活经历吧。"

"应该说，我从小到大的生活环境都还是挺好的，算是书香门第吧。我出生在南方的一个城市，前几年才来的北京。很小的时候，我爸爸妈妈就因为工作调到了别的地方，常年不在家，我一直跟爷爷奶奶一起住，因为我的家乡是一个省会城市，也算是大城市了，教育条件什么的各方面也都还不错，加上那个时候爸爸妈妈工作都很忙，也不在一个城市，没时间照顾我，所以我就一直留在爷爷奶奶身边上小学、初中。生活很简单，每天就是上课、下课、作业、考试，我那时候没事就在家里看看书什么的。初二的时候来了北京。然后还是继续上学，跟以前没什么两样。直到现在，刚参加完高考，考得不好……可能上不了大学。"

"嗯，那你大概是从什么时候开始上网的呢？"

"最早啊，好像就是高一那会儿。刚上高一没多久的时候开始接触网络。"

"当时怎么会去上网的？能谈谈你第一次上网时的感受吗？"

"也没什么特别的原因，就是那时家里刚装了宽带，我爸妈他们工作需要，有时候要上网查资料，我也就跟着上网看看，那会儿就觉得挺新鲜的，什么也不会，只知道打开网站，浏览个新闻什么的，也没有干别的。"

"最开始这一段，你大约每隔多长时间上一次网？每次上网大概会上多久呢？"

"这个不太好说，反正想到就会打开电脑看看。不过高中作业多，每天也没有什么时间上网，主要就是周末吧，每次也就上一两个小时。"

"这是最开始，那后来呢？大约什么时候开始发现自己对上网失去控制呢？"

"呃……没过多久，也就是高一下学期吧，可能。反正最严重的一段就是高一到高二那个暑假。从那时候开始就一发不可收拾。"

"能说说那会儿的状况吗？"

"那个暑假蛮疯狂的，经常整夜地上网，也不睡觉，天亮了困了，然后一睡就是一个白天过去了，傍晚醒来吃点东西，接着又上网，反正就是除了吃和睡，几乎都是在上网。暑假作业也没怎么做，开学前匆匆忙忙赶了几天敷衍了事。开学以后很长一段时间我每天晚上都失眠，根本调整不过来。凌晨一两点的时候是我最兴奋、最清醒的时候，躺在床上一点睡意也没有，就想着上网，不能上网就浑身难受。就这么耗到快天亮了，迷迷糊糊睡一小会儿，就该起床去上学了，白天困得不行，特别难受，上课一点精神都没有。"

"每天这么长时间用来上网，主要都在网络上干些什么呢？"

"主要就是浏览网页，查资料，泡论坛，跟人聊天，有时也玩玩游戏什么的。"

"你觉得网络究竟对你有什么吸引力，能让你那么喜欢上网呢？"

"网络算是对现实生活的一种补偿吧……"

"能具体谈谈吗？怎么补偿？"

"其实网络从本质上来说就是一种工具，可以用来工作，也可以用来娱乐。更重要的一点，网络可以把我们的生活无限地拓展。我们平时的生活圈子就这么大，但是一进入网络，你可以看到和听到各种见闻，可以结识各种朋友，可以去体验你在现实生活中根本无法体验到的很多事情。在网络上，你可以不是你自己，也可以是最真实的你，因为自由，因为平等。网络平台的这种特性让我觉得很舒服，我不需要刻意地去迎合谁，不用活得很累，可以看到自己的价值，找回自信，这些都非常重要。"

"对，网络的确给了人更大的心灵空间可以去释放自己。那你觉得上网给你的生活带来了怎样的变化呢？"

"其实虽然我表面上看起来很安静，不太跟人交往，但实际上我是一个很重感情的人。我把朋友看得很重，当然对朋友的要求也很高，我渴望的友情是那种真正的心灵上相契合的情谊。但是现实生活中，这一点是很难实现的。现在大多数人都太浮躁，很少有人愿意静下心来去倾听和了解他人的内心世界。现实给了我太多打击，让我变得沉闷、孤僻，而网络中的交流和对话则给了我另外一种体验，原来这个世界上还有跟你一样的人，跟你有一样的兴趣，跟你有相似的看法，这种感觉是很温暖的，我觉得我在网上像是另外一个人，热忱、开朗、积极、充满活力。每次上网，看到坛子里大家热烈地讨论问题，看到有人认真地回复我的帖子，我都会觉得情绪变得很好。这是好的方面。

至于坏的方面，在家长看来可能就是耽误了学习吧。不过我不觉得上网就是浪费时间，上课、写作业、考试不应该是生活的全部，有些东西书本上学不到，网上却可以学到。其实真正坏的方面，可能就是刚才好的方面的另一面吧，因为网上有了交心的朋友，现实中的人际交往就更不放在眼里了，所以一下网，面对现实世界反而更加冷漠了，总有一种自己是在'冷眼看世界'的感觉，好像别人在干什么都跟我无关，我只活在自己的世界里。"

"只活在自己的世界里……那么你的家庭呢？能谈谈你的家庭吗？"

"家庭？我前面已经说了，基本就那样。"

"从小到大，你比较喜欢和谁在一起呢？"

"没有谁是特别喜欢的。反正也就那样……"

"在你眼中，你的父母是怎样的人？"

"我爸妈？我爸常年不在家，从小到大，我跟我爸在一起的时间就很少，交流也不算多，这几年住到一起了，说的话稍微多了一点吧。我爸就是那种很踏实、很冷静的人，喜怒哀乐都不会放在脸上，似乎没什么情绪。相比之下，我跟我妈的关系要好一点，我妈是一个老师，也是个很内向的人，但是比较懂得怎样跟人交流。"

"平时家庭氛围怎么样？"

"一般吧。反正大家各忙各的，说话的时间也不多。他们除了让我少上网多学习，也没什么别的话跟我讲了。可能因为从小到大都没有跟父母在一起生活，总觉得跟父母之间有隔阂，他们根本不了解我，也不知道应该怎样来教育我。我觉得我们家很少有别人家那种很温情的气氛，他们俩平时工作都很忙，也没太多时间管我，看到我也就只会问问我学习情况，时间长了，我也不习惯跟他们讲我自己的事情，也不想讲。"

"当你上网比较疯狂的时候，你父母对此有过什么反应？"

"那个暑假的状况一开始他们并不知道，妈妈去外地讲课了，一个暑假几乎没在家待几天，我爸也时不时出差，有时在家发现我深夜还在上网，就过来说几句要我早点睡之类的话。他们也不知道我究竟上到多晚。后来开学了，总是很想上网，一回家第一件事就是开电脑，然后学习总要拖到很晚。爸妈开始的时候是劝，轮番跟我讲道理，找我谈，其实这样的大道理我都懂，他们根本不知道我的问题所在，只会跟我说教。后来也有过强制措施，比如把电脑搬到他们房间，锁起来，我就去网吧上，他们可能觉得那样更不好，就重新把电脑搬回了我房间，但是跟我约法三章，要我制订计划，合理安排学习时间。电脑可以玩，但前提是先管好学习。"

"那你觉得他们的做法怎么样呢？你认同他们吗？"

"其实爸妈的心我是了解的，有时候我自己也想过不能再这样下去了，但是就是控制不住。我的生活根本离不开网络……"

"那么在这期间，你自己有没有想过什么办法去调整，尝试着减少上网时间呢？"

"有啊。我有一阵子对自己总是因为上网耽误正事而深恶痛绝，我让爸妈给我请了一个大学生家教，每天晚上来我家，督促我学习。"

"那段时间效果怎样？"

"嗯，还是很好的，有人在旁边，基本就不会像一个人的时候那样总是想着上网。那段时间生活比较规律，作业也都能按时完成。"

"那后来呢？"

"不请家教之后的一段时间也还可以，但是再后来又不行了，还是忍不住上网，一上又开始回复到从前了……"

"怎么会这样呢？"

"一个人的时候总是想找点事情干，在家能想到的就是上网了。而且网络上的一些东西真的太吸引我了。网上还有我惦记的朋友。"

"现实生活中呢？比如学校里的朋友？"

"没有什么朋友。可能是我对朋友的要求比较高吧，没有几个人能够了解我的内心世界，而且很多人并不懂得怎么尊重别人……"

"怎么了？能具体说说吗？"

"我平时比较喜欢看哲学类的书，有时会带上一两本在书包里下课的时候拿出来看，有的同学一看到就把我的书抢去，大喊大叫好像很惊讶的样子，他们觉得看这样的书的人都是很奇怪的，加上我平时话可能比较少，他们更觉得我是一个另类，跟他们不是一个世界的。加上我从南方来，说话多少带有一点南方口音，这也成了他们笑话我的一个把柄，常常学我的话来取笑我……人都是有自尊心的，他们怎么能把自己的快乐建立在别人的痛苦之上呢？这样的人值得我付出真心去对待吗？"

"这样不顾及别人的感受和自尊心的做法的确不好。那么老师呢？你跟老师的关系怎么样?"

"老师还是挺好的。其实有些事情我宁愿跟老师说，也不愿意跟爸妈还有同学说。老师对教育孩子很有经验，知道怎么跟孩子沟通，而且愿意从你的角度去理解你。"

"那老师对你上网的事情持什么样的态度呢?"

"当然也是希望我不要因为上网而放弃了学习。老师也找我谈过很多次的，其实这次来见心理医生也是老师的建议。"

接下来，我们来了解端木的家庭背景。

端木出生于一个高级知识分子家庭。爷爷奶奶都是教师，对端木父亲的家教就非常严格。端木的父亲是文革之后中国的第一代新大学生。博士毕业后就职于一家著名的研究所，并被派到当时国家重点筹建的核电站工作。工作的出色使他短短几年便被破格提升为高级工程师。端木的父亲是一个个性很内敛的人，长期从事科研工作让他的个性变得更加沉稳冷静。尽管话不多，但他待人真诚，为人也非常谦和，在同事中口碑颇佳。端木的母亲同样出身于书香门第，从小就受到良好的教育。大学毕业后留校任教。端木的父母曾是大学同学，两人个性性格各方面都比较契合，关系一直不错。

由于父母工作的关系，从童年到青少年前期，端木一直由奶奶照料。奶奶退休前是一名中学特级教师，教学经验相当丰富，对学生要求也十分严格，由于父母不在身边，奶奶对端木的教育问题更是看得很重，从小就对端木要求比较高，家中规矩立了不少，端木也因此比较怕奶奶。

内向沉默的端木一直以来都很听话，因此，在很长一段时间里，端木和奶奶的关系一直也还算融洽。问题出现在端木小学六年级。端木开始慢慢厌烦了奶奶事事替他做主的强令性态度和专制的家长作风。终于上了初中后，他开始直接地表达自己的不满，跟奶奶顶嘴，有时甚至是刻意地违背奶奶的意思，结果祖孙二人冲突不断。在一次激烈的冲突后，奶奶被气得心脏病发作进了医院，而端木的父母也只好将他接回身边。

端木来到北京后跟母亲住在一起，就读于母亲所在大学的附中。半年后，父亲也将工作调回北京。至此，一家三口在北京团聚。端木的父母对他的管教相对于奶奶而言宽松了许多，他们给了孩子比较大的个人空间。多年来没能在孩子身边照顾他，夫妇俩觉得愧对孩子，现在孩子在身边了，总想补偿他点什么，加之初中阶段端木学习成绩也不错，父母很少责备他或者限制他，因此端木跟父母相处倒是一直相安无事。但是端木父母平时工作很忙，周末也没什么时间陪孩子，这一点有时让端木觉得很落寞。他对父母没有抱怨，但也缺乏深厚的感情。

高中时期，端木在学习上没有了以前的优势，似乎对学习的兴趣也大减，之后又迷恋上了网络，成天一有时间就坐在电脑前上网，父母看在眼里急在心里，不断地提醒孩子要学会合理利用时间。父母好言相劝，端木也答应得好好的，但父母一转身，端木仍然忍不住要上网。周末的时候父母有时去实验室或者到外面讲课，端木一个人待在家中觉得没有什么事情可干，闲着无聊就上网，一上又是一整天。

经过高一暑假的疯狂上网，一系列"后遗症"让端木自己也感觉到了危机。他决定跟父母提出希望请一个家教，父母对此也表示支持，他们希望孩子能够摆脱对网络的依赖，重新回到学习和生活的正轨上来。端木的母亲从自己学校里给他找了一个大学生做家教。母亲甚至让那个大学生跟端木谈谈，了解一下他的想法，从一个"过来人"的角度给端木讲讲自己的经验和体会，毕竟年轻人之间可能更容易沟通。端木的情况在那段时间里的确改善了不少，高二上半年学习成绩提高了一些。但是从高二下半年开始，随着高三的临近，学习越来越紧张，父母又对端木充满了期望，压力之下的端木又开始借助网络来宣泄，终于又陷入先前的恶性循环中。

端木的父母在科研机构和高校工作，身边的朋友同事也都是知识分子，对子女的教育都看得很重，而这些孩子多数学习成绩都很优异。孩子年龄相仿，父母总要做一下比较，看着别人家的孩子个个都很优秀，端木的父母不禁更加焦急，总是把这些孩子的例子拿来讲给端木听，希望他能跟人家学习学习，但是对端木而言，这反而是种压力。后来，端木的父母也不得不采用了一些强制性的手段，例如将电脑锁起来等。但他们发现根本不奏效，孩子总能想到其他途径去上网，反而更成问题。

高考结束后，端木考分很差，心情沮丧，每天更是无所事事，只是对着电脑浪费时间。端木的父母几乎对这个孩子丧失了信心，他们十分苦恼为什么孩子就没有遗传一点他们的"学术头脑"，为什么就这么不爱学习……

接下来我们再来了解发生在端木身边的校园故事。

端木就读的中学是其母亲所在大学的附属中学，这所重点中学以校风严谨著称，教学质量也相当不错，每年高考升学率也排在全市比较靠前的位置。学校对学生各方面能力的培养也是很重视的，文体活动开展也比较多。

端木初二转学到该校初中部，由于基础不错，学习成绩在班上一直也保持在中上游水平。由于是转校生，初来乍到，没有什么朋友，端木也就很少出去玩，父母给的零花钱他基本都用来去书店买自己喜欢的书来看。他平时爱看《史记》、《资治通鉴》等，也时常买一些哲学类的书籍来看。有一回课间休息时，端木拿出自己刚买的《大哲学家小传》来读，就被几个淘气的孩子一把抢去，在班上大呼小叫，笑话他看这么高深的书，像个"老古董"一样。他们把他的书扔来扔去，端木只能在后面追着他们跑。

　　原本就不善言辞的端木，在同学们眼中越发显得古怪，他们把他当成异类。虽然在最初的时候，端木也想过要好好跟同学们相处，但是由于平时的兴趣爱好差别比较大，而且端木还是刚从外省来北京，并不熟悉这边的"流行"，所以总是不能融入其他人的圈子。

　　端木的另一个"软肋"是他说话时总是带着南方口音。在以前的学校，大家都是这样讲话，端木也没有觉得有什么不对。一到北京，南方口音马上就变得很明显了。每次端木上课回答问题，同学们就在下面窃笑。有个别调皮的孩子还学他说话，逗大家乐。正处于青春期的孩子自尊心都很强，这样被人嘲笑让端木觉得非常难过，他甚至感到了自卑，于是变得更加沉默。他开始沉浸在自己的世界里，不屑于跟别人交往。在端木眼中，班里的同学根本没有人能够理解他，他也没有必要为了迎合他人而委屈了自己。

　　中考过后，虽然也有不少初中时的同学一起升入该校高中，但端木与他们都没有什么来往。高中时期的端木依然是独来独往。端木缺乏自己的特长，对文体、音乐、美术等也没有兴趣，因此也很少参与到丰富的课余生活中去。本来还算不错的学习成绩在高中阶段也没有了优势，因为这所著名的高中里云集了各个学校考过来的尖子生，端木在班级中只处于中等偏下的水平。

　　端木的班主任张老师是一位年逾五旬的老教师，教学经验相当丰富，在同学们心中威信非常高。在这位老教师眼中，端木是一个外表沉静内心丰富的孩子，他知道端木心中有很多的想法，只是他似乎不屑于表达出来，事实上，他非常需要支持和关怀。张老师也经常找端木谈，了解他的内心世界，并鼓励他勇敢地在同学们面前展示自己，不要因为自己的一两点缺陷就觉得不自然。端木非常信任张老师，心里有什么话也愿意告诉张老师，但是有时候又觉得张老师毕竟是老师，有些事情不知道应该怎么开口说。老师总不能代替同伴的作用。虽然有张老师的关心，但端木的内心仍然是孤独的。

　　发现端木上网成瘾后，端木的父母也专程找过张老师，一起商量怎么帮孩子解决网络成瘾的问题。高一下学期的期末考试，端木的成绩退步非常明显，好几门功课没及格，沦至班里最后几名。这一次的挫折也让端木清醒了一下，张老师在这个时候找他谈了一次，帮他分析原因，跟他一起讨论对策。端木深受感动，决心要好好学习，把功课补上去。

　　高二时期的端木在学习上的确有了一些改观，但是随着高二下学期文理分科，端木进了文科班，不再在张老师班上，而新的班主任老师并不了解情况，对端木也没有像张老师那样给予充分的关注，端木在精神压力巨大的情况下，重新回到了网络的怀抱……

【案例分析】

　　为什么出生于高级知识分子家庭的端木最终因为网络成瘾，连大学都没有考上呢？

让我们来分析其中的原因。

在每个孩子健康的成长过程中，都不可缺少地需要得到来自周围人的关爱，需要有正常而且良好的人际关系，需要获得成功，建立自信，需要学会自己调节自己的情绪和心态，而一旦这些心理需求不能得到满足，那么孩子的心理健康就会出现问题。

孩子满足各种心理需求的途径无非是通过平时的学习、生活中的各种活动来实现的。作为一个学生，人际关系相对是比较简单的，主要就是与父母的亲子关系，以及与同学朋友的同伴关系。从端木身上，我们可以看到，他从小不在父母身边长大，缺乏父母的关爱，与父母之间的情感比较淡薄。而他在学校的同伴关系也不好，没有什么朋友，尽管他做过努力，但仍然没有被人接受，这是导致他把兴趣转向网络的一个非常重要的因素。他需要一个替代物来充实情感的空白，而网络恰好提供了这一契机。端木在网络上有很多朋友，他们志同道合、相互尊重、彼此欣赏，这极大地满足了端木被人关注、被人认同的需要，这无疑是网络对他最强的吸引力所在。

此外，端木在日常学校生活的各项活动中也没有能够很好地满足各种心理需要，学习成绩不如别人、体育运动不如别人、文艺活动也不如别人，而他所感兴趣的事物对其他人又没有吸引力，得不到别人的共识。无奈之中，端木只能将目光投向了网络，而正是在那里，他找回了心理平衡。

沉溺于网络之后，端木的确获得了很多快乐，找到了生活的乐趣，但是同时现实中的困境也让他看到了虚幻的网络最终无法根本性地解决问题。端木尝试过改变，也做了一些努力，但最终这种觉察力和意志力还是没能战胜现实中的种种不满足所带来的不快体验，端木还是逃避了现实中的问题，把自己隐藏在网络背后，放弃了自己的追求。

对于这类不存在人格和品行问题的孩子，他们的网络成瘾只是对现实需要无法满足的一种代偿性机制。只要我们找准了这个"缺口所在"，帮他们"填上"，那么孩子的网络成瘾问题就可以迎刃而解。

像端木这样性格内向，平时较少与他人交往，与家人关系又比较冷淡的孩子最容易沉迷网络中去寻求人际需要上的满足，他们的内心中往往是十分渴望与人交往，被人接纳的，只是现实中一再的打击让他们丧失了信心。对于这样的孩子，首先要给予他们足够的关心和支持，让他们感到自己也是被重视、被理解的。父母要多给他们生活上的关心，也要尝试着走进孩子的内心世界，而不是仅仅关注他今天考试得了多少分、在班里排到第几名。

他们的沉默很多时候是为了掩盖某方面的自卑，这就需要周围的人去帮助他们重新建立自信，要让他们学会认识自己，看到自己身上的闪光点，同时要敢于在众人面前展示自己的长处。老师和家长可以有意识地为孩子创造这种机会，并鼓励孩子去抓住机遇，积极应对竞争和挑战。

这类孩子通常在人际关系上存在比较大的问题，这与从小的生活环境和家庭教育也有关系，父母从孩子小时候就要关注其社会性的发展，这一点与孩子的智力发展同样重要，不然一个很聪明的孩子一样可能得不到很好的发展，端木就是一个例子。没有良好的与人沟通打交道的能力，就算学习成绩再好，将来走上社会一样也会碰壁。而具备这种能力的人，则可以让自己的生活变得充满生机，而无须从一个虚无的世界去获得补偿，在将来的工作和生活中也可以少走弯路。

3.2.6 网络成瘾的干预

现在很多家长都希望能有一种一劳永逸的方法，甚至寄希望于孩子与专家、医生的某一次谈话，便能使其摆脱网瘾。这种单纯的说服式教育方法，并不能长远地解决青少年网瘾问题。要使青少年摆脱网瘾纠缠，既需要在社会上建立引导青少年正确使用网络的大环境，又需要家长和老师针对导致孩子沉迷网络的原因，进行长期有效的引导和帮助。家庭教育、学校教育和社会环境三者结合形成的社会效应，才是预防与治疗青少年网瘾的重要举措。

3.2.6.1 社会对策

①社会舆论的有效引导，社会力量的共同关注

让青少年戒除网瘾，是项复杂的系统工程，远不是件容易事，事实上，已经成为一个巨大的社会问题，需要全社会齐抓共管，采用科学的方法，齐心协力，把问题的解决朝着正确的方向推进。正确的舆论导向是提高社会舆论引导能力的灵魂。社会应为青少年提供各种有益的学习环境、娱乐环境和生活环境。社会舆论要借助报刊、电视、广播、网络等传媒，牢牢把握正确的舆论导向，正确引导社会舆论把青少年的注意力从网络中转移出来。

2004 年 9 月，石家庄团市委率先在全国发起了"帮助青少年摆脱网瘾"专项行动，并建立专业辅导员队伍，对网瘾青少年进行帮扶和教育。2005 年 1 月，"北京市青少年网络依赖戒除'虹'计划"项目正式启动，这标志着"网络成瘾心理治疗与预防综合研究"项目开始由理论研究走向实践探索。

②加大对网络的监管力度

"网络成瘾"并不就是"网络游戏成瘾"，但是毫无疑问，"网络游戏成瘾"是网络成瘾的一个主要类型，特别是在中小学男孩子里面，网络成瘾基本上就是"网络游戏成瘾"。

要利用法律手段规范网吧管理，多开发健康生动的电子产品，过滤不健康信息，创建良好的网络文化环境。过滤不健康信息的软件早已问世，关键是采不采用、如何采用的问题。

如现运用于网络游戏的"防沉迷系统"就是专门针对未成年人的，如果超出了五个小时将视为有害游戏时间，在有害时间里玩游戏，玩家的成果将为零。系统还规定，玩家玩满健康游戏时间，该账号必须要经过五个小时的时间间隔，才能正常启用。

2005 年 7 月，安徽省在全省网吧推行指纹识别系统，未成年人将因无法通过这一识别系统而不能上网，这是网吧管理的一个改进。

③提供青少年喜闻乐见的活动内容与方便安全的活动场所

各级政府和街道社区，应为青少年提供充足的、低消费水平、公益性的满足现在青少年需求的活动场所和活动阵地，解决城市青少年无地玩、无什么可玩的尴尬境况。丰富学生们的课余生活。

3.2.6.2 学校对策

①引导青少年树立正确的世界观、人生观、价值观

网络提供了丰富的信息，开拓了青少年的视野，拓宽了青少年的知识面，对于青少年的全面发展有促进作用。但是，由于青少年的人生观、价值观尚未成熟，具有不稳定性，容易受到相异思想的冲击，而计算机网络又将全世界联成了一体。教育的核心不应只是传授知识，而是学会做人，引导学生树立正确的人生观、价值观，培训学生不仅要具备独立解决问题的能力，更要具备与他人之间的合作能力、处理问题的应变能力、持续性的学习能力、自我激励能力和自我提升的能力等素质。

②改变单一评价体系，提供青少年全面发展的必要条件

学校是传授知识的地方，更是培养人的地方，目前学校注重知识教育，弱化了素质教育，以高考为唯一指挥棒，强化了学生评价体系的单一化。而对安全保护的强化，又在一定程度上忽视了集体活动和运动对青少年心理健康发展的重要促进作用。学校应积极提供多彩的文化体育活动，改变以考试成绩为标准的单一评价体系，满足青少年身心发展的多方面需要。

③开展心理健康教育，进行心理咨询

我们现在讲素质教育，维护青少年的心理健康是全面素质教育的要求。心理素质是素质教育的内容之一，它包括三个方面，主要是思辨能力、自我控制能力和自我平衡能力。帮助青少年戒除网瘾不是强制不让他上，而是让他自己觉得不要去上，是通过提高孩子自己的心理素质，让他自己去认识问题、解决问题，这就需要学校认真、积极、主动地开展心理健康教育，发现学生不健康的心理苗头，在学生网络成瘾之前，就能够通

过心理咨询等方式，提高他的心理素质，提前预防。

④加强对青少年的教育和管理

学校一定要加强法律教育、道德教育，加大对青少年的日常教育和管理力度。培养青少年的法律意识和道德意识，是维护正常社会秩序的重要保证，让青少年明白什么事能做，什么事不能做，对于减少他们网上犯罪和网络不道德行为有很大帮助，从而也可以降低他们的网络痴迷程度。此外还要组织青少年进行有关网络知识的学习和培训，提高他们正确收集、分析、运用信息的能力，正确使用网络，用其学习知识、开眼界，克服负面影响。

3.2.6.3 家庭对策

①改变家庭教育中家长对孩子的单一评价体系

这与社会和学校的单一评价体系是相依相存的，社会评价体系的改变与家庭评价体系的改变是互相促进的，新时代的父母为了孩子的健康发展，有责任帮助孩子从最初的家庭教育中建立起多维评价体系，成绩并不是唯一，家长要及时发现孩子各个方面的优点，适时给予鼓励，真正为孩子未来的发展打下坚实的基础。

②关心孩子，建立良好的家庭氛围

在网络成瘾的青少年中，家庭关系紧张的占较大比重。教育孩子是家长最重要的工作，不仅在经济上支助他们，在生活上关心他们，还要关心他们的思想学习、交友处事等等，建立民主和睦的家庭氛围。家长一定要抽出一定时间与孩子一起娱乐。在工作之余，家长应尽量多抽出一些时间，与孩子一起进行游泳、郊游、野营、爬山、欣赏音乐、制作小工艺品等有益的活动，这样既可丰富孩子的阅历，增长见识，愉悦身心，又可以密切家长同孩子的关系，使家庭生活更加融洽和睦。

③因势利导，多与孩子沟通

一些家长认为，我生了你养了你，你就必须按我的想法去生活，其实这就是孩子最厌恶的一点。我们要真正平等地对待孩子。家长要像朋友一样与孩子沟通，不居高临下地训人，在家里要平等地对话，出自真心地与孩子交流。现代信息社会，孩子们特别是青少年，接收了外界的包括网上的各种信息，并对相当一部分内容似懂非懂，这就更需要家长的细心观察，与孩子平等地交流，提高自己运用网络等现代信息技术的水平，提高自身的网络素质，因势利导，多与孩子沟通，做孩子的朋友，帮助孩子成为独立于父母的社会人。

3.2.6.4 青少年自我对策

①明确人生目标

中国的父母对孩子的期待包括了对孩子的设计。很少考虑孩子能成为什么样的人，他愿意成为什么样的人，从而影响到我们的孩子也只懂得照着父母的意愿去生活，对自己的人生目标很模糊，一旦学习生活偏离了预设的轨道，便无所适从，心理无法承受。网络成瘾的青少年往往都没有正确的、积极的人生目标，只能到虚拟的网络世界去寻找平衡感、成就感、幸福感。

制订最合适的目标，主动提升自己，并在提升过程中客观地衡量进度，这样才能获得成功，才能成为更好的自己。制订具体目标时必须了解自己的能力。目标设定过高固然不切实际，但目标也不可定得太低。对目标还要做及时的调整：如果超出自己的期望，可以把期望提高；如果未达到自己的期望，可以把期望调低。达成了一个目标后，可以再制订更有挑战性的目标；失败时要坦然接受，认真总结教训，一步步向自己的理想迈进。

②提高心理素质

克服网络成瘾，就要培养自己的意志、品质，增强自我约束能力，要加强对不良情绪的调节，保持健康的情绪。克服网络成瘾是一个艰苦的过程，没有良好的意志、品质，很难戒除。相当数量网络成瘾的青少年，缺乏自信心，缺乏上进的勇气。长此以往，很难振作起来，结果成为一个被自卑感笼罩着的人。不但会延迟进步，甚至可能自暴自弃、破罐破摔，那将是很可怕的。一方面，学校、家长要尊重孩子的人格，经常鼓励孩子，另一方面，青少年要进行自我磨炼，提高自己的心理素质。学会积极的自我暗示法，遇到困难、挫折或失败，能够自己鼓励自己，自己安慰自己，学会用发展的眼光来看待事物。

③理性认识网络

理性认识网络，也就是要求青少年能够科学地使用网络，正确地利用网络信息。电脑、网络是我们信息时代自然而然出现的高科技产品。科学家发明它的目的，主要就是为了解决工作中的难题，青少年利用网络最科学、最主要的目的是获取信息以及做研究性的学习和进行创造性的工作，要将电脑、网络当做一件工具，而不是一件玩具。

④丰富课余生活

要丰富青少年的课余生活，如进行体育锻炼、爱好特长的培养。也可参加一些适度的社会活动或公益劳动，如社区活动、帮助残疾人活动等。使其在与人交往的过程中锻炼社会适应能力和应急处理能力，同时培养其助人为乐、与人为善的良好品格。对于网络交友，家长应一分为二地看待，既不要彻底"封杀"，更不可"放任自流"。应当鼓励孩子结交一批有共同爱好和志向的朋友，在互相交往中共同进步。当然，现在利用网络进行不法活动的人也不在少数，家长和孩子都应有防范意识。

⑤接受心理咨询

青少年网络成瘾后或疑似成瘾，视情况接受必要的心理咨询，使其摆脱。通过心理咨询，让心理医生与网络成瘾者之间建立良好的医患关系，从精神上给成瘾者理解和支持，树立治愈的信心；同时，心理医生会根据成瘾者的痴迷程度，用准确、生动、专业的语言引导其认识网络成瘾的形成原因与危害，实施心理矫治。不要把青少年网络成瘾看成一种不可治愈的疾病，而应看成是一个他们成长过程中遇到挫折之后出现的暂时障碍，需要多方面的教育、引导、关心和帮助，要帮助他们超过这个障碍，只要他们能跨过这个坎，就能很好地面对将来的人生。

尽管对于网络成瘾的研究仍处于摸索阶段，但是根据以往对冲动控制障碍类问题的治疗经验，临床心理学家提出了一系列对网络成瘾的心理干预方法。主要有以下几种：

行为疗法，主要是根据斯金纳的操作性条件学习理论，认为成瘾行为作为一种后天习得的行为，既然可以通过强化的方式加以习得，同样也可以通过强化的方式加以消退。对网络成瘾使用的行为疗法主要包括：

a.强化干预：具体做法为一旦发现成瘾者有了减少上网的行为时，就给予奖励、表扬或肯定性评价；而一旦发现上网时间增加时，立即给予处罚。处罚可以是物质性的，也可以是精神上的。

b.厌恶疗法：常用橡皮圈拉弹法、社会不赞成法、内隐致敏法等。

Young 在对网络成瘾现象的大量研究基础上提出一系列的干预技术：a.在相反的时间上网；b.借用外力制止；c.制定目标，即制订一个切实可行的上网计划而不是一下子停止上网；d.戒绝，Young 指出若能证实某种网络应用是导致成瘾的主要原因而且节制失败，则应停止一切与该项目有关的行为，但允许其使用网络的其他功能；e.提醒卡，在卡片中列出五个由于网络成瘾所导致的主要问题，以及由于减少或戒绝使用网络而带来的五个好处，并将卡片随身携带；f.个人清单，让成瘾者列出由于上网而被减少和忽略的其他日常活动，并给这些活动排序；g.参加支持小组，支持小组可以增强成瘾者与处于相同处境的人交往的能力，同时减少其对在线群体的依赖；h.家庭治疗，强大的家庭支持可以促使成瘾者恢复。

近年来随着网络成瘾问题研究的深入，心理学家和心理咨询工作者发现团体咨询是治疗网络成瘾的一种有效方法。团体咨询是在团体情境下进行的一种心理咨询形式，通过团体内人际交互作用，促使个体在交往中通过观察、学习、体验，认识自我、探讨自我、接纳自我，调整改善与他人的关系，学习新的态度与行为方式，以发展良好的适应的助人过程。与传统的一对一个体咨询相比，团体咨询具有以下有利于治疗网络成瘾的特点。首先，团体为成瘾者提供了一个相对安全的环境；其次，成瘾者在团体中可以获得归属感；第三，团体成员之间可以互相交流学习；另外，在团体中通过助人与自助也可增强成瘾者的自信心，帮助其注意到自身的优势和力量。团体咨询的小组成员人数以六至八名为宜，由一位或两位咨询师主持，通常每周会面一次，每次的会面时间为两小时左右。在小组内，通过自省、谈论等方式帮助成瘾者找出造成网络成瘾的具体原因、了解其上网行为；通过丰富多彩的集体活动，让成瘾者体会到现实中人际交往的乐趣与重要性，并练习社会交往的技巧；同时教给成瘾者一些有效的控制上网行为的方法，帮助其逐渐摆脱对网络的成瘾状态。目前在国内已有研究者将团体咨询应用于青少年网络成瘾者，研究发现经过约三个月的团体干预，成瘾者在生活无序感、心理防御机制和人际关系方面均得到了显著改善，而这三方面与网络成瘾都有显著关系，成瘾者对网络的依赖也有大幅度下降。

另外，药物治疗也是一种较为有效的辅助治疗手段。研究表明，通过使用抗焦虑类、抗抑郁类精神药物可以缓解成瘾者的不良情绪，为心理治疗创造有利条件。目前，药物干预加心理疏导已作为一种综合治疗手段在临床中得到广泛应用。

4 性心理

4.1 性变态

所谓性变态即指性心理障碍，包括性身份障碍（主要有异性癖等）、性偏好障碍（主要有异装癖、露阴癖、窥阴癖、摩擦癖等）和性指向障碍（主要指的是同性恋）。不管哪种类型的性变态，其共同特征是采用与常人不同的异常性行为方法满足性欲或有变换自身性别的强烈欲望，或者是对常人不易引起性兴奋的某些物体或情景产生了强烈的性兴奋作用，以及其他与性有关的常人不能理解的性行为、性欲和性心理异常。

由于受到我国传统文化根深蒂固的影响，长期以来性变态一直受到社会的鄙视和唾弃，人们普遍认为性变态是道德败坏、淫乱、流氓活动等等；性心理障碍患者在社会各个方面都受到歧视，获取或寻求社会支持与医疗帮助的机会均很少。但是近几年来，随着科学的进步和精神卫生事业的发展，人们对自身心理活动的研究越来越深入，对性变态的认识也在逐渐提高，不少社会心理工作者与临床医师已经开始对这一人群予以高度关注，且逐步向社会揭示这类人群中存在的心理卫生问题，并积极地进行探索和寻求有效的治疗措施。性变态是一种病态的表现，若发生在正常人的身上，将会带来极大的痛苦和精神压力，进而影响到家庭的和睦、个人的健康和社会的安宁；这也关系到我国社会主义精神文明建设，同时它也关系到性疾病的控制，是涉及亿万民众切身利益和国家兴旺发达的大事。因此，在全社会范围内开展和普及系统、完整、健康、科学的性知识，消除性神秘感和提高广大民众对形形色色的性变态的认识刻不容缓。

4.1.1 摩擦癖

摩擦癖是指男性在拥挤的场合趁对方不备，伺机以身体某一部位（通常为阴茎）摩擦或触摸异性的身体，并可伴有射精或手淫，以达到性兴奋的目的。摩擦行为通常发生在人多较为拥挤的公共场合，如公共汽车、商店、拥挤的人行道等；此类患者仅见于男性，大多数在十五至三十岁起病，他们往往隔着衣物以外生殖器挨擦、挤压异性的身体（通常为大腿或者臀部），同时幻想与被害人有亲密的关系，可以达到性高潮并射精，从而获得性快感和性满足。此外，摩擦癖的成因还不十分清楚，可能与患者的性功能低下、只有在高度紧张的特殊环境中方能补足性满足有关。

【案例】

来访者：某男，三十二岁，曾为某高校研究生，未婚。

自述：十五岁左右曾经常偷看女性洗澡、大小便，因此也多次受到过家人、邻居的责骂，甚至是殴打。虽然每次我都当面道歉认错，但过后，仍然控制不住自己。高考进入某高校后，又故技重演，读大三的时候，有一次，一个很偶然的机会，我发现一女生宿舍里有人在换内衣，便悄悄地挨了过去，透过狭小的门缝偷看，可能太专注了，我竟然没有听到宿舍楼道内传来的喧闹声，很快就有人发现了我的这种举动，并当即找系主任和校领导及时反映，由于我平时表现尚好和学习优秀，校方对该情况核实后，决定通过全校大会对我进行教育和批评，并责令我写检查，我也非常后悔，痛恨自己这种可耻的行为，苦苦哀求并诚恳表示今后一定改过自新、重新做人。但事隔不久，我仍然难以自拔，而且陷得越来越深。从此在周末，我经常利用闹市、公共汽车等拥挤场所混入人群，用外生殖器对不相识的女性臀部进行顶撞和摩擦，从而获得性快感。二十七岁时我因猥亵幼女被判处四年有期徒刑，学校也开除了我的学籍。刑满释放后我还是不能克制自己，服刑期间我曾接受过检查，并没有精神病症状，我也知道自己的丑行，知道自己对不起父母，对不起学校，我陷入深深的痛苦和自责之中，但总是控制不住自己，不能改过自新，几次想自杀，结束自己罪恶的生命。

【案例分析】

该患者情绪悲观、焦虑，而且急躁，不知道为什么总控制不住自己，认为是自己的品格恶劣才导致这样可耻的行径；并且对治疗缺乏信心。

这是一种性心理的变态，与医生积极配合是有望治好的，但首先患者要有治愈的决心和信念。该患者的变态性行径具有幼稚性的特征，他长大成熟之后，强烈的性欲因为没有条件用成年人的方式宣泄，所以便不自觉地用幼年式的方式来宣泄成年的性要求；这是行不通的，违背了人类发展的自然规律，成年人的性欲必须用成年人的方式来满足。

在这里需要强调一点的是，流氓和摩擦癖患者是有本质区别的。其一，对于摩擦癖患者来说，他们无论在学习、工作或者其他方面通常都是表现良好的，没有什么劣迹；但是流氓往往都有其他不良劣迹。其二，摩擦癖患者仅仅是在触摸异性身体的过程中获得性快感甚至是出现性高潮，流氓却通常在这一过程中不出现性高潮，而是有进一步的攻击性行为。再次，摩擦癖患者通常选择较为拥挤的公共场所，对象往往是不相识的女性，而且还尽量避免被对方识破，但是流氓在作案的时候通常选择较为隐蔽、偏僻的地点，对象大多数为认识的女性，而且也不怕对方知道。因此，不能把摩擦癖患者与流氓混为一谈。

摩擦癖患者的矫治，主要采用心理治疗的方法，辅以惩罚措施相结合的原则。一方面，应该给患者较为严厉的惩处，要让他们知道自己的行径是羞耻的，是被社会所不接纳的，从而有助于建立患者的治愈信念。另一方面，通过心理咨询，在患者与心理医生之间建立起良好的医患关系，从而在精神上能够给予摩擦癖患者关怀和支持，提高他们的主观能动性，使他们可以积极配合治疗。同时，引导患者仔细回顾自己的成长经历，特别是幼年时期关于性方面的经历，以便从中找出摩擦行为产生的根源，从而使患者对自己的病态有一个正确的认识。此外，为保证较好的疗效，还可使用系统脱敏疗法、厌恶条件反射治疗、结婚疗法、药物治疗等等。

4.1.2 窥阴癖

所谓窥阴癖，是指在暗中偷看陌生异体的裸体、阴部或者别人的性生活，从而获得性快感和性满足；并在窥探当时或者事后回忆时，通过手淫获得性满足。窥阴患者常常幻想与被窥者发生性关系，然而实际上，他们从不对所窥视对象实施性侵害。窥阴行为仅见于男性，年龄多为二十至五十岁，一般说来，他们的性格比较内向、不善交际、性生活往往不和谐，因此，这类性变态者宁愿费周折、冒险潜入女厕所、女澡堂等场所窥阴，或像夜游神一样离家寻找机会，夜深人静之时他们通常潜伏在窗外或站在高台之上如阳台、树上等，偷看男女性交生活，每晚在外可达五个多小时。他们通常选择被窥者全然不知的场合，并尽量不让对方或者其他人发现，一旦被人发觉受到惩处，窥阴癖患者为此也会感到苦恼，但是却不能防止这种行为的再次出现。

男性之所以产生窥阴行为，除上述个人性格特征之外，还与男性的性心理有关。与女性相比较而言，男性的性欲更容易受视觉的刺激，因此对大多数男性来说，观看异性的裸体或色情的画面是一件相当刺激的事情，而且性生活的神秘性和隐私性往往增加男性——尤其是年轻人的好奇心。故而个别的男性由于自己在性生活上的不协调感到自卑和羞愧，同时又有强烈的好奇心时，便付诸于窥视来满足自己的性要求。

【案例】

来访者，男，张某，独生子，二十七岁，未婚。

自述：我出生在一个家教非常严厉的知识分子家庭，在我很小的时候，每当和父母一起看电视，当看到镜头中出现男女亲热或者床上戏的情景时，父母就会立刻换频道。在我十四岁的时候，就开始手淫；十八岁的那年夏天，有一天晚上非常闷热，翻来覆去总睡不着，于是我到离家不远的街头公园里散步。当我走到一片寂静的小树林旁时，突然听到里面传来了一男一女的呻吟声，当时由于好奇心的驱使，我小心翼翼地蹲下来，偷偷地拨开树枝，借着朦胧的月光，我看到两个人靠着树干在做爱。当时，我的心怦怦直跳，呼吸都快停止了，顿觉自己的阴茎在慢慢勃起，有一种难以形容的快感。有了这一次奇遇之后，我总想着小树林中的那一幕，尤其是在夜晚来临的时候。后来发展到我经常翻窗偷看别人做爱，夜晚专门去那些幽寂偏僻的地方偷看男女亲热的行为。甚至在学校，趁人不备，我都会在凌晨潜伏在女厕所里；但我从来都没有想过要发生性关系。多年以来，我一直处在迷茫无比的痛苦之中，自己默默地承受着这一切，不敢和任何人提起，包括我的父母在内，每次做完这件事后，我都觉得自己太下流了，发誓不会再有下一次，但是总难以控制自己，一旦机会来临的时候，往往是冲动战胜理智，还是忍不住去做，做后又陷入深深的自责和后悔之中。

【案例分析】

这是典型的窥阴癖症，该患者的性格比较内向，其父母教条式、封闭式的家庭管教，使他缺乏性发育方面的知识；久而久之他形成一种性压抑感、罪恶感。在特定的情况下，这种潜意识的影响就会转化为压倒一切地去偷看的强烈冲动。事实上，这是一种对性爱迫切关注的心理需要。

性心理专家普遍认为，窥阴癖症有别于同性恋症就在于，前者都是后天性心理变态，而后者具有先天因素背景。如果对这些窥阴癖患者做详细的生活史调查，都很容易找到早期的根源。最直接的经历是幼儿时期当无意看到父母或其他人的性生活时，许多小伙伴会在一起做性游戏，模仿父母的行为，那时只是觉得好玩，并没有任何淫秽的想法。

但是等到青春期性意识和性需要出现萌芽时，情况就大大不同了，很容易把小时候的经历联系起来，也就是说青春发育期出现的性刺激勾起了儿时的回忆。于是很容易把偷看和性满足直接联系到一起，这样就形成了窥阴癖。

再次强调一点的是，一般来说窥阴症患者对受害人没有危险，他们很少有同被窥视者发生性关系的想法。

对窥阴癖的矫治以心理治疗为主，常用的方法有支持疗法、认知领悟疗法。心理治疗的作用就是要让患者树立治疗窥阴癖的决心，调动患者求治的积极性，同时启发患者回忆儿时的经历，找出引发窥阴癖的根源，并帮助他们解释分析，使他们了解到这种行为是不成熟的、幼稚的性满足方式，进而使患者能够对自己的病症有一个清醒的认识和领悟，从而达到治疗的目的。对窥阴癖患者还可采用厌恶疗法、精神分析法等等，几种疗法的综合使用，治疗效果会更佳。

4.1.3 露阴癖

露阴癖是一种比较常见的性变态，也是性犯罪中最为常见的一种类型。它是指反复多次在陌生异性的面前突然暴露自己的生殖器，以达到满足性欲望的行为。患者绝大多数为男性，但国外也有报道女性露阴癖的。

露阴癖患者没有固定的场所，他们四处游荡，到处寻求性刺激的机会。瞅准时机，他们会向女性迅速显露自己的阴茎，说些下流话，或者进行手淫，当引起女性的惊恐不安、尖叫、逃跑甚至晕倒时，会感到无比的兴奋和满足。一般露阴癖患者没有和女性进行性交的心理；而且露阴癖的人其裸露程度也不一样，大多数患者只暴露自己的阴茎，只有少数者才暴露全身。

【案例】

来访者，男，王某，三十八岁，工程师，已婚。

自述：在我十岁的时候，有一天晚上我起床到卫生间小便，返回卧室的时候，我隐约听到父母房里传出呻吟和用力呼吸的声音，我停顿了片刻，心理非常好奇，便大胆地蹑手蹑脚挨到房门外，透过门缝，借着昏暗的月光，看到父母在床上做爱。当时我又惊又怕，大气也不敢出，看完全过程，我悄悄地回到自己的卧室，心情久久难以平静，脑海里不断涌现出刚才所看到的场景，还不自觉地抚摸自己的下半身，模仿父亲的动作，开始我的第一次手淫。从那以后，我经常手淫，而且还时不时地偷窥父母房里的情况。每次做完这些事之后，我都挺后悔的，但内心的冲动使我难以自拔。在我读硕士二年级的那年夏天，有一天晚上我在离校门不远的一个小湖旁乘凉，看到三个打扮华丽的姑娘正朝我这个方向缓缓走来，当时我抑制不住自己的性冲动，靠在离她们不远的树干旁，等她们走近时，我迅速把阴茎拉出来，并很快就射精了。其中一名女青年先看到了，她用手指着我并大声地"啊"了一声，另两人寻着她的手所指的方向正朝我这边看，我赶忙提着裤子逃之夭夭。回到宿舍，我后悔不已，觉得自己怎么会如此下流，痛下决心要改过自新、重新做人。

研究生毕业后，由于我在校各方面均表现优秀，被分到一家制药企业当技术员，毕业的第二年也和同学喜结良缘。在单位上我聪明好学、任劳任怨、友爱互助，颇得领导和同事们的好评。有一次单位选派我到外地进修一年，以提高业务水平。某一周末，我在该地的某商贸大楼购物时，看见一位非常漂亮、有气质的女顾客，我竟然压制不住自己的冲动，在大庭广众、众目睽睽之下掏出自己的阴茎。当场就被围观的群众和商店保安扭送到当地派出所，被拘禁十五天，罚款六百元。事后，单位给我大会批评、写检讨处分，并扣发三年奖金。我的妻子也非常苦恼和气愤，我也对自己丑恶的行径羞恨至极点，无地自容，想自杀。

【案例分析】

这是典型的露阴癖，该患者在幼年儿童时期受过强烈的性刺激，到了青春期，生理发育迅猛，生活封闭单调，又缺少正确的引导和关爱，就有可能用在潜意识中已经形成的童年幼稚的方式来排解性心理、性生理的欲望和精神压力。该患者为自己的行为而感到羞耻和苦恼，但却不能自控。

露阴癖的起因往往与家庭教育背景、性心理发展受挫或两性关系不和谐等有一定联系。男性患者居多，通常十六岁之前起病，四十五岁以后有所缓解；也有少数患者在中年以后起病，可能与酒精中毒、颅脑外伤等器质性因素有关。心理学专家认为，露阴行为是性心理发展的停滞，即性心理的发育停留在幼年阶段，不能随年龄的增长发展出成熟的正常性活动。故而患者在成年后，往往通过童年幼稚的方式来满足性欲。

对露阴癖的治疗，主要采用厌恶疗法，即让患者自己想象露阴后所带来的种种危险后果：单位开除、同事歧视、群众憎恶、公安局拘留、名誉扫地、家庭破裂等等，以抑制其危险行为。同时，结合催眠治疗、认知领悟疗法等其他心理治疗的手段，能收到较满意的疗效。需要指出一点的是，露阴次数越多，矫治的难度就越大，因此，及早发现并及早采取相应的措施，治疗效果会更好。

4.1.4 恋物癖

在强烈的性兴奋下，通过抚摸、嗅、玩弄异性所用物品或者异性身体的某一部位，如头发等，来获取性快感和性满足，被称之为恋物癖。恋物癖患者几乎全部是男性，而且大多数为异性恋者；他们所恋对象可以是与女性身体直接接触的物品，如头巾、内裤、乳罩、丝袜、项链等等，有时候也可能迷恋女性身体上的某一部分，如阴毛、手、脚等，甚至还有的患者对女性身体的畸形处特别动情，如残趾、残手等。

恋物癖患者为满足癖好，经常花费很多的时间和精力，去购买，甚至是偷窃所需物品，并倍加珍藏。他们常常拿着这些物品，一边看，一边摸，同时伴有手淫的行为，以获得性满足；有的患者甚至还把这些东西穿在身上，使性欲得到充分的释放。此刻，所恋物品成了发泄性欲、达到性满足的唯一寄托物，也就是说，这类物品是获取性快感、性满足的重要来源和基本条件。

形成恋物癖的因素是多方面的，恋物癖患者可能具有意志薄弱、自卑、胆怯的个性特点。他们大多性功能低下或者对性生活胆怯，没有勇气接触异性，因此转化为以异性的物品代替对异性的爱恋。一次偶然机会触及异性物品时所获得的性快感，就能够形成较为明确的指向，如果再重复满足的话，就可形成恋物癖。除此之外，家庭、学校和社会缺乏必要的性健康教育，把性生活过度神秘化、隐私化，并过分限制两性的正常交往和正常的性兴趣，被压抑的性冲动和性兴趣变相地宣泄出来，也是形成恋物癖不可忽视的因素。

【案例】

来访者，男，刘某，二十九岁，已婚。

自述：我父亲是一名海军，由于工作性质的特殊性，父亲常年工作在外；在我童年的记忆里，是母亲把我拉扯大的。我父亲的脾气比较暴躁，在家的时候常与我母亲因为一些琐事而争吵，动辄就大打出手；每当看到他们争执的时候，我都非常害怕，站在一旁大哭。我自幼就特别胆小、性格内向。在我七岁的时候，我父母离异，我与母亲生活在一起。可能由于从小缺乏与父亲感情交流的缘故，在我心底非常害怕、又憎恨我的父亲，而对母亲有较强烈的依恋性，甚至在我十三岁的时候还要求与母亲睡在一起。在学校里，我喜欢和女孩子在一起玩耍，而且也常常博得她们的好感。十七岁那年，偶然一次机会我看到继父的女儿裸体洗澡的全过程，当时我有些害怕和紧张，回到自己的房里，我内心产生了非常强烈的好奇心与性冲动；自那以后，我时常想起看到的那一幕，而且还有了手淫的习惯。大二的时候，我与一位大一女生恋爱了，我们的感情很好，没过多久我们就发生了性关系。在我毕业的那一年，女方的家人棒打鸳鸯，女友被迫嫁给一位有钱的商人。我的心情为此非常苦闷，常常借酒消愁，借着酒性时常拿出女友的内衣仔细端详、抚摸，同时还伴有手淫，大脑里不断呈现出与女友同居时的画面，并达到了性高潮。

有一次，经过女职工单身宿舍，我看到晒在外面的女性内衣、内裤，心中突然萌发一种强烈的冲动，想把那些东西据为己有；我迅速跑上去拿了两条女性内裤、三副乳罩，随即内心产生一种满足的感觉。自此，每次经过女职工宿舍的时候，我就不由自主地寻觅晾在外面的女性内衣内裤，一旦看到我都非常紧张和兴奋，心跳加速，大脑中的想法也极其混乱、模糊不清，只是想占有那些东西而已。每次得手后我的心理都会感到无比的满足，要是拿不到我就会非常沮丧、不安和紧张，不能自控地到处搜索、寻觅。有时候我会到商店购买女性内衣内裤，甚至会趁人不备直接躲到女更衣室去偷。我知道自己的行为非常可耻，曾经也痛下决心要改过自新、重新做人，也写过许多自我警戒的誓言；但每当欲念发作的时候，我又身不由己，不能自拔，而事后又往往陷于深深的悔恨、自责之中。

【案例分析】

患者幼年时期的生活经历与他日后的行为有着直接的关系。以手淫获取性兴奋而不伴有任何性接触的行为是一种性心境，是由患者父亲蛮横、强暴、粗鲁的教育方式所导致的。尤其在少年时期偷看姐姐洗澡后的求快心理、未得到满足的性欲望，被压抑在潜意识中，留下记忆痕迹。成年时恋爱并发生多次性关系，从而使早已压抑的性欲得以释放，但女方家人的强烈反对，给该患者造成心理和性的挫折，使他不断增高了的性欲望不得不另寻出路；以童年幼稚的方式表现出来以求得宣泄和满足，从而形成变态的性生活。窃藏女性贴身物品的可耻行径，使该患者产生强烈的自卑感，情绪消极，心境恶劣，但又无法自控。

恋物癖是一种变态行为，属于性指向性异常。它的实质，其实是儿童的性生活，是用幼年方式来排除成年人的心理困难、满足成年人的性欲望；这种行为和成年人的身份是不相符的，它是一种不符合成年人逻辑思维规律的情感和行为。

恋物癖虽然往往触犯社会行为规范，甚至违法，但它与一般的流氓犯罪有着本质的区别，就在于他们仅仅以异性的贴身衣物等物品作为对象，从不对异性身体造成伤害。所以，对恋物癖患者首先需要的是治疗，而不是法律制裁；在治疗过程中，扭转其性的指向性是关键。针对这类患者，主要采用心理治疗的方法，常用的有输导疗法、认知领悟疗法。还可配合行为治疗的厌恶疗法，通过当患者产生恋物欲念时便拉橡皮圈弹击该患者的手腕，使之感到疼痛从而打消这种欲念的方式，可对顽固性的恋物癖有一定的疗效。但需记住的一点是，所用的厌恶刺激应该有一定的强度，否则很难对抗性冲动的强度，反而使疗效大大降低。

4.1.5 异装癖

异装癖，也叫异性装扮癖，是一种特殊形式的恋物癖，它是指穿着异性服装而得到性满足的一种心理状态。通常是男性患者收集并反复穿戴女性服饰，想象自己与性幻想中着此服饰的女性进行性交，同时伴有手淫，从而体验到强烈的性快感并获得性满足。

大多数异装癖患者都是男性，且多数均为异性恋者，他们喜欢穿扮得像女人一样，穿着时髦的女装，戴着假发、耳环等等其他女性装饰品招摇过市，并希望得到别人的赞赏。他们做女性打扮不单是为了获得更有效的性满足，更重要的是体验那种穿女性服装时的心理平衡和舒适感，异装癖这种行为对他们具有缓解紧张、调整情绪的作用，或感到高雅和美丽。有研究报告指出，着异性服装后，异装癖患者的"神经质"和"内向性"两种向度均有明显下降。

大多数异装癖患者确信自己是男性，没有改变自身解剖生理特征的要求，并且愿意与异性结婚，但是他们坚持模样像男人而装扮像女人，这正是异装癖患者感到满足的根源。他们身着异性服饰只是为了获得性快感或者暂时体验异性的心理满足。有些患者会说服妻子与自己合作，穿着异性内衣和妻子性交；也有人会在妻子和外人面前掩饰自己的这种癖好，常常独自一人躲在房间里，穿上异性内衣和服装，甚至用丝袜裹住阴茎进行手淫。

【案例1】

来访者，男，陈某，四十岁，工程师，已婚。

自述：我自幼性格比较文静、内向，性情温柔，我的父母也非常喜欢女孩子，在我童年的时候就常常把我打扮成女孩子模样，比如说穿裙子、扎小辫。在学校里，我表现良好，学习成绩优秀，平素举止庄重，也从不打闹，很多老师和同学都喜欢我，还称我为"花姑娘"。我自小就非常偏爱手帕、娃娃熊等女孩子喜欢的东西，而且也一直喜欢女装，认为只有女装才能符合我的情趣和性格。我从二十一岁开始便萌生了穿女装的强烈欲望。平时我总是穿着女性内衣，外面穿着男性服装，到了夜里，我会悄悄地穿上女式紧身衣，戴假乳房，假臀围，站在镜子旁自我欣赏，有种满足的感觉。

二十六岁那年，我与大学同学结婚，婚后我们的感情十分融洽，性生活也非常美满。但是我总瞒着妻子买女袜、女高跟鞋，到裁缝店为自己偷偷制备旗袍、连衣裙等女性衣物。有好多次，趁妻子外出之际，我都匆匆男扮女装，用妻子的化妆品描浓眉、涂口红、搽粉，戴上耳环和墨镜，头戴披肩假发，戴假乳房和假臀围，身穿女性职业装或旗袍，脚穿高跟鞋，提妻子的小皮包，便大摇大摆地出门逛街；每次我的心里一点都不紧张，而是充满了无比的喜悦、兴奋和满足感。

　　在我三十五岁的时候，有一次我和妻子过性生活，我突发奇想，告诉妻子我想穿她的乳罩、内裤给她看，但是遭到她的严厉拒绝，还劝我说不该有这么离谱、荒谬的想法。我也不敢再说什么，当时内心有一种愧疚感。有一次在家我又装扮成女人模样，准备出门，不料妻子上班途中返回取办公室钥匙，看到了我这一幕，当时我既尴尬、又紧张，不知该如何说才好；妻子知道这件事情之后，非常气愤又很懊恼，我也羞愧至极，无地自容。但内心里还是对装扮女性非常渴望的。

【案例分析】

　　该患者的异装癖行为，与其幼年时期父母的教养方式和期望有着密切的关系。该患者幼年时期生长发育正常，学习良好，性格文静；自幼被父母打扮成女孩装束；在学校里，性情温柔，从不打闹，被称为"花姑娘"；自己喜欢手帕等女式用品，而且也非常喜欢女性服饰。二十一岁开始产生穿女装的强烈欲望，并且穿上之后有一种幸福和满足感。甚至在结婚后不顾及妻子的反对，仍然对穿着女装有狂热的追求。

　　一般来说，异装癖行为可以追溯到儿童或青少年时期的体验和生活经历；有异装癖的人大多数是由于正常的性心理发育受阻，再加上条件化学习的因素而形成的，而且多数病例在成年之后才出现在公开场合着女装，中年以后异装癖行为往往随性欲减退而缓解，少数患者受自己性别压力的影响，可能发展为易性癖。有研究表明，异装癖患者的性染色体和性激素的分泌都是正常的，这可以充分说明，异装癖的成因主要与后天环境有关，尤其是在幼儿和青少年时期所接触的环境。

　　对异装癖患者应该有针对性地采取治疗措施，并及时进行治疗，早发现早治疗的好处就在于，它不仅可以控制其发展，而且也可使此种异常行为得到明显的改善。采用精神分析法，通过让患者回忆早年的生活经历，从中找出自己异装癖的早期成因，然后就其原因帮助他们分析解释，指出这是幼年时期对自己性别不安的一种表现，从而使患者对自己的异常行为有一个清醒的认识，树立他们矫正的决心和信心。此外，还可采用厌恶疗法，当患者身着女性装束时，可以给他一定程度的痛觉刺激，以解除其异常行为，也可收到较好的疗效。对于已经结婚的异装癖患者来说，可以在妻子的帮助下，使其异常行为得到控制和矫正；比如有些患者有明显的性功能低下，需要靠穿女性服装来获得性快感和性高潮，婚后，在性生活中，配偶可以通过抚摸、接吻、热情鼓励等多种方式帮助他们消除不安情绪，渐渐克服性功能障碍，减轻性交的压力，使其不穿女装也能达到性高潮。

【案例2】

来访者，三十八岁，英俊，第一次来的时候，是妻子陪同前来的。能够明显地看出来，是妻子的不懈坚持促成了这次见面。支吾了很久，他才说出自己是异装癖，想要改变。可是看不出他有任何想要改变的动机。

来访者的妻子是来访者的第二个妻子，他们结婚已经五年了，但是直到最近妻子才发现这个问题的。是不久的一天，妻子发现屋里有其他女人的内衣裤，还有一些装饰品。妻子认为丈夫一定是有了外遇。在妻子的逼问下，来访者为了不让妻子误解，避免伤害妻子，不得不说了自己的问题。可是，这对于妻子的触动更大。妻子说，她宁可丈夫是有了外遇。因此，妻子坚持要让丈夫来治疗。

治疗中知道，来访者小时候和父母相处得很好。但是两岁的时候，母亲患了一种罕见的呼吸道疾病，必须到某家特别的医院去治疗。父亲认为母亲需要自己陪在身边，这样就没有足够的精力来照顾孩子，所以把孩子托付给自己的姐姐，孩子的姑妈。当时，姑妈四十五岁了，一个人住，有着一份安逸的工作，生活很舒适。多年前，她有过一段短暂的创伤性的婚姻。虽然她对自己的弟弟和父亲很好，但是总体上还是对男人非常的仇视。

自然，姑妈是没有带小孩的经验的。当来访者第一次把脚放进她的鞋里的时候，她觉得很有意思，很可爱。得到强化的来访者，进一步试着穿起姑妈的其他衣服，只要不出门，姑妈都是接受他的这些行为的。

有时候，姑妈还会让来访者打扮起来，和他一起吃饭、聊天。甚至给来访者拍下这样的照片，放到影集里面。姑妈根本就不懂得如何处理这种情况，也没兴趣知道这样的事情对于小男孩意味着什么。

四岁的时候，母亲去世了。九岁时，父亲再次结婚时，才把来访者接回到身边。刚回到家里，来访者自然收敛了自己的易装行为。但是一次偶然的机会，当来访者在继母的同意之下，穿起她的衣服的时候，继母也认为非常可爱。不久之后，继母就发现自己装内衣裤的抽屉被来访者翻过了，还发现来访者穿着自己的内衣裤。继母把这些告诉了父亲，父亲非常吃惊和生气，打了来访者一顿。当他们再次发现来访者还是有这样的行为后，他们自创了一种治疗技术——他们罚孩子整天从里到外穿着继母的衣服，带上继母的装饰品，完全打扮成女人的样子，不许他脱下来。但是，他们不知道，这样使得来访者达到了性的快感。这一天中，来访者多次手淫达到性高潮。这次经历起到的作用仅仅是让来访者知道了，父母是不赞成这样的行为的，于是他把易装转向了地下。

这样，来访者渐渐成长成一个帅小伙。在学校里，他和其他同学没有什么不同。他积极地参与学校的活动。而且他羽毛球打得很好，还入选了校队。他也和女生约会。所以一切看上去都很正常。但是，私底下，来访者会去偷女同学的衣服，到校园边上的小树林里面穿上，进行手淫。

工作后，来访者交过几个女朋友。在发生性关系的时候，来访者都要幻想穿着女朋友的衣服才能保持勃起，完成性爱的过程。

二十八岁的时候，他第一次结婚了，婚姻只持续了两年。他很少和妻子做爱。少数的性爱中，他也需要通过幻想穿着女人的衣服来达到高潮。离婚不可避免地发生了。

离婚之后，他的易装行为变得更加的肆无忌惮了。他很珍惜自己的工作，也很努力。工作之余，他会利用休息和休假的时间去穿上女人的衣服进行手淫。后来，因为工作关系，他遇到了现在的妻子。他们志趣相投，同居没多久，就结婚了。

4.1.6 易性癖

易性癖是一种性别认同障碍，又称性别交换癖。易性癖患者心理上对自身性别的认定与现有的性别特征和性别身份相反，他们持续地厌恶本人性别解剖特征，并为此相当痛苦，有转换为异性的强烈愿望。易性癖患者多见于男性，男女比例为 3 : 1，且多数具有同性恋或者双性恋倾向。易性癖患者不喜欢别人把自己当做所属性别中的成员来看待，他们喜欢穿异性服装，具有异性的举止和言语腔调，并且希望通过性激素或变性手术来转换性别。

男性易性癖患者自童年时期就可能表现出对女性活动方式的兴趣，比如与女孩为伴、玩女孩喜欢的玩具、在儿童游戏中扮演母亲角色等；从青春期开始，在行为上可表现为专注女性的常规活动并积极效仿女性特征，如他们着女装、留长发、模仿女性的神态举止，并参加女性的社交和娱乐活动。男性易性癖患者固执地否定男性的解剖结构，厌恶并想除去自己的男性生殖器，部分患者甚至在得不到医疗相关部门的帮助下，自行动手切除。

女性易性癖患者则认为自己应该是男性，她们喜欢穿男装，而且明确表示不愿意蹲式小便，不愿意乳房发育和月经来潮，幻想自己能长出阴茎来，甚至有些患者以男孩的姿势小便。她们从外表装束到内心体验、言行举止效仿男性，固执地否定女性的解剖结构，少数患者还强烈要求手术切除乳房和子宫，安装假阴茎。

【案例】

来访者：女，二十七岁，未婚，某公司职员。

自述：在我童年的记忆里，我的父母非常喜欢男孩子，时常把我装扮成男孩，比如说给我剪极短的头发，穿男孩运动装、白色旅游鞋等等。我的性格自幼就比较开朗、活泼、好动，我从小也非常喜欢和男孩子在一起玩耍、嬉戏，玩男孩子的玩具。儿时的小伙伴们都称我为"假小子"，我十分喜欢这个"昵称"，有时候从心理上感觉自己就是一个男的，尤其当别人也这样说我的时候，我觉得自己就更像一个男的了。

从初一开始我便萌发了做男孩子的愿望，平时我就非常喜欢和男孩子在一起玩耍打闹，参加他们的各种活动，比如说打篮球、踢足球等等；感觉做男孩子有一种强者风范，很有帅气和威风。初二那年，当我月经初潮，母亲递给我一张卫生巾的时候，我非常无奈，心里想自己怎么会是这个样子；随着一天天的长大，胸部也在慢慢膨胀，我感到非常羞愧和无助，为了不让我的男同伴们看出来，我平时尽量穿宽松的运动衣，里面穿紧身的内衣，把乳房裹得紧紧的。从高二那年冬天开始，在很长的一段时间里，我发现每次月经来潮的时候，都疼痛难忍，有时候甚至在床上打滚，连课也上不了。父母知道后带我到医院做检查，被医生诊断为右侧卵巢囊肿。经历这场大病之后，我做男孩子的愿望也更加强烈了，甚至曾产生过切除乳房、做变性手术的念头。

进入大学以后，我想做男性的愿望呈上升的趋势，平时总爱穿一些中性的运动衫，留着超短的头发，还不自觉地模仿男孩子的谈吐举止，我的这些举动时常被同学们当做茶余饭后谈论的笑柄，但我感觉无所谓，还因为他们称我为"小子"而感到非常自豪和满足。平日里，我时常留心有关变性手术的国内外报道，幻想着有朝一日能够以一个男性的身份结婚成家，但是面对来自社会和家庭的压力，我只能尽量克制自己，不让任何人知道我的隐私，想着等条件成熟就去做变性手术。

大三的时候，一次偶然的机会参加学校组织的联欢会，我认识了比我小两岁的丽丽，她温柔美丽，当时我的感觉是眼前一亮，这是我有生以来第一次感到无比的兴奋和激动，我喜欢上了她。为了引起她的注意，我找一切机会和她接近，对她好，几乎投入了我的全部感情，我们终于成为好朋友；某一天，我最终克制不住自己内心的冲动，生平第一次向她透露了我内心的秘密。之后我们就在校外租房子，从此开始了一段快乐的生活；我们在一起的时候，也只是相互拥抱、接吻。唯独让我感到痛苦的是，我不是一个真正的男人，不能给她一个真正的男性性爱。好景不长，渐渐地我感觉到，她对我若即若离的，有时候甚至她会说"你永远都只能是个女人"。我为此感到万分苦恼和痛苦，第一次感情的付出，不仅没有得到我所期盼的关怀、爱情，而且我也不能真正以一个男性的身份去生活。我终日生活在恐惧和痛苦之中，既害怕她泄露我的秘密，又为情感上得不到满足而苦闷。为此我经常失眠，学习成绩也一路下滑，我陷得太深，感觉难以自拔，几次想走上绝路。

【案例分析】

　　这是一位典型的易性癖患者，患者家庭不当的早期儿童训养是造成该癖好的直接原因，一场重病更加深了该患者转变性别的愿望。而且，该患者的性行为具有同性恋倾向，不过虽然有女性的性爱抚以及对女性的好感，但该患者是立足于把自己作为男性的基础之上的，很明显她是厌恶同性恋行为的，并认为她自己与同性恋者不能等同。其实，该患者是用同性恋的性行为来满足自己性异常心理需求的；而她所喜欢的女生正是被动型女性同性恋者，在与她生活的同时该女生表现出对性取向的犹豫不决，也就是说其同性恋取向不稳定，从而也就极有可能转变为异性恋者，换句话说，那个女生属于青春期同性恋型。该患者为自己是女性而感到十分的烦恼和痛苦，有强烈转变性别的愿望，仅仅是因为社会条件等诸多方面的影响，才没有做变性手术。

　　性别的确认（知道自己属于哪种性别）始于两岁，一般在四岁左右趋于完成；倘若在此期间，由于受到过某种童年创伤（比如生殖器病变），或者先天生殖器发育不良，或者家庭早期幼儿教育不恰当等等因素而使这种确认发生障碍，就很有可能出现易性癖；哪怕即使他（她）们的生殖系统发育是健全完整的，也仍然避免不了对自身性别的错误认定，因为易性癖本身是一种性心理发展上的障碍。上述案例就是一个很好的例证，该女性患者的父母从小就把她当做一个男孩子来对待，使她从小就相信自己就是一个男性，这就很有可能给她造成对自身性别认定的混乱和障碍，当她以后被告知她实际上是一名女性的时候，她不但会感到厌恶，并且极有可能坚决否认，还会有强烈地渴望想转变为男性。

　　与同性恋者不同的是，几乎所有的易性癖患者都是异性恋，少数人可能依据现有的性别特征结婚并生育，但在性生活中常将自己想象成异性性别角色，其结果往往是走上离婚的道路。还有一些易性癖患者，得到医疗相关机构的帮助，成功转变性别之后，会结束原来的婚姻，而以转变后的性别来组织家庭。

　　易性癖属于性心理变态性疾病，是一种性别认同障碍，一旦形成，药物干预疗效欠佳；对于那些强烈的异性装束和易性癖患者，可以考虑通过性别转变手术来解决：女性切除乳房，安装一个类似阴茎的附属器官；男性则切除阴茎，造一个人工乳房和阴道。但是，生殖器官转换手术完成之后，仅仅能完成部分性功能而不具有生殖能力，而且术后部分患者发现，变性后的生殖器状态与自我认同不和谐，因此，除了已经严重到非变性否则无法生存下去的地步才考虑做变性手术之外，一般而言，易性癖的治疗以心理治疗为主。可采用认知领悟疗法，从心理上改变患者把自己看做是另一种相反性别的不良认知，让他们能够清醒地认识到，对大多数毫无性别改变生物学基础的易性癖患者做变性手术，仅仅是模仿异性的形态，不可能成为真正的异性。在矫正不良认知的基础之上，通过重塑行为模式的手段，以患者所表示的性别行为形式为目标，循序渐进地建立新的符合患者解剖上所表示的性别的行为模式，比如，可以按照"腔调—神色举止—衣着—社交活动"的顺序，逐渐重建新的符合同性行为的模式；值得注意的是，这是一个漫长的矫治过程，需要患者做好充分的思想准备，能够自觉主动地与医生配合，否则会影响治疗效果。

4.1.7 恋童癖

恋童癖是以儿童为对象获得性满足的一种性变态。这种性变态行为的患者以男性多见，他们常常以性发育未成熟的同性或者异性儿童作为性行为的对象；以异性儿童作为性对象的称为异性恋童癖，若以同性儿童为性对象的则称为同性恋童癖。受害儿童的年龄多在十至十七岁之间，也有小至三岁以下的。

恋童癖患者一般多在三十岁以上发病，他们对成年对象缺乏性兴趣，且大多数均患有阳痿。通常来讲，恋童癖患者获得性满足的表现方式主要有：窥视、触摸儿童阴部、拥抱接吻、鸡奸、腿间性交、手指插入与强奸等等。该癖主要是由后天心理发展不正常所造成的，其发病原因归纳起来主要有：

①心理因素。爱恋孩童，留恋童年时代。对儿童表示关注，本是人的一种普遍行为，其心理也是无可指责的，但这种行为和心理如果超过了一定的限度，作为一种观念在头脑中固定下来并控制人的行为，便形成了恋童癖。

②家庭因素。家庭不和睦，夫妻感情不好，使之对成年人之间的性生活失去兴趣，从而把发泄的对象转向儿童。

③社会因素。有的患者在工作和日常生活中，由于人际关系不好或受到挫折，便觉得人心叵测，与成年人打交道要费尽心机，因而感到疲劳、紧张和可怕，比较而言，与儿童交往则比较单纯，也无须费太多的周折；时间一长恋童癖患者便对成人之间复杂的人际关系感到厌恶，进而把兴趣转到了儿童身上。

④性格因素。由于生性胆怯、懦弱，缺乏应付危机的能力，当遇到意外的重大精神打击时，比如妻子有了外遇而被发现了，但不能勇敢地面对现实，而希望倒退到童年。

⑤其他因素。有些患者因为智力发育迟滞、慢性酒精中毒、残废、年老或其他脑器质性病变等而接触正常成年女性的机会很少，所以将满足性欲的对象转向儿童。

【案例】

来访者，男，刘某，四十五岁，已婚，工程师。

刘某邻居家的女孩名字叫红梅，才十岁，和刘某的女儿是同班同学。她们是好朋友，一起上学、做功课、玩耍，所以红梅经常出入于刘某家。红梅是一个天真可爱、活泼、懂事的孩子，深得很多大人和同龄小朋友们的喜欢。去年夏季的一天她又像往常一样来到刘某家找其女儿玩耍。刘某正坐在电视机旁看电视，红梅向刘某叫了一声叔叔，并问同学在不在，刘某指了指卧室，红梅以为同学在卧室里，便进去了。刘某紧跟着也走进了卧室，顺手关上了门，从后面一把抱住了红梅，嘴里还不停地表扬她如何如何地乖、如何如何地好。红梅被刘某这突如其来的行为给吓傻了，不知所措。因为刘某一直是她心目中最尊重的长辈之一，而且她知道刘某是个好叔叔，所以并没有进行强烈的反抗。刘某一看有可乘之机，于是便得寸进尺，一边在红梅身上摸来摸去，一边嘴里还不停地许诺给她买好吃的、好玩的。此后，这样类似的情况发生了好多次，红梅都没敢向任何人提过此事。刘某的胆子因此也越来越大了，以至于后来进一步发展到与红梅性交。将近过了一年以后，红梅再也无法忍受刘某的暴行，才向父母说出实情。公安机关依法对刘某实施了制裁。经检查原来刘某患上了恋童癖。

【案例分析】

该患者属于未成熟型恋童癖。在深得受害人信赖与尊敬的基础之上，伺机对其进行猥亵、强奸；此类患者猎取的对象往往是自己所熟悉的儿童，比如说邻居、同事，甚至是亲戚家的孩子。他们对少年儿童怀有强烈的性欲望，并把自己与儿童间的性行为作为主要或重要的性满足方式。

恋童癖属于严重的性变态行为，也是一种性犯罪行为。主要有三种类型：未成熟型、退化型和攻击型。未成熟型，又被称之为固定型；这类患者对成年人不感兴趣，从未与同龄人建立稳定的性关系，只愿与儿童交往，并且只有与儿童交往时才感觉到舒畅。他们猎取的对象一般都是熟悉的，如邻居、朋友，甚至亲戚家的孩子。他们先是与孩子玩耍，带他们看电影、逛公园、踢足球、买东西，获得孩子的信赖，建立起友谊，进而才发生性的接触。退化型，又可称为回归型。这类患者表面上看与常人无异，能与周围的人建立良好的关系，也有正常的异性恋史，与同龄异性有过性关系，甚至已结婚成家。但是，当家庭、学习、工作等方面出现压力或者遇到重大精神刺激之后，便出现了不成熟的性表达方式（即恋童癖）。这类患者所猎取的对象常常都是不熟悉的儿童，其行为带有冲动性，目的是缓解生活压力。此外，该类恋童癖患者会为其行为而感到苦恼、自责和害臊，有时有犯罪感。攻击型恋童癖则是一种最具危险性和反社会性的恋童行为。由于各种原因，他们存在一种攻击性心理，想借助折磨儿童发泄出来。这种攻击行为往往伴有虐待和暴力，本质上是一种恶意的侵犯。特别是他们喜欢通过不正常的性行为来达到目的。甚至有些恋童癖者不仅对玩弄儿童感兴趣，而且还热衷于拍儿童色情照片和录像以及制作非商业性的色情物品。

法律上为保障儿童身心健康，一般都根据受害儿童的年龄和性别，给罪犯以不同程度的法纪惩处。在我们国家，由恋童癖引起的猥亵性犯罪案例时有发生。我国相关法律注明：猥亵是以刺激或满足性欲为目的，用性交以外的方法实施的淫秽行为。对未成熟少年的性骚扰，即使在受害者不明了意图和没有违抗乃至顺从的情况下，也可视为猥亵。猥亵儿童罪成立有四个要件：①主体要件是行为人必须是年满十六周岁以上的自然人；②客体要件是侵犯不满十四周岁儿童的身心健康；③主观要件是行为人通过猥亵儿童达到满足自己色欲的卑鄙动机；④客观要件是行为人采用暴力、胁迫或者利诱、引诱等手段对儿童实施猥亵的行为。

除此之外，对恋童癖患者还可以选择性地、针对性地进行治疗。对于恋童癖的防治方法，常见的有：①厌恶性条件反射疗法。当患者接触儿童或儿童模型时，便给予能造成其身心痛苦的刺激，如电疗刺激、橡皮圈刺激、肌肉注射催吐药使其呕吐等等，使其产生厌恶性条件反射，便可抑制其性变态行为。②约束性行为疗法。对于有决心摆脱这种性变态，主动求医的患者来说，可进行精神分析，找出症结所在，促使其痛下决心，立下保证书，然后由医生和家人加以监督，进行约束。但是，这种疗法具有一定的局限性，也就是说接受治疗者必须满足一个前提条件：即没有明显的人格障碍，并且能积极地配合治疗。③引导性心理疗法。这是一种辅助措施，针对患者对正常性生活存在厌恶及焦虑的变态心理，采用系统的心理疗法排除、并引导培养其对异性的正常兴趣和正常要求，逐步得到矫正。④此外，还有一种是强制性药物疗法。通过药物治疗，比如给患者使用抗雄激素来限制恋童癖者的性欲，也会起到一定的疗效。

总而言之，不论哪种类型的性变态的治疗和挽救，都需要诸多方面的通力合作与配合，给他们创造一定心理治疗的客观环境。从社会方面来讲，应该给予这类特殊患者更多的理解和关心，不应对他们采取嘲笑、歧视甚至是抛弃的态度，否则会加重他们的变态心理；对于那些需住院治疗的性变态者，我们竭尽所能地给他们营造一个宽松温馨的治疗环境，让他们感受到祖国大家庭的温暖，坚定他们治疗的决心与信心。而对性变态者本人来讲，一般说来，不要逃避，以积极的心态面对现实，放下思想包袱，鼓起勇气，主动地向心理医生或相关医疗机构寻求帮助并积极地配合治疗，这样做不仅可以得到较好的治疗效果，而且也可以使自己的性变态心理早日得到矫正，步入正常人的生活轨道。在心理咨询过程中，遇到这类特殊的来访者，咨询师首先要满腔热情、耐心倾听他们的诉述，以尊重、同情、理解和感兴趣的态度来对待他们，从精神上给予他们关心、支持和鼓励，这样就在来访者与咨询师之间建立起了良好的咨询关系，从而调动了来访者的主观能动性，坚定了他们治疗的信心和决心。其次，在心理咨询中，要全面收集有关资料，并对核心问题反复核实，从全面的角度查明问题实质。对问题的解释，要言之有据、恰如其分，倘若问题的性质未弄明白，则不要轻易回答来访者的问题，切忌任意发表毫无根据的结论或者保证，草率地敷衍来访者。最后，要严格保守来访者的秘密。心理咨询常常会涉及到个人的隐私、家庭矛盾、人际关系等诸多问题，来访者不希望被其他人知道，而且他们的隐私、心灵的创伤通常与其强烈的情感体验有着密切地联系，因此，咨询师必须严守他们的秘密，不得随意谈论，以求得来访者的信任，有利于咨询工作的开展。

4.2.8 性受虐癖

性受虐癖是反复、强烈的性渴求、性想象，涉及承受对性对象施加心理或躯体性伤害行为，以取得性兴奋、性满足，并把它付诸行动，至少持续半年时间。

【案例】

来访者想告诉咨询师，自己把他当做父亲，是多么需要他，是多么爱他。但是又担心自己的愤怒会发泄到咨询师身上，这会毁了他。这正是她长期在做的事情。她觉得，就这样和咨询师保持一种分离性的友谊关系，是最好不过的了。这样可以把对父亲的情感的两部分分裂开。一部分是她对爱的追寻，她对虐待性父亲表象的屈服，对自己不爱的男人的受虐性的服从；一部分是反抗喝醉的父亲时的愤怒和抑郁，这是她不想发生在咨询师和男朋友身上的。

4.2 青春期成长问题

青春期是以性成熟为标志的一系列形态、生理、心理及行为的突变阶段，是个体由童年向成人过渡的时期，世界卫生组织把青春期界定于 10—20 岁之间，经历这个时期的发展，个体的生理及心理发展都将日趋成熟。

青春期是个体发展的一个特殊时期，是人生中一个不可避免的突飞猛进的发育时期，这个时期的青少年要经历生理、心理上的发展和转变，故青春期又被形象地称为"危机期"。在这个时期，个体的性器官渐趋成熟；第二性征明显出现，第二性征指的是身体形态上的性别特征，在少男主要表现为出现胡须、喉结突出、嗓音变得低沉、体毛明显等等，而在少女则表现为乳房隆起、体毛出现、骨盘变宽、臀部变大等等；同时性腺的发育成熟使女性出现月经，男性发生遗精现象。从一般意义上来讲，生理和心理是相互联系的，身体生理上的成熟为心理发育提供了一定的基础，许多青春期的性心理变化正是缘自生理上的巨大变化，并与之相伴而生。

处于青春期的青少年，其生理和心理的发展具有生理成熟早而心理成熟晚的特点，具体表现在：他们性成熟的时间提前，而他们性心理、性意识还相对处于萌动、迷失的时期；也就是说，强烈的性别自我认定与单一的社会身份（受"制约"的学生身份）之间、性别角色的认识与在校环境中两性疏远的现实情景之间存在着一定的分歧和矛盾。因此，青春期性生理的本能冲突和性心理寻求刺激的强烈需求，很容易使他们产生种种不适应的心理感受。而在这个时期，我们更要了解和准确把握他们性心理的变化，引导他们如何去保护自己健康成长、怎样防止性侵犯等问题，使他们能够正确认识到青春期性器官的发育是身体正常发育的自然规律，这个时期所产生的对性的需求也是客观存在的，从而有助于培养他们健康、正常的青春期性心理，帮助青少年正确认识性的实在意义，树立科学的性健康观念。

4.2.1 青春期性心理发展的特点

4.2.1.1 早期性意识的强烈性与表现上的修饰性

处于这一时期的青少年，由于生理上发生了巨大的变化，他们对自身性特征的变化也极其敏感，而且对自身和异性都产生了强烈的好奇心，对有关性方面的知识也开始关注，比如男女性器官的不同构造和功能以及女孩子的月经、男孩子的遗精等等生理现象。他们渴望通过自己的实践或经由媒体获取信息的方式，去打破性的神秘，甚至是闯入性的禁区；但是往往由于受到传统观念和学校、家庭教育环境等因素的影响，他们又不愿让别人知道自己的真实想法。表面上他们对异性疏远、回避，持一种冷漠的态度，实际上他们不仅已经意识到自己身心的变化，而且还密切地关注着异性的身心变化，在心里默默地比较和评价异性同学，用与成人不尽相同的方式表达着对异性的好感和爱慕。如：特别注重穿着打扮，不分场合地表现自己，甚至以攻击异性或恶作剧的形式来"反向"表达自己的情感趋向；这是青少年所特有的行为，目的是吸引异性的目光。表面上他们在异性面前羞涩、拘谨和冷漠，但在内心深处却又十分关心自己在异性心目中的地位和形象。青少年这种微妙且复杂的心态给他们尚未成熟的心灵带来强烈的冲击，此时伴随性成长过程中的矛盾和困惑，又将青少年置于自我迷失的边缘。

4.2.1.2 青少年存在着性心理差异

由于性别差异的存在，在对异性情感的流露上，男孩表现得较为明显和热烈，女孩则表现得较为含蓄和深沉；在内心体验上，男孩对性的态度常常是感到新奇和神秘，而女孩则常常是羞涩且不知所措；在表达方式上，男孩一般较为主动，女孩则往往采取暗示的方式。大量研究已经表明，女生的性生理成熟和性心理发展均比男生早一到两年。

有资料调查显示，在五年级学生当中，49.2％的女生已经月经初潮，而只有3.4％的男生有遗精体验；71.9％的女生乳房已明显发育，而只有17.8％的男生喉结变大。这种生理发育上的差异必然造成他们心理表现上的差异和不同步性。

4.2.1.3 个体对自身性别角色已形成初步认同

性别角色是个体在社会化过程中通过效仿和学习而习得的与自身性别相适应的行为规范及自我认知，往往具有一定的现实规定性和伦理规范性，是不以个体的主观意识为转移的。性别角色往往受到男女两性的生理、心理特征以及社会风俗、传统习惯等因素的影响和制约。研究表明，处于青春期阶段的青少年，绝大多数已经形成了较为稳定的性别角色认知，他们对两性不同的个性特点和社会角色有了较为深刻而清晰的认识，他们认为男性应该具备进取心强、独立性、攻击性强、逻辑性和冒险性突出等等特性；女性则应具有温柔体贴、感情细腻、依赖性强以及富有同情心等特性。

4.2.1.4 早期性意识的发展具有阶段性

青春期性心理的发展是以性意识的萌动为起点和标志的。性意识通常被认为是个体从儿童期步入青春期的一个心理标志。它是随着生理上第二性征的出现和心理上对性别角色的认知而产生的。性意识的内容主要涉及青少年对异性的看法、对处理男女两性各种关系的态度、对异性吸引力的感知以及恋爱观的形成等等。不同的年龄阶段，性意识的存在对两性交往行为会产生不同的影响，直接的结果是使性意识的发展以不同的阶段特征表现出来，因此使性意识的发展具有一定的复杂性。美国学者赫洛克曾把青春期性意识的发展分为四个阶段：①以疏远异性为标志的性厌恶期；②"牛犊恋"期，即表现为倾慕年长异性，从行为上愿意接近年长异性；③狂热期，转变为关注并喜欢年龄与自己相近的异性；④浪漫恋爱期。由此可见，男女生性心理、性意识的发展是具有其内在规律性的。

4.2.2 青春期普遍存在的性心理问题

4.2.2.1 性别角色认同产生偏差

美国心理学家科尔柏格认为，青少年把自己看成是一个"男孩"或"女孩"的自我分类，在他们性别角色社会化的进程中具有极其重要的作用。一旦他们接受了某一性别标定，他或她便会积极地采取与性别标定相一致的行为或态度，并根据性别角色的要求来构建自己赖以成长的社会化"内环境"，组织他们的社交世界（社会化的"外环境"）。性别角色认同除了受个体对自身性别的认识与看法的影响之外，还要受到家庭教育、学校教育和社会教育的多重影响，而在这些因素当中，家庭教育对性别角色发展的影响是最直接的。中国由于长期受到"男尊女卑"意识的影响，一些女孩对两性的社会地位现状乃至对自己的性别感到极度的不满，不能很好地悦纳自己身心发展所带来的变化，从而产生强烈的自卑感。有些家庭对某一性别的孩子特别偏好，对幼年时期的男孩女孩没有按传统的性别观念进行教育，从而使孩子形成与自身性别角色相反的行为特征，以至产生人格或行为障碍。

4.2.2.2 性意识的萌动与性知识的匮乏

随着个体生理上的巨大变化和第二性征的迅速发育，青少年的独立意识、性别意识和情感意识开始萌发，他们渴望与异性交往，希望了解性知识，但又唯恐被别人发现或者讥讽。所以在现实生活中，他们往往因为得不到科学的指导和有用的信息而陷于迷惑、焦虑或冲动之中；再加上由于受到儒家伦理道德观念的深刻影响，以及在长期相对保守的文化和民俗背景的熏染之下，人们通常把青少年对性知识的探求和兴趣看做是非常可耻和邪恶的，于是在青少年面前他们常常对此缄口不言、讳莫如深，甚至谈性色变。这样一来，就使本来正常的性心理发展教育由于外界因素的影响而变得神神秘秘、遮遮掩掩。由于青少年长期处于性知识的极度贫乏状态，且被"拘禁"在"雾里看花"的性心理困境之中，使他们的性心理发展始终处在迷惑之中，从而导致他们只能从各种"地下渠道"偷偷地、良莠不分地吸收性知识。

4.2.2.3 在与异性交往过程中的心理迷惘

青少年进行两性交往是情感和心理发展的需要，是增进友谊和团结的需要，同时也是探寻人生真谛、实现社会化和自我完善的重要途径，因此青少年两性之间的交往是很正常的事情。但是现实中的场景往往是：要是在班里某两个异性同学稍微来往得多一些，就会有同学在背后"指指点点、说三道四"，老师和家长不明真相，也不了解实际情况，就只会焦虑担忧、恐慌不已甚至采取行动加以强行制止。实际上这会给正处在两性正常交往范畴内的青少年留下了一个不良的印象，从而使他们认为他们的人格得不到尊重，他们的自我管理能力和判断能力得不到信任，他们无法掌控自己的生活；其结果往往是很容易引发他们的逆反心理和反抗情绪，有时候可能会"弄假成真"，发生所谓心理学上的"罗密欧与朱丽叶"现象，导致最终他们的行为出现：①对异性的恐惧。在异性面前脸红心跳，举止极不自然。②极度"关心"异性。对某个异性极度"关心"，要掌握对方的一切，见不到对方就坐卧不宁，大大超出常人关心异性的程度。③压抑对异性的好感与爱慕。因受错误性观念的影响及外环境的限制，对异性的交往常常会有种"罪恶感"。种种这些都会使青少年在社会交往中处处碰壁，给他们带来不必要的压力，从而也给他们的身心健康成长带来无法估量的伤害。

4.2.3 青春期性心理的种种表现

4.2.3.1 性冲动的出现

性冲动是一种追求异性或者想与异性发生性关系的愿望。有时这种愿望是不顾一切的，往往违反社会道德规范，若不受理智约束，可能会造成终身遗憾。有资料调查显示，36%的男生和12%的女生报告身体内部出现了从来没有过的兴奋和激动，这种现象有时是自然发生，有时是在外界刺激下出现的。约有50%以上的青少年看过有关性的报刊书籍或者黄色电影；或者在偶然与异性朋友身体接触或者约会的时候，产生过性冲动。因此，青少年常常对性冲动的出现感到迷惘和愧疚，甚至他们还错误地认为，这是可耻的、下流的、肮脏的，然而性冲动并不因此而减弱或者消失。相反，随着青春期性器官的发育、第二性征的出现以及性机能的成熟，性冲动越发频繁。因此，青少年常常处在兴奋、激动与苦恼、自责的矛盾心理之中。

4.2.3.2 性兴趣与性观念的产生和形成

第二性征的出现，使青少年对性产生了浓厚的兴趣，渴望从性的角度认识自己与异性，渴望解释一些自己新奇的生理感受，尽管这种兴趣是隐蔽的，有些疑问还难于启齿，而且带有明显的羞耻感，但他们仍然要通过各种渠道、各种方式表现出来。他们对自身性发育感到惊奇、神秘、羞涩，开始知道性别差异的内涵，从而促使他们产生了解和探索性奥秘的强烈愿望。在加上受家庭、社会等诸多因素的影响，青少年开始整理自己头脑中经多种途径来源的性观念，并借此形成自己的性观念，指导自己的性行为。

4.2.3.3 异性吸引

调查研究发现，在十四至十五岁的年龄段，是男女学生向往与异性交往的高峰年龄段，此时他们对异性的兴趣急剧扩展，会产生一种对周围异性突然变得可爱起来的神秘感觉，并注视和留意周围的异性，同时又着急地掩饰和表现自己，想使自己在异性中留下一个完美的印象。就接近异性欲望而言，对几乎所有的处在高中阶段的学生们来说，都有此欲望，男生更多注意女生的容貌和漂亮的外表，女生则更多关注男生的风度与气质。

4.2.3.4 手淫

手淫是一种通过手或其他物品的摩擦、玩弄外生殖器官从而获取快感、满足性兴奋和性冲动的行为。青少年从无意引发性快感之后，逐步发展到有意的手淫，手淫后多数出现自责、内疚、羞耻、自卑等心理反应。进入青春期的少男少女开始产生性欲，而作为满足性欲的传统方式性交，只能在十多年后结婚时才能进行，而此阶段青少年又产生了性欲。为满足生理需要，以手淫方式排解性欲、缓解性张力是一种既不害人又不伤己的自慰方式。手淫既非病态，也非道德败坏，而是性机能发育成熟的表现之一。按照正常的生理周期，以手淫方式排解性欲是不会伤害身体的，但是如果手淫过度并以此为乐、经常寻求此种性刺激的话，将有损于身体，并很可能导致心理障碍。

4.2.3.5 爱欲性睡梦

爱欲性睡梦是一种在梦中通过某种性行为而达到性快感、性满足的现象。处于性节制状态下的性成熟的青少年，平时在清醒的情况下，常有某些自体爱欲性表现，会产生性冲动，但没有排解条件，往往需要自我压抑；而在睡梦中当神经系统兴奋性下降、抑制作用减弱的时候，性活动便可进入梦境。比如说：健康男性在睡梦时产生强烈的性兴奋并伴随射精现象，这是完全正常的，是一种生理活动，称为遗精或梦遗，因此不必为梦遗而过分担心。性梦的产生受到引起性意识的多种因素影响，如影视、文学作品中对性的描写、见到自己爱慕的异性等等，由此引起的性意识在清醒的时候会被压抑，但是在睡梦中会以性梦的方式出现。性意识越强、压抑越深，则性梦出现的可能性就越大。

4.2.3.6 青春期性幻想

性幻想又可称为性梦幻，指的是人在清醒状态下，对不能实现的与性有关事件的想象，而且自己的生理状态完全可以投入进去。性幻想是一种凭想象产生出来的东西，有这种幻想的人，自己也会感到这些念头非常古怪、奇特，但同时又爱惜不已地藏在心里，并看成神圣的东西，只能透露给心腹密友。每个人的性幻想都与众不同，并且处于随时变化和发展的状态之中，但是除了极富有想象力的人之外，变化和发展的程度并不是很大。这些性幻想往往以个人愉悦的经历为基础，为其散漫的性冲动提供一条出路，既达到心理满足，又免于付诸性活动的实践，对己有利，对他人亦无害。因此可以说，它也是自体爱欲的一种常见而重要的形式。但是有些时候性幻想确是病态的，需要及时治疗。比如有的少女因性幻想而导致精神分裂症；有的少男则因幻想与某个异性发生性关系而导致精神恍惚、身出虚汗，甚至是达到遗精，使身心受到严重损害。这些情况往往需要尽早地进行心理治疗。

4.2.3.7 性焦虑和性疑惑

当自己和周围的同学都出现了第二性征的时候，青少年往往会在意和关心自己的性征是否与他人的一样、性功能是否正常。而对前者的差别很容易被发现，所以会产生疑惑；而后者短时间内无法鉴别，因而则会更加迷惑。比如，女孩子对自己乳房的大小、男孩子对自己的睾丸大小以及阴茎的长短等等都会产生疑惑。此外，面部的痤疮、粉刺、身材的矮小等等都会引起青少年的焦虑和担忧。

4.2.3.8 青春期性想象

性想象与前述性幻想的不同点在于：性想象中的情况更接近实际，与各式各样刺激的联系十分密切，并伴随有各种实际的性行为；而性幻想则常与不典型的刺激相联系，性兴奋没有明显的目的性，此外常伴有非实际的性行为或者性快感体验。

性想象指的是人在进行性活动时的心理活动，是人对性刺激的心理反应，也是启动性兴奋的正常机制，在性行为的维持和性快感的获得中具有重要作用。在不同的环境下，性想象的内容有很大的差异，如果想象中的性对象是同性、动物甚至是某种物品，那属于异常情况。对于绝大多数青少年来说，性想象往往是他们以前获得性快感的经历的重复，一般来讲，同一种性想象可以反复出现一段时间。一些调查资料显示，女性青少年的性想象比男性青少年性想象的内容更丰富多彩，这很有可能与女性感情细腻等生理特点有关。

在正常的手淫过程中，性想象总是存在的。作为一般规律，手淫者多想象与一位异性进行性交。女性青少年想象中的性对象范围比较宽泛，可以是异性，同性也不罕见；男性青少年想象中的性对象往往是女同学或者一些较年长的女性。有人研究性想象在手淫过程中的作用时，曾报告了一个非常有趣的性别差异：在女性中，50%的人在手淫时几乎总是想象，14%的人有时如此，只有36%的人不想象；在男性中，相应的百分比是72%、17%和11%。这种情况似乎与通俗的观点相矛盾，通俗的观点认为女性而非男性可以更多地沉浸在性活动的心理因素之中，与前一代人相比，现代女性更为敏感，更乐于承认对性想象的兴趣。心理学家索伦森对13—19岁的青少年调查的结果表明，57%的男孩和46%的女孩报告说，手淫时常常伴有性想象；20%的男孩与10%的女孩报告手淫时很少有性想象；此外，男孩们报告说他们性想象往往与这样的场合有关：与几个女性性交，或者被迫接受性交。女孩们报告说，她们的性想象往往会出现这样的场景：与自己所喜欢的人性交、不得不接受几个男性的要求、或者是适度地殴打她们的性交伴侣等等。

【案例1】

来访者，男，张某，十五岁，某中学初三学生。

自述：十四岁那年的某一天夜里，我从睡梦中忽然惊醒，我感觉内裤湿湿的，仔细辨认，我发现小便流出了脓（其实是第一次射精，事后很长时间我才知道）；当时我又害怕又紧张，以为自己得了什么重病。第二天一大早，我就把此事告诉了妈妈，没想到妈妈瞪了我一眼，并非常生气地对我说："什么事情也要跟我说？问你爸爸去。"妈妈的举动让我感到莫名其妙，于是我又跑到厨房问爸爸，爸爸说："怪不得近日来你的学习成绩一直不好，原来你成天尽想些这种事情，真没出息，以后不许你瞎胡思乱想，要是再这样，我就揍你。"听了他们的话，我感到非常委屈和不知所措，因为我真的没有想他们所谓的"那种事"。当时我百思不得其解，对自己身体上这一症状到底是什么感到非常好奇和担心。

事过一周后的某一天下午放学，我终于鼓起勇气、偷偷地跑到隔壁邻居小强哥哥的家里，向他述说了我的经历。小强哥哥听了我的问题后，笑得前仰后合，拍着我的肩膀说："哥们，我告诉你这是怎么回事，你出的这种东西最让人舒服啦。"他边说边给我做示范（就是教我如何手淫）。小强哥哥还让我看了一些人体摄影画册，里面有很多裸体的女人照片。自那以后，我几乎天天照着做，躺在床上，我都会不由自主地想起记忆中那些裸体像，于是就有了性欲望，可是每次手淫之后，我又非常后悔和自责，发誓没有下一次，但每次总是欲罢不能。

上初三的时候，紧张枯燥的学习生活并没有使我的冲动停止，相反我的手淫更加频繁了。学习成绩也一路下滑，老师找我谈话，但我能让老师知道我的这种可耻行径吗？我更不敢让我的父母知道。有时候我从心里恨我的父母，如果当初他们给我讲清楚"小便流脓"是怎么一回事的话，我也就不会去问小强哥哥了，也许就不会成为今天这个样子了。

我苦恼极了，也沮丧、羞愧、自卑到了极点，我感到自己的身体也受到了严重的损伤，比如说上课注意力不集中，脑袋总是昏昏沉沉的，有时候彻夜失眠。在学校里，我不敢正视周围的同学，甚至连走路都不敢抬头，我感觉周围的每一个同学都比我强，甚至有时候我怀疑自己是否算得上是一个健全的男孩子。我曾经做过一个可怕的梦，有好多同学发现了我的秘密，围住我，并用手指着我骂、嘲笑，看不起我。我对自己的未来感到十分的恐惧，等待我的会是怎样的人生？

【案例分析】

青少年在性发展过程中，有很多来自身心的需要渴望得到满足。但是由于生活阅历的浅薄及冲动性、模仿性特征，再加上有的家长由于不正确的观念或者觉得难以启齿，往往会回避这类知识的传授。在这种情况下，青少年常常会采取不合理的手段或过火的行为来实现和满足自己的需要，结果往往就很难收拾。"性"虽然让很多青少年感到神秘甚至是可耻，但是在家长眼里，这是一种很正常的生理需要和反应，对于性，绝不是肮脏、下流的，相反，它是爱情的高级境界，我们完全可以大大方方地谈。如果本案例中的父母当初能够以正确和客观的态度面对儿子的问题，他也许就不会出现目前的窘境，也不会产生如此强烈的自责感和自卑感。

多数中学生都有手淫的习惯，性心理学家玛斯特斯认为，手淫并不是有害身心健康的异常行为，相反，它是青少年在不可能用性交行为来释放他们内心积聚起来的性冲动的情况下，所采取的唯一的性行为方式。有研究表明，手淫与性交所引起的生理反应并无区别，而且，现代性治疗学家还把手淫技术作为治疗阳痿、早泄、性高潮障碍的措施之一。这些都充分说明了手淫本身是无害的，它是人类正常的生理行为，所以青少年不必因自己手淫而认为自己可耻、道德败坏。

据美国学者金赛调查，96%的男性青少年与62%的女性青少年有手淫行为；日本学者福富护1989年调查表示，在日本，90%以上的高中男生和20%的高中女生有手淫，而且大学生的手淫比例明显高于高中生；波兰研究员依莫林斯基调查，在青少年中有93.6%的男性和44.8%的女性手淫；俄罗斯学者科列索夫查看了俄罗斯和东欧国家其他一些学者的研究资料，认为青少年的手淫率与依莫林斯基的研究资料没有什么实际差别；关于我国青少年的手淫情况，早在1985年，陈会昌对山西省521名中学生的手淫情况调查显示，15%的男性青少年和4.5%的女性青少年有手淫行为。从以上对国内外青春期手淫的调查材料中我们不难发现，无论是国内还是国外，青少年手淫都是一种极为普遍的现象。

青春期阶段的青少年，随着性生理的发育成熟，他们必然会产生性冲动和性要求，处于性憧憬和性饥饿的状态之中，而一般要等十年甚至是更长的时间他们才能合法地通过婚姻来满足性要求，而在这一段较为漫长的时间里，性能量却是一生中最高的，因此，要通过宣泄才能解除性紧张带来的不安和躁动。手淫作为一种最安全、最简单的宣泄方式已经成为许多青少年的自然选择。

许多青少年之所以具有强烈的戒除手淫的要求，其根源还是在于认为手淫是可耻的、罪恶的，因而感到恐惧和不安。其实，只要对手淫有了正确认识，并能以坦然的态度接受，顺其自然就好，不必太强迫自己去戒除。不过，虽然性是生活中的一项重要内容，但不能代表全部。较为频繁的手淫会分散自身的学习、工作和注意力，不利于自身的全面发展。因此，如果手淫过度而影响了正常的生活，就要适当地加以节制，不要沉溺于性幻想之中，要把部分旺盛的精力投入到学习、工作、丰富多彩的社会生活中去，努力去追求更高层次需求的满足，使自己将来成为对社会有用的人才。

4.2.3.9 早恋

早恋是指在经济尚未独立、思想极不成熟且年龄距法定婚龄甚远的情况下所产生的一种情爱。早恋是一个世界性问题。1984年世界银行的调查统计资料显示，无论在发达国家还是在发展中国家，青少年怀孕的现象都普遍存在，约占全世界出生率的10%—15%。当今青少年有的十四岁左右就开始谈恋爱，特别是中学生早恋问题日趋严重。在我国，早恋现象也十分普遍。1983年，据刘锦英对四川省中学生的抽样调查发现，高中生中早恋者比例为21%，初中生中早恋者比例为8.6%；且早恋年龄有提前的趋势。

刘氏指出，以上是就班主任老师能够确实掌握的学生情况而言的，至于各种孩子气式的"钟情"则相当普遍，甚至小学高年级的学生也有传递条子、约会等事件发生。

处于这个时期的青少年，思想极其不成熟，仅是把由于性生理发育所伴随着性心理出现的性意识，如把对异性的好奇、好感当做爱，而对异性却了解甚少，不知道什么是爱，更不知道如何去爱。只是单纯地表现为喜欢与对方在一起做任何事情，比如学习、锻炼、娱乐等等。即使想到结婚永不分离，也很少考虑到感情以外的家庭等诸多外部因素。此时早恋的双方会非常投入，甚至是疏远了同学和朋友，荒废了学业，但是随着知识的增长、眼界的开阔，其爱情观会发生很大的变化，对恋爱的对象也往往会作出重新选择。

研究表明，中学生的早恋可以划分为三种类型。第一种类型，也可称之为"模仿性的游戏型早恋"，早恋者大多数为初一年级学生中年龄较小者。他们的"恋爱"是纯模仿性的，而且往往带有游戏性的特点。由于接受了不健康的性信息，再加上他们情窦未开（即女生尚未有月经初潮，男生尚未有梦遗），便开始向异性同学"示爱"，比如说写纸条、约会等等。由于好奇心的驱使和带有很强的游戏性，这些"早恋"者在和异性的接触中，常常不考虑时间和地点，随心所欲。第二种类型，也叫"天真的孩子气般的钟情"，早恋者多是初一年级中年龄较大的学生。他们性发育已经开始成熟，由于受到性欲念的驱动以及渴望探寻性的奥秘，而向异性暗送秋波、约会或者互相发出一些天真的山盟海誓，但是该行为的主要内部动机是一种捉摸不定的亲近欲和难以自控的好奇心，尽管他们口口声声说"我爱你"，其实并不能深刻理解爱的意蕴，多数人是把对异性的好感误当成爱情，选择对象亦无明确的标准，几乎遇到谁都可以谈，因此往往带有盲目性和非专一性，也做不到情有独钟。第三种类型，也叫做"少男少女的认真初恋"，早恋者多是初三年级中年龄较大的学生以及高中学生。这些人的性意识已经超越了朦胧阶段，开始对爱情有了自觉的追求。他们虽然还不能全面了解恋爱和婚姻的内涵以及对对方应尽的责任和义务，但双方在内心深处都憧憬着未来夫妻生活的幸福，其恋爱是以婚姻为目的的。

陷入早恋之中的青少年，双方交往频繁、相互吸引、相互爱慕、相互倾心，其行为特点可以概括为朦胧性、单纯性、不稳定性和多样性。早恋的青少年其主要精力是与异性单独接触，他们对未来组建家庭、如何处理学业与恋爱关系、对于早恋关系的发展结局均缺乏明确的认识。在恋爱过程中他们的情绪是愉快的，情感是纯真的，但因他们既想接触又怕被人发现，故而其内心也充满着矛盾。早恋关系是一种变化、极其不稳定的感情关系，青少年之间这种一对一的恋爱关系，很容易随着年龄、知识的增长、眼界的开阔等诸多因素而终止。此外，青少年的早恋行为具有多样性特征，比如：有的青少年很开放，在许多公共场合出双入对，俨然一对情侣；而有的青少年怕被人发现，借助电话、书信、网络等手段传递感情；还有大多数早恋青少年的活动以交流隐秘的感情为主，还没有超出正常的关系，但有一些则发展得很深，甚至发生了性关系等等。

早恋产生的根源，主要与家庭和学校缺乏正确的性教育、大众传媒对性自由倾向的宣传所造成的误导以及青少年的性萌发等因素有关。青春期，随着性生理的发育，性意识开始觉醒，激起青少年探索和尝试性的欲望；父母和老师对早恋问题的强烈制止，又会加强他们的逆反心理；当今信息社会，青少年可以通过各种传播媒介了解大量有关性的信息，从而使他们那种朦胧的性意识转变为自觉地去追求。

【案例】

来访者，男，郑某，十八岁，某中学高三学生。

自述：高一那年，我们班转来一名女同学，她是一位文静、腼腆的女孩子，与我同桌。也许是同桌的关系，我们彼此交流得很多，渐渐地我对她产生了好感。我认为她是班里气质最好的女生。她的学习成绩也比我好，当我有不懂的问题向她请教时，她总会认真热情、耐心地解答；她的性格很温柔，脸上总挂着美丽的笑，有时候我会为她的笑容想入非非。过了好久，我终于鼓起勇气、主动向她提出想与她交朋友，当时我和她还是高一第二学期的学生，她同意了。自那以后，我们开始了约会。

在学校里，为了不让老师和其他同学看出来，我们表面上装出来只是普通的同学关系。放学后，我们会偷偷地躲到学校附近的森林公园里，找个比较僻静的地方，开始开心、漫无边际的聊天。周末的清晨，我经常到她家楼下，约她出来跑步、打羽毛球。我们在一起很开心、很幸福。这样的日子过了一段时间后，我们的交往被同学发现了，很快，班主任和我们双方的父母也都知道了。当时我们都非常害怕，我觉得在别人眼里，我们是不求上进的坏孩子。其实，我们根本没有发生什么事情，只是彼此在一起感觉很愉快。

由于老师和家里的压力，我和她不得不分手了。事情过后不久，她被她父母送到外地的舅舅家读书，从此，我们再没有任何音讯，我的初恋也就这样匆匆地结束了。虽然事情已经过去很长时间了，但我的心里对她总是念念不忘，我非常怀念我们在一起的那段快乐的时光，这段不寻常的经历已经深深地印在了我的脑海里，或许一辈子我都不会忘记。

【案例分析】

从他的经历中可以感受到，一个高中生在面对来自多方面的压力时所承受的心灵重创，虽然他并没有太多地描述自己内心的苦楚。青春期性的萌动，异性相吸是很正常的事情，但是往往没有成熟的果子，较早地品尝多半会是苦涩的。

早恋是青春期性萌动的结果。这一时期随着青少年身体的快速成长、性机能的快速成熟，性意识开始萌动并躁动，使他们过早地有性爱体验的强烈要求。但是心理发展速度的相对缓慢使他们仍处于半成熟状态，于是就有可能出现自己所认为的心理发展水平与现实的心理发展水平之间的矛盾。青春期性机能的快速成熟会促使他们从心理上认为自己已经是成人，并渴望摆脱成人，特别是父母的羁绊，而有自己独立自主的决定权。一旦摆脱家庭的束缚，常常会引起他们的联想和模仿的欲望，从而使得他们在恋爱问题上跃跃欲试，这也就促使他对异性变得很敏感，将男女同学之间正常的友谊、好感当做爱，建立"恋爱"关系。

早恋不仅影响青少年的学习和身心健康的发展，而且也难以达到婚姻的目的，即使达到了婚姻的目的，也多以悲剧而告终。所以想要结束早恋，就要尽量避免两个人单独在一起，终止感情交流的一切渠道；把自己的精力转移到紧张的学业和个性的完善上去；多关心国家大事，多参加课外集体活动，多读一些文学著作，多想想自己的进步和将来的事业，这样心胸和视野就会开阔，抱负也就会远大，从而也使自己焕发出勃勃朝气、勇往直前；早恋自然也就结束了。

4.2.4 青春期性心理问题的疏导和施教策略

4.2.4.1 创造和谐的人际关系

两性正常交往的前提是培养较强的人际交往能力。所以，作为我们的广大教育工作者以及从事青少年成长问题的心理咨询专家来说，应首先帮助青少年学会交往技能，包括交流、表达自我、理解、宽容和助人，坚持自己的立场和拒绝他人诱惑的能力，以及与他人建立亲密、稳定、和谐的友伴关系的能力等等。再次，要引导他们正确对待和维护两性之间的情感和友谊，懂得尊重他人、把握自己，有责任感和正义感，形成良好的道德观念和行为准则，塑造自尊、自爱、自重、自强的人格品质。最后，要鼓励他们在相互了解、理解和尊重的基础上进行正常的交往，这样有利于消除异性之间的神秘感，增强与异性进行社会交往的能力，并可以获得智力上的互偿、情感上的互慰、个性上的互补以及活动中的互动。

4.2.4.2 树立正确的性观念

我们要对青少年进行适度的性知识教育，向他们介绍青春期的性生理、性心理知识，消除他们对异性的神秘感，解除他们在性成长过程中的心理压力。俄国教育家乌申斯基说：

"如果教育家希望从一切方面去教育人，那么首先必须从一切方面去了解人。"因此我们在讲解的时候，还应该根据青少年的心理特征、性格特点以及承受能力，把握好分寸，量太多或太少都达不到理想的效果。目前中小学生都已进入生理发育的又一高峰时期，要使他们对自己身体上所发生的变化有充分而正确的了解，让他们悦纳已"长大成人"的自己，并感到高兴与自豪，不因像月经初潮、初次遗精、第二性征等等状况的出现而感到困惑和焦虑，让他们时刻保持一种健康的情绪和积极的心态。同时，我们还要向他们传授一些成长发育过程中必备的卫生常识，使他们从身心两方面都能顺利度过青春期。

4.3.4.3 进行符合社会认同的性别角色教育

首先，通过教育和心理咨询要使青少年愉快地接受自己的性别，因为性别是个体无法选择的，是每个人一出生就必须接受的现实。为此，我们必须要让青少年接受自己的性别，让他们为自己是一个男孩而自豪，或为自己是一个女孩而骄傲。其次，我们还应培养学生形成与自己的性别角色相适应的个性气质。由于男女两性所扮演的社会角色不同，人们便对男女两性的心理特征和行为方式形成了较为固定的看法。为了能更好地扮演自己在社会中的性别角色，符合社会所期待的性别标准，每个人都要形成与其性别相对应的气质，比如男性要勇敢、坚强、独立，女性要温柔、文雅、感情细腻等等。当然，社会对性别角色的要求并不是固定不变的，社会的发展在不断地改变对两性的角色要求，也在不断地重塑和修正人们头脑中的性别角色印象。一方面，社会发展要求我们尊重男女性别角色的差异性；另一方面又要求我们对男女性别角色的共性特征持一种理解和认同的态度，打破传统的性别隔阂状态，促进两性共同的心灵成长。所以，我们要以发展的眼光看待男女性别角色的社会性变化，从利于青少年身心发展的角度来培养他们形成适应社会变化要求的性别气质。

总之，青春期教育是一个系统而有序的教育活动，它贯穿青少年青春期的整个过程之中。因此，家庭、学校以及社会三方面都有责任和义务为培养他们健康、正常的青春期性心理而作出努力。家庭是青少年接受青春期性教育的重要场所。家长应该利用生活中所发生的点点滴滴小事件，对孩子进行适度的引导和启发，力求成为孩子青春期成长过程中的强大支持力量和情感信任对象。学校应该成为对青少年进行青春期教育的主要场所。由于青少年的大部分成长时间都是在学校里度过的，所以学校在青少年的青春期教育问题上具有不可推卸的责任。学校应该把青春期教育纳入学校正规的教育课程。对于社会——这个大环境来说，则对青少年的青春期教育起着潜移默化的作用。网络、电视、杂志、广播等传播媒介在青春期教育方面应给青少年创造一个良好的舆论氛围；医疗、科技、宣传、卫生等部门应经常举办有关青春期教育方面的展览和服务，让青少年及他们的父母观看，以增加青春期方面的知识。另外，还要大力推广和开展必要适当的性心理咨询或辅导工作，帮助青少年排解内心各方面的压力，并加强与他们的沟通，引导他们正确认识和对待性知识、性文化，加强意识锻炼，鼓励他们多参加有意义的活动，从而有助于培养他们积极的情感、坚强的意志和良好的性格。而对广大青少年朋友来说，该如何度过这一特殊的时期呢？一方面要在学习、运动以及各种娱乐活动中锻炼自己的意志，学会理性控制自己；还要勇敢面对自身性成熟的生理现象，尽可能避免不正当的性刺激。另一方面，要积极参加同龄人的各种正当的娱乐活动，以便能适度地保持对异性的兴趣，并且在与异性正常的交往中使自身对异性的好奇心可以得到适当的表达与满足。更关键的是，要积极主动地接受青春期性教育，让自身在按照性别角色自觉形成人格的时期，逐渐树立起这样一种正确的观念，即现在把青春投入到紧张的学习之中，是为了将来更好的工作和幸福的家庭生活。这样，就可以将性的能量转移到学习生活中去，树立远大理想，努力进取，并以拼搏进取的心态及实际行动把自己培养成一个幸福的人。

　　青春期是人生中一个极为重要的阶段，它好比一个熔炉，可以塑造人的一生。青春期的性心理健康是青少年整体健康的一部分，促进青春期性心理健康将为青少年全面的健康发展以及终身健康奠定基础。因此，我们要多理解和关怀他们，培养和发扬他们的优点，同时加强家庭、学校和社会等诸多方面的协作力量，为青少年创造良好的生活和发展环境，促进他们的心理健康，帮助他们顺利健康地度过青春发育期，使他们的身心健康地成长。

5 儿童行为问题

5.1 儿童多动症

5.1.1 基本问题

5.1.1.1 什么是儿童多动症

现实生活中有很多家长因为自己的孩子有时候注意力不够集中，怀疑自己的孩子是否儿童多动症，来到心理咨询室或者医院进行检查。那么，什么是儿童多动症呢？儿童多动症、多动综合征是一种常见的儿童行为异常问题，又称脑功能轻微失调或轻微脑功能障碍综合征或注意缺陷障碍。

　　对于这个疾病的认识可以追溯到19世纪中期。早在1845年，德国医生霍夫曼第一次将儿童活动过度视作病症。此后，许多精神病学家、儿科专家、心理学家及教育家从不同的角度，对这类儿童行为问题进行了更深入的研究。1947 年，斯特劳斯等认为多动症是由脑损伤引起的，故将该症命名为"脑损伤综合征"。格塞尔和阿姆特鲁德在 1949年对此提出了新的看法，认为这种症状是"脑轻微损伤"的结果。在之后的近二十年间，不少学者在对具有这一病症的患儿实施神经系统检查时发现，约有半数出现轻微动作不协调，以及平衡动作、共济运动和轮替动作等障碍，但没有发现瘫痪等脑损伤引起的其他体症，故认为多动症不是脑轻微损伤的结果，而是由脑功能轻微失调所引起的。于是，1962 年各国儿童神经科学工作者聚会牛津大学，决定在本病病因尚未搞清之前，暂时定名为"轻微脑功能失调"（Minimal Brain Dysfunction），MBD 就是这种病症的英文缩写。1980 年，美国公布的《精神疾病诊断与统计手册》第二版中，将此命名为"注意缺失障碍"（Attentional Deficit Disorder），简称 ADD。

儿童多动症的发病率并没有我们家长认为的那样高，大约为3%左右，并且男孩多于女孩，男孩约为女孩的四至九倍。可能早产儿在生产过程中出现了不可预知的问题，早产儿童患此病较多。

5.1.1.2 多动症的表现

这类患儿的智能正常或基本正常，但学习、行为及情绪方面有缺陷，表现为注意力不容易集中、注意短暂、行为异常、多语多动、精细动作与协调困难、活动过多、情绪易冲动以致影响学习成绩。在家庭及学校均难与人相处，日常生活中使家长和老师感到困难。有人把这种失调比喻为一个交响乐失去协调性及和谐性。即使家长或者老师反复强调，并且给予了很多的惩罚，也不能够很好地进行纠正。

5.1.1.2.1 活动过多的表现

这类孩子不论在何种场合，比如上课、开会或者父母的严厉监控下等，都处于不停活动的状态中。上课时可能表现为不断做小动作，敲桌子，摇椅子，咬铅笔，切橡皮，撕纸头，拉同学的头发、衣服等。他们往往平时走路急促，爱奔跑，轮流活动时迫不及待，经常无目的地乱闯、乱跑，手脚不停而又不听劝阻。

由于自控力差，这类孩子常说一些使人恼怒的话，好插嘴和干扰大人的活动，如果大人不知道孩子处于疾病的状况，往往引起大人的厌烦。这类孩子胆大不避危险，不计后果，尤其在情绪激动时，可出现不良行为，如说谎、偷窃、斗殴、逃学、玩火等。敢于翻墙爬高，喜争吵打骂，常称王称霸。他们好像不受意识支配似的不停活动，如毫无目的地摇桌子，晃椅子，即使受到老师的提醒、制止或批评，马上又不由自主地重复原来的小动作，或更换为乱翻书，东张西望、歪来歪去，招惹邻座的同学。平时手脚不停，对同伴时常有莫名其妙的挑衅行为等，因此导致了同伴关系也不足够好。

5.1.1.2.2 注意力不易集中的表现

他们的注意力很难集中，或注意力集中时间短暂，不符合实际年龄特点，我们说一个孩子或者成人有问题，也往往以行为是否符合年龄、身份等作为一个评判标准。如上课时，他们常东张西望，心不在焉，或貌似安静，实则"走神"、"溜号"，听而不闻。做作业时，边做边玩，随便涂改，马马虎虎，潦潦草草，错误不少。不能集中注意力做一件事，做事常有始无终，虎头蛇尾。边做作业边玩，随便涂改，不加考虑地突然站起来动一会儿，或正在做作业的时候对别人说话进行插嘴。很少有做某一件事全身心地投入。

5.1.1.2.3 冲动任性的表现

这类孩子由于自控力差，冲动任性，不服管束，常惹是生非。当玩得高兴时，又喊又叫，又唱又跳，情不自禁，得意忘形；当不顺心时，容易激怒，好发脾气。这种喜怒无常，冲动任性，常使同学和伙伴害怕他，讨厌他，对他敬而远之。因为患儿不易合群，久而久之也可造成其反抗心理，常常发生自伤与伤人的行为。受到强制性约束的时候，不是安静下来，而是表现出闹脾气、不高兴、发泄沮丧情绪，采取敌意和对抗性行为，令大人既厌烦又无可奈何。

5.1.1.2.4 学习困难的表现

运动的协调性差，并有知觉、语言、记忆的障碍。如辨认符号和声音费时很久，搞不清含义，语言水平低于同龄儿，记事慢而忘事快等。对教师布置的作业未听清楚，以致做作业时，常常发生遗漏、倒置和理解错误等情况。部分孩子读书时可把"6"读成"9"，或把"d"读成"b"，甚至左右不分。写字时，不是多一横，就是少一竖，或偏旁反写。画图时，不是比例大小失调，就是位置安排不当，这些也是造成学习困难的原因。这类孩子考试成绩波动较大，到三至四年级时，留级的可能相对较多。但因智能正常，如课后能抓紧复习、辅导，尚可赶上学习进度。

5.1.2 多动症的治疗方法

对于多动症往往采用多种方法进行综合治疗。包括了药物治疗、教育疗法、饮食治疗和心理治疗等。

5.1.2.1 药物治疗

所选用的药物大多是一些精神兴奋剂，如哌醋甲酯、右旋苯丙胺、苯异妥因等，这类药物的副作用不很严重，服用后可使患儿注意涣散状况有所改进，攻击性行为减少。

5.1.2.2 教育疗法

通过争取医生、家长、老师三方面的合作，共同进行教育，达到治疗多动症的目的。效果往往有待考察。

5.1.2.3 饮食治疗

目前还没有足够证据肯定哪些食物与多动症的发生有关，但在孩子的食物中应尽量避免加入人工色素调味品、防腐剂和水杨酸酯等。

5.1.2.4 心理治疗方法

5.1.2.4.1 自我控制训练

自我控制训练的基本原理是班杜拉的社会认知中的自我强化理论，即每个人可以通过自己对自己的行为和思想进行强化、肯定或者否定，从而导致行为的变化。这一训练的主要任务是通过一些简单、固定的自我命令让患儿学会自我行为控制。例如出一道简单的题目让患儿解答，要求患儿命令自己在回答之前完成以下四个动作：停——停止其他活动，保持安静；看——看清题目；听——听清要求，最后才开口回答。这一方法还可以用来控制患儿的一些冲动性行为。例如带孩子过马路时，要求在过马路之前完成停、看、听等一系列动作。由于在训练中，动作命令是来自于患儿内心，所以一旦动作定形，患儿的自制力就能大大提高。在进行自我控制训练中要注意训练顺序，任务内容应由简到繁，任务完成时间应由短到长，自我命令也应由少到多。

5.1.2.4.2 放松训练

用这一方法来治疗儿童的多动行为是近年来的一种新尝试，效果颇佳。由于多动症患儿的身体各部位总是长时间处于紧张状态，如果能让他们的肌肉放松下来，多动现象就会有所好转。

放松训练可采用一般的放松法，或使用在有关医生指导下的生物反馈法。训练时间要集中，可以一连几天，从早上一直训练到晚上，其间除了患儿吃饭、休息外，其余时间都按计划进行训练。在施行放松训练时，每小时放松十五分钟，患儿一达到放松要求就给予物质奖励。其余四十五分钟可安排患儿感兴趣的游戏，但一到放松时间就必须结束游戏。

5.1.2.4.3 行为矫正治疗

行为疗法是利用学习原理来纠正孩子的不适宜行为的一种方法，是一种特殊的治疗，需要有丰富的经验和特有的技巧。这种治疗是对适宜的行为给予奖励，以鼓励他们继续改进，以达到强化；当出现不适宜行为时，要加以纠正或暂时"剥夺他们的权利"，这样就会促进这些行为逐渐消失。如以注意力不集中作为"靶"症状，把患儿在家做作业时注意力不集中的次数记下来，如果次数减少了，就加以表扬或给予奖励。

①阳性强化法：当多动症患儿出现一些良好的行为或比以前有进步的行为时，例如做作业时注意力比以前集中，小动作比以前减少，作业中错误率降低，不再说谎等，根据情况可分别给予表扬、鼓励或奖励，这样做可以使良好行为得到巩固和发展，这叫阳性强化。奖赏在阳性强化的行为治疗中起着十分重要的作用，但奖赏要得法，不一定都要物质奖励，可以采用：

a.社会性奖赏：在现实生活中，这是一种很自然的奖赏，很容易实行。如果多动症患儿做对了某些事情，父母可以对他微笑、点头赞许、鼓励、表扬等，让孩子逐渐懂得和理解这种社会性奖赏。在社会性奖赏的作用下，促使他们保持和增加某些良好的行为。

b.活动性奖赏：孩子的活动可分两大类，一类是孩子所喜欢的，如看电视、玩游戏机等；另一类是他们不喜欢的，如做作业、背书等。但每位多动症患儿所喜欢的和不喜欢的活动各不相同，必须弄清楚自己的孩子喜欢什么，不喜欢什么。一般让喜欢的活动（活动性奖赏）紧跟在不喜欢的活动（需要加强的行为）的后面，连续出现，多次反复后，孩子对不喜欢的活动也会逐渐自觉地去做。如：先做作业，作业完成后看电视半小时或玩游戏机半小时，多次重复后，孩子对做作业就会变得自觉起来。

c.一般奖赏：包括钱、好分数、奖状、代替物等，这种奖赏的优点是可以兑换，范围大，灵活性大，但这种奖赏必须能兑换成其他奖赏时才能起作用，否则会失去效益。例如孩子因学习进步得到五角星，若不能将几个五角星兑换成其他奖品，则日久后五角星就会失去奖赏的价值。

【案例】

男性，十一岁，某小学五年级的学生。

他从小身体健康状况比较好，除了感冒、发热以外，没有生过什么大的疾病。但是，自他上幼儿园开始，就有一个问题一直困扰着他的父母。据他的母亲反映，他四岁开始上幼儿园，幼儿园老师反映，他上课的时候喜欢动，坐不住，老师上课的时候有时会离开座位，提醒后又能回到座位上；听课的时候注意力也不太集中，周围有一点声响就会转过头去看看；下课后喜欢和同学打打闹闹。由于当时他还比较小，本身又比较调皮，家长和老师也没有太在意。进入小学以后，注意力不集中、好动的情况更加突出。

医生在听取他母亲的介绍，并对患者进行询问和观察后考虑他患有儿童注意缺陷／多动障碍，由于问题主要是注意力不集中、多动、冲动、粗心、拖拉等行为方面的问题，医生在和他的母亲协商以后决定采用以行为治疗为主的方法，在医生的指导下在家中对患者的行为进行矫正。具体采用的行为治疗方法是"家庭奖励分系统"。

家庭奖励分系统是代币制的一种形式，代币制是根据操作条件反射的强化法而设计的一种行为治疗方法，它以一种对个体有价值或有兴趣的货币来强化个体正常的行为，而使不良行为逐渐消退。在以后的治疗过程中，医生、患者及其母亲共同制订家庭奖励分系统的行动计划，并由患者及其母亲回家后按照制订的计划进行实施，并在实施的过程中发现问题、解决问题，促进不适应性行为的消除与适应性行为的出现与持续。

比如说孩子做作业时东张西望，拖拖拉拉，对孩子讲清楚，今天专心致志地把作业写完，就奖一颗红星；如果持续一周专心做作业，则奖给一个玩具或文具。总之，凡达到规定的要求就奖励，达到的要求越高，给的奖励就越大。比如答应孩子如果获得了十颗红星，就可以带孩子去他向往的地方去玩，但如果出现不适宜行为则予以惩罚，或扣回红星，或取消去玩的机会。在物质奖励的同时应给口头奖励，这样多次联合出现后，达到口头奖励代替物质奖励。

通过为期四周的治疗，患者做作业比较主动，速度也明显提高，在做作业的过程中不需要母亲在旁边督促；患者发脾气的情况也明显减少，即使是发脾气，也能很快平静下来；起床、洗漱速度也明显加快，不再需要反复催促了；老师也反映他在学校的表现明显改善。患者自己也说自己发脾气的现象也明显减少了，和同学发生冲突的现象明显减少；最近也经常得到老师的表扬；自己完成作业后玩自己想玩的东西的时间也明显增多；令自己烦恼的事情和时间比原来明显减少；还通过自己的努力，母亲奖励性地给他买了一套他心爱的漫画书。

②阴性强化疗法（消退法）：对多动症患儿的某些行为，采用不予理睬的方法，使之逐渐消退（消退法常与阳性强化疗法同时采用，效果很好）。采用消退法时，重要的是寻找不良行为的加强因素是什么，并予以撤除，从而减少这种不良行为的发生。要有思想准备的是，消退疗法开始时，不良行为反而恶化，情绪反应也非常激烈。此时父母必须坚持，不能妥协，只有这样才能收效。

【案例】

有位一年级的多动症患儿，声称写字有时手太酸，不肯写，一定要母亲扶着写，否则不写。母亲为了让孩子写字，天天扶着孩子的手做作业。母亲的依从，强化了孩子不肯写字的不良行为。

治疗开始时，母亲不是采用"写不写由你"的方法，而是对儿子说明一定要写字，否则明天交不出作业你自己负责，今天我是不会再扶着你的手写字了。于是母亲走出门外。儿子在房内就是不写字，后来大哭大叫要母亲帮，母亲不理，儿子哭得更凶。

当天作业未完成，第二天被老师批评。连续几天，儿子哭后就去自己做作业，母亲给予奖赏，要人扶着写字的不良行为也就逐渐消除。

　　在这个案例中，老师的批评成为了负强化的强化物，也就是，如果孩子不完成作业就会得到老师的批评，作为孩子，他肯定是不希望的，而母亲又不肯帮助他，只能够自己做作业了，从而将他需要别人扶着写的行为纠正过来了。

　　③矫枉过正法：这是对多动症患儿的不良行为采用一种非肉体惩罚的惩罚疗法。因为没有肉体上不适感，所以较少引起反感，容易取得合作。采用这种方法不但可以减少不良行为，而且可以帮助患儿建立起良好的行为习惯。矫枉过正法的方法之一是恢复原状性的矫枉过正法，此法要求患儿对于自己的不良行为给环境带来的不好后果亲自动手给予恢复原状，还要求比以前安排得更好一些。例如一名多动症患儿用粉笔在家中墙上乱涂，母亲要求他先把墙上的污迹擦掉，然后把桌椅排好，抹干净，把粉笔收藏好。这样做，不仅使他认识错误，纠正错误，还能帮助他养成良好的行为习惯。此法与阳性强化合用，效果更好。

　　④静坐疗法：多动症患儿，往往显得兴奋性过高，常因此出现"人来疯"或无法自拔的过度兴奋，以及由此产生一些不好的影响。为了避免产生过度兴奋的现象，不要为孩子提供兴奋性较高的游戏如打电子游戏机，看武打电视片等。应该多为孩子安排一些较文静的活动，如下棋、画图、制作航模、看书等。除此以外，还可安排时间，每天与孩子一起静坐二至三次。静坐的时间可从五分钟到十五分钟，根据年龄及具体情况不同而做不同安排，还可根据情况在原有基础上增加时间。静坐的方法是与孩子面对面而坐，不言不语，不思不想，不东看西看，双手放在膝上，相对而坐，坚持得好，可给表扬。

　　⑤感统训练：感统训练是从美国、香港、台湾等地引进来的一种特殊训练，用于有多动症及学习技能障碍的儿童。感统训练可以帮助患儿减少多动，增强注意，提高学习能力。但感统训练需有特殊设备，固定场所，不是每位多动症患儿都有条件参加的，因此可以选择其中若干项目在家中进行训练。比如拍皮球、跳绳、踢毽子，趴在地上对着墙推球，沿着地上直线来回跳跃等。所有项目加起来共进行三十分钟，每天一次，可以起到类似感统训练的作用。

　　帮助多动症的儿童，并没有一个固定的，特效的方法，很重要的一点是家长和老师要有足够的耐心。

5.2 儿童孤独症

5.2.1 基本知识

5.2.1.1 基本概念

孤独症的发现最早可追溯到 1938 年。美国精神科医生凯纳观察到一个五岁的男孩唐纳德表现出一些奇特的症状：这个孩子似乎生活在自己独有的世界里，他旁若无人，记忆力惊人却不能与人正常对话，两岁半时他就能流利背诵《圣经》二十三节以及历届美国正副总统的名字，说话时你我不分，迷恋旋转木棍、平锅和其他圆形物体，对周围物体的安放位置记忆清楚，同时对位置的变动和生活规律的轻微变化均感到烦躁不安。后来凯纳又陆续观察到十例与唐纳德类似的孩子，1943 年他报道了这十一名儿童。这十一名孩子被凯纳诊断为早发性婴儿孤独症，因为是凯纳医生首先发现，又被称为凯纳综合征，这就是我们今天所说的儿童孤独症，又叫自闭症。

"孤独症"和"自闭症"同为英文"Autism"一词的中译名。"孤独症"主要被中国大陆地区的医学界及特殊教育界所使用；"自闭症"则是在大陆以外的中国台湾、香港地区，日本、新加坡、马来西亚等使用汉字或汉语的国家使用。"Autism"一词源于希腊语"autor"，原意为自我，用来描述孤独症患者的突出特征——他们的自我兴趣。

5.2.1.2 具体表现

5.2.1.2.1 社会交往障碍

正常儿童常以凝视对方表达自己的感情与要求，患儿不同程度地分不清亲人或陌生人，在婴儿期就可能表现出避免与他人的眼睛对视，不望对方的脸，缺乏面部表情，不会以这种方式表达感情与要求。喜欢独处，一人玩反而自在，缺乏同情心。当父母离开时，没有任何的依恋；父母回来时没有愉快的表情和迎接的姿势；当他痛苦或烦恼时，不会向父母流露和寻求帮助。不会对亲人微笑，如亲人要把他抱起时，他不会伸手做被抱的准备，也不会将身子贴近母亲。与陌生人相处，又不感到畏缩。

对人态度冷淡，对别人的呼唤不理不睬；别人碰他或拉他，则主动躲开或挣脱走开；要走到某一目标时不顾及路中可能遇到的障碍；当自己想要某一物品或食品时，则会拉着父母的手前往放物品的地方，一旦拿到后则不再理人；当他害怕时，也不会寻求保护。患儿到五岁左右，常常还没有朋友，很少与小朋友一起玩耍，缺乏情感反应，常常说出或做出一些不合社交的事情来。

5.2.1.2.2 语言发育障碍

不能主动与人交谈，不会以提出问题的形式维持与别人的交谈，即使讲话，所讲内容与当时人物、环境内容不相吻合；也不管别人是否听懂或是否在听。不会使用代词或代词使用颠倒，如令其"把你的手放在她的手上"，患儿会拉着讲话者的手放在自己手上。常用错的是"你"、"我"、"他（她）"，如"我要"说成"你要"。有时会把名词用混淆，如"把糖果放入盒子"，"把盒子放到柜子里"，他会说成"糖果放进柜子，把柜子放到盒子里"。说话如鹦鹉学舌，对别人的讲话内容或部分内容进行重复（模仿言语），有时会对以前别人所讲内容进行重复（延迟性模仿言语）。

言语缺乏音调，缺乏抑扬顿挫，从话中听不出喜恶爱恨。有时在高兴、满足、烦恼、不满时会尖叫或喊叫。不会使用手势、点头、摇头、面部表情等体态语言来表达自己的需要、要求和喜怒哀乐。

有的儿童孤独症患者多言，但领会能力低，常用词不当。发音不正，发出怪腔怪调。语言发育迟缓，对语言的理解表达能力低下，无法理解稍微复杂一点的句子。缺乏想象力和社会性模拟，不能像正常儿童一样去用玩具"做饭"、"开火车"、"造房子"。有的患儿在正常语言发育后出现语言倒退，或语言缺乏交流性质；一部分孤独症患儿从来不说话，终生默默不语；一部分患儿开始讲话比别人晚，而且所讲内容少。

5.2.1.2.3 兴趣范围狭窄、行为刻板

要求环境固定不变、拒绝变化；坚持每次都以确切的同一方式去做某件事情；要一种类型的玩具；看固定时间的电视节目；看某一主持人主持的节目；吃饭时全家每次坐在固定的位置、固定的凳子上，碗和筷放在固定的地方；乘、换车时要走同一路线；每天所吃菜内容、排便时间和地点都要固定不变。若某一天改变或打破了他的"生活规律"，则会尖叫或拒绝执行。

由于缺乏变化与想象力，患儿常常坚持重复刻板的游戏模式，如反复给玩具排队，总要玩弄自己的脚趾，对自己房间的任何变化都表示反对和不安，如家具的移位、装饰品的变化等。他们有独特的兴趣对象，患儿对一般儿童所喜欢的玩具、游戏、衣物不感兴趣，而对一般儿童不作为玩具的物品倒非常感兴趣，如喜欢圆的物品、可旋转的玩具、泥土、修理工具等。

【案例】

五岁的小新自一年前在爸爸修理收音机时，看到螺丝刀和螺丝后就爱不释手，每次玩耍都拿这两种工具扭、拧、转，甚至每次外出也要随身携带。

七岁的丁丁每逢出门，无论到幼儿园、逛商场、还是走亲戚等，都要穿上那件绿色、

上面印有自己喜欢的卡通人物的 T 恤，冬天出门时，一定要把 T 恤穿在里面，否则就不出门。

5.2.2 矫治的策略和方法

5.2.2.1 强化疗法

这是由美国加州大学洛杉矶校区的心理学教授洛瓦思博士在 20 世纪 70 年代开始提倡，并在其后不断发展完善起来的。强化疗法已成为对孤独症儿童的综合治疗中的主要项目。就治疗形式而言，强化疗法采用的是治疗人员（一般是由专家指导下的大学生、研究生或儿童的家长）与孤独症儿童的一对一的训练；因为每周治疗时间可长达三十至四十小时，故有强化疗法之称。就治疗目标而言，一般可由与自闭症儿童的合作开始，由此进入到语言社交技能的训练，而后再进入到学校科目的范围。在治疗方法上经常使用的是离散单元教法，其特点是先由治疗人员设计出一简短明确的指令让孤独症儿童做出一个单一性动作，孤独症儿童根据指令完成这一动作则立即给以预选的奖励。否则的话则由治疗人员给予适当的口头提示或必要的身体帮助，待其能自己完成该动作后再逐渐提示帮助。每一单元都应简短并与下一单元有一定的时间间隔。这是一种结构性较强的治疗方法。

【案例】

女孩，五岁，幼儿园中班。

表现出的问题：患儿一直不爱说话，近半年来更是很少讲话。与她同龄的孩子往往感兴趣的事，她却总是漠不关心，也不像别的孩子那样喜欢提问题。三个月前，幼儿园的老师向家长反映，孩子每天都沉醉于刻板重复的翻书动作，而且只翻一本书。孩子家长同时也发现，孩子感情淡漠，即使妈妈坐在她身边，她也不看一眼，对身边发生的一切事情都没有什么反应。其老师还反映，她在幼儿园也是整天一个人待在旁边，不与其他小朋友交往，明显愿意离群独处。

治疗的主要目的：扩大儿童的注意范围，并使她在环境中的特定刺激变得更加敏感。

施治方案：心理医生向其母亲说明孩子所存在的问题及用正强化法予以调治的方法和步骤。实施步骤如下：

第一步：母亲与孩子面对面地坐在地板上，母亲一手拿孩子喜欢的那本书，一手拿好吃的东西（糖果、饼干等孩子平时喜欢吃的东西），放在孩子看不到的地方。

第二步：母亲将书突然呈现在孩子面前，放在地上，这时孩子可能表现出非常喜欢这本书并伸手去拿，紧接着母亲又在她面前摆出她喜欢吃的东西，她又可能会伸手去拿。

这时母亲要把吃的东西放在离孩子稍远一点的地方让她去取，孩子吃到东西会表现得很高兴。以后每天按上述方法去做，多次重复，形成一个固定的模式：出现书的同时，还会用眼睛去找吃的东西。

第三步：将书的位置由地上换到小椅子上，孩子看到后伸手去拿，这时立即把糖果等放在椅子上。以此类推，按这种方法，将书移到大椅子、书桌上靠近孩子眼睛的水平方向。

第四步：将书放在孩子左眼侧面，再移到右眼侧面，不断给糖果以刺激强化，让孩子眼光逐渐适应，慢慢注视到母亲的眼光。进而逐渐改为拥抱、亲吻孩子，慢慢地使孩子与母亲不断建立起母子感情。

5.2.2.2 自然疗法

强调对孤独症儿童的训练应当在自然的教育环境和家庭环境中进行，并应尽量安排正常儿童加入到治疗过程中以起到示范与强化的作用。孤独症儿童不一定非要达到规定动作，只要其显示出交流意向或行为努力，就应给以充分的奖励。在治疗方法上，针对孤独症儿童一般缺乏行为动机的情况，治疗人员应充分运用情景教育的原则，尽量创造特定的客观情景以激励自闭症儿童说话交往，并使这种努力在自然结果中得到奖励与强化。

5.2.2.3 图助疗法

它的提倡与普及是基于以下两个基本事实：第一，大多数孤独症儿童都有严重的语言障碍，有些甚至达到失语的程度；第二，孤独症儿童对于日常生活中的变化由于不能适应而反应强烈。针对第一方面的问题，美国德莱瓦州自闭症治疗中心的邦第博士，根据行为心理学的原理发展出一套图片交换沟通系统，旨在帮助有语言障碍的自闭症儿童学会用图片来表达他们的要求和思想。这一图片交换沟通系统包含由易而难的六个阶段，治疗人员应根据每个自闭症儿童的特殊情况教其掌握几个或者所有阶段的技能。这些技能包括：给出图片以表达要求；获取图片以用于沟通；辨别不同的图片以用于不同的目的；使用图片组成句子；使用图片回答问题；以及自然地使用图片进行交流。为了加强图助疗法的效果，在初期对于自闭症儿童的训练以及在全部过程中治疗人员对自闭儿童沟通努力的统一反应，是两个必要的条件。在对自闭症儿童的治疗过程中，图片不仅可以用于帮助沟通，还可用于安排自闭症儿童的日常活动。如用不同图片的排列来显示作息表和特定时间的特定活动，其目的在于帮助自闭症儿童增加对未来事件的预测感和对自己生活的控制感，从而减少自闭症儿童常有的事物突变的感觉和由此产生的强烈负面的反应。

5.2.2.4 过度矫正

用来处理较常犯的行为。所谓过度矫正，是指在孩子不当行为发生时，除了要其改正外，还要多做一些。如摔破杯子，除了要收拾外，还要孩子擦一小片地板。实施此策略时，大人要陪在身边，并告之正确的行为，可用来学习较好的能力，以修正不当行为。同时在不当行为出现时，应找最接近的替代行为来积极演练。如孩子关门太大声，则一遍遍让其练习。

5.2.2.5 阴性强化疗法（消退法）

对患儿的某些行为，采用不予理睬的方法，使之逐渐消退。采用消退法时，重要的是寻找不良行为的加强因素是什么，并予以撤除，从而减少这种不良行为的发生。通常孩子的不当行为是要引起大人注意及关心时可采用此策略。要有思想准备的是，消退疗法开始时，不良行为反而恶化，情绪反应也非常激烈。家长如能坚持原则，长久的不惊不惧，就会产生效果。但是对于孩子的自我伤害行为就不能使用此策略。

【案例】

有位六岁的自闭症患儿，一定要戴那顶黄色的帽子，如果摘下来或者换成别的帽子就会哭，什么也不肯做。父母心疼孩子，就天天让他戴着。父母的妥协，强化了他的不良行为。

治疗开始时，家长先对孩子说明在室内一定要摘下来，就把帽子摘了下来。孩子不肯，又哭又喊，家人不理他，孩子哭得更凶。

第二天出门时给他重新戴上，晚上回家又摘掉。连续几天，儿子哭后就去自己去玩了，家人给予奖赏，一定要戴那顶黄色的帽子的不良行为也就逐渐消除。

5.3 其他儿童问题

【案例 1】

来访者，男，十一岁，曾经因为"紧张感"接受过心理治疗，他有各种各样的局部痉挛，包括快速而不断持续地眨动眼皮、抽动嘴唇、用嘴和下巴做鬼脸、摇摆肩膀、踢脚以及喘息。他还患有便秘、易流泪、结巴等病症，是一个被社会孤立的孩子，在学校的功课也不好。总而言之，他生活中似乎就没有能尽如人意的地方。在第一次治疗过程中，他谈到自己总是在放学后一路跑回家，为的是躲避那个等在小巷里要杀他的人。他也谈及自己在家里的生活，那是一种无休止的争吵、责骂、注射镇静剂、使用栓剂以及不断的噩梦。他的父亲是一个内科医生，曾威胁说，如果他再那样不断摆来摆去的话，就要对他进行电击治疗。似乎先前有位精神病医生曾经告诉过他父母，他之所有这样摇来摆去，为的是得到别人的注意。所以他们决定要终止他的这种讨厌的动作。面对自己的这许多问题，他感到彻底崩溃了。在第一次治疗过程中，他本人的话就生动地描绘出了他的心理状态。

第一次治疗：

来访者：有一次，妈妈说，她要带我去××市。所以我起得很早，七点钟就起床了，并走进客厅，那里一个人也没有，我本应该是在六点钟起床的。妈妈没有带我去，而是带了哥哥去了。

咨询师：他们丢下了你，而你原本一直都想去的，是吗？

来访者：（点头，又开始流泪）直到我六岁的时候，我有了一个保姆，她保护我不受别人的欺负。而现在她也走了，并且——（流着眼泪说不下去了）

咨询师：现在你就这样一直孤自一人，没有人来保护你，对吗？

来访者：是的，他们说保姆宠坏了我，可我不这样想。

咨询师：你想她吗？

来访者：是的，我想她。嗯，我有一个表妹，不知怎么，我爱上了她。哥哥说表妹一点也不喜欢我，还说表妹更喜欢他。

咨询师：他难道不想让你感到幸福吗？

来访者：是，他不想。他不管做什么事，都是想让我感到难过。而爸爸总是说哥哥是对的。如果我打算为自己争一点权利的话，爸爸就会给我打镇静剂。

咨询师：家里的情况好像非常糟糕。

来访者：是的，嗯，是这样！（他又流泪了，并继续讲述别的事情。接着他坚持想知道治疗会产生什么样的效果。在这次治疗前，咨询师曾说过要仔细谈一下的。）我搞不懂，告诉你我的事情会有什么好处？

咨询师：你的意思是我们这样谈没有什么作用吗？

来访者：对，这样做会有什么好处？

咨询师：人们有时在把问题仔细说出来之后，会感觉更好一些。（来访者的问题听上去只像是一个请求，而咨询师则回答了这样一个涉及情绪的会让她陷入麻烦的问题。这就导致了后面的一些困难。）

来访者：对，我是想感到舒服一些，但这样做会有什么好处？如果一切还像原来那样，又怎么办？

咨询师：不管是男孩还是女孩，如果他们有时能够理解自己感受事物的方式，就会有助于了解在自己所处的情况下，真正想做的是什么。（咨询师仍然在试图对孩子"推销"治疗的过程。）

来访者：对，但在我告诉你一切之后，而一切照旧又怎么办？

咨询师：我知道你心里感到自己无药可救。我是不能改变你的父母，我能做的只是帮助你想通你自己的问题。（停了一下）我知道，现在你很难观察到疗效，但有时是会有帮助作用的。

来访者：嗯……（继续讲述别的几件事情）我还是不能够理解，如果一切还是照旧的话，谈论这件事情的好处是什么？

咨询师：你的意思是，如果情况没有改变，你怎么办，对吗？

来访者：对。

咨询师：我的确不知道。但我希望当你来这里找我的时候，这就是一个我们能够一起来对付的问题。

来访者：假如这个问题持续十年到十五年都无法改变，又怎么办？

咨询师：你是不是只想知道自己能忍受多久？（咨询师的这个反应本应在治疗的较早时间就做出的。）

来访者：对，嗯，对。（哭，几分钟）

咨询师：现在看来一切都难以说清。

来访者：（点头）有时我梦到母亲死了，后来就有人能够理解我了。我不明白自己怎么会做这样的梦。

咨询师：你只是想知道，有没有人会理解你，对吗？

来访者：哦。有时我想，必须发生点什么可怕的事，他们才会意识到自己错了。

咨询师：听起来好像是只有可怕的事真正发生了，这一切才会改变？

来访者：嗯。（停了一会儿）我常常怀疑，他们在收音机里说的是不是真的。

咨询师：什么？

来访者：有个博士在收音机里说过：上帝知道每个人的痛苦。

咨询师：那么你想知道上帝是否知道你的痛苦？

来访者：对，嗯，是的。（一声长叹，他低下了头，把头埋进抱紧的双臂中，哭了起来。）

在第三次治疗之前，他甚至没有注意到画画的颜料和相关工具。而在这之后，他画了一个被关在监狱中的男孩，男孩的前面是牢固的黑色铁栅栏——这是对他心理最准确的反映。

第十次治疗：

来访者：哥哥和我打了一架。我感到很冷，我想关上窗子，他便大叫道："谁把窗子关上的？"我回答说："我关的！"然后他便说我是个捣蛋鬼，并且他把窗子打开了。

接着我又把它关上。他从床上蹦起来，又把窗子打开，并打了我。然后我对他扔了一只鞋子，那只鞋子还把一盏灯也打碎了。他就开始哭起来。说实话，他真是个小孩！接着爸爸进来了，并打了我，他总是站在哥哥的一边，我对他说："爸爸，你总是偏袒哥哥。"他回答说，他谁也不偏袒，并说我是个蛮横无理的小孩。他这样说只不过是在撒谎而已。

咨询师：你感到他对你很不公平，是这样吗？

来访者：并且有时候我都快发疯了！

咨询师：你真的对他很生气吧。

来访者：我恨他！

咨询师：你讨厌他吧。

来访者：对，我也想报复他。

咨询师：你想报复？

来访者：对，要是他不在我眼前就好了。

咨询师：你想除掉他吗？

来访者：我想杀掉他。

咨询师：你想要他死掉吗？

来访者：嗯，那样大概就能解决我的问题了。

咨询师：要是他死了，你的问题就解决了吗？

来访者：对。（停了一会儿）但那会解决我的问题吗？假如他死掉的话，我仍然是一样，我是说，我的摇来晃去的坏毛病以及别的一切。假如他早一点被杀掉的话，本可以对我有好处的，但现在这样做太晚了。我就这样了，已经很难改变了。这是我的问题，而他只不过是一个笨蛋而已。

咨询师：所以，总而言之，你还是决定让他活下来？

来访者：对，杀了他不会有什么好处。我的问题仍然还是老样子，我仍然必须弄清楚这些问题。他应该是一个成年人了，但说实话，他表现得就像个小孩子。

咨询师：有时你认为他很蠢吗？

来访者：对，我怀疑当他是小孩时，是不是曾出过什么事。你知道，他根本就不会理解别人，会不会是因为他在做小孩时，他的父亲也是同样不能理解他？

咨询师：你只是想知道是什么真正使他那样做？

来访者：对，我想知道，我真的想知道。（若有所思状）

治疗开始之后的第二年的某次治疗：

来访者：（按照他养成的习惯，在治疗的头二十分钟，一直玩弄着泥巴。接着他瞥了一眼咨询师的表，把泥巴放到一旁并开始交谈。）星期五晚上，我的大哥和大嫂去市中心，哥哥也和他们一起去了。我本来也想去的，但他们没有邀请我。

咨询师：你被留下了，嗯？

来访者：对。我尽量不去想这件事，但我总是不能摆脱。所以，我决定想一想。我就问自己："为什么我想要和他们一起去？是因为哥哥要去吗？是不是我要和大嫂在一起，因为哥哥也和她在一起？"我告诉过你，大嫂说过我是淘气鬼，你记得的，对吗？

咨询师：对。

来访者：所以我就在想，是我想要拥有大嫂吗？如果是又怎么样？拥有并不意味着你要毁坏一件事情，不管怎样，我还是问自己："为什么我想要和一个不想要我的人在一起？"这不只是说我想要成为大家中的一员，尽管我心里的确是这样想的。我记得我告诉过你，对自己没有被邀请到舞会的事情感觉很糟，有这事吧？

咨询师：对。

来访者：那就是我所想的。嗯，我确定事情并不只是那么简单，所以我试图回忆一下，我当时的感觉如何。你知道我渴望的什么吗？

咨询师：不知道，你想要告诉我吗？

来访者：嗯，这很难用话说清楚，但这是一种还算重要的感觉。我想要感到自己重要，就这样。这就是我一直以来渴望得到的。

咨询师：你已经真正发现了自身的某种东西。

来访者：对，这就是那种需要被重视的感觉。你知道，当我最初来你这里的时候，我有很多苦恼，但现在我只有一个大的苦恼：怎么样来使自己不再担惊受怕。我有一种恐惧感，担心魔鬼将有可能逐渐渗入我的头脑。我并不真正相信魔鬼的存在，但在某种程度上，我还是有点儿信的。我只是担心，他有可能会渗入我的头脑。这是一种有点儿模糊的感觉，我表达不出来。

咨询师：想到魔鬼会控制你，你就很不舒服，对吗？

来访者：对，是这样。我本来害怕告诉你这件事的，但现在我心里好受多了。

治疗时间结束了。一个星期后，来访者又提到了魔鬼的事情。

来访者：上周我告诉了你关于我担心魔鬼渗入我的大脑的事情。当时我很害怕，他会因为这件事而惩罚我。所以我决定要思考一下，我就尽力来重新体会一下我心里对于魔鬼的感觉。我问自己："他是谁？"猜一下他是谁？我！我就是那个魔鬼！是我使自己担惊受怕。一直以来，魔鬼就是我。

咨询师：所以你就是自己心中的魔鬼？

来访者：正是这样。我是我心中的魔鬼。一直以来，我都在同我身体中的某个部分在搏斗，用尽了我的很多精力来进行搏斗，并使自己疲倦不堪。用尽了那些我原本可以用来做点别的事情的精力，哎呀，这房间是怎么回事？

咨询师：房间里有什么东西吗？

来访者：现在突然变得更亮了，就好像原本有一些雾，接着出现了一个洞，洞变得越来越大，雾就消散了。你的意思是你没有看到吗？（表情难以置信）

咨询师：没有看到。但对你来说，现在一切更加明朗了？

来访者：对，当我在告诉你的时候，事情就开始明朗了，这真令人吃惊——嗯。现在感觉多少有点不同了。我现在意识到，我能够全面思考我的问题。这就是我所发现的。而现在哥哥也在思考他的问题，但他只是想要说服自己。

咨询师：你的意思是，你思考是为了找到事实的真相，而他只是试图要糊弄一下自己？

来访者：对。并且现在我知道，我能自己把问题考虑清楚，而哥哥只是试图要让自己不再担忧困扰。所以他说我心怀嫉妒，但我并没有。

咨询师：他认为你嫉妒，但你不这样认为。

来访者：对。是他嫉妒我，因为保姆更喜欢我。他就说她宠坏了我。如果是那样的话，在她离开以后，他们有好几年的时间可以用来做一些弥补工作，而他们没有这样做。所以那样的说法不能让我信服。

一周以后，来访者提出了同样的问题。

来访者：上次我告诉你说，哥哥把事情弄清楚的目的只是想使自己免受烦恼，只是在说服自己。所以，当他说我好嫉妒时，我为什么要烦恼呢？确切说，这并不是烦恼，而是一种说不清的感觉。焦虑的意思是什么？

咨询师：有点像当你不知道情况具体变得怎样时，就会产生害怕的那种感觉。

来访者：哦，那不是我的感觉。尽管当他这样说的时候，我还是稍微有点焦虑。哥哥通过说服自己他是对的，来使自己免受烦恼，但是，他那样做为什么会让我苦恼呢？

咨询师：为什么他那样做竟会影响到你？

来访者：对，我想这是因为我想要他感到烦恼。嗯，对，我想我的确是想让他感到烦恼。只有老天才知道，在过去他带给我了那么多的烦恼。哦，我以前从来没有意识到这一点。

咨询师：认识到你自己想要让他感到烦恼这件事，是一种新的感受，嗯？

来访者：对，但这是为什么呢？当然，当大哥说他宁愿和哥哥在一起，而不愿和我在一起的时候，我的确感到很糟。哥哥说，我嫉妒他们之间的亲密关系。唔，他们这样亲密，首先是因为他们在年龄上更接近。但真正的原因是，大哥需要有人来指使他，而哥哥非常高兴去指挥人，所以他们就搞在了一起。但那不是问题所在。我真的嫉妒吗？我不这样认为，如果这是嫉妒的话，那就应该还会伴随一些愤怒或痛恨的感觉，而我没有这种感觉。这也不可能是羡慕，因为我不想变得和哥哥一样。那么这到底是什么呢？我试着回想了一下当时我的感觉如何，这就是我所发现的一个方面。解释起来太难了。你明白吗？

咨询师：用话语说清楚真的很难，对吗？这种感觉并不是嫉妒或羡慕，然而还是有一种不舒服的感觉，是那样吗？

来访者：在某种意义上，是不舒服，但又并不完全那样，为什么用话语说清楚它竟然会那么难？当我想到大哥说他更喜欢哥哥时，就会感到难过。

咨询师：一种悲伤吗？

来访者：对，一种悲伤，难过。我想我是为自己而感到难过。或许我一直都有这样的感觉。

咨询师：同情自己一直都是——

来访者：（打断咨询师）这是一个重要的方面，对，为自己感到难过。就是这样，不是嫉妒，而是难过。现在我发现了，是难过。

【案例分析】

第一次治疗，显示出来访者对于改变自己状况的无助感。虽然来访者说他无法看到治疗的作用，但他还是渴望利用有咨询师在面前这样一个好机会。尽管他结结巴巴、喘息不断，但他讲得很快，在治疗时间结束时，他还很吃惊。和很多成人来访者一样，来访者开始治疗时怀着这样的一种想法，认为他的问题存在于自身外部，受到了别人影响。因此，他渴望能对他的"坏蛋们"进行惩罚。

一些有趣的改变出现在第十次治疗。这次治疗标志着来访者试图去了解其行为背后动机的开始，并因此成为他治疗中的一个转折点。后面的治疗过程则表现出一些通常只有在成年人病例中才能看到的复杂而深刻的见解。

两年的治疗，咨询师在一个十三岁的孩子身上发现了令人吃惊的自省能力。这种能力表现在他成熟而细致的理解中。实际上，整个治疗过程到底是一种游戏疗法，还是一连串的谈话而已？似乎两者都是。在很多治疗时间里，来访者一言不发，只是玩泥巴、水和玩具娃娃。别的一些治疗过程中，则又完全是交谈。很明显，来访者能去做一些对他有帮助的事情，因为在他的治疗期间，很多其自身的变化是显而易见的。他的很多局部痉挛都完全消失了，口吃也没有了，智商上升了四十个点。更为重要的是，他能冷静地思考自己的问题，并有能力独自去解决。

【案例2】

来访者，男，九岁。

来访者在整个治疗时间都在一言不发地画画，将近治疗结束时，他向咨询师打听起了时间。

来访者：我还剩多少时间？

咨询师：还有七分钟就到了。

来访者：我最好还是坐一下摇椅去。（他走过去坐在了摇椅上，并闭上眼睛安静地摇着）我现在还有多少时间？

咨询师：还有五分多钟。

来访者：（深深叹了口气）喔，五分多钟都属于我自己。

咨询师：（轻声）五分多钟都属于你自己，是吗？

来访者：对！（深有感触地说。在剩下的时间里，他安静地摇着，双眼紧闭，显然是在享受这一片宁静。）

咨询师：只要能坐在这里摇就感觉棒极了，对吗？

来访者：（点点头）

咨询师：我们今天的时间到了。

来访者：好吧。（他很快站了起来，并和咨询师一起走到了门口。道别后，他走了出去。几分钟后，他又敲响了门）我想我还是帮你弄点干净水来。

咨询师：你来帮我吗？

来访者：对，我来帮你弄。（他取来了水，咨询师对他表示了感谢，然后他离开了，蹦跳着出了大厅。这是他第一次在画完画后，尝试着来做些清理工作。）

【案例分析】

孩子显然肯定地表明了他自己在治疗中享有了真正可称得上属于自己的时间。咨询师愿意让他独自安静地去做他的事，似乎使他感受到这是一个既能保存心里隐私，又可避免孤独感的有利环境。

【案例3】

来访者，男，十岁，因为功课差以及在班上惹眼的吵闹而接受治疗。

（门开了，来访者完全是跳着进入咨询室的）

来访者：（弄出像机关枪一样的噪声）嗒嗒嗒！我是地区检察官！（做出可怕的、

吓唬人的样子。）

咨询师：你是一个很厉害的人？

来访者：我当然是！我要把你射倒！

咨询师：你太厉害了，甚至要射倒我。

来访者：对！还有你！你！你！你！和你！（他用他模拟的枪对着各个没有名字的对象射击。）

咨询师：每个人都被你射中了。

来访者：是这样的！嗒嗒嗒嗒。现在所有人都死了。

咨询师：你射死他们所有人了？

来访者：对。（他从桌子上弄了一些泥巴，滚成一个球，然后一次次抛到空中。在这样做的时候，他和咨询师交谈起来。）你知道我是一个馋鬼吗？

咨询师：一个馋鬼？（作不可理解状）

来访者：对，我爸说我是个馋鬼。他也是。他喜欢意大利面，每天他都吃。我也喜欢，哇！

咨询师：你们两个人都喜欢意大利面，你们两个都是馋鬼？

来访者：对。我敢说，我能用这个打中天花板。

咨询师：我也相信你，而且这样会很好玩，但天花板上不能有泥巴。

来访者：为什么不能？

咨询师：天花板太硬，泥巴会掉下来。

来访者：（一次次在向上抛着泥球。当泥球离天花板只有一两厘米的时候，他就看着咨询师。）

咨询师：你想要我看到你是怎么接到它的吗？

来访者：是的！（他又抛起泥球，球离天花板越来越近）嘿嘿嘿！

咨询师：我知道你想对着天花板抛泥球，但在这儿不能这样做。如果想扔的话，可以对着靶子来扔，或者对着地扔。

来访者：（一言不发，走近桌子，用力把泥球打平。）

咨询师：（走过去坐在他对面，但是没有说话。）

来访者：等一会儿，我弄个东西给你看。

咨询师：你的意思是你会让我吃一惊？

来访者：很快你就会看到。

咨询师：我很快会看到？

来访者：（做了一个泥人）这是个人。

咨询师：一个人？

来访者：（高兴地让泥人穿上了一条裙子，然后恶作剧地看着咨询师）现在，猜猜这是谁。

咨询师：我不知道，你想告诉我吗？

来访者：我亲爱的老师，你好吗？（用拳头打中了泥人）

咨询师：老师被打了。

来访者：嘿，嘿。不，是你被打。

咨询师：噢，我被打了一下。

来访者：（又打了泥人一下）你瞧！

咨询师：我又被打了一下。

来访者：就是这样！再打你一下！（又打了泥人一下）

咨询师：你又打中我了。

来访者：这还远远不够。打你！再打你！再打！（越来越用力打，并把泥人打得扁平）

咨询师：你狠揍了我一顿。

来访者：就是这样！再打你！我要打碎你！（击打）我要打扁你！（一次次击打）

咨询师：你对我很生气，我被你这样一顿毒打。

来访者：打掉你的头！

咨询师：现在我的头掉了。

来访者：再打掉你的手。

咨询师：现在我的手也掉了。

来访者：再弄掉你的腿！

咨询师：腿也不在了。

来访者：把你扔掉！（把泥人的剩余部分扔进盆里）

咨询师：我整个人都被你弄掉了？

来访者：你死了。我杀了你。

咨询师：我被杀死了。

来访者：你整个被消灭了。

咨询师：我是非常彻底地死了？

来访者：当然是的。（突然，笑了）我现在要让你来玩一种"接球"的游戏。

咨询师：现在你要和我一起玩？好吧。

治疗的剩余时间是在用泥球玩"接球"游戏中度过的。

【案例分析】

治疗中，来访者明白无误地把攻击对象指向咨询师。这种敌意或许是因为，他想要对着天花板扔泥球的愿望遭到拒绝而引起的反应。一来来访者没有说明这其中的原因，咨询师也闭口不谈。很显然，谈论它是毫无必要的。在之后的接触中，来访者在治疗中的态度有所不同。他表现出一种新的兴趣，并在咨询师面前对自己的愿望作出让步。

在接下来的几次治疗中，来访者最喜欢玩的还是接球游戏。咨询师在玩了一会儿之后，偶尔会说，太累了，玩不动了。来访者就表现出不高兴，并在剩下的时间不断唠叨："哎呀，你还没有休息够吗？"然而，之后，在接球游戏中，他会总是不时问："你是不是玩得太累了？你有没有觉得我把球扔得太快了？如果你想要休息，我也没问题。"

【案例4】

来访者，男，十四岁。

来访者拦截并抢劫比自己小的孩子，无缘无故地袭击陌生成年人，将别人家的栅栏连根拔起，在学校成绩一塌糊涂，还将猫吊死等等。

治疗中，断然拒绝和咨询师讨论任何事情，用他十五次的治疗时间中的大部分来看连环画，煞有介事地研究马桶和桌子，不断拉上和拉下窗帘，并沉默不语地看着窗外。在这些表面上看来毫无收获的接触过程后，他的老师却报告说，他自发表现了一次慷慨的行为，这是其在校八年期间，第一次表现出这样的行为。老师告诉咨询师说，他用自己的印刷机印了一些班级溜冰舞会的宣传单，并把这些单子分发给他的同班同学。他是在没有人给他任何建议的情况下这样做的。正如老师所指出的那样："这是他的第一次社会行为。"从而，大家第一次注意到他对学校功课产生了兴趣。老师还说："事实上，他已经和我们融为一体，我们现在甚至都不能注意到他的与众不同之处了。"

【案例5】

来访者，男，十二岁，因为企图强奸而被强制进行心理治疗。

同时，他也因为在学校的功课非常糟糕被带出了教室，让辅导老师进行个别教育。

在治疗的过程中，他做一些他的拼写方面的家庭作业，或者描绘一下他看过的新电影。一次，他带来了一副扑克，和咨询师一同玩起"战争"游戏。这是他们两人关系融洽的一种明显表示。当学期结束的时候，他又回到了他的班级，在那里，据说他表现得相当好。几个月后，当他和一个朋友在街上走的时候，正好遇到了他的咨询师，他介绍朋友和咨询师相互认识，并对朋友说："你不会阅读，应该去他那里看一下病，他帮助那些遇上麻烦的孩子。"

【案例6】

来访者，男，十三岁，他有突然发作性的攻击行为，并且长期"折磨"一个同班女生。

治疗中，他问咨询师的名字，恰巧这个名字与同班女生的名字相同，从那时起，他就只用这个来称呼咨询师。当这个男孩交流兴致到达高潮的时候，他就和咨询师玩起一种儿童游戏。由于在游戏中，这个男孩总是先走，所以他几乎赢得了每一局，并满脸不屑地记录下他获胜的分数。而在治疗的大部分时间，他是坐在窗旁背对着咨询师度过的，其间一直数着窗外来来往往的各种各样的汽车品牌。当治疗时间结束时，他把记录游戏分数的纸随手扔到咨询师的桌子上，然后大步离开。在经过十次这样的治疗之后，咨询师告诉他说，如果他不想来的话，就可以不用再来，治疗时间保留到以后用。他回答说："你什么意思，可以不再来了？我永远都不会想来！"接着他连续两个星期没有来，当又一次再来的时候，他大声说道："我不想来，所以就没有来。"而在学期结束时，他也被别人评述为"表现得非常好"。由于他乐于助人并且具有合作态度而深受老师喜欢。放学后他还会留下来帮助校报做工作。他的老师补充说："他变化太大了，噢，要是没有他，我都不知道怎么办。"

【案例7】

来访者，女，十一岁。因为争吵、一阵阵持续的喊叫，以及习惯性的吮拇指而来接受治疗。在前四次治疗中，她一直满不当回事地谈论着治疗的情况，游戏用的工具，咨询师的衣着，她本人的母亲、老师、学校及同班同学。咨询师的评价：在这个治疗关系中根本就不存在一种接受与认可的态度。然而当她父亲问她游戏疗法是怎么一回事时，她回答说："它让人感到轻松，就像去洗手间的感觉。"

6 心理生理障碍

6.1 心因性疼痛

【案例1】

来访者，女，三十八岁。从十几岁开始，她就饱受盆腔疼痛的折磨。她认为这是因为十七岁那年的一起车祸造成的。多年来，她一直在妇产科看病。最后，妇产科医生建议她去外科看看。外科也找不到合适的解释。她的疼痛零零星星的，有时候会让她只能卧床不动，长达一两天。但是，最近她和丈夫一起到海边度假，一两个星期都没事。

另外，来访者还有头痛的症状。头痛的表现和盆腔疼痛很类似，断断续续的，有时候很重，有时候又会在严重疼痛之后，突然好起来，好几周都没有问题。她自己很肯定地说是偏头痛。头痛是从两年前开始的，那时他们刚搬到这个城市来住。因为头痛，她去看了神经科医生。医生说，她的症状不符合偏头痛的诊断，但是又找不到适合的诊断。

一次，来访者在电视上看到"经前应激综合征"的说法，立刻认为自己就是这个病，认为这能解释她的所有症状。妇产科医生认为可以考虑这个诊断，但是还是不太符合。医生认为，应该评估来访者的心理因素，所以建议来进行心理评估。

【案例 2】

来访者，女，四十二岁，职业女性。

两年前，做了一次腰部手术。最近，感觉开刀的地方非常刺痛，有时候会扩散到脚上。但是到医院检查，没有发现明显的神经症状。

来访者给我的印象，非常聪明，非常细心，很有教养。

第一次治疗：

咨询师：我们这里的所有的工作人员都知道疼痛给你带来的痛苦。我们认为你的疼痛不是想象的，是真实的。但是，我们都知道，心理作用有时候会带给我们身体上的好的感觉，有时候是坏的感觉。我们会在后面来谈你的生活、希望、欲望和挫折，包括过去的和现在的，还包括你对以后的想法。这样，可能会帮助你减轻痛苦。

来访者：我很喜欢你的这种建议，但是你真的会对所有的事情都展开讨论吗？总之，我愿意继续下去。

……

来访者：我生在一个农民家庭，在家排行老大，下面还有三个弟妹。现在，两个弟弟还在家务农，父母已经干不了什么重活了。我从小成绩就很好，爸妈和老师经常表扬我。我一直都在学校的重点班，从小学到初中。中考，我考上了一所省重点高中，同学都是全省最好的学生。然后我很顺利地考上了大学。一切都很顺利，我的梦想一个个得到实现。但是，我念书的时候，弟妹和父母却在家里辛苦地干活。那些年，气候又不好，收成不好，家里的生活变得很困难。

咨询师（思考）：她为什么一开始就用这样的方式来告诉我这些？有这样的印象：她的生活比较奢华，但是家里的其他人都过得很辛劳。她为什么要强调这个？特别是在她这么痛苦的时候？

第二次治疗：

来访者：（选择谈现在的生活）我是个律师，在一家大事务所工作，工作很辛苦。

我有两个孩子，学习都很好，我们关系很亲密，他们让我很骄傲。我结婚二十年了，我很爱我爱人。我认识他的时候，我还在大学读法律。他和人合开了一家律师事务所。

……

几年前，我们全家在暑假一起回到我爸妈那里，在那里住了两个星期。这件事情，我已经想了很久了。因为我觉得我和我的家人越走越远了，我想通过这种事情拉近关系。

……

回到爸妈的身边，我决定开始做点事情。这些事情在平时是弟弟、弟媳、侄子、侄女们做的。干活的时候，我的腰受了伤，但我并没有停下来，而是强迫自己继续干。这导致本来可以很快恢复的伤势恶化了。

咨询师：为什么在受伤之后，你没有马上停下来呢？毕竟，这些事情是你平时不干的呀。

来访者：这么多年了，我父母和弟弟们已经干了很多了，他们那么辛苦。而我却得到了太多东西。我能得到的都是因为家人的辛苦劳动。所以，这次回家，我不能放弃帮助家里干点活的机会。

第三次治疗：

咨询师：这次，我们来谈谈你的手术过程、康复过程，还有现在你的生活情况和腰痛的情况。

来访者：我带着伤病从父母家里回来。刚回来就遇到一个非常麻烦的诉讼案件，我不得不花很多时间去处理，所以就没有去管腰痛的事情。

……

我的工作非常艰苦、非常辛劳，每次接到案件的时候，我都会在办公室长时间工作，常常因此无法睡觉，常常干得脖子、背部和腰部都很疼。

来访者不是一个内省的人，在谈这些的时候，她丝毫不会联系到现在的情况。而是不断地没完没了地描述她的腰痛是多么的难受，还说她无论怎么做，恢复的效果总是不理想，最后说了她手术的过程。

咨询师：你手术之前，从来没有想过减少一点自己的工作量吗？

来访者：不可能的，事情都压在那里，都非常重要，非常紧迫……你要知道，我从小就被重点培养，所以我一定要非常努力地工作。我的悟性和智商都很高，我远离了家里的农活，但是我受到的教育告诉我，我必须努力上进。

咨询师：你曾经想尝试和家人一起干活，相互支持，但是你受伤了。那时，你觉得你不能放弃，即使是你都疼得不行了的时候。而当你回到城市，你又继续自己的工作，你说的"非常艰苦和辛劳的工作",实际上,这些工作让你觉得脖子和腰背都很疼痛。你非常重视家人为你做的一切,你觉得你有义务要勤奋,要努力工作,哪怕"累断了腰",也要为雇用自己的人和曾经帮过自己的人好好服务。

我猜想,你的腰痛一点都没有缓解,因为你的良心告诉你,你必须工作。你坐在那里工作,一干就是好几个小时,当工作结束的时候,你总是觉得非常疼痛,因为你正在做伤害你身体的事情。任何人像你这样工作,都会感到疼痛。有没有人曾经告诉过你,这样对腰背不好呢?这样做,可能会导致脖子和腰背的剧烈疼痛?

来访者:是吗,我从来不知道会这样。

咨询师:你的疼痛和你的良心有关。你的良心负担太重了。

【案例3】

来访者,男,三十四,未婚,教师。

来访者:我是被收养的,养父在我七岁的时候离开了家,养母曾经想努力满足我的需求,并想好好培养我,但是她失败了。因为她总是觉得自己很没有能力,她不知道要教我什么。事实上,养母一直都很依赖我,有时候让我透不过气来。

我从来没有快乐过,我经常对我取得的成绩感到不满意,还有,我没有办法形成持久性的关系。和女人建立关系对我来说尤其困难,我觉得非常寂寞,我一直在等待属于我的浪漫的爱情。

我从来没有亲密的、知心的友情和爱情,甚至在我的同事中,也没有一位和我有较深的交往。我一向觉得自己是脆弱的,不堪一击的。虽然我的学习很顺利,也做了教师,但是我觉得我的事业很不成功。我常常想到我总是被拒绝,这几乎成了我的宿命。我觉得我和别人的关系总是很远。但是,有些人曾经给我说过,他们很珍惜和我来往的机会。

片段一:

来访者:我觉得你对我的治疗并没有尽心。这段时间我身体出现了一些症状,肚子痛、头痛,还有背痛。这些症状,在我们的治疗中,一点都没有得到好转。我开始觉得这个治疗毫无意义,我想退出了。

片段二:

咨询师:你被抛弃过很多次,对此,你非常失望,所以,从小开始,你就非常害怕,你不能信任,不能希望他人能对你保持忠诚;你不能想象,当你需要的时候,会有人陪在你的身边;这些,影响着你的人际交往。

这些事情都是发生在你小的时候,那时你还不会说话,或者是你的语言还在发展中,所以你经常用行动来表达,所以你会有很多的躯体症状,用来表达你的不满和抱怨。你觉得我们的谈话不能迅速地帮你消除这些躯体症状，所以你很失望，也是这个道理。我知道，其实，你早就对我们的治疗失望了，这是你曾经经历过的，和你童年经历的一样。

你在治疗中，其实动机很强，你努力地向我呈现你的内心世界。

还有，在治疗中，你已经对我有很强的移情，你害怕被我抛弃，被治疗抛弃。在治疗中，你确信，当你需要的时候，我是帮不了你的。而且，你在治疗中，努力地向我传递无助感。

我知道，你在治疗中，是非常害怕会失望的。

治疗进行了四年多，来访者逐渐增加了对自己的了解。在治疗的结束期，当他想起早期充满失望的生活，其影响是多么深远时，他已经能够提醒自己。

后来，来访者订了婚，已经拥有了亲密的朋友，也有了很好的同事关系。来访者还能够忍受这些亲密的人暂时离开。

【案例分析】

来访者表达自己的愿望的能力实际上是缺乏的，而且伴有压抑机制，他运用很多种防御机制来抵抗对自己攻击性的觉察。来访者的人格特点是那些虽是潜意识中但力量非常强大的攻击愿望所导致的结果。这些攻击愿望的对象，指向的是来访者想象中的曾经抛弃过他的亲生父母，还有幼年时抛弃他的养父，以及无能的养母。正是因为这么多的抛弃，以及失败的培养经历，让来访者始终害怕本身会被拒绝，因此在所有与人的关系中，他都保持着距离。这样的情况，在来访者的描述中多次被提到。

来访者在社会交往中，总是保持疏离和不信任的状态。每当治疗关系变得亲近的时候，他就感觉到受到威胁，就会出现想要逃离治疗的想法。来访者提出想要结束治疗，会激起咨询师希望来访者真的不要再来的想法。这种现象，是来访者在咨询室中努力创造出来的他个人的内心世界。这种情况下，咨询师应该用移情的观点来理解这种情况，还要用反移情的观点来处理自己出现的想法和反应。

6.2 睡眠与觉醒障碍

【案例1】

来访者，二十八岁，男，律师。他是在妻子的鼓动下来做心理治疗的。原因是，有一天晚上，他从睡梦中起来，拿起气枪，装上子弹，说是要打死小偷。妻子被响动惊醒，一睁开眼，看见丈夫把枪口正对着自己。妻子吓得大叫，幸好叫声没有让丈夫扣动扳机，而是把丈夫惊醒了。其实，来访者从十五岁开始，就会夜晚从睡梦中醒来行走或是做点什么，有时候，一周多达四五次，但从来没有发生过什么事故。妻子不管这个，一定要丈夫去治疗，因为她受到了惊吓，她不想老在半夜被吵醒。

治疗中，来访者回忆自己的童年，说自己的童年很正常、很快乐，也没有得过什么特殊的疾病。父母都很爱他，并且很好地照顾他。他也从来没有过什么适应不良的情况。

在最近的一次访谈中，来访者提到马上就要进行一次律师考试，他越来越紧张了。这让他突然想起，在大学一年级期末考试之前，自己有很严重的考试焦虑，校医院给他开了镇静的药物，但是效果不明显。

【案例 2】

I，四十六岁，女，护士。她有两个很好的孩子，一个二十四岁，已经结婚，住得离自己很近。另一个二十一岁，在本地的一所大学上学，学校离家也很近。

I 当年是刚从护校拿到护士执照就结婚了，而且很快就有了第一个孩子。婚姻和家庭马上成为她的大问题，虽然很辛苦，但是她过得很开心，很满足。她除了在一家社区诊所兼职做护理工作之外，大部分的时间都花在家里。直到三十八岁那年，丈夫突然提出离婚，因为他爱上了另一个女人。

这对 I 的影响很大，但是她用了不到一年的时间就调整过来了。她辞去了社区诊所的兼职工作，专门找了一家大医院做全职的护士。后来，她又找了几分兼职，同时干着。在她的努力下，家里的用度没有出现什么大问题。I 的兴趣广泛，而且善于社交，有很多很好很亲密的好朋友，大家在一起的时候都很开心。

其实，I 从青春期开始睡眠就不太好，常常会有失眠的情况。这种情况在最近几年逐渐变得严重起来。通常，她都能很好地入睡，但是一般都会在一个半小时之后醒来，而且很难再次入睡了，最多会有短暂的小睡。更严重的时候，她连入睡都不行，整夜躺在床上辗转反侧。最严重的是，如果生活中有什么事件，比如工作变动、男朋友问题、孩子问题，睡眠会更糟糕。她会做噩梦，做的梦生动、恐怖，她会从梦中惊醒，伴有大叫，浑身颤抖，大汗淋漓。

I 到内科去检查，医生说她很好，没有什么问题，只是给她开了些帮助睡眠的药，让她在需要的时候吃一片。最初，药物起到了很好的作用，I 又有了良好的睡眠。但是随着时间的推移，药物的作用减弱，需要增加服用的剂量才能有效。到最后，效果就更差了，而且白天的精神特别不好。内科医生建议她去看看精神科医生。

精神科医生的说法一样，也认为她没什么问题，给她开了另一类的睡眠药物。结果一样，睡眠从改善到恶化。

求医不行，I 自己找了很多睡眠治疗的资料，自己给自己治疗起来。她还是继续在用药，还辅助运用很多种睡眠技术。可惜，效果还是不好。最后，她才决定试一试心理治疗，这才来求助。

【案例3】

来访者，十岁，女，父母离异。

她由母亲带领前来就诊，这已经是母女俩见的第三个咨询师了。

她给人的第一印象是：快乐、早熟。

来诊的原因是她对新家、新学校和新朋友，适应不好。后来又搬到妈妈的房间和妈妈睡在一起。

来访者：我的家有问题（功能缺陷），爸爸妈妈老是在吵架。

在之前的治疗中，咨询师把她说成被"家庭关系三角化"，给她下了"分离焦虑障碍"的诊断。她一边进行个体治疗，一边参加了儿童社交技能小组。但是情况不好，她开始做噩梦，无法入睡。

半年后，妈妈专门给她换了个女咨询师。

来访者：您是不是觉得我长得很难看？

女咨询师在治疗中对父亲的性虐待进行工作，探讨她对父亲的感受。这种做法没起什么作用。情况似乎更不好了。来访者开始服药。

咨询师没有再去收集孩子的详细发展史，也没有对她的问题做什么假设，而是问孩子，自己有什么办法来解决这个问题没有。来访者说，如果"睡觉的时候，在床上把枕头和玩具堆起来，把自己围在里面"，应该就可以在自己的床上睡好，不会做噩梦。来访者回去之后，尝试这样去做了。

片段一（第三次治疗）：

咨询师：嗯，现在怎么样了？

来访者：很好啊。我现在一个人睡了。上次我说了之后，就开始一个人睡了！

咨询师：太好了，太好了，真为你高兴！

来访者：医生不知道你自己也有办法，总是说"试试看这个，试试看那个"，可是全都没有用。嗯，我根本不想那样做。你问我，我回到房间，想要做什么。我想告诉所有的医生，我自己就有答案，我只需要有人能帮我想起来。答案也许就藏在什么地方的。医生最好问我，我想做什么，这样我会告诉他们什么是有用的，只是不知道是不是一定会有用，也不知道我会不会去这样做。

片段二：

来访者：我自己想出了一个人睡觉的办法，而且真的有用，我感觉非常好，我很骄傲。但是，如果这个办法是你想出来的，我就不会觉得是我自己想出来的了。我想说，如果是别人告诉你怎么做，就没那么有意思了，你就没那么高兴了。

片段三：

来访者：好多医生从来不问我，我想要做什么。他们问的都是我不想说的事情。我不是应该和你们医生讲这些吗？

咨询师：（笑）

来访者：你就没有告诉我，我的生活怎么怎么了。以前，我本来是想给医生说——事情是这样这样的，可是他们说——你妈妈说，你是那样那样的，总是这样。我都不知道，我什么时候那样那样了。

咨询师：（笑）

来访者：上个医生总是在说话，我没有说话的机会，我就一直低着头看她。

咨询师：哦，这样对你的问题没有什么帮助。

来访者：她根本就是把我忘记了……就好像她，她是万能的一样（咨询师、来访者一起笑了起来）。

咨询师：如果医生觉得对事情是万能的，我特别受不了。

来访者：好像他们是神仙一样。

咨询师：是啊（笑），来访者，你有没有觉得，我觉得我们的想法很像。

来访者：当我说些什么，想让你觉得好玩的时候，你会笑。可是，以前我要说点什么的时候，以前的医生都很不爽。可是，嗨，我也有自己的看法啊！

咨询师：你觉得他们对你不尊重？

来访者：是的！

片段四：

咨询师：我知道你以前看过其他医生，你们说过，你在晚上不能在自己的房间睡觉的事情，但是……

来访者：但是没用。我什么都不想做。那些办法都不是我想出来的，根本就不对。有一次，医生说："我们这样做，先试五分钟，然后加到十分钟，然后十五分钟，最后是整个晚上。"我勉强做了一次，但是我心里想，根本没用！我根本不想这么做。

6.3 性功能障碍

【案例1】

来访者，三十三岁，给人的第一印象很好。相貌英俊，体形健壮，这很符合他专业运动员的身份。他穿着讲究，看得出是用心打扮的，让人感到这个人很和气，很让人喜欢。

　　最近，他被提升为所在银行的副行长，但是从他身上根本看不出成功的喜悦，也看不出他对工作有什么兴趣。尽管他给人的第一印象很好，但是很快就能发现他在大多数时间里面相当焦虑。很多次，他不能很好地表达自己的观点，有时还会站起来在咨询室里面来回走动。

　　根据他的描述，母亲是一个被动、尽职尽责的人，父亲则是个武断的、完美主义的人。来访者把自己的成长环境描述为"标准的中等家庭"。运动是他生活中最重要的事情。他的最早的记忆是，在他四五岁的时候参加幼儿园的拍皮球比赛，当所有的小朋友都失败停下来的时候，他一个人还在继续拍，父母在边上叫好。但是父母在运动方面的要求是非常苛刻的，尤其是父亲。

　　童年中的运动，是他积极的经历。但是，当谈到父亲在其中扮演的角色时，他的喜悦、自信的表情立刻消失殆尽。自己很小就入选了学校篮球队，而父亲正是总教练。父亲常常在训练、比赛中因为来访者的每个失误而大声训斥。当然，父亲对篮球队的其他球员要求也很严格，但是当来访者出错的时候，批评更为严厉，也许他不想被人说自己偏爱自己的孩子。只有当来访者表现非常完美的时候，父亲才会有积极的反馈，但是这种情况少之又少，尤其是在最初的时候。

　　在父亲的培养下，来访者走上了专业篮球运动员的发展道路。几年前，因为无法康复的伤病，他结束了自己的运动生涯。可是从父母流露出来的态度来看，他们还是高度认为自己的孩子还能继续走专业运动员的道路，这让来访者很不舒服。父母在和朋友、邻居交谈的过程中，还是一直把来访者说成是专业运动员，并且把他的运动成绩拿出来炫耀。就算来访者对此表示了不舒服，也无法让他们停下来。似乎父母不再认为自己的孩子还可以继续在其他方面发展，而是停留在过去的成绩上，认为他就是一个优秀的运动员。父母允许来访者的弟弟在音乐上去发展，也许他们在运动上的需求已经被来访者充分满足了。

　　因为伤病的原因，来访者已经失去了继续做一名专业篮球运动员的资格，这让他心里很不是滋味。第一次受伤之后，他没有等伤势完全恢复，就提前参加赛事。这造成伤势更加恶化。外科医生认为，他已经不可能完全恢复了。

　　有几个原因导致了他职业运动员的生涯的结束，这对于自己和父母都是很大的痛苦。首先，他一直在中流的球队打球，直到二十五岁才进入顶尖的球队。在受伤之前，他几乎已经快要摸到成功了。他在不断地获得胜利，似乎没有什么能阻止这一切。可是伤病毁了他，也毁了球队的冠军。当某个记者指责他在受伤后没有勇气坚持下去的时候，他被激怒了。

来访者第一次结婚的时候，正值他快要成名的时期。妻子是被他的光环所吸引了。结婚后，他们几乎以最快的速度有了孩子。这时，他们才发现，两人根本没有共同的兴趣，对孩子的教育观点也大相径庭。尽管他说，在这段婚姻中，他没有性功能障碍的问题，但是他们的性生活的确是非常少的。后来妻子提出离婚，嫁给了一位律师，并且带走了他们的孩子。来访者一直都尽力定期去看望孩子。但是因为距离太远，加上很早开始就没有生活在一起，很难建立起亲密的关系。近几年，来访者认识了另一个女孩 S，他们有和谐的性生活。一年半前，他们住到了一起；半年前，决定退役。显然，S 并不在意来访者的运动生涯。

来访者一直没有弄清楚自己是不是爱 S。性是他们关系的主要部分，在最初的几个月，他们的性生活非常好。虽然 S 对来访者的运动生涯并没有说什么，但是来访者的运动才能显然是他吸引 S 的一个重要因素。他们也曾经谈过结婚的事情，但是双方似乎都不太有信心。来访者的父母对于他们未婚同居，也感到不稳妥。

来访者把自己的第一次性功能障碍联系到那次记者的发难上了。他记得他在报纸上看到那个记者的文章。文章说，因为他的缺席，他的东家失去了夺取冠军的可能，这都是他的责任。这篇文章让他非常不舒服，于是他喝了很多酒。这时，也正值他对于和 S 的关系拿不定的时候。所有的原因加到一起，使得他发现，第一次，他和 S 的性爱中，自己不能勃起。这让他更加焦虑，使得勃起变得更加困难了。虽然 S 并没有指责，但是也没有做什么支持的事，也可能因为 S 也喝了不少。从此，来访者发现自己在勃起上出了问题。

来访者得到父母很好的性教育。一个年长的朋友也曾经教过他手淫。大学的时候，他和第一个女朋友 B 之间有彼此的爱抚。可是第一次性行为是和女朋友的一个好朋友 C 发生的。事情发生在 C 的家里，过程让来访者的感觉很好，虽然开始时非常焦虑。当时，C 的父亲正好来敲门，吓得来访者勃起暂停了。好在来访者很快就又恢复勃起，并且完成了做爱的过程。

【案例 2】

来访者，二十六岁，很漂亮，而且交谈起来很舒服。自称从来没有过满意的性经历。结婚三年了，她才去看妇产科医生。医生给她做了检查，发现有严重的阴道痉挛。但除此之外，再没有什么发现。妇产科医生建议她去看看专门处理性功能障碍的医生。丈夫也强烈要一起去，他在这方面也很困扰。

最初，咨询师是单独会面。她谈到自己的成长经历。她用"正常、平静"来描述。

只是，在她的家中，是不谈性问题的。她所知道的少许知识，都是来自于同学。妈妈只是简单地给她说过女孩子会来月经的事情。提到月经，来访者认为这是一种痛苦，这不是一件可以谈的事情。她认为，这种事情是可耻的，当她第一次来月经的时候，这样的想法更加重了本来就有的疼痛。

父母曾经说过，性这种事情只限于在婚姻之中，夫妻之间来谈论。除此之外，在其他场合和时间来谈论，都是不道德的。这让来访者有时会感到自责，感到焦虑。十六岁，她开始手淫，但每次刚一开始，就开始深深地自责。这样，她自然无法在手淫中体验到快感。

十六岁上了高中以后，父母才允许来访者参加一些同学的聚会。十九岁上了大学，才能开始交男朋友。但是因为来访者很内向，她自己还是很少去聚会和约会，直到她最后遇到现在的丈夫 D。D 吸引她的原因是"老成、聪明"，不像她认识的其他同学。D 温柔而随和，他们在交往了半年之后，也还只是偶尔牵牵手。两年之后，他们结婚了。结婚之前，他们最多的也就是轻轻地拥抱。

结婚前三个月，来访者得了一次阴道炎，这着实吓坏了她。她非常害怕，以为自己得了性病。她遇到的妇产科医生是个男医生，虽然很有经验，但是态度非常糟糕。检查的时候，他非常粗暴。一边检查，一边用讥讽的口气告诉来访者："你根本没有性病，但是如果你愿意让我帮帮你，兴许你可以知道，你压根就是只小雏鸡啊。"来访者羞辱地离开医院，发誓再也不见这个医生了。

举行婚礼的时候，一切都很好，大家都很高兴。只有一件事情让来访者很不舒服。妈妈把她拉到一边，要最后给她进行一次性教育。而妈妈能说的只是——最初的几次会非常疼，但是慢慢的就会好起来，并不会总那么糟糕。

因为两人都没有过性经验，这让他们的蜜月变成了一场灾难。D 的成熟和智慧并没有表现在性爱上。来访者认为，只要自己安静地躺在那里，静静地等着，丈夫是会知道怎么做的。虽然丈夫对此也没多懂多少，但是他自以为不会有什么问题。丈夫进行了简单、短暂的前戏，还没有等到妻子的阴道湿润，就强行要把阴茎插进去。妻子的阴道几乎是马上就痉挛了，这让她非常疼痛。她大声尖叫，吓坏了丈夫，丈夫马上停下来，不知道自己究竟做了什么，让妻子这么痛。两人都吓坏了，没敢再做些尝试。直到第三天，他们又试了一次，可是情况还是一样。虽然妻子忍住疼痛，不再尖叫，但是丈夫看得出妻子的痛苦，所以并没有进行下去。这样，在整个蜜月的过程中，他们再也没有尝试做爱了。

蜜月之后的几年中，他们每个月只有一两次尝试，但是情况没有什么好转。最后，两人决定不再徒劳，改为互相手淫。他们知道这并不是真正的性爱，所以并不满意。

　　这么长的时间，来访者没有寻求帮助有几个原因。她不想再去看那个粗暴而刻薄的妇产科医生，也不愿意再向其他医生重复讲述自己的经历。同时，她也把希望寄托在母亲的那句话上，希望时间真的能改变一切，一切都会好起来。可是事情并没有像她想象的那样变好，反倒更糟糕了。现在，夫妻之间的交流也因此出现了严重的问题。来访者实在无法忍受了，于是把所有医院的名字写在字条上，用抓阄儿的方式来决定去哪里找个妇产科医生。好在，她最后抓到一个和蔼的医生。

【案例 3】

　　来访者，男，五十六岁，已婚，因为不能在做爱时勃起而来求助。

　　来访者有高血压，曾经长期酒精依赖，但现在已经戒酒三年，有二十五年的烟龄，平均每天抽两盒烟，一年前戒烟。一直在服用降压药和抗抑郁药物。现在，很少有晨勃现象。

　　第一次治疗（与来访者单独见面）：

　　咨询师：你是如何看待和妻子的关系的？还有你的性功能？

　　来访者：以前，我们的性生活非常平常，但是很稳定，很幸福。可是这两年，我们的性生活出现了问题，我希望可以解决这些问题，回到原来正常的状态中去。而且我觉得出现这些问题，多半是我的问题。

　　咨询师：你觉得是你的问题？

　　来访者：就是因为我的问题，我们之后再也没有做过爱。因为当我发现，我很难让我的那家伙保持勃起状态的时候，我们就开始减少甚至避免做爱。这对我来说是个严重的打击，因此我也不愿意再尝试。而她是个性爱方面很被动的人，所以我们就彻底停止了我们之间的性生活。

　　咨询师：这样啊。让我来回想一下。你说你们的性关系很平常，能再具体谈谈这个问题吗？

　　来访者：好的。我说了，我们的性生活很幸福。但是，她在性爱方面从来没有让我完全满意过。我希望她能在做爱时表现出来的，她从来没有表现出来。在我们结婚之前，我有过很多性伴侣。那些女人对性很敏感，和她们做爱我总会觉得很满足，因为我能知道如何使她们的性欲得到满足。但是和我爱人，我觉得她从未像我一样去喜欢做爱，她似乎从来都没有投入过，我不知道到底是我在做爱时的行为有问题，还是她在做爱时的反应本来就这样，但是我们之间在这个问题上的确存在着分歧。

　　咨询师：那么你就认为，这是和你的勃起障碍有关？

来访者：也不是。（笑着）我把我不能勃起的问题归咎于酒，因为那些时候每天晚上都会喝点酒。

咨询师：什么时候开始的呢？

来访者：大概是五年前了。那时候我觉得，我不能让我的那家伙保持坚挺是因为我老是喝醉，我爱人也这么认为。是啊，那时我们从来也不聊起这个，但是我知道她很讨厌我喝醉的样子。那时我并不是很担心这个问题，我觉得一旦我不再喝酒，这些问题就都没有了。

咨询师：那么，你不喝酒之后，就没有问题了吗？

来访者：恰恰相反。在我停止喝酒之后，我的勃起障碍出现得更多了。后来我就开始担心了，因为我不知道为什么会出现这种问题。再后来，我们努力做爱，差不多有一半时间，我都不能正常勃起，也就从那时开始，我就放弃再和她做爱了。现在我们已经没有性生活了，我的意思是说，有时我会偷偷摸上她一把。（笑）她总是很厌恶我这么做。她总是担心会被人看到。但是这一年多以来，我们没有再发生过性关系。我仍然有性欲，这点你不要误会，但是在做爱时，你做了一会儿发现你怎么努力都不能勃起的时候，你也就不再想做这种毫无意义的尝试了。

咨询师：如果这段时间你想和她做爱，你会紧张吗？

来访者：会的，我觉得我会的。

咨询师：那你知道当你紧张的时候，你在想些什么吗？

来访者：我会担心，我又让她失望了（停顿一下），而且这是很让你觉得难堪的事情。以前我总是在和她做爱的时候给自己鼓劲，告诉自己我比她在这方面有经验。而现在我不行了，不能再和她做爱了。每当这时，我们俩都会觉得很烦恼、很泄气。

咨询师：可不可以解释一下你刚刚说的"不行了"是什么意思？

来访者：我的意思是，我不能让我的那家伙勃起了，这样就没办法做爱了。

咨询师：那么，当你提到性的时候，你的意思是性交，是吗？

来访者：（到处看看，笑）噢，是的。

咨询师：我知道你可能认为这个问题问得有点奇怪。事实上，许多人都把"性"和"性交"这两个词混用了。但是，认识到"性"实际上不仅仅局限于指性交，还包括很多不同程度的行为活动是很重要的一点。所以有时我们可以说某对夫妻有性行为，但是没有性交。

来访者：（笑）可我现在已经是成人了。

咨询师：我知道。这种观点有时会和我们从电视或电影里面看到的情况不一样，但是这的确是个很重要的观念。这能让你知道，在你不能进行性交的情况下，你还可以有性行为。下面让我们再回到我们的话题上来，我还有一些问题想问。

来访者：好的，没问题。

咨询师：对于男人来讲，在他们的生活当中，自慰是很正常的。有些人可能会用自慰来看看他的各方面性功能有没有问题。你有没有过这样的经历？

来访者：我一个星期会自慰两次。刚开始的时候，好像我的那家伙在自慰的时候更能勃起。也许只是我自己这么感觉吧。但是现在，就连我自慰的时候，也有将近一半的时间是很难勃起的。这和我在正常性交时的问题没什么两样，但还好没有那么糟糕，因为毕竟是我一个人，即使不能勃起，也不会让我觉得太受打击。

咨询师：嗯。那么，在你晚上睡觉的时候，或者是早上醒来的时候，你有没有勃起的现象？

来访者：不是很经常。有时候一个月三次，而且我那家伙也没有以前那么坚硬了。

咨询师继续询问，发现除了不能勃起之外，来访者没有其他的问题。

咨询师：你已经详细地向我描述过你们的性关系中所出现的问题了。现在我们来谈谈你和妻子的关系。

来访者：好的。我也不知道该说些什么……我们结婚二十年了，在这中间我们也一起经历过一些困难时期。我酗酒的那几年真是糟糕透了，我们的关系一直不好，后来在几年前我终于觉悟了，把酒戒掉了……我戒酒之后，我们的关系比以前融洽了，而且我们还会经常进行一些有关的心理咨询，我觉得我们最近变得更亲密了。

咨询师：从什么方面能看出来你们的关系比以前好了？

来访者：嗯，我们会经常在一起。以前我一天到晚都在工作，一回到家我就喝酒，喝得大醉。现在我已经不会成天工作了，会抽出时间来回家，在家里陪陪她。

咨询师：你们在一起，一般都喜欢做什么？

来访者：问得好。我们刚开始在一起的时候，我们喜欢去看电影，听音乐会。我们都对艺术很感兴趣。在工作和照顾有三个女儿的家庭之间，我们不再有时间一起享受了。我已经不知道我们在一起该做什么了。我们一回家都能见到彼此，所以我们总是在一起相处的，但是我们通常干我们自己的事情。我喜欢读书，而她喜欢看电视，或者是和孩子在一起消磨时间。

第二次治疗（与妻子单独见面）：

咨询师：在我们开始之前，我想问问你，你对我们上次谈话，还有什么问题没有？

妻子：有，我想问，你什么时候能告诉我，怎样治疗我的问题？

咨询师：如果我收集到了所有需要的消息，那么在我们下次见面时，我就会告诉你治疗的方案。

妻子：好的。

咨询师：上次我们见面之后，情况有什么变化吗？

妻子：没什么变化，我们还和以前一样地过日子。

咨询师：好的。这次我主要想了解一下你在和你爱人的关系上，特别是在你们的性关系方面的想法。

妻子：我能从哪里说起呢？是我们的总体关系，还是我们的性关系？

咨询师：你愿意从哪方面说起，我们就从哪方面开始。

妻子：好的，我觉得我们之所以来这里，主要就是为了解决性方面的问题，所以我们就先从这里开始吧。

咨询师：好的。

妻子：现在你已经很清楚地知道了，他的那个家伙出现了问题。那是从几年前开始的。刚开始，我觉得是因为他老是喝酒造成的。所以，虽然在那个时候我们的性生活不是很好，但是我们并不是很担心。

咨询师：你说你们的性生活"不是很好"？

妻子：嗯，那段时间，总的来说，我们的关系是很不融洽的，所以我们也不怎么做爱。他工作很忙，就算在家里，他也只是不停喝酒，喝得大醉。我一直让他去看医生，最后他去了，就戒了。

咨询师：然后呢？

妻子：他戒酒了，我们的关系有了很大的改善。而且我们开始找了咨询师，进行治疗。他给你说了吗？

咨询师：嗯，他提过。

妻子：治疗效果很好。嗯，我们的关系变得比以前任何时候都要亲密了。他的工作不像以前那么忙了，他会抽时间待在家里。只是，在性爱上，情况更糟糕了。在他戒酒之后，我们两个人都想我们就可以重新恢复以前幸福的性生活。但是事实并非如此。这次我不光是惊讶，更多的是开始担心，担心这个问题是由于我造成的。好像，他对于做爱的欲望总是比我强烈，而如果我也像他那样有很强的欲望，或许能帮助他消除他的性功能障碍。我也不知道。

咨询师：你在评估的最开始，曾经说过你对自己的性功能有没有问题产生过疑虑。

妻子：嗯，我的问题。我觉得它是一个问题，我也不太清楚……我总是觉得自己对于性行为没什么兴趣。

咨询师：既然在我们第一次见面的时候，你已经提到过了，那么我们就来说说这个问题。你说你应该对做爱有兴趣，但实际上你没有那么大兴趣。这里要澄清的一点是，事实上没有人规定你应该到达什么样的程度，这不过是看你自己达到什么程度会觉得满意。

妻子：不，我觉得也没有什么应该不应该的。不管怎么说，我刚才的意思是说，我对做爱的兴趣没有我希望的那么大。我知道我肯定没有他希望我所有的那么大的兴趣。只是最近一段时间，这种兴趣格外低。

咨询师：从什么时候开始，你注意到自己的性欲有变化了？

妻子：就从去年那时开始的吧。

咨询师：那你觉得会是什么造成的呢？

妻子：我不知道，或许是因为很多因素的综合。他的那个问题不过是一部分原因。每次他不能勃起的时候，他就会变得非常沮丧。为什么这种事情对人会有这么大的影响？或许你会认为，我们以后能否幸福将完全取决于能不能解决这个性功能障碍的问题，但是男人可能在沮丧过后，为了维护他的尊严什么的而放弃，不再与别人发生性关系而不是去治疗。

咨询师：也就是说，他的问题也是一部分原因了。

妻子：也不是很有关系，不过结果的确……他的挫败确实让我们都很焦虑。做爱中的那种乐趣已经荡然无存了。

咨询师：好的，还有什么吗？

妻子：过去的一年真是很忙的一年，我有三个孩子需要照顾，有时候她们真的把我折腾得够呛。每天当我晚上下班回到家里，我真的很累。大多数时候，我只想悠闲地看看电视，或者干脆一头倒在床上睡觉，很难再有精力想去做爱。我以前有时会在工作的时候想想关于做爱的事情，那时我会期待做爱的美好夜晚。但现在，我已经记不清最后一次有这样的想法是在什么时候了。

咨询师：也就是说，你的性欲没有他那么高，但是你还是有性欲的。而去年却截然不同，是因为你觉得自己彻底失去了性欲，是吗？

妻子：没错。

……

咨询师：好，现在我们已经知道了一些关于你对于你们现在性关系的看法。那么，能不能说说你们过去在一起的时候，你们的性关系是怎么样的？

妻子：当然可以。那时候我们感觉可好了。就像我说的那样，我的性欲没有他那么高，但是这并没有什么关系。我们刚恋爱的时候，经常做爱……大概一个星期三四次吧。

咨询师：那个时候你还是很满意你们的性关系吧？

妻子：是的，他很帅，又很幽默，我很爱他。我知道自己其实对做爱没太多兴趣，但是我喜欢在做爱的时候，能够和他更亲近的感觉。

第三次治疗（夫妻一起参加会谈）：

咨询师：在这次开始之前，我想问问你们，现在，情况有什么变化吗？

来访者：没有，还是老样子。

咨询师：好的。我们今天来讨论一下，究竟是什么导致了你们性生活出现了问题，然后说说如何治疗。

来访者：也就是说，我们今天就能知道如何治疗了，是吗？

咨询师：没错，一会儿我们就会谈到。

来访者：好的。

咨询师：我们这么认为，有一些原因导致你出现勃起障碍，之后又有一些因素使得问题继续恶化。

来访者：我不是很明白你的意思。

咨询师：没关系，我来解释一下。比如说，你刚开始发觉自己很难勃起的时候，正赶上你酗酒，并且还有轻微的抑郁症。而现在，这些问题你都已经解决了，但是勃起障碍还是没有消除，这说明现在有其他因素导致你出现这个问题。这些影响因素可能是生理方面的，或者是非生理方面的，还有可能两方面原因都有。从你的情况来看，我觉得是两方面都有。综合看起来，我觉得至少有三个生理因素可能对你的性功能起着负面影响：高血压、治疗高血压的药物，以及治疗抑郁症的药物。你的性功能障碍进一步恶化和这一系列问题都有关系。我们现在还不能肯定这些因素是否确实影响了你的性功能，但是根据你的早晨勃起现象已经不如以前那么频繁，而且你勃起的时候也没有以前那么坚挺了，还有在你手淫的时候也出现了做爱时同样的问题，我们认为很有可能，是有些生理因素出现了问题。

来访者：那我现在是什么也做不了了吗？

咨询师：那倒不是，我觉得还是有解决的办法的。现在，让我接着说完，然后我们就可以讨论我们应该怎么解决这些问题了，好吗？

来访者：好的。

妻子：行。

咨询师：我觉得有一些非医学方面的因素影响了你的性功能。首先，你说你们待在家里的时候比以前要多了，但是你们却很少一起做事情，至少在一起休闲娱乐的时间很少。如果一对夫妻很少在一起轻松地做点有意思的、开心的事情的话，他们也很难有一个很美满的性生活。

妻子：我觉得两个人在一起开开心心地做些事情，休闲一下，是很重要的。

咨询师：没错。第二，你们两个人都觉得在某些性爱方面，不太清楚对方在想些什么。看起来，你们并不是很喜欢彼此讨论一下你们的性生活。

来访者：我觉得对于大多数夫妻来说，我们已经算是做得很好的了。没错，已经很好了。

咨询师：嗯，在总体关系上，不少夫妻都可以做得很好，彼此的沟通交流都没有问题，但是却很少谈到性爱问题。

妻子：这个我同意。我觉得在如何教育子女的问题上，或者如何打理家庭开支的问题上，我们都可以很好地交流；但是一谈到性的问题，（转向来访者）我从来也不知道你是怎么想的。

来访者：这样啊。那也许，这也正是我们在治疗中要解决的问题，你说呢？

咨询师：没错。那么，现在还有一个主要问题，来访者，是关于你在做爱的时候的一些想法。你说有时候你会想，是不是你又让妻子失望了，你们这次是不是又做不成了，这次你还是不行，等等。你们说说，这些想法哪些能够帮助你们出现性唤起？

（夫妻二人都笑了起来）

妻子：哪个都不能。

咨询师：对于某些人来说，一旦他们遇到性功能障碍的问题时，他们总会担心下一次也会出现同样的问题。他们会在做爱的时候过分焦虑，出现一些消极想法，搞得自己心烦意乱，然后呢，他们在做爱的时候，就很难出现性唤起。正是因为他们对于自己的问题过分焦虑了，导致问题更加严重，这一点也不奇怪。接下来，他们会在下一次做爱的时候表现得更差，问题就会更加严重。

妻子：也就是说，这形成了一个恶性循环。

咨询师：完全正确。第三点，W（妻子），你说你的性欲从去年开始就不高了，那么，我觉得这个问题虽然不会必然导致丈夫的勃起障碍，但是也的确是个很重要的因素。作为一名妻子，要让你们的性生活幸福美满，你也是有一定责任的。如果你希望通过治疗改善你们之间的性关系，那么这个因素是需要你努力的。

来访者：我们现在就开始讨论如何治疗了吗？我的意思是说，你觉得我们应该用什么方法治疗？

咨询师：你有三种基本治疗方法。就像我说过的那样，你的性功能障碍涉及到医学和非医学两方面。你可以接受药物治疗。

来访者：是的。我知道有些药物可以帮助我解决勃起的问题。

咨询师：没错，这是一种药物治疗，而且很多人也在用这种方法治疗。当然，你可以只用这一种方法，看看它的效果如何。还有一种方法，可以通过这种单独的夫妻性问题的心理治疗，着重解决引起问题的非医学问题。或者还可以同时接受这两方面的治疗。

妻子：我们以前经常向专家进行婚姻心理咨询，觉得这个还是挺有帮助的。但是现在听你这么一说，好像我们的问题中还有一部分是医学方面的问题。

咨询师：嗯，不错，很有可能你们的问题中也有医学问题，但是这点我们也不是很确定。我们也不知道这些医学因素在你们的问题中起多大作用。有时候，医学方面出现一些问题，很容易导致人的性功能出现问题。但是，如果还能有一个良好的心理状态和社会环境因素，或许性功能就不会出现问题。所以你们可以试试看这种夫妻性问题的临床治疗，然后再看看需不需要接受药物方面的治疗。

来访者：我觉得我没有什么可选择的。

咨询师：我建议你们最好在这次治疗之后，好好地想想我们讨论的内容，回家以后两个人好好商量一下，然后再一起决定到底应该接受哪些治疗。

第四次治疗：

咨询师：你们现在还会有一些亲密的举动吗？也就是说，你们虽然不再做爱了，但是你们还会拥抱，或者亲吻吗？

来访者：我会尽量做些亲密的举动，但是（转向妻子），你好像有时候不是很喜欢这样。

妻子：倒不至于说觉得这样很不舒服。其实我很喜欢被你拥抱、亲吻，但是每次你抱我或者亲我的时候，我都觉得你似乎不满足这样，而是想要更进一步。

来访者：事实不是那样的。

咨询师：这个问题正是我们需要重点解决的。但是在我们继续深入之前，我希望你们能通过这个问题，能够看到你们之间在性爱方面彼此有些误解。这个问题我们一会儿也会提到，只要你们可以消除这些误解，理解彼此的想法了，你们就会更亲密；不用老是猜测对方在想些什么。好了，现在让我们接着刚才的话题吧。妻子，你经常会感觉到丈夫在向你暗示想要做爱，是吗？

妻子：是的。

来访者：不是这样的，我不过是比较喜欢一些亲密的动作而已。

妻子：（笑，对来访者）这是另外一件事了。我觉得我们两个人对于"亲密"有着不同的理解。在我看来，牵手、拥抱、亲吻就意味着亲密。而你呢，觉得亲密就是有时候可以在厨房里摸一把我的乳房，这让我觉得你总是在暗示我想要干什么事情。

来访者：嗯，说实话，我的确不是那个意思，真的不是。我喜欢抚摸你的身体，而且我觉得仅仅是摸摸而已，没有其他的意思，应该没什么问题。况且，我也不是每一次这样的时候，都希望就马上开始做爱啊，当然，有时候是的。（笑）

妻子：（笑）看见了吧？

咨询师：我知道了。妻子，也就是说，你也愿意和丈夫亲密一下，但是你不希望每次你们一亲密就一定要做爱。

妻子：没错。

咨询师：看来你可能并不赞同"亲密就一定要做爱"这样的观点了？妻子，假如你知道他没打算和你做爱，那么还会不会介意他摸你的，我是说，你的乳房呢？在什么情况下，你会介意？

妻子：我觉得我应该不会介意了。他对我有那样的举动，说明我在吸引他，这对我来说，当然是很开心的，很满足的。如果他没打算就此开始做爱的话，那我当然是不会拒绝的了。（对来访者）你已经很久没有说过我有吸引力了。

来访者：你当然很有吸引力，我一直都这么认为。

7 其他问题

7.1 精神分裂症

精神分裂症是一种常见的病因尚未完全阐明的精神病。多起病于青壮年，常有特殊的思维、知觉、情感和行为等多方面的障碍和精神活动与环境的不协调。一般无意识及智能障碍。病程多迁延。约占我国住院精神病人的50%左右、慢性精神病院病人的60%左右。

【案例】

来访者，十九岁，女，精神分裂症。

咨询师：你现在的状态要求你重建你的生活！但是如果没有生活目标，没有任何挑战，就无法重建生活。

来访者：我明白你的意思。可是我搞不清楚，我的内在到底发生了什么事情？

咨询师：你不要担心自己，不要问自己的困扰在哪里，把这些事情留给我们医生。我会帮助你渡过危机。你现在不是有一个很让人心动的计划——艺术创作吗？你不是要考虑很多事情吗？不是有好多艺术品、画作等着你去创作吗？就像以前一样，你想想这些事情吧。

来访者：可是我的心里很乱……

咨询师：不要去看内心的混乱，把目光转移到那些需要你的事情要去。潜藏在深处的事情不重要，重要的是未来等你去实现的事情。我知道有些紧张的危机，让你很烦。我们不要火上浇油，这是医生的工作，把问题留给医生吧。总之，不要管自己了，不要再问自己内在发生了什么，去做那些等你去做的事情吧。

来访者：可是，我的困扰到底在哪里呢？

咨询师：不要关注这种问题，不管你的精神折磨后面有什么病态过程，我们都会治好你的。你不要去管你的这些奇怪想法和感受，不要管，等着我们来帮你摆脱。不要管它们，不要和它们对抗。

7.2 人格解体障碍

人格解体障碍又称人格解体—现实解体综合征，是以持续或反复出现对自身或环境感到疏远或陌生的不愉快体验为特征的神经症性障碍。这种障碍异常体验可出现于正常人疲乏时，吸毒和酗酒者，但历时短暂；也可见于脑器质性损害以及精神分裂症、抑郁症、焦虑症等精神疾病，作为其临床表现的一部分。只有这类异常体验单独出现，持久存在，引起患者苦恼，或主动要求治疗时，才属于神经症性障碍。

【案例】

来访者，女，自称是多重人格，来时暗示说，自己刚刚结束了在另一个咨询师那里的治疗。

第一次治疗：

咨询师：是什么让你来我这里进行治疗的？

来访者：我们需要帮助。我们之间发生了一些事情，我不知道到底怎么了，也不知道为什么会这样，对此我们并不感到高兴。

咨询师：好吧，那你们现在有什么样的困扰呢？

来访者：我想可能正在进行某种整合，这让人感觉很奇异。一些我与之经常交谈的人不在了。

咨询师：嗯，当你和他们讲话，而他们却不在了的时候，你感到十分害怕。

来访者：我们并不真的想整合。我们只想，我想他们把它称做共存意识。（开始哭）我讨厌哭泣，尤其是在第一次治疗的时候。

咨询师：没有关系。这的确让人十分害怕。

来访者：你需要知道什么才能有帮助呢？

咨询师：有太多你知道而我不知道的东西了，任何你告诉我的东西都会有帮助，但是我最想知道的是，现在的这些事情在哪里是让你觉得最为难受的，这样我们就可以针对这部分进行工作，因为我不知道需要做些什么。

来访者：（叹气）谢谢你。

……

咨询师：当某个人带有某种特定的诊断的时候，这并没有在实际上告诉我这个人需要什么，而这一点才是我所感兴趣的，才是对你最有用的。我的工作就是帮助你了解你想要什么。并不是强加什么架构在你身上，比如告诉你，你应该要什么。因为你觉得舒服或者你自己接受的话，即使有一个方面或者几个方面让人痛苦，那也很好。

来访者：我们对这个感觉舒服，因为我们不同的人有不同的技能，就像是在处理情景上不同的人有不同的擅长。

咨询师：嗯，这个系统真是不错。

来访者：这对你们来说很不错。但我知道这听起来挺不正常的。

咨询师：对我来说不觉得不正常。这听起来很实际。你用在你身上的不同人格的优势来处理不同的情景。

来访者：是的，我想从一开始，我们就是一直这样做的。就在过去的一年里，一直存在很严重的麻烦，这让人害怕。在严肃的治疗中别人告诉我们："噢，你们实际上处于正常的过程中，你们正在整合。"我不是很确定这是不是很棒。但我不喜欢这样。我不知道是什么导致了这个过程。我不知道是不是我们已经经历了太多压力，而开始分解了。如果真的可能分解的话，我想这可能是我最大的恐惧。但是我不知道到底怎么了。

咨询师：好的。听起来其他咨询师试图把系统分解然后再整合。

来访者：她就是这样做的。她和我们一起工作，然后她告诉我们，认识清楚整个系统非常重要，然后她要求能够和所有不同的我对话。

……

来访者：可她认为对我们十分重要的事情，反而让我们变得十分防御。我们碰到过太多的人，要对我们做一些事情，这些事情并不是我们所控制或者希望的。她坚持要让所有的人都出来……这在当时就办不到，现在也不行。

咨询师：嗯，这实在有些强迫的感觉。

来访者：克莉斯（多重人格中的一个）对此有句经典的话，她说："这就像是要按照命令行事。"

咨询师：嗯。

来访者：这样根本没用。（轻轻笑了一声）

咨询师：是的。

来访者：嗯，她还说，你有一种独特的看待世界的方式，她感到你愿意听，这对我们就足够了。

……

咨询师：好的，好的，我很欣赏你的自信。

来访者：要求完成某个指令，这种事情我们是无法去做的。你看到我们发现的另一件事，就是我们不大能控制到底谁会出来谁会走（指不同的人格），但是我们知道的是，根据要做的事情是什么，那个需要的人就出来了。

咨询师：嗯，我认为这种方式非常实用。我喜欢这种实用性。

来访者：我刚才说的是我们一直以来的方式，现在我们有问题，是因为，现在这种方式不再起作用了。

咨询师：嗯，你们希望合适的人出现，但是现在这个人没有办法找到了。

来访者：就是不在那儿了。

咨询师：好吧，这听起来挺让人害怕的，因为你们在相当相当长的一段时间内一直成功地使用这种方式。

来访者：但是，我们现在正在体验到的是一种故障，真希望这种故障结束或者做些什么事情能够改变现状。通常，会有三岁的特里沙。琳达大概有八九岁的样子。啊，这是南希，她大概十四岁。剩下的我们被叫做大女孩。嗯，这是我，我是奈特。这是格瑞琴，这是科娜、克莉斯和玛丽。让我告诉你，我们通常的状态都是怎样的。我在体育方面的限制最大，尤其是对楼梯，我很难把握平衡。格瑞琴会去爬楼梯，在楼梯上跳，而根本不会担心任何问题。你知道，这样事情就十分顺利。克莉斯的语言能力很强，非常有逻辑性。她是我们的作家。

咨询师：唔。

来访者：当我们必须去做商务备忘录、公报、技术手册的时候，她就负责写作。格瑞琴是数学家，并且负责系统性。我的直觉能力极强。我知道这听起来有些疯狂，但是我会感到细小的警报，如果对此我们不予注意的话，我们就会付出代价。从我能记事开始，我就一直是这个样子的了……我指甚至在我很小的时候。我总是知道什么时候回家是安全的，我的爸爸会睡得死死的，不会对我们做什么。我总是知道。我指的是，我可以去任何地方，然后我会知道什么时候回家是安全的，然后我确保我们尽量在到了安全的那一点之后才回家。有些时候事情会不受我们控制，但是我总是知道。我可以走进一间屋子，然后告诉你，屋子里面谁在对谁不满，谁对谁感兴趣，我知道这听起来很疯狂，但是在这一点上，她们都依仗我。

咨询师：嗯。

来访者：我甚至在电话响的时候，知道是谁打过来的。我知道是不是妈妈，是不是其他的谁，或者，我会知道打电话的是某个我不想理睬的人（笑）。这很可怕。

咨询师：（笑）

来访者：所以我就根本不去接电话。

咨询师：我感觉这像是一种非常棒的能力。（笑）

来访者：（笑）但是我知道，这让咨询师感觉非常奇怪，他们似乎在相信这样的事情上有不少困难。

咨询师：那就太糟糕了。

来访者：这是我的一部分，我想它帮助了我们从某些事情中挺过来。

咨询师：嗯，听起来你过去在治疗中的经验不是很好，你感觉没有人相信你。

来访者：有一半的时间，其他人不相信我们，但是无论如何，我们一直在努力。

……

咨询师：（叹气）天啊，我可以了解你为什么会非常难过。那些你之前一直可以依赖的东西，你现在却无法找到了。这种障碍是从什么时候开始出现的呢？

来访者：嗯，这从去年十月份开始，间歇出现的。这对我们倒是不十分困扰。我们猜想我们是真的非常疲倦了。我们得了一种病，这在不同的方面影响了我们所有人。但是从一月份开始，我们发现很多东西变得更糟糕了，是从我男朋友开始折腾那一堆事情开始的。他的父亲刚刚去世，在争夺遗产上，他和他哥哥、姐姐大闹不止。他是一个没有希望的人，非常有爆发性，就像是一颗等待起爆的定时炸弹一样。他曾有一段时间，威胁要杀死他哥哥和姐姐！这种爆发一个接着一个。

……

咨询师：通常的进入（人格系统）的方法都失效了。

来访者：是的。

咨询师：所以，你就会体验一种通常你不会经历的过程。

来访者：是的，就像是他们都不在那儿了。

咨询师：他们不在那里了。听起来就像，当你再走近屋子的时候，特里沙不再在那里了。

来访者：是的，她不在了。

咨询师：嗯。

来访者：而且当我去找的时候，我找不到她。

咨询师：嗯。

来访者：在另一方面，昨天晚上，南希出来了一小会儿。她一直找不到克莉斯。克莉斯总是在照顾她们，一直都是，因为过去有些时候，爸爸会做一些事情，克莉斯就会把她们藏起来，这样她们就不必处理这件事情。

咨询师：好的，我在试图理解你谈的系统。如果用图象表示，你有一个大房子，一套房间系统。

来访者：是的，我想是这样的，我想是这样的。

咨询师：你从一间屋子到另一间屋子，寻找你的其他人格。

来访者：是的，我们还有一片户外的地方可以玩耍。我想这听起来十分奇怪，但的确是这样的。

咨询师：这对我来说不奇怪，这听起来是一套高效的系统。

来访者：是的，每间屋子都按照她们喜欢的去装饰了，而且……（开始哭泣）

咨询师：嗯。

来访者：我已经厌烦哭泣了。

咨询师：你在生活中出现了一个重大的缺失，希望这不会持续下去。

来访者：我想这即是我所担心的事情，我不知道如何处理以后的事情。

咨询师：噢，不，你应付的方式就没有了。

来访者：就像它完蛋了一样。

咨询师：你体验到的压力很大。

来访者：是实实在在的压力。

咨询师：我指的是，对于你男朋友以及他所经历的事情也……

来访者：十分艰难。

咨询师：这些都十分难以承担，甚至他会威胁说，杀死他哥哥和姐姐。也许是和男朋友在一起面对的这个情景，在你的生活中是一个重大的压力事件，也许你的人格系统不是崩溃或者在重组，而是她们藏起来了，所以你找不到了。

来访者：因为压力太大了？

咨询师：因为压力太大了，因为男朋友的爆发让人感到难以承受。

……

咨询师：我建议你，回顾过去你进入人格系统的所有方式，如果你觉得这是一个好主意的话。

来访者：这个想法不错。我会告诉你。任何一个出来面对不同情景的人，她们知道该做什么。

咨询师：任何一个在这个领域中有专长的人会出来处理，这是个很棒的系统。

来访者：是的，这就是我们过去在做的。谢谢你。你实际上是第一个这样说的人，其他人总在告诉我们："你错了，你把整个事情搞砸了，你必须那样做。"实际上，我们所有人都坐在那里说："我不认为我们有多么糟糕。"

咨询师：嗯，对你们来说很好，因为你们并不糟糕。

来访者：但是我们的确希望能够意识共存。这是我们所希望的。

咨询师：嗯，这听起来很有道理。

来访者：我们过去做得很好。我们的艺术作品参加了展览。我们拿了奖。如果我们是那么不正常的话，这样的事情就不该发生。

咨询师：是这样的。

来访者：可现在，我们的确不正常了。

咨询师：因为你不能进入你的所有资源，不能找到那些一直在帮助你的人。

（第二次治疗）

咨询师：你感觉怎么样？

来访者：嗯，这个问题有点难回答。嗯，我有一些糊涂了，我是克莉斯。

咨询师：好的。

来访者：奈特的日记记得不是很好，但是我对于正在发生事情的核心已经有所了解，我发现自己非常愤怒。这个周末是个惨痛的周末，因为男朋友坚持要见他的女儿，可奈特早就而且一直告诉他，这个主意并不好。他对这个主意有种不祥的预感，想让他至少推迟一周的时间再见女儿。但这简直是不可能，所以我们最后出了门，发现身处暴风雪之中。我简直烦透自毁行为了。我是指，无论谁说了什么，他都不能理解。

咨询师：嗯。

来访者：我烦透了。我想告诉他面对现实，不过这话从一个多重人格的嘴里说出来

本身就够幽默的了。（咨询师、来访者都笑了起来）

　　咨询师：你因为什么生气？

　　来访者：我想我要说的是，一方面我们需要对他公平，他给我们的生活中带来了许多美好的东西，但是在过去的八到十周内，他简直就是地狱。事情发展到了这一步，我们甚至不想回家，因为我们不知道可能会面对什么。我在沟通上十分直接，而奈特和格瑞琴就更间接、更温和些。

　　咨询师：是的，嗯。

　　来访者：然而她们也表示她们对于他的那种感情，对于他的那种感情强度，那种不可控性，他的行为以及他的怒气都感到很不舒服。情况越来越糟糕了。他那种情绪的多次爆发简直让人无法忍受。上周末的旅行是真的够难坚持的了。他简直有些发狂，做些愚蠢的行为，这些东西的压力实际上让我感到疼痛了。是真实的躯体疼痛。

　　咨询师：嗯。

　　来访者：对这个我也十分愤怒。

　　咨询师：嗯。

　　来访者：我找不到孩子们了（指人格体系中年龄较小的那几个），而我一直在照顾她们。所以我不知道该如何告诉你。奈特一直在努力，就像你告诉她尝试去做的那样，试图意识到她是如何能够进入其他部分的。

　　咨询师：嗯。

　　来访者：她把这些都记下了。所以我们中的任何一个如果出来的话，就能够看到它。她把它放在一个不可能错过的十分明显的地方。

　　咨询师：噢，太棒了。

　　来访者：她回到了我们的旧体系中，我们在一个地方放着一个便笺本，以供我们记录和阅读。

　　咨询师：嗯，很好，这个地方所有的人都能来吗？

　　来访者：也不是，我现在找不到孩子们了。我对这个十分担心。

　　咨询师：是的。

　　来访者：坦白地说，我觉得她们躲起来了，我不想责备她们。

　　咨询师：我不知道奈特是不是能够把这个记录下来给你看，不过上一次我们提到的一点是和男朋友之间的事情，以及这些事情带来的压力，让每个人都会躲到自己感觉舒服的地方，这使得找到每个人变得困难了。

　　来访者：我也这样想，因此我对男朋友很生气。

咨询师：嗯。

来访者：我试着把这些告诉他。

咨询师：嗯。

来访者：而他呢，不管是为了什么，并不想听到这些。

咨询师：嗯。

……

来访者：整个情况不是很好。很幸运我能够出来。

咨询师：当你告诉我，你是克莉斯的时候，我脑中第一个浮现的想法是，你是怎么出来的？这是怎么发生的？

来访者：老实说，我也不知道。

咨询师：嗯。

来访者：这就像是我两天前醒了过来，我是醒过来的人。

咨询师：嗯。

来访者：我找不到孩子们，这让我十分困扰。

咨询师：嗯。

来访者：因为我总是和她们在一起玩。我教她们如何阅读。我总是让她们知道什么时候可以出来，然后她们就能够有自己的游戏机会。

咨询师：嗯。

来访者：我负责确定她们能够了解大女孩必须工作这件事情。

咨询师：嗯。

来访者：可我现在找不到她们了。

咨询师：嗯。

来访者：过去，格瑞琴有一个房子。我现在再也找不到通往她住处的路了。我是说这条路，过去十分清楚。

咨询师：你过去用来接近格瑞琴的方法是使用这样一个画面吗？或者……我试图能够表达清楚这个东西。

来访者：噢，我并不介意。我不知道该怎么回答，是因为我能够闭上眼睛，然后沿着这条路去走，我就到了。

咨询师：好的。

来访者：有些时候我甚至不必这样做。

咨询师：嗯。但是这是一种方法，而且可以肯定地说，这是一种成功的方法。

来访者：是的。

咨询师：但是这种方法，现在对你不起作用了。

来访者：不，我是指，这条路现在消失了。

咨询师：嗯。

来访者：我猜想这听起来有些奇怪，不过我们每个人都有自己的地方，这些地方都装饰过了。这些装饰体现了每个人的品位。但是现在这些都没了，我找不到孩子们了。

咨询师：你是否会认为，如果当前情况的压力有所减轻，那么你就又能找到这些地方了?

来访者：我一直在问这个问题，实际上，我也想过，我想是这样的。

咨询师：嗯。

来访者：我一直在猜想，因为我一直在试图回忆，过去在和爸爸之间的事情十分糟糕的时候，会发生些什么。和爸爸在一起的时候，我可以见到孩子们，我会确定她们藏起来了，所以她们不会看到，也不会听到什么。

咨询师：嗯。

来访者：然后科娜是我们中的好战士。我的爸爸有几次试图杀死我的兄弟。有一次是科娜阻止了他。那时爸爸拿着一把斧头追赶哥哥，科娜制止了他。所以，根据情况不同，科娜是最好的战士。

咨询师：这正是这个系统美妙的地方。你一直能够找到处理特定情况的最佳人选。这是这个系统最美妙的地方。

来访者：是的，我不认为我们很糟糕。

咨询师：我一点也不认为你们很糟糕。糟糕的是，你们现在难以进入那个一直有所帮助的系统。

来访者：是的，这是糟糕的地方。

咨询师：的确是。

来访者：我感到十分震惊的是，当这样的话出现之后，我们彼此变得如何的隔离了。有一个人告诉过我们，这里面肯定有魔鬼存在。我这个魔鬼真想一边听着摇滚乐，一边把他追得无路可走。（两人都笑了起来）

咨询师：这样做，肯定十分有趣。不仅仅是一般人缺少接受，而且在专业人士之中也是如此。

来访者：你是第一个接受的人。奈特回家之后告诉我们，我觉得十分感激。她说你给了她希望。我们见过的其他医生对待我们就好像我们是怪物一样。一个人试图通过命令接近我们。噢，对不起，您以为您是谁啊？

咨询师：是的，这的确侵犯了你们。

来访者：我也这样想。

咨询师：不尊重你们。

来访者：而且我也发现，坦白说，在爸爸那样对我们以后，其他人如此对待我们简直让人恶心。我们走到哪里，都听到说"哦，这很坏，你们很坏，这是错误的，你们需要整合"。我们不想整合。我们想要的是共同意识。这样会让生活容易很多。南希曾经出来，哭着问我们的上一个医生："我是不是要消失了？"而医生无法给她一个是、不是、或者也许的答案。这是不可接受的。

咨询师：是的，嗯。

来访者：这对我们大女孩来说，也是不可接受的。

咨询师：为什么你们希望她们消失呢？

来访者：我们并不这样希望。我想要告诉你，感谢你给我们希望。因为你是第一个说"不，你们并不是那么糟糕的"人。

咨询师：是的，我认为你们绝对不是糟糕。

来访者：嗯，现在并不是那么感觉了。

咨询师：你们现在所经历的是一个重大的压力事件。在你们生活中，最重要的一个人现在一直表现得不可理喻，在很多方面对你们不好，而且走上一条完全没有出路的路。这是一个巨大的突变。虽然你们尽力帮助他，但是他好像对此不但不感激，反而反咬一口。

来访者：是的。

咨询师：他进行这些毫无出路的爆发和自毁行为，你很快注意到了这一点，你想要说服他不要这样做，但是没有任何效果。

来访者：是的。

咨询师：另一方面是如果这个情况得以讨论的话，它可能变得压力没那么大，你的恐惧就会减少些，你的通往其他部分的道路可能就会重新出现。我想这就是我们的某种工作假设。

来访者：这正是我所感觉的。

咨询师：嗯，好的。

来访者：这和感觉的东西一致。

咨询师：我想在这里，我们有一个共识，那么如果我们讨论这个情况，道路就可能重新发展起来，就像理所应该的那样，像过去一样有所帮助。

【案例分析】

来访者对于最初的几句评论反应非常强烈，可能反映了她在过去治疗中的负性体验，以及她对于得到强化的期望。咨询师把她的反应看做一种进行同一方向对话的鼓励。

注意到理论反移情以及忽略来访者动机在这个案例中所带来的危险。过去的治疗不仅仅咨询师规定了要做什么（分解整个系统而后开始整合），还规定了如何去做（让每个人格部分出来然后进行谈话）。过去的治疗从理论驱动的角度出发，让来访者开始分解整个人格系统。来访者并不喜欢别人忽略她的想法，直接告诉她该做什么。她的动机并不是像之前的咨询师所定义的整合。

来访者明确指出她想在治疗中得到什么：她想要被倾听，这种倾听不会受到归因陷阱和理论反移情的约束。

"有一半的时间，其他人不相信我们，但是无论如何，我们一直在努力。"表达了来访者被怀疑、不被信任的心情，还证明了来访者的坚韧性。在被人强加的主观框架下，在侵入性的好奇心下，在怀疑的眼光和彻底的强化下，仍然努力。

咨询师探索人格障碍和男朋友的关系，这样进入了来访者的世界，肯定了来访者的主观框架。咨询师很好地进入了来访者的系统，没有带着怀疑和指责，这为后面的治疗提供了可能性，而不是继续犯之前咨询师的老问题。

"你是第一个……"是治疗中非常好的信息。咨询师需要慢慢地去陪伴，继续倾听、强化、避免归因陷阱和理论反移情。

主要参考书目

Gerald Corey：《心理咨询与心理治疗》，中国轻工业出版社，2000 年。

R.A.巴伦，D.伯恩：《社会心理学》（第 10 版），华东师范大学出版社，2004 年。

陈国海等：《心理倾诉：朋辈心理咨询》，暨南大学出版社，2001 年。

陈龙安：《儿童咨商技术》，心理出版社，1994 年。

杜洁：《两性情爱心理》，中国社会出版社，1997 年。

樊富珉：《大学生心理咨询案例集》，清华大学出版社，1994 年。

樊富珉：《团体咨询的理论与实践》，清华大学出版社，1996 年。

格兹费尔德：《"他们在跟踪我" ——变态心理学案例故事》，世界图书出版公司，2006 年。

国分康孝：《婚姻心理分析》，福建人民出版社，1987 年。

雷雳，张雷：《青少年心理发展》，北京大学出版社，2003 年。

林崇德：《发展心理学》，人民教育出版社，1995 年。

林孟平：《辅导与心理治疗》，商务印书馆，1986 年。

巴洛：《心理障碍临床手册》，中国轻工业出版社，2004 年。

钱铭怡：《变态心理学》，北京大学出版社，2006 年。

钱铭怡：《心理咨询与心理治疗》，北京大学出版社，1994 年。

沈渔邨：《精神病学》（第 4 版），人民卫生出版社，2005 年。

王登峰等：《心理咨询的理论与技术》，当代文化出版公司，1993 年。

王玲等：《心理咨询》，暨南大学出版社，1998 年。

奚华：《恋爱婚姻心理咨询手册》，华文出版社，2002 年。

张伯源：《变态心理学》，北京大学出版社，2005 年。

霍西玛：《变态心理学与心理治疗》，世界图书出版公司，2005 年。

李先忠：《青少年网络成瘾与网络游戏研究和调查》，地质出版社，2006 年。